全国高职高专院校药学类专业核心教材

中药制剂技术

（供中药学、中药制药、中药材生产与加工专业用）

主　　编　颜仁梁　翟树林
副 主 编　张颖梅　费　娜　牛小花
编写人员　（以姓氏笔画为序）
马春娟（长春医学高等专科学校）
尤伟静（宁波卫生职业技术学院）
牛小花（重庆三峡医药高等专科学校）
刘晓娟（通辽职业学院）
杨佃志（山东医药技师学院）
张小勇（广东佳泰药业股份有限公司）
张颖梅（广东岭南职业技术学院）
陈　容（广东茂名健康职业学院）
周国洪（广东食品药品职业学院）
胡志成（益阳医学高等专科学校）
费　娜（河南医药健康技师学院）
高晓慧（长沙卫生职业学院）
黄燕秋（广东江门中医药职业学院）
程新梅（杭州胡庆余堂药业有限公司）
翟树林（山东医药技师学院）
颜仁梁（广东食品药品职业学院）

中国健康传媒集团
中国医药科技出版社

内容提要

本教材为“全国高职高专院校药学类专业核心教材”之一。本教材共四篇20章，即通用知识、前处理技术、制剂成型技术、包装技术与拓展技术。全书章节按概述、生产技术、生产与质量控制进行编写，具体剂型又按典型品种分析、概述、生产技术、常用设备、质量控制进行编写，并有“学习目标”“导学情景”“看一看”“练一练”“想一想”“药爱生命”“重点回顾”“目标检测”等必设模块。本教材为书网融合教材，即纸质教材融合电子教材、教学配套资源（PPT、微课、视频等）、题库系统、数字化教学服务（在线教学、在线作业、在线考试），使教学资源更加多样化、立体化。

本教材主要供中药学、中药制药、中药材生产与加工等专业使用。

图书在版编目（CIP）数据

中药制剂技术/颜仁梁，翟树林主编．—北京：中国医药科技出版社，2022.7
全国高职高专院校药学类专业核心教材
ISBN 978－7－5214－2890－2

Ⅰ.①中…　Ⅱ.①颜…　②翟…　Ⅲ.①中药制剂学－高等职业教育－教材　Ⅳ.①R283

中国版本图书馆CIP数据核字（2022）第112059号

美术编辑　陈君杞
版式设计　友全图文

出版　**中国健康传媒集团**｜中国医药科技出版社
地址　北京市海淀区文慧园北路甲22号
邮编　100082
电话　发行：010－62227427　邮购：010－62236938
网址　www.cmstp.com
规格　889mm×1194mm 1/16
印张　21
字数　620千字
版次　2022年7月第1版
印次　2023年4月第2次印刷
印刷　北京市密东印刷有限公司
经销　全国各地新华书店
书号　ISBN 978－7－5214－2890－2
定价　58.00元

出版说明

为了贯彻党的十九大精神，落实国务院《国家职业教育改革实施方案》文件精神，将“落实立德树人根本任务，发展素质教育”的战略部署要求贯穿教材编写全过程，充分体现教材育人功能，深入推动教学教材改革，中国医药科技出版社在院校调研的基础上，于2020年启动“全国高职高专院校护理类、药学类专业核心教材”的编写工作。

党的二十大报告指出，要办好人民满意的教育，全面贯彻党的教育方针，落实立德树人根本任务，培养德智体美劳全面发展的社会主义建设者和接班人。教材是教学的载体，高质量教材在传播知识和技能的同时，对于践行社会主义核心价值观，深化爱国主义、集体主义、社会主义教育，着力培养担当民族复兴大任的时代新人发挥巨大作用。在教育部、国家药品监督管理局的领导和指导下，在本套教材建设指导委员会和评审委员会等专家的指导和顶层设计下，根据教育部《职业教育专业目录（2021年）》要求，中国医药科技出版社组织全国高职高专院校及其附属机构历时1年精心编撰，现该套教材即将付梓出版。

本套教材包括护理类专业教材共计32门，主要供全国高职高专院校护理、助产专业教学使用；药学类专业教材33门，主要供药学类、中药学类、药品与医疗器械类专业师生教学使用。其中，为适应教学改革需要，部分教材建设为活页式教材。本套教材定位清晰、特色鲜明，主要体现在以下几个方面。

1. 体现职业核心能力培养，落实立德树人

教材应将价值塑造、知识传授和能力培养三者融为一体，融入思想道德教育、文化知识教育、社会实践教育，落实思想政治工作贯穿教育教学全过程。通过优化模块，精选内容，着力培养学生职业核心能力，同时融入企业忠诚度、责任心、执行力、积极适应、主动学习、创新能力、沟通交流、团队合作能力等方面的理念，培养具有职业核心能力的高素质技能型人才。

2. 体现高职教育核心特点，明确教材定位

坚持“以就业为导向，以全面素质为基础，以能力为本位”的现代职业教育教学改革方向，体现高职教育的核心特点，根据《高等职业学校专业教学标准》要求，培养满足岗位需求、教学需求和社会需求的高素质技术技能型人才，同时做到有序衔接中职、高职、高职本科，对接产业体系，服务产业基础高级化、产业链现代化。

3. 体现核心课程核心内容，突出必需够用

教材编写应能促进职业教育教学的科学化、标准化、规范化，以满足经济社会发展、产业升级对职业人才培养的需求，做到科学规划教材标准体系、准确定位教材核心内容，精炼基础理论知识，内容适度；突出技术应用能力，体现岗位需求；紧密结合各类职业资格认证要求。

4. 体现数字资源核心价值，丰富教学资源

提倡校企“双元”合作开发教材，积极吸纳企业、行业人员加入编写团队，引入一些岗位微课或者视频，实现岗位情景再现；提升知识性内容数字资源的含金量，激发学生学习兴趣。免费配套的“医药大学堂”数字平台，可展现数字教材、教学课件、视频、动画及习题库等丰富多样、立体化的教学资源，帮助老师提升教学手段，促进师生互动，满足教学管理需要，为提高教育教学水平和质量提供支撑。

编写出版本套高质量教材，得到了全国知名专家的精心指导和各有关院校领导与编者的大力支持，在此一并表示衷心感谢。出版发行本套教材，希望得到广大师生的欢迎，对促进我国高等职业教育护理类和药学类相关专业教学改革和人才培养做出积极贡献。希望广大师生在教学中积极使用本套教材并提出宝贵意见，以便修订完善，共同打造精品教材。

数字化教材编委会

主　　编　颜仁梁　翟树林

副 主 编　张颖梅　费　娜　牛小花

编写人员　（以姓氏笔画为序）

马春娟（长春医学高等专科学校）

尤伟静（宁波卫生职业技术学院）

牛小花（重庆三峡医药高等专科学校）

刘晓娟（通辽职业学院）

杨佃志（山东医药技师学院）

张小勇（广东佳泰药业股份有限公司）

张颖梅（广东岭南职业技术学院）

陈　容（广东茂名健康职业学院）

周国洪（广东食品药品职业学院）

胡志成（益阳医学高等专科学校）

费　娜（河南医药健康技师学院）

高晓慧（长沙卫生职业学院）

黄燕秋（广东江门中医药职业学院）

程新梅（杭州胡庆余堂药业有限公司）

翟树林（山东医药技师学院）

颜仁梁（广东食品药品职业学院）

前言

中药制剂技术是高职高专中药学、中药制药、中药材生产与加工等专业的核心专业课，是以中医药理论为指导，运用现代科学技术，研究中药制剂的处方设计、制备理论、生产技术、设备使用、合理应用、质量控制等的一门综合性应用技术课程。本课程的学习目的是服务于中药制剂生产岗位，以更好地适应高职高专培养技能型人才的培养目标，并且对接执业中药师以及药物制剂工考试相关要求。

本教材是“全国高职高专院校药学类专业核心教材”之一，教材的编写是根据《高等职业学校专业教学标准》要求，紧密结合《职业教育专业目录（2021年）》人才培养一体化要求，以专业人才培养目标为依据，以岗位需求为导向，以职业能力培养为根本，力求培养满足岗位需求、教学需求和社会需求的高素质技能型人才。教材的编写体现高职教育核心特点，明确教材定位；体现核心课程的核心内容，突出必须够用；体现职业核心能力的培养，落实立德树人；体现数字资源核心价值，丰富教学资源。

本教材内容分为四篇，即通用知识、前处理技术、制剂成型技术、包装技术与拓展技术。全书章节按概述、生产技术、生产与质量控制进行编写，具体剂型又按典型品种分析、概述、生产技术、常用设备、质量控制进行编写，并有“学习目标”“导学情景”“看一看”“练一练”“想一想”“药爱生命”“重点回顾”“目标检测”等必设模块。全书引用最新的、最常见的药企中药制剂生产技术与设备，以每一种剂型生产技术为教学重点，以影响制剂生产质量的工艺岗位常见生产设备的工作过程及原理为教学难点，以知识点简单够用为度。

1. 本套教材同步建设以纸质教材内容为核心的多样化的数字教学资源，从广度、深度上拓展纸质教材内容。一方面通过在纸质教材中增加二维码的方式“无缝隙”地链接微课、视频、动画、图片、PPT、音频等富媒体资源，丰富纸质教材的表现形式；另一方面借助网络增值服务平台，补充拓展性的知识内容和大容量的数字资源，即同步练习、知识点体系等，为多元化的人才培养提供更多的信息知识支撑。

2. 本教材中每章节的典型品种举例均来自《中华人民共和国药典》（简称《中国药典》）2020年版，教材中涉及生产与质量控制内容全部据此进行了修订，药厂生产设备等都能体现最新的生产实际情况。

参加本书编写的有颜仁梁（第十三章）、翟树林（第一章、第十八章第四节）、高晓慧（第二章、第十八章第二节）、马春娟（第三章、第十六章）、张小勇（第四章、第十八章第一节）、程新梅（第五章）、杨佃志（第六章）、刘晓娟（第七章、第十八章第三节）、牛小花（第八章、第十九章）、陈容（第九章）、周国洪（第十章）、黄燕秋（第十一章、第二十章）、张颖梅（第十二章）、尤伟静（第十四章）、胡志成（第十五章）、费娜（第十七章）。全书由颜仁梁统稿。

本教材在编写过程中，得到了各院校的大力支持和配合，许多同仁也对本教材的编写工作提出了宝贵的意见和建议。同时，本教材在编写过程中参阅了大量专家、学者的成果和论著，在此一并表示感谢。

限于编者水平和能力，书中疏漏之处在所难免，敬请广大师生和同行不吝指正，以便进一步修订完善。

编 者

2021年12月

目录

第一篇　通用知识

第二篇 前处理技术

第三篇　制剂成型技术

1 第一篇 通用知识

第一章 绪 论

学习目标

知识目标：

1. 掌握 中药制剂的工作依据；药品标准、制剂生产管理。

2. 熟悉 中药制剂技术的性质与任务；中药制剂技术的常用术语、中药制剂剂型与辅料。

3. 了解 中药制剂的发展。

技能目标：

能正确查阅并使用《中国药典》。

素质目标：

培养学生对中药制剂生产的基本认识，使其对中药制剂生产产生兴趣，爱岗敬业。

导学情景

情景描述：李某，患有冠心病，近期出现胸闷、心前区刺痛证候，去医院就医，医生开具了复方丹参滴丸等药品。

情景分析：复方丹参滴丸是冠心病患者的常用药品，也是急救备用药。

讨论：药店中有复方丹参片、复方丹参颗粒、复方丹参胶囊、复方丹参滴丸、复方丹参喷雾剂，都有治疗冠心病心绞痛作用，它们在制备方法和使用选择上有什么不同？

学前导语：药物剂型选择要符合三效（高效、速效和长效）、三小（剂量小、毒性小、不良反应小）、五方便（服用方便、携带方便、储藏方便、生产方便、运输方便）的原则。

第一节 概 述

PPT

一、中药制剂技术的性质与任务

中药制剂技术是以中医药理论为指导，运用现代科学技术，研究中药制剂的配制理论、生产技术、质量控制与合理应用等内容的综合性应用技术学科。该学科是连接中医与中药、中药基础研究与中药产业发展的纽带和桥梁。

（一）中药制剂技术的性质

1. 工艺学性质 主要研究将药物制成适宜制剂的方法，以及药物的生产工艺与质量控制问题。

2. 临床实践性质 主要研究合理用药。即研究制备安全、有效、稳定的药物剂型，以适应临床需要，并将临床实践得到的信息，反馈到生产实践中，进而不断改进提高制剂质量。

3. 综合性应用技术学科 是一门既具有中医药特色又反映现代制药技术的综合性应用技术学科。

（二）中药制剂技术的任务

1. 学习、继承、整理和掌握传统中医药学理论、经验和技术。

2. 在中医药理论指导下运用现代科学技术研究开发中药新剂型、新制剂。

3. 健全中药制剂的质量标准体系，不断提高中药制剂质量水平。

4. 加强中药剂型基础理论研究和中药制剂系统工程研究，加速现代化进程。

5. 熟悉国家有关政策法规，合理指导研究、生产、经营等工作。

二、中药制剂技术的常用术语

1. 中药制剂　是指根据国家药品标准、制剂规范将中药原料制成适合临床要求，具有一定质量标准，用于预防、治疗、诊断人的疾病，有目的地调节人的生理机能并规定有适应证、用法和用量的具体品种。中药制剂包括医院制剂和中成药。

2. 中成药　是以中药饮片为原料，在中医药理论指导下，按照规定的处方和标准制成一定剂型的中药药品，中成药具有特定的名称，标明功能主治、用法用量和规格。

3. 剂型　是将药物制成方便临床应用，用于治疗或预防疾病，与一定给药途径相适应的给药形式。例如片剂、注射剂、胶囊剂等。不同药物可制成同一剂型；同一药物可制成多种剂型。

4. 中药制剂名称　为通用名称，又叫法定名称，是根据国际通用药品名称、卫生部药典委员会关于药品的命名规定命名的。同一处方或同一品种的药品使用相同的名称。

通用名称一般是中药制剂处方中主要药物、味数、功效、主治、剂量、方源结合剂型命名。在名称中可知该药剂型，剂型不同，作用速度不同。

5. 批和批号　批是指在规定限度内具有同一性质和质量，并在同一生产周期中生产出来的一定数量的药品。药品的生产批号是用于识别“一批”的一组字母/数字，可以追溯生产历史。

6. 药品批准文号　格式：国药准字 +1 位字母 +8 位数字，其中 H 代表化学药品，S 代表生物制品，J 代表进口分装药品，T 代表体外化学诊断试剂，F 代表药用辅料，B 代表保健药品，Z 代表中药。第 1、2 位代表批准文号的来源，3、4 位表示批准生产年号后两位数字，5、6、7、8 为顺序号。

7. 标准操作规程　又叫 SOP，是经批准用以指导制剂生产操作的通用性文件或管理文件，是岗位操作法的基本单元。

8. 岗位操作法　是经批准用以指示生产岗位的具体操作的书面规定。

9. 生产工艺规程　指为生产特定数量成品制定的一个或一套文件，包括生产处方、生产操作要求和包装操作要求，规定原辅料和包装材料的数量、工艺参数和条件、加工说明（包括中间控制）、注意事项等内容。控制点指产品制造过程为保证最终产品合格需重点控制的生产、质量环节或部位。

10. 半成品与成品　半成品指制剂生产过程的中间品，需进一步加工的物料；成品指完成全部制造过程的最终合格产品。

第二节　中药制剂的发展 微课

PPT

一、古代中药制剂简况

1. 中药制剂形成初期（公元前 2000 多年～公元前 220 年）

（1）公元前 2000 多年夏禹时代　开始酿酒，出现药酒治病；出现曲剂（一种早期应用的复合酶制剂）。

（2）公元前 1000 多年　《针灸甲乙经》中有“伊尹以亚圣之，才撰用神农本草，以为汤药”。首创汤剂，总结成《汤液经》，是最早的方剂与制剂技术专著。

（3）公元前700多年　《五十二病方》中的用药方法有外敷、内服、药浴、烟熏或蒸气熏法等；丸剂的使用：以酒制丸，内服；以醋制丸，外用于熨法。

（4）公元前220多年　《黄帝内经》中有汤、丸、散、涂剂等。

2. 中药制剂发展期（公元600年前）

（1）公元100年左右　东汉《神农本草经》中论及制剂理论与制备方法的有："药性有宜丸者，宜散者，宜水煎者，宜酒渍者，宜煎膏者，……"

（2）公元200年左右　张仲景《伤寒杂病论》中论及剂型的有：除汤、丸、散、膏、酒等外，创制了坐剂、导剂、洗剂、粥剂、滴耳剂、浸膏剂、糖浆剂及脏器制剂等10种；药用辅料：动物胶汁、炼蜜、枣肉、淀粉糊等为丸剂的赋形剂。

（3）公元300年左右　晋代葛洪《肘后备急方》创制了铅硬膏、干浸膏、蜡丸、浓缩丸、锭、条、灸、尿道栓、饼等剂型，并将成药、防疫药剂、兽用药剂分列专论。

（4）公元500年左右　梁代陶弘景《本草经集注》提出以病来确定剂型和给药途径的理论，规定了汤、丸、散、膏、药酒的制作常规。

3. 中药制剂发展的成熟期（公元600年～公元1600年）

（1）第一部药典　公元659年唐《新修本草》。

（2）第一部中药制剂规范　宋·元丰（公元1080年左右）设立"和剂局""惠民局"，宋·崇宁（公元1102～1106年）药局拟定了制剂规范"和剂药局"，公元1148年药局改称为"太平惠民局"，因此，"和剂局方"又称为《太平惠民和剂局方》。

（3）19世纪前最完善的药学著作　明·李时珍《本草纲目》：收载药物剂型近40种（中药制剂中除现代的片剂、注射剂以外几乎均有收载），对各种剂型的制法、应用等有详细的介绍。

二、现代中药制剂的发展简况

中华人民共和国成立后，由于党和政府的高度重视，中医药事业得到了很好的传承和发展。从事中药制剂生产、研发、销售的人员数量不断增加，中药制剂生产、经营和使用的品种数量和规模不断扩大，中药制剂的发展取得了重大进步。实施《药品管理法》《新药审批办法》和中成药生产GMP以来，我国的中药新药开发研究和中药制剂生产逐步走上了规范化、科学化和法制化轨道，进入了一个崭新的发展时期。

近年来，相关研究部门和制药企业注重中药新剂型、新技术、新设备、新工艺、新辅料等的研究和攻关，取得了显著成就，如长效制剂、控释制剂、靶向制剂相继问世，促进了中药剂型的发展。超临界流体萃取、超声波提取、超滤、喷雾干燥、一步制粒、悬浮包衣等新技术已应用于中药制剂生产，提高了中药制剂的质量。高效液相色谱法、气相色谱法等现代分析仪器广泛应用于中药制剂的质量控制，对提高中药制剂质量，强化药品监督管理，加快中药制剂发展起到了重要的推动作用。

药爱生命

2022年4月，世界卫生组织官网发布《世界卫生组织中医药救治新冠肺炎专家评估会报告》，报告明确肯定了中医药救治新冠肺炎的安全性和有效性，充分肯定了中医药抗击新冠肺炎疫情的重要贡献，有助于推动包括中医药在内的世界传统医学更深入地参与新冠疫情防控，更好保护世界各国人民健康。

第三节 中药制剂剂型与辅料

PPT

一、中药制剂的剂型分类

（一）按物态分类

1. 固体剂型 如丸剂、片剂、颗粒剂、散剂、胶囊剂等。

2. 半固体剂型 如软膏、糊剂等。

3. 液体剂型 如合剂、糖浆剂、酒剂、酊剂、注射剂等。

4. 气体剂型 如气雾剂、烟剂等。

（二）按分散系统分类

1. 真溶液型制剂 如溶液剂、芳香水剂、甘油剂、醑剂等。

2. 胶体溶液型制剂 如胶浆剂、涂膜剂等。

3. 乳剂型制剂 如口服乳剂、静脉注射乳剂等。

4. 混悬液型制剂 如合剂、洗剂、混悬液等。

5. 气体分散体制剂 如气雾剂、吸入剂等。

6. 固体分散体剂型 如散剂、颗粒剂、丸剂、片剂等。

7. 微粒体系类剂型 如微囊剂、微球剂、纳米球等。

（三）按制法分类

1. 浸出制剂 如汤剂、合剂、酒剂、流浸膏剂、浸膏剂等。

2. 无菌制剂 如注射剂、滴眼剂等。

（四）按给药途径与方法分类

1. 经胃肠道给药的剂型 如糖浆剂、散剂、颗粒剂、胶囊剂、片剂等以及经直肠给药的灌肠剂、栓剂等。

2. 不经胃肠道给药的剂型 如注射剂、气雾剂、黑膏药、膜剂等。

二、中药制剂剂型选择的基本原则

1. 根据防治疾病的需要选择剂型。不同剂型和给药方式起效快慢顺序：静脉注射 > 吸入给药 > 肌内注射 > 皮下注射 > 直肠或舌下给药 > 口服液体制剂 > 口服固体制剂 > 皮肤给药。

（1）急症 为使药效迅速，宜用注射剂、气雾剂、舌下片、滴丸。

（2）慢性病 药物作用需要持久、延缓，宜用丸剂、片剂、外用膏剂。

（3）皮肤病 软膏、涂膜剂、搽剂、洗剂。

（4）腔道疾病 栓剂、灌肠剂。

2. 根据药物本身及其成分的性质选择剂型。包括：有效成分易被胃肠道破坏（不稳定）；有效成分不被胃肠道吸收；有效成分对胃肠道有刺激性；有效成分因肝脏首过效应易失效，不宜设计成口服剂型等药物；含水中不溶、难溶或不稳定成分的药物，不宜设计成注射剂、口服液等水性液体制剂。

3. 根据原方不同剂型的生物药剂学和药动学特性选择剂型。

4. 根据生产条件和五方便（生产、运输、贮藏、携带、使用）的要求选择剂型。

练一练1

含有毒剧成分，需要较长时间服用的药物，适合制成的剂型是（　）

A. 汤剂　　B. 注射剂

C. 片剂　　D. 丸剂

E. 散剂

答案解析

三、辅料类型与应用

辅料系指生产制剂所用的赋形剂和附加剂。

（一）赋形剂

赋形剂是作为药物的载体，赋予制剂一定的形态与结构的物质。如片剂中的黏合剂、填充剂；中药丸剂中的酒、醋、药汁等；半固体制剂软膏剂、霜剂中的基质部分；透皮吸收系统中的基质部分。

（二）附加剂

附加剂是用于保持药物与剂型质量稳定的物质。如注射剂中的抗氧剂、增溶剂、抑菌剂、止痛剂；混悬型液体制剂中的润湿剂、助悬剂、絮凝剂与反絮凝剂；眼用制剂中的渗透压调节剂、pH 调节剂、黏度调节剂；胶囊剂中的增塑剂、增稠剂、遮光剂、着色剂；片剂中的润滑剂、崩解剂；透皮吸收系统中的透皮吸收促进剂。

看一看

β-环糊精是由葡萄糖组成的，无毒、无害、无副作用，能被人体吸收，可用作药物的辅料、包合剂、稳定剂。其具有略呈锥形的中空圆筒立体环状结构，能够包络各种客体分子，让药物慢慢地释放出来，提高药效。这种包含作用还可以对一些药物起到稳定作用，延长药物有效期。

第四节　中药制剂的工作依据

PPT

中药制剂工作必须遵从《中国药典》《局颁药品标准》《局颁药品卫生标准》及各种药品管理法规，即药品标准与制剂生产管理。

一、药品标准

（一）概述

药品标准是国家对药品质量规格及检验方法等所作的技术规定，是药品生产、供应、使用、检验和监管部门共同遵循的法定依据。

主要内容包括药品的名称、成分或处方的组成；含量及其检查、检验方法；制剂的辅料；允许的杂质及其限量要求以及药品的作用、用途、用法、用量；注意事项；贮藏方法等。中药材、中成药、化学原料药及其制剂、生物制品等根据各自的特点设置不同的项目。

（二）分类

我国的药品标准分为药典和药典外药品标准。

1.《中国药典》　《中华人民共和国药品管理法》（简称《药品管理法》）规定，国务院药品监督管理部门颁布的《中国药典》和药品标准为国家药品标准，是国家为保证药品质量，对药品的质量控制项目、技术指标、检验方法等作出的强制性规定。

国家药品标准包括《中国药典》及增补本，经国家药品监督管理局批准的药品注册标准和颁布的其他药品标准，以及与药品质量指标、生产工艺和检验方法相关的技术指导原则和规范。

《中国药典》由国家药典委员会编纂，国家药品监督管理局颁布。《中国药典》是国家药品标准的核心，是国家为保证药品质量、保护人民用药安全有效而制定的法典。

我国已颁布了十一版《中国药典》，即1953年编纂出版第一版以后，相继于1963年、1977年分别编纂出版，从1985年起每5年修订颁布新版药典，现行版为《中国药典》2020年版。

《中国药典》2020年版是中华人民共和国成立以来第十一版药典，于2020年12月30日起正式实施。此版《中国药典》共收载品种5911种，其中，新增319种，修订3177种，不再收载10种，因品种合并减少6种。

一部中药收载2711种，其中新增117种、修订452种。二部化学药收载2712种，其中新增117种、修订2387种。三部生物制品收载153种，其中新增20种、修订126种；新增生物制品通则2个、总论4个。四部收载通用技术要求361个，其中制剂通则38个（修订35个）、检测方法及其他通则281个（新增35个、修订51个）、指导原则42个（新增12个、修订12个）；药用辅料收载335种，其中新增65种、修订212种。

《中国药典》2020年版完善中药质量标准的重点是提升中药安全性检测能力和水平。并针对中药材及饮片重金属、农药残留等外源性污染进行控制。《中国药典》2020年版在《中药有害残留物限量制定指导原则》中对药材与饮片重金属限量标准控制作出指导性规定。对使用量大、药食两用的品种，包括白芷、当归、葛根、黄精、人参、三七、栀子、桃仁、酸枣仁、山茱萸10个标准项下增加“重金属及有害元素”检查项。针对农药残留污染的控制，2020年版《药材和饮片检定通则》中，对33种禁用农药残留做出了控制要求。

2. 药典外药品标准

（1）《国家药品监督管理局国家药品标准》（简称《局颁药品标准》） 是由国家药品监督管理局颁布的药品标准，以及与药品质量指标、生产工艺和检验方法相关的技术指导原则和规范。国家药品监督管理局成立之前是由卫生部颁发的，也叫《部颁药品标准》。此标准收载《中国药典》未收载的品种，包括中药局颁标准，蒙、藏、维药局颁标准等。性质与作用同《中国药典》，也具有法律的约束力。

《中国药典》2020年版自2020年12月30日起正式实施，凡原收载于历版药典、局（部）颁标准的品种，本版《中国药典》收载的，相应历版药典、局（部）颁标准同时废止；本版《中国药典》未收载的，仍执行相应历版药典、局（部）颁标准，但应符合本版《中国药典》的相关通用技术要求，经上市后评价撤销或注销的品种，相应历版药典、局（部）颁标准废止。

（2）局颁药品卫生标准 由原卫生部颁发的《药品卫生标准》《药品卫生标准补充规定和说明》对中药、化学药和生化药的口服药与外用药卫生质量指标做了具体规定。这些规定原则上可以分为两类：一类是从成品中不得检出细菌和活螨；另一类是对有关制剂中细菌和霉菌综述规定了限度。

想一想

讨论：国家药品标准有哪几种？它们之间是什么关系？

答案解析

二、制剂生产管理

（一）《中华人民共和国药品管理法》

1984 年 9 月 20 日第六届全国人民代表大会常务委员会第七次会议通过了我国第一部《中华人民共和国药品管理法》（简称《药品管理法》），自 1985 年 7 月 1 日起实施。

新修订的《药品管理法》已由中华人民共和国第十三届全国人民代表大会常务委员会第十二次会议于 2019 年 8 月 26 日修订通过，自 2019 年 12 月 1 日起施行。

《药品管理法实施条例》是于 2002 年 8 月 4 日颁布的第 360 号中华人民共和国国务院令公布，自 2002 年 9 月 15 日起施行，2019 年第二次修订。

（二）药品管理法规

1.《药品生产质量管理规范》（Good Manufacture Practice of Drug，GMP） 是在药品生产全过程中，以科学、合理、规范化的条件和方法保证生产优良药品的一整套系统、科学的管理办法。

1982 年，我国制定了《药品生产质量管理规范》（试行稿），在制药企业试行。

1984 年，我国制定了《药品生产质量管理规范》（修订稿），在全国推行。

1988 年，根据《药品管理法》，原卫生部颁布了我国第一部《药品生产质量管理规范》（1988 年版），作为正式法规执行。

1992 年，1998 年，我国对《药品生产质量管理规范》进行两次修订。

2010 年，经原卫生部部务会议审议通过，颁布了《药品生产质量管理规范》（2010 年修订），自 2011 年 3 月 1 日起实施。

我国现行的 GMP（2010 年修订）基本内容有 14 章，315 条，总体内容包括总则、质量管理、机构与人员、厂房与设施、设备、物料与产品、确认与验证、文件管理、生产管理、质量控制与质量保证、委托生产与委托检验、产品发运与召回、自检、附则方面，涉及药品生产与质量的各个方面，强调通过对生产全过程的质量管理来保证生产出优质药品。

2. 其他药品管理规范 与制剂有关的还有《药品非临床研究质量管理规范》（GLP）、《药物临床试验管理规范》（GCP）、药品包装用材料、《容器管理办法（暂行）》、药品说明书和标签管理规定、药包材国家标准。

实训项目一　《中国药典》的查阅

一、实训目的

1. 掌握《中国药典》的查阅方法。
2. 熟悉《中国药典》的基本结构。

二、实训条件

1. 实训场地 信息化教室。

2. 实训设施 《中国药典》、可上网的电脑。

3. 实训材料 实训记录表。

三、实训内容与步骤

从《中国药典》中查阅溶解度、粉末分等、水分测定法、无菌检查法、川贝母鉴别、白芷鉴别、益母草膏的制备方法、片剂重量差异检查方法、相对密度测定法、微生物限度检查法等内容，并详细记录各项内容的出处。

四、实训提示

1. 药典是一个国家药品规格和标准法典，由国家药典委员会组织编纂，政府颁布施行，具有法律的约束力；药典中收载的品种是：医疗必需、临床常用、疗效确切、副作用小、质量较稳定的常用药物及其制剂。每个品种项下规定了相应的质量标准、制备要求、鉴别、杂质检查、含量测定等，可作为药品生产、检验、供应和使用的依据与准绳。

2. 《中国药典》由一部、二部、三部、四部及其增补本组成。一部收载中药，二部收载化学药品，三部收载生物制品及相关通用技术要求，四部收载通用技术要求和药用辅料。《中国药典》主要由凡例、通用技术要求和品种正文构成。

凡例是为正确使用《中国药典》，对品种正文、通用技术要求以及药品质量检验和检定中有关共性问题的统一规定和基本要求。

通用技术要求包括《中国药典》收载的通则、指导原则以及生物制品通则和相关总论等。

《中国药典》各品种项下收载的内容为品种正文。

五、实训结果与讨论

按照表 1－1 中的要求，查阅《中国药典》2020 年版，记录查阅结果于表 1－1 中。

表 1－1　实训记录表：《中国药典》的查阅

序号	查阅项目	药典页数	查阅结果
1	溶解度		
2	粉末分等		
3	水分测定法		
4	无菌检查法		
5	川贝母鉴别		
6	白芷鉴别		
7	益母草膏的制备方法		
8	片剂重量差异检查方法		
9	相对密度测定法		
10	微生物限度检查法		

六、思考题

1. 《中国药典》2020 年版一部共收载了几种剂型？
2. 《中国药典》2020 年版一部共收载药品多少种？
3. 药典的性质和作用何在？其主要内容是什么？
4. 《中国药典》的性质和作用是什么？

目标检测

答案解析

一、选择题

A 型题

1. 我国历史上第一部药典是（　）

A.《本草纲目》　B.《新修本草》

C.《太平惠民和剂局方》　D.《中国药典》1953 年版

E.《黄帝内经》

2. 将原料药加工制成适合于医疗或预防应用的形式，称其为（　）

A. 药品　B. 制剂　C. 药物剂型　D. 中药材　E. 中成药

3.《药品生产质量规范》的简称是（　）

A. GAP　B. GMP　C. GCP　D. GLP　E. GSP

4.《中国药典》2020 年版一部收载的是（　）

A. 中药　B. 化学药　C. 生物制品　D. 通用技术　E. 原料药

X 型题

5. 可经胃肠道给药的剂型有（　）

A. 水丸　B. 片剂　C. 胶剂　D. 合剂　E. 酒剂

6. 对 OTC 类药品描述正确的是（　）

A. 价廉　B. 安全　C. 有效　D. 使用方便　E. 无需处方

7. 急症宜使用的剂型是（　）

A. 注射剂　B. 气雾剂　C. 舌下片　D. 滴丸　E. 片剂

8. 属于国家药品标准的是（　）

A.《中国药典》　B.《部颁药品标准》

C.《局颁药品标准》　D.《药品注册标准》

E.《＊＊＊省中药炮制规范》

二、综合问答题

什么是药品标准？

书网融合……

重点回顾　微课　习题

第二章　制药卫生

学习目标

知识目标：

1. 掌握　中药制剂微生物限度标准；中药制剂常用的灭菌方法及常用防腐剂的使用；中药制剂可能的污染途径及处理措施。

2. 熟悉　中药制剂卫生的含义。

3. 了解　制剂生产的人员、生产环境及工艺卫生要求。

技能目标：

能选择适当的灭菌方法对中药制剂进行灭菌，会采用适宜的防腐剂对中药制剂进行防腐。

素质目标：

提高学生作为制药工业人员对卫生概念的理解，同时使学生了解制药卫生不仅是保持洁净环境，而且要提高防止药品被微生物污染的意识。

导学情景

情景描述：2006 年 8 月我国发生了一起药害事件，即欣弗事件。该事件引起了 81 例严重的不良反应，其中 3 人不幸死亡。

情景分析：国家药监部门迅速组成了事件调查组，通过对欣弗生产过程核查，认定涉事企业未按批准的生产工艺进行生产，忽略药剂卫生过程管理，记录不完整，是导致药品集中出现不良事件的原因。

讨论：涉事药企作为大型医药化工企业是通过了 GMP 认证，为什么还产生如此大的药害事故？发生事故的主要问题是什么？

学前导语：未按批准的工艺参数灭菌，而是降低灭菌温度，缩短灭菌时间，增加灭菌柜装载量，这都影响了灭菌效果，且无菌检查和热原检查不符规定。以上问题都属于制药卫生管理的内容，包括环境、车间、工艺、人员卫生管理。

制药卫生是药厂、医院制剂室管理的一项重要工作内容，是中药制剂制备过程中加强规范生产保证成品质量、防止微生物污染的重要措施，也是实行 GMP 的具体保证。

制药卫生的重要性主要表现在以下几点。

1. 药品质量优劣直接关系到人体健康与生命的安危。当制剂被微生物污染后，在一定的条件下微生物就会生长繁殖，导致中药制剂变质、腐败，使疗效降低或丧失，甚至可能产生一些对人体有害的物质。应用后，不仅不能达到预期的防治疾病的目的，而且往往会引起机体感染、发热，甚至产生中毒等不良反应。

2. 伴随着社会的进步与发展，制药工业的现代化对制药卫生提出了更高的要求。在药品生产过程中根据药物和剂型的种类、卫生标准的具体要求，应有针对性地采取制药卫生措施以确保药品质量。

3. 药品生产过程是一个复杂的过程，如何在生产过程中采取有效措施和方法以达到防止生产过程中微生物的污染、抑制微生物在成品中生长繁殖、杀灭或去除药品中微生物的目的，对确保提高药品质量、促进制药工业的发展十分重要。

第一节　制药卫生管理技术

PPT

一、制剂生产人员卫生要求

制药人员的个人卫生直接影响药品质量。因此，操作人员必须以高度责任感做到以下几点。

1.“四勤”　即勤剪指甲，勤理发，勤洗澡，勤换衣。

2.“四戴”　进入生产现场，必须先洗手消毒，穿戴好工作衣、帽、鞋、口罩，包盖好全部头发、胡须及脚部；直接接触药物的人员应戴上手套或指套；进入控制区的人员必须穿戴本区域规定的劳保用品；到洁净区的人员，必须经净化程序后方可进入。

3.“四不”　即操作人员不得化妆，不得佩戴装饰物，不得用手直接接触药品，进入洁净区的人员不得裸手操作。

4.“一定”　定期接受健康检查，建立操作人员的健康档案。

二、制剂生产车间及生产环境要求

制剂生产环境包括车间卫生和外部环境卫生。车间卫生是保证药品不受污染的必要条件，一般要求做到“六无、六禁止、六洁净、二整齐”。

1.“六无”　即无蚊、无蝇、无虫、无鼠、无灰尘、无私人物品。

2.“六禁止”　即禁止有皮肤病、传染病患者和体表有伤口及对药物过敏者接触药品；禁止在车间内吸烟和吃东西；禁止利用车间内生产设施洗涤、挂晾、烘烤衣物或存放非生产物料；禁止将生活用品、食物及个人杂物等非生产用品带入或储存在车间内；禁止穿戴工作服、帽鞋走出车间；禁止非生产人员随意进出车间。

3.“六洁净”　即车间内表面（天花板、墙壁及地板）洁净，应平整光滑、无缝隙，不脱落散发及吸附尘粒，并能耐受清洗和消毒；机械设备洁净，无跑冒滴漏，无油垢；进车间的物料洁净；冲洗池洁净；门窗玻璃完整洁净；空气洁净，进入控制区，洁净区的空气须净化过滤，达到规定的空气洁净度。

4.“二整齐”　即生产工具、容器放置整齐，包装物料放置整齐。

三、制剂工艺卫生要求

药物制剂直接用于防病治病，因此卫生标准很高。因此，制剂生产过程必须保证清洁卫生，一般要求做到以下几点。

1. 直接与药物接触的机械、设备、管道、工具、容器等，用前须消毒，用毕要及时洗净和烘干，应每天或每班清洗，连续使用时应每班清洗。

2. 各工序在生产结束后或在更换品种及规格前，必须严格执行清场制度。非专用的设备、管道、容器应按规矩拆洗、清洗或灭菌；难以彻底清洗的设备，其容器、工具必须专用。

3. 原药材必须按规定除去非用药部位，洗净并干燥后方可投料。凡因霉变、虫蛀和化学污染而质量不符合药用的中药材不得用于生产。经处理后的中药材严禁触地，不慎落地时要进行灭菌处理；已达到卫生标准的炮制品、半成品应及时装入密闭容器；领用、操作时应以工具拿取，以防污染。包装材料应彻底清洁并作必要的消毒处理。

4. 物料进入车间宜设立与生产和卫生要求相适应的中间站，并按品种、规格、批号分别堆放整齐，密闭封存，同时标以明显记号，建立领发核对制度，专人管理。

四、制剂微生物限度要求及防腐要求

（一）制剂微生物限度要求

中药制剂中的微生物包括细菌、霉菌、酵母菌及控制菌。细菌、霉菌、酵母菌主要试验菌种为大肠埃希菌、金色葡萄球菌、枯草芽孢菌、白念珠菌、黑曲霉；控制菌包括大肠埃希菌、耐胆盐革兰阴性菌、沙门菌、铜绿假单胞菌、梭菌、白念珠菌。

根据人体对环境微生物的耐受程度，《中国药典》2020 年版将不同给药途径的药物制剂大体分为无菌制剂和非无菌制剂。非无菌制剂是指允许一定限度的微生物存在，但不得有规定控制菌存在的药物制剂。为了确保临床用药的安全与有效，必须严格控制制剂微生物限度。

非无菌药品的微生物限度标准是基于药品的给药途径和对患者健康潜在的危害以及药品的特殊性而制订。药品生产、贮存、销售过程中的检验，药用原料、辅料及中药提取物的检验，新药标准制订，进口药品标准复核，考察药品质量及仲裁等，除另外规定，其微生物限度均以《中国药典》2020 年版非无菌药品微生物限度标准为依据。

1. 制剂通则、品种项下要求无菌的及标示无菌的制剂和原辅料应符合无菌检查法规定。

2. 用于手术、严重烧伤、严重创伤的局部给药制剂应符合无菌检查法规定。

3. 非无菌化学药品制剂、生物制品制剂、不含药材原粉的中药制剂的微生物限度标准见表 2－1。

表 2－1　非无菌化学药品制剂、生物制品制剂、不含药材原粉的中药制剂的微生物限度标准

给药途径	需氧菌总数（cfu/g、cfu/ml 或 cfu/10cm²）	霉菌和酵母菌总数（cfu/g、cfu/ml 或 cfu/10cm²）	控制菌
口服给药① 固体制剂 液体及半固体制剂	 10^3 10^2	 10^2 10^1	不得检出大肠埃希菌（1g 或 1ml）；含脏器提取物的制剂还不得检出沙门菌（10g 或 10ml）
口腔黏膜给药制剂 齿龈给药制剂 鼻用制剂	10^2	10^1	不得检出大肠埃希菌、金黄色葡萄球菌、铜绿假单胞菌（1g、1ml 或 10cm²）
耳用制剂 皮肤给药制剂	10^2	10^1	不得检出金黄色葡萄球菌、铜绿假单胞菌（1g、1ml 或 10cm²）
呼吸道吸入给药制剂	10^2	10^1	不得检出大肠埃希菌、金黄色葡萄球菌、铜绿假单胞菌、耐胆盐革兰阴性菌（1g 或 1ml）
阴道、尿道给药制剂	10^2	10^1	不得检出金黄色葡萄球菌、铜绿假单胞菌、白色念珠菌（1g、1ml 或 10cm²）；中药制剂还不得检出梭菌（1g、1ml 或 10cm²）
直肠给药 固体及半固体制剂 液体制剂	 10^3 10^2	 10^2 10^2	不得检出金黄色葡萄球菌、铜绿假单胞菌（1g 或 1ml）
其他局部给药制剂	10^2	10^2	不得检出金黄色葡萄球菌、铜绿假单胞菌菌（1g、1ml 或 10cm²）

注：①化学药品制剂和生物制品制剂若含有未经提取的动植物来源的成分及矿物质，还不得检出沙门菌（10g 或 10ml）。

4. 非无菌含药材原粉的中药制剂的微生物限度标准见表2-2。

表2-2 非无菌含药材原粉的中药制剂的微生物限度标准

给药途径	需氧菌总数（cfu/g、cfu/ml 或 cfu/10cm²）	霉菌和酵母菌总数（cfu/g、cfu/ml 或 cfu/10cm²）	控制菌
固体口服给药制剂			不得检出大肠埃希菌（1g）；不得检出沙门菌（10g）；耐胆盐革兰阴性菌应小于 10^2cfu（1g）
不含豆豉、神曲等发酵原粉	10^4（丸剂 3×10^4）	10^2	
含豆豉、神曲等发酵原粉	10^5	5×10^2	
液体及半固体口服给药制剂			不得检出大肠埃希菌（1g或1ml）；不得检出沙门菌（10g或10ml）；耐胆盐革兰阴性菌应小于 10^1cfu（1g或1ml）
不含豆豉、神曲等发酵原粉	5×10^2	10^2	
含豆豉、神曲等发酵原粉	10^3	10^2	
固体局部给药制剂			不得检出金黄色葡萄球菌、铜绿假单胞菌（1g或 10cm²）；阴道、尿道给药制剂还不得检出白色念珠菌、梭菌（1g或10cm²）
用于表皮或黏膜不完整	10^3	10^2	
用于表皮或黏膜完整	10^4	10^2	
液体及半固体局部给药制剂			不得检出金黄色葡萄球菌、铜绿假单胞菌（1g或1ml）；阴道、尿道给药制剂还不得检出白色念珠菌、梭菌（1g或1ml）
用于表皮或黏膜不完整	10^2	10^2	
用于表皮或黏膜完整	10^2	10^2	

5. 非无菌药用原料及辅料的微生物限度标准见表2-3。

表2-3 非无菌药用原料及辅料的微生物限度标准

给药途径	需氧菌总数（cfu/g 或 cfu/ml）	霉菌和酵母菌总数（cfu/g 或 cfu/ml）	控制菌
药用原料及辅料	10^3	10^2	*

注：*未做统一规定。

6. 中药提取物及中药饮片的微生物限度标准见表2-4。

表2-4 中药提取物及中药饮片的微生物限度标准

	需氧菌总数（cfu/g 或 cfu/ml）	霉菌和酵母菌总数（cfu/g 或 cfu/ml）	控制菌
中药提取物	10^3	10^2	*
直接口服及泡服饮片	10^5	10^3	不得检出大肠埃希菌（1g或1ml）；不得检出沙门菌（10g或1ml）；耐胆盐革兰阴性菌应小于 10^4cfu（1g或1ml）

注：*未做统一规定。

7. 有兼用途径的制剂应符合各给药途径的标准。

8. 除中药饮片外，非无菌药品的需氧菌总数、霉菌和酵母菌总数照“非无菌产品微生物限度检查：微生物计数法（通则1105）”检查；非无菌药品的控制菌照“非无菌产品微生物限度检查：控制菌检查法（通则1106）”检查。各品种项下规定的需氧菌总数、霉菌和酵母菌总数标准解释如下。

10^1cfu：可接受的最大菌数为20；

10^2cfu：可接受的最大菌数为200；

10^3cfu：可接受的最大菌数为2000；依此类推。

中药饮片的需氧菌总数、霉菌和酵母菌总数及控制菌检查照“中药饮片微生物限度检查法”（通则1108）检查；各品种项下规定的需氧菌总数、霉菌和酵母菌总数标准解释如下：

10^1cfu：可接受的最大菌数为50；

10^2cfu：可接受的最大菌数为500；

10^3cfu：可接受的最大菌数为5000；

10^4cfu：可接受的最大菌数为50000；依此类推。

9. 本限度标准所列的控制菌对于控制某些药品的微生物质量可能并不全面，因此，对于原料、辅料及某些特定的制剂，根据原辅料及其制剂的特性和用途、制剂的生产工艺等因素，可能还需检查其他具有潜在危害的微生物。

10. 除了本限度标准所列的控制菌外，药品中若检出其他可能具有潜在危害性的微生物，应从以下方面进行评估。

（1）药品的给药途径：给药途径不同，其危害不同。

（2）药品的特性：药品是否促进微生物生长，或者药品是否有足够的抑制微生物生长能力。

（3）药品的使用方法。

（4）用药人群：用药人群不同，如新生儿、婴幼儿及体弱者，风险可能不同。

（5）患者使用免疫抑制剂和甾体类固醇激素等药品的情况。

（6）存在疾病、伤残和器官损伤等。

11. 当进行上述相关因素的风险评估时，评估人员应经过微生物学和微生物数据分析等方面的专业知识培训。评估原辅料微生物质量时，应考虑相应制剂的生产工艺、现有的检测技术及原辅料符合该标准的必要性。

看一看

CFU（colony－forming units）：菌落形成单位，指单位体积中的活菌个数。在活菌培养计数时，由单个菌体或聚集成团的多个菌体在固体培养基上生长繁殖所形成的集落，用于表达活菌的数量。

（二）防腐要求

防腐系指用物理或化学方法防止和抑制微生物生长繁殖，亦称抑菌。能防止或抑制病原微生物生长发育的化学药品称为防腐剂。在滴眼剂和注射剂中使用的称抑菌剂。

药爱生命

为了防止眼用制剂在使用过程中被微生物污染，大部分滴眼液特别是多剂量滴眼液（即需要反复使用的滴眼液）都需要加入抑菌剂，通常含量是1%～2%。一天用量的眼药水，不存在细菌感染，无需防腐剂。有针对性地选择应用防腐剂是中药制剂防腐的有效手段。虽然市面上的眼药水所含成分标明在国家规定的安全范围内，但长期大量使用可能对眼睛造成一些伤害。

生产厂家在选择眼用制剂防腐剂、消费者选择使用眼药水时都应小心谨慎。

防腐的措施有控制辅料和原料的质量、防止污染（加强生产环境、操作人员、用具设备等卫生管理）和添加防腐剂几种途径。

1. 对羟基苯甲酸酯类　亦称羟苯酯类或尼泊金类，包括羟基苯甲酸的甲酯、乙酯、丙酯和丁酯，是一类优良的防腐剂。无毒，无味，无臭，化学性质稳定，用量少，对霉菌抑制能力好，对细菌抑菌较差。羟苯酯类的抑菌作用随着酯基的碳数增多而增强，在水中的溶解度随碳原子的增加而减小。混合使用羟苯酯类具有协同作用。这类防腐剂在酸性或中性介质中抑菌效果较好。

2. 苯甲酸及其盐　苯甲酸亦称安息香酸。在酸性溶液中抑菌效果最好，最适pH是4，苯甲酸防发酵能力较尼泊金类强，苯甲酸和尼泊金类联合应用对防止发霉和发酵最为理想，特别适用于中药液体制剂。

3. 山梨酸及其盐 山梨酸对真菌的抑制作用强。山梨酸与其他抗菌剂联合使用产生协同作用。山梨酸依靠其未解离的分子发挥防腐作用，因此在酸性水溶液中效果较好，一般介质的 pH 以 4.5 左右为宜。

4. 苯扎溴铵 又称新洁尔灭，为阳离子表面活性剂。本品在酸性和碱性溶液中稳定，耐热压。

5. 其他防腐剂 醋酸氯己定、薄荷油、桂皮油、桉叶油等均可做抑菌剂。

想一想

分小组查阅有关防腐剂的资料或文献，除了以上防腐剂，说说还有哪些防腐剂？各种防腐剂的特点及适用范围是什么？

答案解析

五、中药制剂被污染的途径及预防措施 微课1

（一）污染途径

中药制剂在整个制备过程均可能被微生物污染，其主要途径有以下几条。

1. 药物原料 中药材，尤其是植物性药材和动物性药材，大都带有泥土和微生物。含有大量蛋白质、糖类、油脂及盐类等营养成分的药材在保存过程中，微生物还可能继续生长、繁殖。

2. 辅料 如水、淀粉、蜂蜜等往往带有一定数量的微生物，而辅料同样含糖类、蛋白质等营养成分，因此微生物也可能在贮存过程中继续生长、繁殖。

3. 制药器械 直接与药物接触的各种制药设备和用具，如粉碎机、药筛、搅拌机、颗粒机、制丸机、压片机及各种容器等，其表面易被微生物污染。

4. 环境条件 空气中的微生物来自土壤、人畜体表及其排泄物。在不洁的环境中、空气中，微生物更多。

5. 操作人员 操作人员的人体外表皮肤、毛发以及穿戴的鞋、帽、衣服上都带有微生物，尤其是手上更多。操作过程中又不可避免地要与药物接触，从而导致中药制剂被微生物污染。

6. 包装材料 制剂成品一般都要按规定和形式进行包装。包装用的玻璃瓶、塑料瓶、铝铂金、复合膜、包装纸等，若不经过消毒或灭菌处理，也常带有某些微生物。一般情况下，包装材料与所包装的药品是直接接触的，包装材料上的微生物若污染药品，将直接影响产品质量。

（二）预防中药制剂污染措施

1. 原辅料、包装材料的选择与处理

（1）中药原材料 应做前期处理，使之符合标准要求，确保成品质量。如苦木、板蓝根、穿心莲等耐热、质地坚硬药材可采用水洗、流通蒸汽灭菌、干燥等方法处理；如大黄、薄荷、肉桂等含热敏感成分药材可用酒精喷洒、通环氧乙烷气体、射线辐射灭菌、低温干燥等方法处理。

（2）辅料 如蜂蜜、淀粉、糊精等可通过灭菌处理以减少或防止将微生物带入药材中。制药用水应符合有关规定的质量要求。

（3）包装材料 直接接触药品的内包装应根据其不同性质和要求，可采用清洗、洁净、灭菌等方法杜绝微生物的污染。

2. 生产过程与贮藏过程的控制

（1）环境卫生和空气净化　要注意药品生产车间的环境卫生，在生产区周围不得有污染源，车间内空气的净化应符合 GMP 洁净要求，无菌操作室则应严格控制无菌。

（2）制药设备和用具的处理　直接与药物接触的各种制药设备和用具使用后尽快清洗干净，保持洁净干燥，使用前消毒灭菌。

（3）操作人员的卫生管理　必须按各生产区域的要求对工作人员的个人卫生做出具体规定。操作人员应严格执行卫生管理制度，穿专用工作服，定期做健康检查。

（4）药品贮藏运输管理　已包装的药品要防止破损，并按贮藏要求贮藏管理。此外，也应注意中药制剂在使用过程中的污染，如中药注射剂在使用过程中的污染往往会导致热原反应和肌注局部污染，可给患者带去痛苦，也达不到治疗目的。

第二节　灭菌技术 微课 2

PPT

无菌系指物体或任一给定的介质中，没有任何活的微生物存在；消毒系指采用物理或化学等方法杀灭物体上或介质中的病原微生物；防腐（抑菌）系指用物理或化学等方法防止和抑制微生物的生长和繁殖的操作；灭菌系指用物理或化学等方法杀灭或除去所有致病和非致病微生物繁殖体和芽孢的手段。

灭菌技术系指杀灭或除去所有致病和非致病微生物繁殖体和芽孢的方法或技术。常将灭菌技术分为物理灭菌技术、化学灭菌技术。

为了保证产品的无菌，对灭菌方法的可靠性进行验证，引入 F 值和 F_0 值作为验证灭菌可靠性的参数。

1. D 值　系指在一定温度下，杀灭 90% 微生物所需的灭菌时间。D 值是微生物的耐热常数，D 值越大表示微生物抗热性越强，需要加热灭菌较长时间才能将其杀死。D 值单位为“分钟”。

2. Z 值　在一定温度下对特定的微生物灭菌时，降低一个 $\lg D$ 所需升高的温度或在相同的灭菌时间内，杀灭 99% 的微生物所需提高的温度。Z 值的单位为℃。

3. F 值　在一定灭菌温度 T，给定 Z 值所产生的灭菌效果，与在参比温度 T_0 给定 Z 值所产生的灭菌效果相同时所相当的时间。F 值常用于干热灭菌，单位为“分钟”。

4. F_0 值　在一定灭菌温度（T）下，Z 值为 10℃时所产生的灭菌效果与 121℃ Z 值为 10℃所产生的灭菌效果相同时，所相当的灭菌时间。F_0 值是验证湿热灭菌可靠性的比较参数，为标准灭菌时间，系灭菌过程赋予一个产品 121℃下的等效灭菌时间。当 F_0 值大于 8 分钟即可确认达到可靠的灭菌效果。实际操作时为了保证灭菌效果一般增加理论值的 50%，即规定 F_0 值为 8 分钟，实际操作应控制在 12 分钟。

一、物理灭菌技术

利用蛋白质与核酸具有遇热、遇射线不稳定的特性，采用加热、射线和过滤方法，杀灭或除去微生物的技术称为物理灭菌法，亦称物理灭菌技术，包括干热灭菌法、湿热灭菌法、过滤灭菌法和射线灭菌法。

（一）干热灭菌法

干热灭菌法系指利用火焰或干热空气进行灭菌的方法。分火焰灭菌法和干热空气灭菌法。

1. 火焰灭菌法　系指用火焰直接灼烧灭菌的方法。将灭菌物品通过火焰 3～4 次，每次时间在 20

秒以上。该法灭菌迅速、可靠、简便，适用于耐火材质的物品、金属、玻璃及瓷器等用具的灭菌，不适用于药品的灭菌。

2. 干热空气灭菌法 系指用高温干热空气灭菌的方法。该法适用于耐高温的玻璃和金属制品以及不允许湿气穿透的油脂类（如甘油、液体石蜡、脂肪油等）和耐高温的粉末化学药品的灭菌，不适于橡胶、塑料及大部分药品的灭菌。干热空气穿透力弱，所以此法采用的温度一般比湿热灭菌法高。干热灭菌的条件一般为，160～170℃需 2 小时以上；170～180℃需 1 小时以上；250℃需 45 分钟。

（二）湿热灭菌法

湿热灭菌法系指用高压饱和蒸汽、沸水或流通蒸汽进行灭菌的方法。蒸汽潜热大，穿透力强，容易使微生物的蛋白质较快地变性或凝固，灭菌效率比干热灭菌法高，分为热压灭菌法、流通蒸汽灭菌法、煮沸灭菌法、低温间歇灭菌法。

1. 热压灭菌法 系指用高压饱和水蒸气杀灭微生物的方法。本法为湿热灭菌中最有效、用途最广的方法，能杀灭所有细菌繁殖体和芽孢。适用于耐高温和耐高压蒸汽的所有药物制剂、玻璃容器、金属容器、瓷器、橡胶塞、滤膜过滤器等。一般情况下，热压灭菌法所需要的灭菌温度、压力和时间的关系：115℃、68.6kPa、30 分钟；121.5℃、98kPa、20 分钟；126.5℃、137.2kPa、15 分钟。

热压灭菌所用设备很多，基本结构相似。热压灭菌柜应密闭耐压，有排气口、安全阀、压力表和温度计等部件。常用的热压灭菌器有小型的手提式热压灭菌器、大型的卧式热压灭菌器等。

使用热压灭菌器时应注意：①检查仪表。使用前应先检查压力表、温度表、排气阀等是否完好正常。②自身产生蒸汽者，加水应适量，避免产生过热蒸汽。③排尽空气。饱和水蒸气灭菌效力强于湿饱和蒸汽和过热蒸汽。为保证饱和蒸汽的获得，首先开启放气阀门将灭菌器内空气排尽，使压力与温度相符。④准确计时。一般先预热 15～20 分钟，再升压和升温，达到预定压力和温度后开始计时。⑤灭菌完毕后，停止加热，待压力表指针降至零，打开放气阀，排尽器内蒸汽，待温度降至 40℃以下，再缓缓开启门盖。不可快速放气，骤然减压会导致容器爆裂和药液冲出锅外伤人等事故的发生。

2. 流通蒸汽灭菌法 系指在常压下，采用 100℃流通蒸汽加热杀灭微生物的方法。该法适用于消毒及不耐高热制剂的灭菌，尤其是 1～2ml 的注射剂（小剂量）。但不能保证杀灭所有的芽孢，不是可靠的灭菌法。灭菌时间通常为 30～60 分钟。

3. 煮沸灭菌法 系指将待灭菌物品置沸水中加热灭菌的方法。该法灭菌效果较差，不能确保杀灭所有芽孢。必要时加入适量的抑菌剂，如三氯叔丁醇、甲酚、氯甲酚等，以提高灭菌效果。常用于注射器、注射针等器皿的消毒。煮沸时间通常为 30～60 分钟。

4. 低温间歇灭菌法 系指将待灭菌物置 60～80℃的水或流通蒸汽中加热 60 分钟，杀灭微生物繁殖体后，在室温条件下放置 24 小时，待灭菌物中的芽孢发育成繁殖体，再次加热灭菌、放置，反复多次，直至杀灭所有芽孢。该法适用于不耐高温、热敏物料或制剂的灭菌。本法费时、功效低、效果差，必要时需加防腐剂。

看一看

湿热灭菌法的影响因素：①细菌的种类与数量。不同细菌或同一细菌不同发育阶段对热的抵抗力有所不同；细菌的数量越少，灭菌时间越短。②蒸汽的性质。饱和蒸汽热含量较高，热的穿透力较大，灭菌效力高；湿饱和蒸汽带有水分，热含量较低，穿透力差，灭菌效力较低；过热蒸汽温度高于饱和蒸汽，但穿透力差，灭菌效力低。③药物性质与灭菌时间。一般而言，灭菌温度越高，灭菌时间越长，药品被破坏的可能性越大，因此必须要考虑药物的稳定性，在达到有效灭菌的前提下，尽可能降低灭菌温度和缩短灭菌时间。④介质的性质。制剂中含有蛋白质等营养物质，使细菌抗热性增强。同时细菌的生活能力也受介质pH的影响，一般中性环境其耐热性最大，碱性次之；酸性不利于细菌的发育。

（三）射线灭菌法

射线灭菌法是指采用辐射、微波和紫外线杀灭微生物和芽孢的方法。

1. 辐射灭菌法　系指采用放射性同位素放射的γ射线杀灭微生物和芽孢的方法。本法适用于热敏性物料和制剂的灭菌，常用于维生素、抗生素、激素、生物制品、中药材和中药制剂、医疗器械、药用包装材料及药用高分子材料等的灭菌。

该法特点是：不升高产品的温度，穿透力强，灭菌效率高；但设备费用较高，对操作人员存在潜在的危险性，使用时要注意安全防护的问题。某些药品经辐射灭菌后，药效有可能降低。

2. 微波灭菌法　系指采用微波照射产生的热能杀灭微生物和芽孢的方法。适用于液态和固体物料的灭菌，且对固体物料具有干燥作用。其特点是：具有低温、常压、高效、快速（一般为2～3分钟）、低耗能、无污染等特点。

3. 紫外线灭菌法　系指用紫外线照射杀灭微生物和芽孢的方法。用于紫外灭菌的波长一般为200～300nm，灭菌力最强的波长是254nm。紫外线不仅能使核酸蛋白质变性，而且能使空气中氧气产生微量臭氧，而达到共同杀菌作用。该法适用于照射物表面杀菌、无菌室空气及蒸馏水的灭菌；不适合于药液的灭菌及固体物料深部的灭菌。普通玻璃即可吸收紫外线，因此装于容器中的药物不能用紫外线灭菌。紫外线对人体有害，照射过久易发生结膜炎、红斑及皮肤烧灼等伤害，故一般在操作前开启1～2小时，操作时关闭；必须在操作过程中照射时，对操作者的皮肤和眼睛应采用适当的防护措施。

（四）过滤除菌法

过滤除菌法系指采用过滤法除去微生物的方法。是使药物溶液通过无菌的特定滤器，除去活的或死的微生物而得到不含微生物的滤液。灭菌用过滤器应有较高的过滤效果，能有效地除尽物料中的微生物，具有滤材与滤液中的成分不发生相互交换、滤器易清洗、操作方便等特点。过滤除菌法应在无菌条件下进行操作，为了保证药品的无菌，必须对过滤过程进行无菌检测。

目前，常用的滤过除菌器主要有微孔滤膜滤器、垂熔玻璃滤器、砂滤棒、钛滤器等。

1. 垂熔玻璃滤器　是用硬质中性玻璃细粉烧结而成。分为垂熔玻璃漏斗、垂熔玻璃滤球和垂熔玻璃滤棒三种。详见表2－5。

表2－5　垂熔玻璃滤器规格表

滤板号	1	2	3	4	5	6
铝板孔径/μm	80～120	40～80	15～40	5～15	2～5	2以下

垂熔玻璃滤器在注射剂生产中常用作精滤或膜滤器前的预滤。由于厂家不同，代号则不同。1号、2号常用于粗滤；3号多用于常压精滤；4号可用于减压或加压精滤；5号用于除去较大的细菌、酵母菌；6号用于无菌滤过。

2. 砂滤棒　国内生产的砂滤棒主要有两种，一种是苏州产的硅藻土滤棒。有三种规格，细号孔径为3～4μm，可滤除介质中颗粒杂质及一部分细菌。此种过滤器质地较松散，一般适用于黏度高、浓度较大的滤液过滤。另一种是唐山产的多孔素瓷滤棒，滤速慢，特别适用于黏度低的液体过滤，按孔径大小有8种规格，孔径在1.3μm以下的滤棒可用作滤除细菌用。

3. 微孔滤膜过滤器　微孔滤膜是由高分子材料制成的多孔性薄膜过滤介质。在薄膜上分布有大量的穿透性微孔，孔径0.25～14μm，分成多种规格，主要滤除大于50μm的细菌和悬浮颗粒。其特点是：孔径小、均匀、截留能力强；孔隙率高，药液通过滤膜时阻力小，滤速快；质地很薄，吸附损失小；滤膜用后弃去，药液之间不会产生交叉污染；过滤时无介质脱落，不影响药液的pH。适合于大量生产的精滤操作，在中药制剂生产中可用于精滤，如注射液及大输液的过滤、热敏性药物的除菌净化、液体中微粒含量的分析和无菌空气的净化等。

微孔滤膜种类包括：混合纤维微孔滤膜、聚丙烯滤膜、聚偏氟乙烯滤膜、聚四氟乙烯滤膜、尼龙滤膜等。

4. 钛滤器 是采用粉末冶金工艺将钛粉末加工制成滤过元件。钛滤器有钛滤棒与钛滤片，钛滤器抗热抗震性能好、强度大、重量轻、不易破除，过滤阻力小、滤速大。产品可用于药液脱炭及气体过滤。钛滤器是一种较好的滤材，国内一些制剂生产厂家已开始使用。

5. 其他过滤器 如多孔聚乙烯烧结管过滤器、核孔膜过滤器和超滤器等。

应用滤过除菌时，为提高除菌效果，保证成品质量，应注意下列问题：①药液应预处理，先用粗滤器滤除较大颗粒杂质，再用砂滤棒或4号、5号垂熔玻璃滤器滤出细微沉淀物或较大杆菌、酵母菌，最后再用微孔滤膜滤器或6号垂熔玻璃滤器滤过；②应配合无菌操作技术进行，必要时在滤液中添加适当的防腐剂；③新使用或已多次重复使用的滤器，须进行灭菌处理，检查滤除效果，必要时可测定滤器的孔径或采样做细菌学检查。

二、化学灭菌技术

化学灭菌技术系指用化学药品直接作用于微生物而将其杀灭的技术。对微生物具有触杀作用的化学药品称杀菌剂。杀菌剂仅对微生物繁殖体有效，不能杀灭芽孢。化学灭菌的目的在于减少微生物的数量，以控制一定的无菌状态。化学灭菌技术可分为气体灭菌法和液体灭菌法。

（一）气体灭菌法

系指采用化学品的气体或蒸气进行灭菌的方法。常用的气体有环氧乙烷、甲醛、丙二醇、甘油和过氧乙酸蒸气。该法特别适用于环境消毒以及不耐加热灭菌的医疗器具、设备和设施等的消毒，亦用于粉末注射剂。同时应注意残留的杀菌剂和药物可能发生的相互作用。

（二）药液的灭菌法

系指采用杀菌剂溶液进行灭菌的方法。常用药液有75%乙醇、1%聚维酮碘溶液、0.1%～0.2%苯扎溴铵（新洁尔灭）溶液、2%的苯酚或煤酚皂液等。该法作为其他灭菌法的辅助措施，用于物体表面，如皮肤、无菌器具和设备、地面、台面等消毒。

第三节　无菌操作技术 微课2

PPT

无菌操作技术系指整个操作过程控制在无菌条件下进行的一种生产技术。该法适用于一些不耐热药物制剂、眼用制剂、皮试液、海绵剂和创伤制剂的制备。按无菌操作法制备的产品，一般不再灭菌。无菌操作室或无菌操作所用一切用具、材料以及环境，均须应用上述灭菌法操作，操作需在无菌室或无菌柜内进行。

一、无菌室内的灭菌

无菌室的灭菌往往是几种灭菌法同时使用。首先采用空气灭菌法对无菌室进行灭菌，再采用甲醛溶液加热熏蒸法、丙二醇蒸气熏蒸法、环氧乙烷熏蒸法等气体灭菌法并结合紫外线灭菌的方法对无菌室进行灭菌。甲醛熏蒸法灭菌较彻底，是常用的方法之一。使用时，液态甲醛在其中气化成甲醛蒸气，经蒸气出口送入总进风道，由鼓风机吹入无菌室，连续 3 小时后，关闭密熏 12 ~24 小时，并应保持室内湿度 >60%，温度 >25℃，以免低温导致甲醛蒸气聚合而附着于冷表面，从而降低空中甲醛浓度，影响灭菌效果。密熏完毕后，将 25% 的氨气经加热，按一定流量送入无菌室内，以清除甲醛蒸气，然后开启排风设备，并通入无菌空气直至室内排尽甲醛。每天在操作前开启紫外灯照射 1 ~2 小时，中午休息时再灭菌 0.5 ~1 小时，以保证室内的无菌状态。除此之外还要定期采用药液消毒法喷洒或擦拭室内墙壁、地面、用具等。

二、无菌操作

操作人员进入无菌操作室前要按规定沐浴风淋，并换上无菌的工作衣、帽、口罩和鞋，内衣与头发不得暴露，双手应按规定洗净并消毒后方可进行操作，以免造成污染。无菌操作所用的一切物品、器具及环境，均需按上述灭菌法灭菌。物料通过适当方式在无菌状态下送入室内。人流和物流要严格分离，以避免交叉污染。

练一练2

下列属于化学灭菌法的是（ ）

A. 干热灭菌法　　B. 紫外线灭菌法
C. 环氧乙烷灭菌法　　D. 微波灭菌法
E. 滤过法

答案解析

目标检测

答案解析

一、选择题

A 型题

1. 使用热压灭菌器灭菌时所用的蒸汽是（ ）
   A. 湿饱和蒸汽　B. 过热蒸汽　C. 饱和蒸汽　D. 不饱和蒸汽　E. 流通蒸汽
2. 注射剂生产中常用作精滤或膜滤器前的预滤的是（ ）
   A. 砂滤棒　B. 垂熔玻璃漏斗　C. 微孔滤膜　D. 布氏漏斗　E. 板框式压滤机
3. 适用于热敏性药物溶液的除菌，并应配合无菌条件操作技术的是（ ）
   A. 紫外线灭菌法　B. 辐射灭菌法
   C. 微波灭菌法　D. 低温间歇灭菌法
   E. 滤过灭菌法
4. 可产生臭氧而起灭菌作用的是（ ）
   A. 紫外线灭菌法　B. 辐射灭菌法
   C. 微波灭菌法　D. 低温间歇灭菌法
   E. 滤过灭菌法

X 型题

5. 化学灭菌法杀菌的机制可能是（ ）
   A. 使微生物蛋白质变性　B. 与细菌酶系统结合，影响代谢功能

C. 使细菌中的水分产生摩擦而迅速升温
D. 产生微量的臭氧
E. 改变细菌膜壁的通透性

6. 下列不属于湿热灭菌法的是（　）
A. 紫外线灭菌法
B. 辐射灭菌法
C. 微波灭菌法
D. 低温间歇灭菌法
E. 滤过灭菌法

二、综合问答题

常用的灭菌用过滤器具有哪些特点？常用的滤过除菌器有哪些？

书网融合……

重点回顾　微课 1　微课 2　习题

第三章　制药用水生产技术

学习目标

知识目标：

1. **掌握**　纯化水生产技术。
2. **熟悉**　注射用水生产技术及质量控制。
3. **了解**　制药用水的种类和用途。

技能目标：

能正确选用合适的制水方法和设备。

素质目标：

培养学生爱岗敬业、质量第一、依法依规制药的意识，养成严谨细致、精益求精的操作习惯。

导学情景

情景描述：小张到某制药企业液体制剂车间毕业实习，熟悉了生产工艺后发现在多个岗位都要使用纯化水，上网查询并没有销售制药所需的纯化水厂家，小张想纯化水是如何生产的呢？

情景分析：药品生产所用的水为制药用水，依据用途制药用水分为饮用水，纯化水、注射用水和灭菌注射用水。纯化水主要用于配制普通药物制剂用的溶剂或实验用水或是中药注射剂、滴眼剂等灭菌制剂所用饮片的提取溶剂等。

讨论：不同的制药用水其用途有哪些？为什么不能直接买纯化水用来制药？

学前导语：对于制药用水而言，如何使水质符合《中国药典》的要求，如何在储存、输送及使用中使水质不变差，这无疑是制药用水生产、使用中必须关注的两个重点。本章主要讲授制药用水的种类和用途，纯化水生产技术以及注射用水生产技术。

第一节　概　述

微课

PPT

水是药物生产中用量大、使用广的一种辅料，用于生产过程和药物制剂的制备。制药工业中所用的水，特别是用来制剂生产的水的质量，直接影响制剂的质量，必须同药品生产的其他原辅料一样，达到《中国药典》规定的质量指标。

一、制药用水的种类

制药用水是成方及单方制剂生产、使用过程中用于药材净制、提取或制剂配制和使用时的溶剂、稀释及制药器具的洗涤清洁用水。《中国药典》2020年版四部收载的制药用水，因其使用的范围不同而分为饮用水、纯化水、注射用水和灭菌注射用水。应根据各生产工序的使用目的和要求选择适宜的制药用水。天然水不得用作制药用水。

1. 饮用水　为天然水经净化处理所得的水，其质量必须符合现行中华人民共和国国家标准《生活饮用水卫生标准》。

2. 纯化水 为饮用水经蒸馏法、离子交换法、反渗透法或其他适宜的方法制备的制药用水。不含任何附加剂，其质量应符合纯化水项下的规定。

3. 注射用水 为纯化水经蒸馏所得的水，应符合细菌内毒素试验要求。注射用水必须在防止细菌内毒素产生的设计条件下生产、贮藏及分装。其质量应符合注射用水项下的规定。

4. 灭菌注射用水 为注射用水按照注射剂生产工艺制备所得。不含任何添加剂。其质量应符合灭菌注射用水项下的规定。

二、制药用水的用途

一般应根据各生产工序或使用目的与要求选用适宜的制药用水。药品生产企业应确保制药用水的质量符合预期用途的要求。

饮用水可作为药材净制时的漂洗、制药用具的粗洗用水。除另有规定外，也可作为饮片的提取溶剂。

纯化水可作为配制普通药物制剂用的溶剂或实验用水；可作为中药注射剂、滴眼剂等无菌制剂所用饮片的提取溶剂，口服、外用制剂配制用溶剂或稀释剂，非无菌制剂用器具的精洗用水。也用作非无菌制剂所用饮片的提取溶剂。纯化水不得用于注射剂的配制与稀释。

注射用水可作为配制注射剂、滴眼剂等的溶剂或稀释剂及内包装材料最后一次洗涤用水。

灭菌注射用水主要用于注射用无菌粉末的溶剂或注射剂的稀释剂。灭菌注射用水灌装规格应与临床需要相适应，避免大规格、多次使用造成的污染。

练一练3-1

《中国药典》规定的注射用水是（ ）

A. 纯化水　　B. 洁净水

C. 饮用水　　D. 灭菌矿物质水

E. 纯化水经蒸馏所得

答案解析

第二节　纯化水生产技术

PPT

想一想3-1

玉屏风口服液生产时，先把药材提取，提取液与单糖浆合并配液而成。其中，配单糖浆所需用水是什么水？加水调整总量用的又是什么水？这些水是怎么生产出来的？

答案解析

一、纯化水的制备

纯化水的制备是以饮用水作为原水，经逐级提纯水质，去除水中的溶解离子、有机物、微粒、细菌、溶解氧（溶解气体）和二氧化硅等杂质，使之符合生产要求的过程。常用的制备技术有离子交换法、反渗透法、电渗析法等，生产时可根据各种纯化方法的特点灵活组合应用。

（一）离子交换法

离子交换法是利用离子交换树脂除去水中阴、阳离子的方法，其原理是基于树脂和天然水中各种离子间的可交换性。离子交换树脂是一类有机高分子离子交换剂，一般在离子交换树脂网状结构的骨架上有许多可以与溶液中离子起交换作用的活性基团，当水通过离子交换树脂时，水中的阴阳离子分别与两种树脂上的极性基团发生交换而被除去。例如水中的钙镁离子，与离子交换剂中的钠离子或氢离子进行交换，钙镁离子被钠或氢离子所取代，从而获得水质软化的效果。

离子交换树脂有阳、阴离子交换树脂两种，根据活性基团的不同，阳离子交换树脂又分为强酸性和弱酸性离子交换树脂，如732型苯乙烯强酸性阳离子交换树脂，极性基团为磺酸基；阴离子交换树脂可以分为强碱性和弱碱性离子交换树脂，如717型苯乙烯强碱性阴离子交换树脂，极性基团为季铵基。制备纯水一般选用强酸性阳离子交换树脂和强碱性阴离子交换树脂。

离子交换法处理原水的工艺，一般可采用阳床、阴床、混合床的组合形式，混合床为阴、阳树脂以一定比例混合组成。大生产时，为减轻阴树脂的负担，常在阳床后加脱气塔，除去二氧化碳，使用一段时间后，需再生树脂或更换。

离子交换法是制备纯化水的基本方法之一，特点是设备简单、节约能源与冷却水、成本低，所得水的化学纯度较高，对热原和细菌也有一定的清除作用。但是新树脂需要进行预处理，老化后的树脂需要再生处理，需消耗大量的酸碱。

看一看

用离子交换法制备的纯水通常称作“去离子水”，借以区别于“蒸馏水”。这种离子交换法制备的去离子水不能除去有机物，其电导率不能表示有机物的污染程度。近年来，由于大孔离子交换树脂的合成与应用，现已能够通过离子交换树脂来净化水中的有机物，但还不够理想。

（二）反渗透法

反渗透法是指在半透膜的原水一侧施加比溶液渗透压高的外界压力，原水透过半透膜时，只允许水透过，其他物质不能透过而被截留在膜表面的过程。其特点是除盐和除热原效率高，制水过程为常温操作，对设备不会腐蚀，也不会结垢，设备体积小，操作工艺简单，单位体积产水量高，能源消耗低，但是对原水质量要求高，水中杂质会降低膜的使用效果。

反渗透是渗透的逆过程，是指借助一定的推力如压力差、温度差等，迫使溶液中溶剂组分通过适当的半透膜从而阻留某一溶质组分的过程。反渗透运行的条件：一个是必须有一种高选择性和高透水性的半透膜存在；另一个条件是操作压力必须大于溶液的渗透压，即需选择适当的高压泵。常用于反渗透法的膜材有醋酸纤维膜和聚酰胺膜，这些反渗透膜的渗透机制因膜材类型不同而不同。

反渗透法是在20世纪60年代发展起来的，国内目前主要用于制备纯化水，但是如果装置合理，也能达到注射用水的质量要求。一般情况下，一级反渗透装置能除去90%～95%的一价离子及98%～99%的二价离子，同时能除去微生物和病毒，但除去氯离子的能力达不到《中国药典》要求。二级反渗透装置能较彻底地除去氯离子。有机物的排出率与其分子量有关，分子量大于300的化合物几乎除尽，故可除去热原。现多将反渗透法与混合树脂床联用改进了原来的全离子交换制水工艺，因此运行期间产水增加，水质改善，大幅度降低了制水成本。

（三）电渗析法

电渗析法依据在电场作用下离子定向迁移及交换膜的选择性透过而实现一部分水纯化、另一部分水浓缩的目的。电渗析法净化处理原水耗能低，产水量大，但是制得的水纯度不高，比电阻较低，主要是除去原水中带电荷的某些离子或杂质，对于不带电荷的物质除去能力较差，故原水在用电渗析法净化处理前必须通过适当方式除去水中含有的不带电荷的杂质。常与离子交换法联用，以提高净化处理原水的效率。

电渗析法主要适用于含盐较高的饮用水，所制得的水经离子交换法进一步处理。当原水含盐量高达3000mg/L时，不宜直接采用离子交换法制备纯化水，需先用电渗析法处理。电渗析法可不用酸碱处理，故较离子交换法经济。

工业生产中制备纯化水，要根据实际情况选择不同的工艺流程，才能彻底地除尽原水中的杂质，使制得的纯水符合制药用水的质量标准。通常采用由几种纯水制备设备联合起来的系统来完成对原水的处理。

二、纯化水的质量控制

（一）纯化水质量要求

纯化水为饮用水经蒸馏法、离子交换法、反渗透法或其他适宜的方法制得的制药用水，不含任何添加剂。性状为无色的澄清液体，无臭，用作溶剂、稀释剂，一般应临用前制备。其质量应符合《中国药典》2020年版关于纯化水的相关规定。《中国药典》中对纯化水要求的检测项目有：酸碱度、硝酸盐、亚硝酸盐、氨、电导率、总有机碳、易氧化物、不挥发物、重金属、微生物限度，共10项。

（二）纯化水储存要求

纯化水有多种制备方法，应严格监测各生产环节，防止微生物污染，确保使用点的水质。《中国药典》规定纯化水设备需要有良好的消毒和杀菌方式，从而达到有效控制系统微生物负荷的目的。除此之外，网管系统维持湍流状态，系统设计避免死角，采用热消毒和化学消毒方式以有效控制微生物。纯化水系统需要通过验证，通过在线或者离线方法进行水质质量的监测，在周期内按照既定程序进行系统维护，定期对系统各个组成部分进行检查，确保纯化水系统稳定运行，产水符合预期用途。

纯化水储罐宜采用304或更好的不锈钢材料，或经验证无毒、耐腐蚀、不渗出离子的其他材料制作。储罐通气口应安装不脱落纤维的疏水性除菌滤器。储罐内壁应光滑，接管口和焊缝不形成死角或沙眼。不宜采用可能致水污染的液位计和温度表。纯化水储存周期不宜大于24小时。

想一想3-2

电渗析法和离子交换法相比，有哪些异同点？

答案解析

第三节　注射用水生产技术

PPT

一、注射用水的生产

《中国药典》中明确指出注射用水为纯化水经蒸馏所得的制药用水。为了有效控制微生物污染且同时控制细菌内毒素的水平，纯化水、注射用水系统的设计和制造出现了两个特点，一是在系统中越来越多地采用消毒/灭菌设施，二是管路分配系统从传统的送水管路演变为循环管路。注射用水的制备、储存和分配应能防止微生物的滋生和污染。

蒸馏法制备注射用水要求所用水源为纯化水，即将纯化水加热气化，蒸汽通过隔沫装置后重新被冷凝成为注射用水。蒸馏水器是利用液体遇热气化遇冷液化的原理来制备蒸馏水的设备，一般都采用优质的不锈钢材料，经过特殊处理后加工而成，这样不仅充分保证了蒸馏水的质量，而且也大大提高了设备的使用寿命。

目前生产上有多种式样规格可供选择，如塔式蒸馏水器、多效式蒸馏水器和气压式蒸馏水器等。

（一）塔式蒸馏水器

塔式蒸馏水器的基本结构主要包括蒸发锅、隔沫装置和冷凝器三部分。制备蒸馏水时，首先在蒸发锅内放入多半锅蒸馏水或去离子水，打开进气阀，由锅炉来的蒸汽经蒸汽选择器除去夹带的水珠，再经加热蛇管进行热交换，然后喷入废气排出器中，此时不冷凝气、废气（二氧化碳、氨等）则从废气排出器内的小孔排出。而回气水则流回蒸发锅内，以补充蒸发锅中的水量，过量的水则由溢流管排出。蒸发锅内的单蒸馏水由于受蛇管加热继续蒸发并通过由挡板和中性玻璃组成的隔沫装置，蒸汽通过此隔沫层时，沸腾的泡沫和大部分雾滴被这些障碍物挡住，流回蒸发锅内，蒸汽继续上升，遇到拱形挡水罩，雾滴再一次被截留分离。为了加强冷却效果，冷凝器分二级，上升的蒸汽先在塔顶的U型冷凝管内冷凝落入挡水罩上，并汇集到挡水罩周围的凹槽内流入第二冷凝器，继续冷却，最后成重蒸馏水。

（二）多效式蒸馏水器

多效式蒸馏水器的特点是耗能低、产量高、质量优，一般由5只圆柱形蒸馏塔和冷凝器及一些控制元件组成，互相串联起来，见图3－1。蒸馏时，进料水先进入冷凝器预热，然后依次通过4、3、2级塔，最后进入1级塔，此时进料水温度达130℃或更高，在1级塔内，进料水在加热室受到高压蒸汽加热，一方面蒸汽被冷凝为回笼水，同时进料热水迅速被蒸发，蒸发的蒸汽进入2级塔加热室，供2级塔热源，并在底部冷凝为蒸馏水，而2级塔的进料水是由1级塔底部在压力作用下进入。同样的方法供给3、4、5级塔。

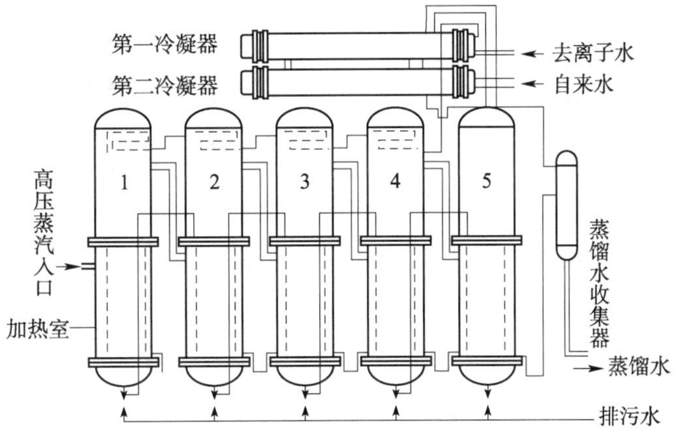

图3－1 多效式蒸馏水器

（三）气压式蒸馏水器

气压式蒸馏水器又称为热压式蒸馏水器，主要由自动进水器、热交换器、加热室、蒸发室、冷凝器及蒸汽压缩机等组成。其工作原理是将进料水加热，使其沸腾气化，产生二次蒸汽，把二次蒸汽压缩，其压力、温度同时升高，再使压缩的蒸汽冷凝，其冷凝液就是所制备的蒸馏水，蒸汽冷凝所放出的潜热作为加热原水的热源使用。气压式蒸馏水器利用离心泵将蒸汽加压，以提高蒸汽的利用率，且不需要冷却水，但使用过程中电能消耗较大。

注射用水必须在防止内毒素产生的设计条件下生产、储存及分装。为保证注射用水的质量，应减少原水中的细菌内毒素，监控蒸馏法制备注射用水的各生产环节，并防止微生物的污染。应定期清洗与消毒注射用水储罐、输送管道及输送泵等设备，严防内毒素产生。

二、注射用水的质量控制

（一）注射用水质量要求

注射用水为纯化水经蒸馏所得的水，其性状要求为无色的澄明液体，无臭，《中国药典》2020 年版检查项下规定除硝酸盐与亚硝酸盐、电导率、总有机碳、不挥发物与重金属照纯化水项下的方法检查应符合规定外，还规定了 pH 应为 5.0 ~ 7.0、氨含量不超过 0.00002%、细菌内毒素含量应小于 0.25EU/ml 等。

（二）注射用水储存要求

注射用水的收集应采用带有无菌滤过装置的密闭系统，收集时应弃去初馏液，经检查合格后方可收集。注射用水储罐和输送管道所用材料应当无毒、耐腐蚀；储罐的通气口应当安装不脱落纤维的疏水性除菌滤器；管道的设计和安装应当避免死角、盲管。

注射用水的储存方式和静态储存期限应经过验证以确保水质符合质量要求，例如可在 80℃以上保温或 70℃以上保温循环或 4℃以下的状态下存放，一般在 12 小时内使用。

练一练3-2

下列关于注射用水的叙述，错误的是（　）

A. 应为无色的澄明液体，pH 5.0 ~7.0

B. 经过灭菌处理的纯化水

C. 本品应采用带有无菌滤过装置的密闭系统收集，制备后 12 小时内使用

D. 注射用水的储存可采用 70℃以上保温循环

E. 灭菌后可用于粉针剂的溶剂

答案解析

药爱生命

2011 年某药厂生产的“纯中纯”弱碱性饮用水被国家质检总局检出溴酸盐超标。排查得出质量不过关的原因在于，弱碱水生产过程中水与臭氧应当同时输入生产管道，但发生问题的产品在生产过程中，生产设备出现停机故障未被及时发现，致使水不流动而臭氧继续供气，导致水中臭氧添加过量而致溴酸盐超标。溴酸盐是在饮用水行业厂家大量使用臭氧进行杀菌的过程中，不可避免产生的一种毒副产物，由于早期中国很少使用臭氧对水进行消毒，因此，中国《饮用天然矿泉水》国家标准未制定溴酸盐限量要求。但近年来，矿泉水企业普遍采用臭氧杀菌工艺，致使溴酸盐现象凸显出来，中国现

行的《生活饮用水卫生标准》亦规定溴酸盐限值为0.01mg/L，与世界卫生组织的标准一致。因此，为保证公众安全，生产企业必须遵守国家相关规定，保证每个环节按照标准操作规程执行，对产品的生产、检验、使用等环节进行严格管理。

目标检测

答案解析

一、选择题

A型题

1. 关于常用制药用水的错误表述是（　）
   A. 纯化水为原水经蒸馏、离子交换、反渗透等适宜方法制得的制药用水
   B. 纯化水中不含有任何附加剂
   C. 注射用水为纯化水经蒸馏制得
   D. 注射用水可用于注射用灭菌粉末的溶剂
   E. 纯化水可作为配制普通药物制剂的溶剂
2. 纯化水应于制备后（　）内使用
   A. 4小时　B. 8小时　C. 12小时　D. 24小时　E. 72小时
3. 注射用水应于制备后（　）内使用
   A. 4小时　B. 8小时　C. 12小时　D. 24小时　E. 72小时
4. 注射用水是由纯化水采取（　）法制备
   A. 离子交换　B. 蒸馏　C. 反渗透　D. 电渗析　E. 柱层析
5. 注射用水的pH为（　）
   A. 4.0~9.0　B. 5.0~7.0　C. 7.45　D. 6.0~8.0　E. 7.0~9.0
6. 用半透膜制备注射用水的方法是（　）
   A. 电渗析法　B. 反渗透法　C. 离子交换法　D. 多效蒸馏法　E. 凝胶过滤法
7. 注射用水储存循环放置的温度是（　）
   A. 90℃以上　B. 80℃以上　C. 70℃以上　D. 60℃以上　E. 50℃以上
8. 多效蒸馏水器的原料水是（　）
   A. 饮用水　B. 纯化水　C. 注射用水　D. 洁净水　E. 灭菌注射用水

X型题

9. 《中国药典》收载的制药用水包括（　）
   A. 饮用水　B. 纯化水　C. 注射用水
   D. 灭菌注射用水　E. 矿泉水
10. 注射剂中纯化水的制备方法有（　）
   A. 离子交换法　B. 聚酰胺吸附法　C. 蒸馏法
   D. 反渗透法　E. 酸碱法

二、综合问答题

1. 不同的制药用水各有何用?

2. 制备纯化水的方法有哪些？
3. 简述注射用水的储存方法。

书网融合……

重点回顾　微课　习题

第四章　空气压缩与空气洁净技术

学习目标

知识目标：

1. **掌握**　空气洁净技术。
2. **熟悉**　空气压缩系统的组成及工作原理；压缩空气的生产工艺过程。
3. **了解**　药品生产用空气的质量要求。

技能目标：

能判断药品生产各用气点对压缩空气洁净度级别的要求，能分析压缩空气如何达到洁净要求及压缩空气使用点分布的合理性。

素质目标：

培养学生爱岗敬业，注重药厂空气质量，生产合格药品的精神。

导学情景

情景描述：常温下的空气是无色无味的气体。

情景分析：药厂生产区或医院等地不仅对空气的温度、湿度、风速有一定要求，而且对空气中的含尘粒数、细菌浓度等也有较高要求。

讨论：空气是怎样被压缩和净化的？达到哪些要求才能用于药品生产？不同的区域对空气的要求有什么不同？

学前导语：空气压缩与净化是药品生产中常用的技术，空气通过压缩、洁净、质量检测合格才可用于生产各工序。

第一节　空气压缩技术

PPT

气体压缩与输送是制药生产过程中非常重要的一环，利用气体的压力能通过管道输送各类物质，同时罐内气体压力大于罐外压力也能防止药液被细菌入侵以减少感染的概率。

一、压缩空气系统

压缩空气系统一般由空气压缩机、储气罐、过滤器、干燥器、分配管路等组成。

（一）压缩机分类

常用压缩机按工作原理分为容积式和速度式压缩机。

1. 容积式压缩机　利用气缸容积的周期性变化来压缩气体，实现提高气体压力目的，按其运动特点分为往复式、回旋式两种。

（1）往复式压缩机　最典型的机型是活塞式压缩机，它是利用气缸内活塞的往复运动对气体增压。如图 4－1 所示。

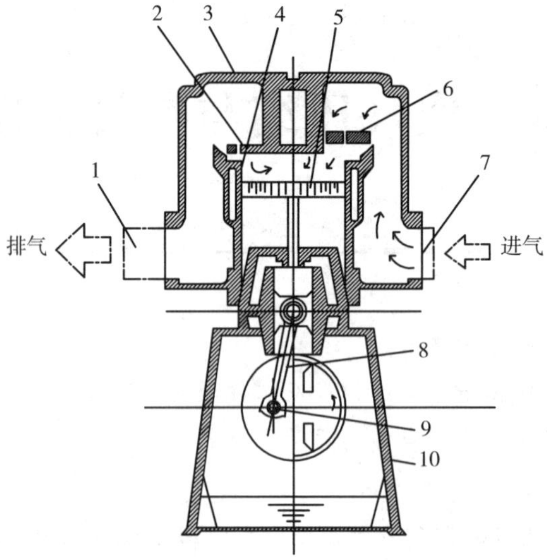

图 4－1　活塞式压缩机

1. 排气管；2. 排气阀；3. 气缸盖；4. 气缸；5. 活塞；6. 吸气阀；7. 进气管；8. 连杆；9. 曲轴；10. 机身

（2）回旋式压缩机　利用容积内转子回转时产生容积的变化实现气体压缩的目的。按结构分为以下几种。

①螺杆式压缩机　其结构在机腔内安置两个转子即阴螺杆和阳螺杆，由同步齿轮带动，如图 4－2 所示，运转时利用螺杆表面的凹槽与机腔内壁形成的压缩腔容积不断变化，完成气体的吸入、压缩及排出过程。

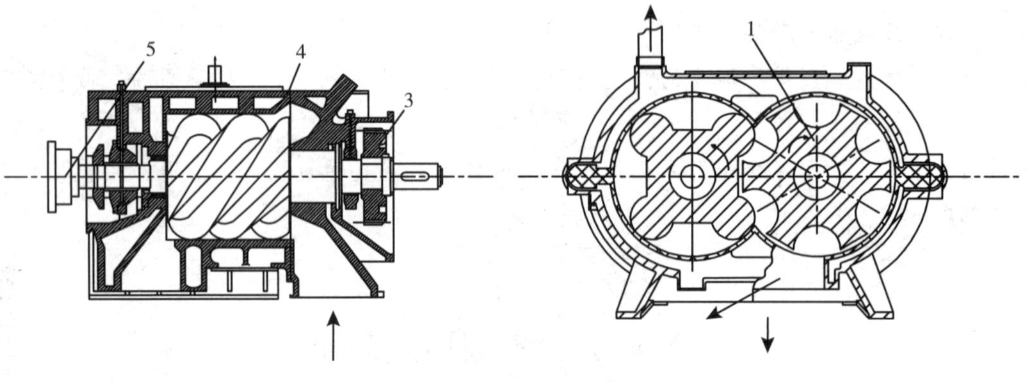

图 4－2　螺杆式压缩机

1. 阴螺杆；2. 阳螺杆；3. 啮合齿轮；4. 机壳；5. 联轴节

②滑片式压缩机　主要结构如图 4－3 所示，转子是惟一连续运行的部件，上面有若干个沿长度方向切割的槽，其中插有可在油膜上滑动的滑片。转子在气缸的定子中旋转。在旋转期间，离心力将滑片从槽中甩出，形成一个个单独的压缩室。旋转使压缩室的体积不断减小，空气压力不断增大。通过注入加压油来控制压缩空气产生的热量。高压空气从排气口排出，其中残留的油通过最终的油分离器予以清除。

③转子式压缩机　如图 4－4 所示转子主轴在原动机拖动下旋转时，偏心转子紧贴着气缸内壁面回转，造成月牙状空间容积周期性的变化，完成吸气和压缩过程。

2. 速度式压缩机　气体在高速旋转叶轮的作用下，得到巨大的动能，而后在扩压器中急剧降速，从而使气体的动能转变为势能，借以提高气体的压力。按气流的流动方向又分为离心式、轴流式和混流式压缩机。

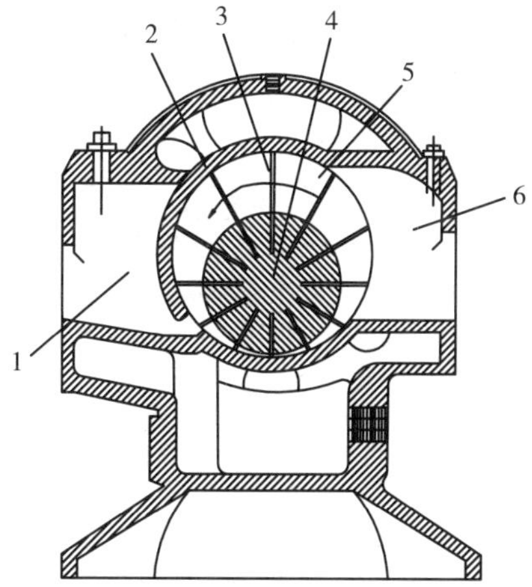

图 4－3　滑片式压缩机

1. 排气口；2. 机壳；3. 滑片；4. 转子；
5. 压缩腔；6. 吸气口

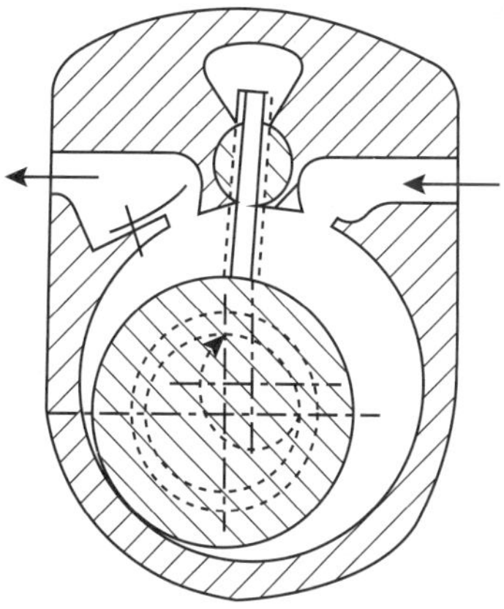

图 4－4　转子式压缩机

（1）离心式压缩机　由叶轮带动气体做高速旋转，使气体产生离心力，由于气体在叶轮里的扩压流动，从而使气体通过叶轮后的流速和压力得到提高，连续地生产出压缩空气，如图 4－5 所示。

（2）轴流式压缩机　如图 4－6 所示，主要由叶轮、导叶和机壳组成，依靠高速旋转的叶轮将气体从轴向吸入，气体获得速度后排入导叶，经扩压后再沿轴向排出。

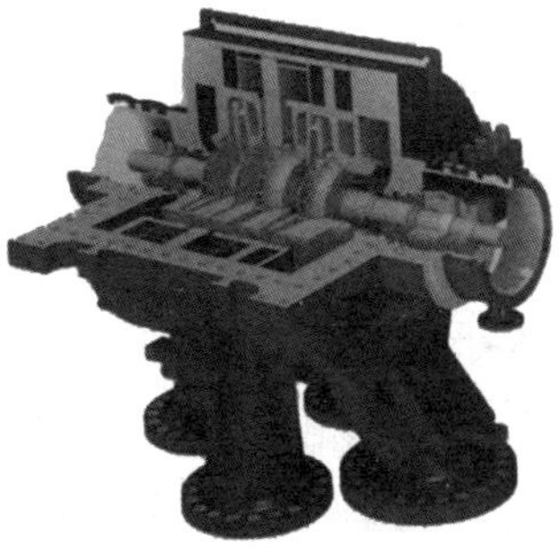

图 4－5　离心式压缩机

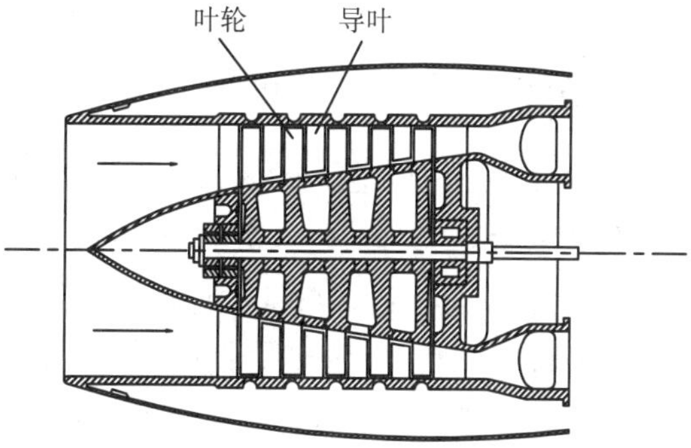

图 4－6　轴流式压缩机

（3）混流式压缩机　是一种离心式与轴流式相结合的压缩机。

（二）活塞式压缩机的结构

活塞式压缩机的主要零部件有气缸组件、活塞组件、气阀、传动机构、密封元件等。

1. 气缸组件　由气缸和气缸套组成，气缸是构成压缩机实现气体压缩的主要部件。

2. 活塞组件　包括活塞、活塞杆和活塞环。

3. 气阀　可控制气体及时吸入和排出气缸。包括阀座、阀片、弹簧、升程限制器等。

4. 传动机构　由曲轴、连杆、十字头等组成。

5. 密封元件　除了活塞环，另一种重要的密封元件是填料函。填料函用于密封气缸内的高压气体，使气体不能沿活塞杆表面泄漏，要求密封性能良好且耐用。

（三）螺杆压缩机组

螺杆压缩机组由电动机、主机、减荷阀、分油罐、精油分离器、最小压力阀、冷却器（含气冷却器和油冷却器）、温控阀、安全阀、气水分离器及微电脑控制器等组成。

看一看

目前国内压缩机厂家无论在技术还是制造、加工能力等方面都与国外厂家存在着一定差距，伴随着国家工业4.0和“工业与信息”一体化的不断推进，我国螺杆空压机行业和压缩机学科、科研等取得了喜人业绩，已拥有了与国外著名压缩机公司抗衡的非凡实力和产品。国内品牌的螺杆空压机凭借其明显的性价比优势，加快了替代进口和其他传统空压机的速度。未来随着经济的飞跃发展，空气压缩机呈现出新的发展态势，企业规模逐渐扩大，研发技术不断提升，气体压缩机产业开始逐步向布局合理的新局面发展，在竞争中，一些小企业将被淘汰，优秀企业会不断做大做强。

二、空气压缩机工作原理

螺杆式单级压缩空压机是由一对相互平行齿合的阴阳转子（或称螺杆）在气缸内转动，使转子齿槽之间的空气不断地产生周期性的容积变化，空气则沿着转子轴线由吸入侧输送至输出侧，实现螺杆式空压机的吸气、压缩和排气的全过程。空压机的进气口和出气口分别位于壳体的两端，阴转子的槽与阳转子的齿被主电机驱动而旋转。由电动机直接驱动压缩机，使曲轴产生旋转运动，带动连杆使活塞产生往复运动，引起气缸容积变化。由于气缸内压力的变化，通过进气阀使空气经过空气滤清器（消声器）进入气缸，在压缩行程中，由于气缸容积的缩小，压缩空气经过排气阀的作用，经排气管、单向阀（止回阀）进入储气罐，当排气压力达到额定压力0.7MPa时由压力开关控制而自动停机。当储气罐压力降至0.5～0.6MPa时压力开关自动联接启动。

三、空气压缩的工艺过程

螺杆空气压缩机的空气压缩工艺过程包括以下几项。

1. 吸气过程 螺杆式进气侧的吸气口，必须设计得使压缩室可以充分吸气，而螺杆式压缩机并无进气与排气阀组，进气只靠一调节阀的开启、关闭调节，当转子转动时，主副转子的齿沟空间在转至进气端的开口时，其空间最大，此时转子的齿沟空间与进气口的自由空气相通，因在排气时齿沟的空气被全数排出，排气完了时，齿沟乃处于真空状态，当转到进气口时，外界空气即被吸入，沿轴向流入主副转子的齿沟内。当空气充满整个齿沟时，转子的进气侧端面转离了机壳的进气口，在齿沟间的空气即被封闭，以上为进气过程。

2. 封闭及输送过程 主副两转子在吸气终了时，其主副转子齿峰会与机壳封闭，此时空气在齿沟内封闭不再外流，即封闭过程。两转子继续转动，其齿峰与齿沟在吸气端吻合，吻合面逐渐向排气端移动，此即输送过程。

3. 压缩及喷油过程 在输送过程中，啮合面逐渐向排气端移动，亦即啮合面与排气口间的齿沟空间渐渐减小，齿沟内气体逐渐被压缩，压力提高，此即压缩过程。而压缩同时润滑油亦因压力差的作用而喷入压缩室内与空气混合。

4. 排气过程 当转子的啮合面转到与机壳排气相通时（此时压缩气体的压力最高），被压缩的气体开始排出，直至齿峰与齿沟的啮合面移至排气面，此时两转子啮合面与机壳排气口间的齿沟空间为零，即完成（排气过程），在此同时转子啮合面与机壳进气口之间的齿沟长度又达到最长，由此，开始一个新的压缩循环。

5. 过滤 携带含有灰尘、油、铁锈和水分等有害物质的压缩空气，先进入压缩空气过滤器第一级过滤装置。当压缩空气通过第一级筒状网眼过滤芯时产生聚结效应，大一点的颗粒将被吸附在滤材上，并且水分会凝结成较大的水滴。进入分离室时，压缩空气速度减缓，使得颗粒再一次聚集，水雾再次凝结在一个蜂窝状的聚水器上。载着杂质颗粒的水沿着底部流到排水装置，通过自动或电动排水阀将其排出。

压缩空气中95%以上的水滴、油液以及大颗粒已被第一级滤芯滤除，经第一级过滤后的压缩空气进入了第二级滤芯。压缩空气通过第二级由特殊棉制成的纤维过滤网时，会产生数以千计的小旋涡，同时压缩空气将被加速数十倍，旋涡中心犹如龙卷风一样，形成真空状态，在第一级过滤没有被滤除的水滴再次被气化、转换、滤除，同时，小到5μm的颗粒也被第二级滤网完全清除。经两级过滤达到无尘、无锈、无油、无水滴的干净、干燥的压缩空气，可保障气动设备的正常运行，延长气动设备使用寿命。

6. 干燥　潮湿高温的压缩空气通过冷冻干燥器或吸附干燥器得到干燥的洁净空气。

四、压缩空气质量要求

压缩空气系统用于生产洁净压缩空气，产生的压缩空气经多重过滤后，洁净级别远高于生产洁净级别，与药物接触后不会产生二次污染。压缩空气主要用于设备阀门的开合控制、辅助除尘及喷射药物等。

制药生产用的压缩空气工艺还没有正式的国际或国家的质量标准，参照以下ISO质量等级标准及GMP对压缩空气的质量等级要求，评估并结合企业实际需求和检测方法，制定企业压缩空气的质量标准，见表4-1，压缩空气气源质量等级应满足ISO 8573.1（GB/T 13277-911）。

压缩空气的要求与用气点所处地域环境有关。通常要求尘埃粒子与浮游菌等同或高于气体所在环境的质量级别。

表4-1　压缩空气的质量标准

检验项目	企业内控标准		药典参照	检验方法
观察外观	无油无水，无异味和恶臭		—	目视观察法
检查				
悬浮粒子最大允许数/m^3	≥0.5μm ≥5.0μm	2800000 23000	《药品生产质量管理规范》（2010年修订）及附录	尘埃粒子计数器法
微生物限度	需氧菌总数：不得过10cfu/m^3；霉菌和酵母菌总数：不得过10cfu/m^3		《中国药典》2020年版四部通则1107	微生物限度检查法

? 想一想

药品生产环境为什么要进行空气净化？

答案解析

第二节　空气洁净技术

微课

PPT

一、空气洁净与空气净化

空气洁净包括两个方面的含义：一是指干净空气所处的洁净“状态”；二是空气净化，表示空气洁净的“行为”。

空气洁净目的：①滤除空气中的粒子及附着于空气尘埃粒子的微生物（细菌本身不能活动，可附着在大于5μm的粒子上悬浮于空气中）；②除去药物生产过程中产生的各种粉尘，防止不同药物相互污染（即交叉污染）；③调节空气以控制其在合适的温度和湿度，排除药品生产过程中有害、高温、高湿气体，符合GMP对药品生产洁净厂房的规定。

二、洁净室（区）

洁净室（区）是指空气悬浮粒子浓度和含菌浓度受到控制，达到一定要求或标准的房间（限定的空间）。洁净室（区）内的空气净化是通过空调净化设备、输送空气的管路系统和过滤装置来实现的。

故按气流组织类型，洁净室可分为以下几类。

1. 乱流洁净室（区） 乱流洁净室（区）是在整个洁净室（区）的横截面上通过的气流为非单向流。非单向流是方向多变、速度不匀、伴有涡流的气流。乱流洁净室（区）的送风形式包括：过滤器（或过滤器机组）顶送、带扩散风口过滤器顶送、局部孔板顶送、局部阻尼层顶送、双层壁回风顶送、风口侧送、风口斜送、散流器顶送、扩散诱导风口顶送。

2. 层流（平行流）洁净室（区） 层流（平行流）洁净室（区）是在整个洁净室（区）的横截面上通过的气流为单向流。单向流是方向单一、速度均匀、没有涡流的气流。

层流根据其气流方向不同又可分为水平层流和垂直层流。水平层流的送风形式有直回式、隧道式、一侧回式、双侧回式、双层壁双侧回式、上回式、对送中间回式、一字形串联式、往复式串联；垂直层流的送风形式有地面满布格、栅（孔板）回风式、两侧下回风式、周边压出式、两侧双层壁回风式、顶棚满布过滤器送风式、全孔板送风式、顶棚满布阻尼层送风式。

3. 混合流洁净室（区） 在整个洁净室（区）内的气流既有单向流又有非单向流。即在混合流洁净室（区）同时独立存在单向流和非单向流两种应不互扰的气流，如局部层流洁净室（区）。

混合流洁净室（区）比层流（平行流）洁净室（区）简单、便宜，比乱流洁净室（区）可得到更高的洁净度要求。

4. 辐流洁净室（区） 辐流洁净室（区）是在整个洁净室（区）的纵断面上通过的气流为辐流。

辐流，又称为矢流，是指在风口出流为辐射状不交叉的气流。

三、空气净化设备

在空气净化系统中，一般采用由粗（初）效过滤器、中效过滤器、高效过滤器（或亚高效过滤器）组成的三级过滤方式。各级过滤器的作用如下。

粗（初）效过滤器：主要用以阻挡新风所携带的10μm以上的沉降性微粒和各种异物进入系统。

中效过滤器：主要用以阻挡1～10μm的悬浮性微粒，以免其在高效过滤器表面沉降而很快将高效过滤器堵塞。

高效过滤器（亚高效过滤器）：主要用以过滤送风中含量最多、用粗效过滤器和中效过滤器都不能或很难过滤掉的1μm以下的亚微米级微粒，以控制送风系统关键的最后部位。

空气净化系统示意图见图4-7。

四、空气洁净技术

空气洁净技术是创造空气洁净环境，保证和提高产品质量的一项综合性技术。主要是应用粗效、中效和高效滤过器三次滤过，将空气中的微粒滤除，得到洁净空气，再以均匀速度平行或垂直地沿着同一个方向流动，并将其周围带有微粒的空气带走，从而达到空气洁净的目的。

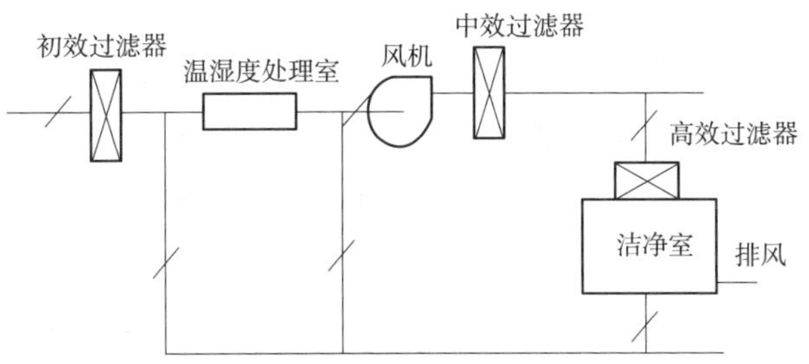

图 4－7　空气净化系统示意图

常用空气洁净技术分为：非层流型空调系统、层流洁净技术。

1. 非层流型空调系统　非层流型空调系统能除去大部分尘粒以保证空气的洁净，而且有适宜的温度和湿度，可创造一个舒适的生产环境。但非层流型空调装置送入的空气属紊流状气流，可使空气中夹带的混悬粒子迅速混合，由小粒子聚结成大粒子，也可使室内静止的微粒重新飞扬，但室内死角处的部分空气出现停滞状态，故不易将尘粒除净，净化效果稍差。非层流型空调系统示意图如图 4－8 所示。

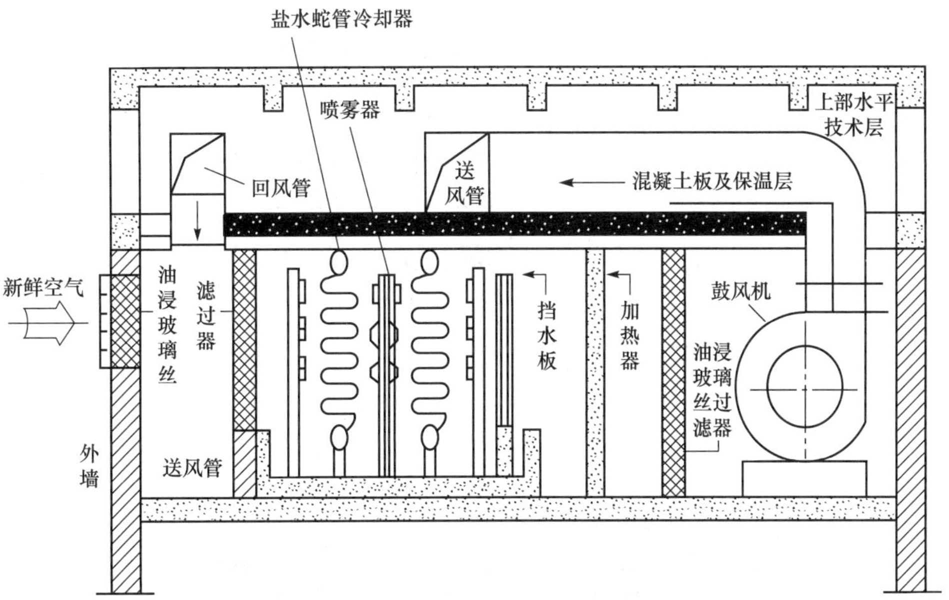

图 4－8　非层流型空调系统示意图

2. 层流洁净技术　层流洁净技术自 20 世纪 60 年代以来发展迅速，它的气流运动形式是层流，是用高度净化的气流作载体，将操作室内产生的尘粒排出的空气净化方式。根据气流方向还可分为水平层流与垂直层流。

（1）特点　①层流是一种粒子流体连续稳定的运动形式，是一切粒子保持在层流层中的运动。这样，粒子不易聚结，空气流速相对提高，粒子在空气中浮动，不会聚积和沉降。②室内空气不会出现停滞状态。③外界空气已经过净化，无尘埃粒子带入室内，可提高洁净度。④新脱落的微粒很快被经过的空气带走，粒子很快就被排出，故有自行除尘能力。⑤可避免不同药物粉末交叉污染，提高产品质量及安全性，降低废品率。

（2）工作原理

①水平层流洁净室内的空气净化是由若干台净化单元组成的一面墙体来实现，每台净化单元由送风机、静压箱体、高效空气滤过器组成。净化单元机组将套间内空气经新风滤过器吸入一部分，再吸

入洁净室内循环空气，经高效空气滤过器送入洁净室内，以较高的速度从一面墙（壁）向对面墙（壁）层流流去，当流速≥0.25m/s 时，室内尘粒被气流带走，0.3μm 以上的尘粒可除去 99.97%，达到无菌要求。一部分由余压阀排出室外，大部分经回风夹层风道吸到净化单元循环使用。这样在洁净室内形成空气横向水平层流，达到净化空气的目的。水平层流洁净室的构造如图 4－9 所示。

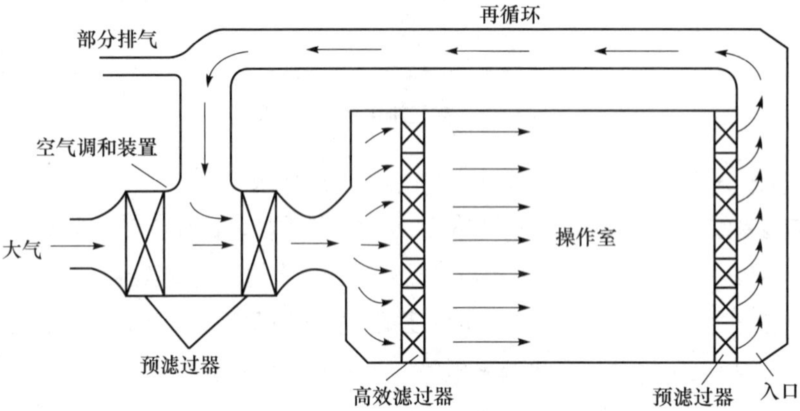

图 4－9　水平层流洁净室的构造示意图

②垂直层流洁净室如图 4－10 所示。由图可知，垂直层流洁净室的工作原理与水平层流洁净室相同。洁净空气从天棚沿垂直方向均匀地流向地面回风格栅，房间断面风速≥0.35m/s。

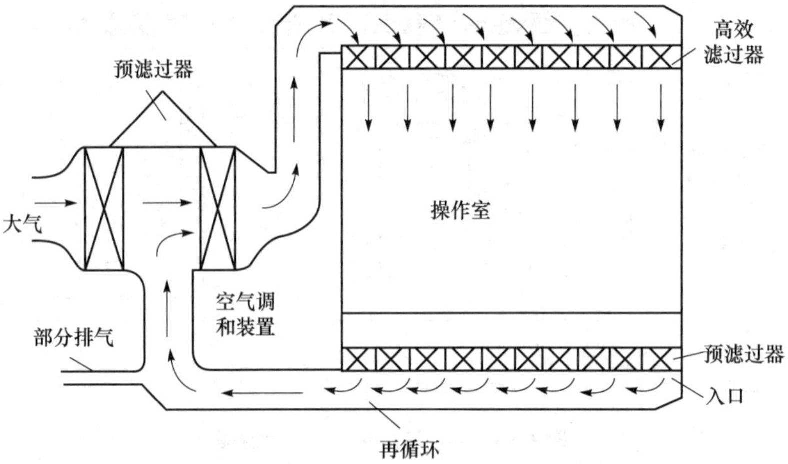

图 4－10　垂直层流洁净室的构造示意图

练一练4

层流洁净技术的特点有哪些？

答案解析

五、空气洁净度等级

空气洁净度是指洁净空间单位体积空气中，以大于或等于被考虑粒径的粒子最大浓度限值进行划分的等级标准。

我国2010年版《药品生产质量管理规范》（GMP）将无菌药品生产洁净室（区）的空气洁净度划分为四个级别，见表4－2。

A级：高风险操作区，如灌装区、放置胶塞桶和与无菌制剂直接接触的敞口包装容器的区域及无菌装配或连接操作的区域，应当用单向流操作台（罩）维持该区的环境状态。单向流系统在其工作区域必须均匀送风，风速为0.36～0.54m/s（指导值）。应当有数据证明单向流的状态并经过验证。在密闭的隔离操作器或手套箱内，可使用较低的风速。

B级：指无菌配制和灌装等高风险操作A级洁净区所处的背景区域。

C级和D级：指无菌药品生产过程中重要程度较低的洁净操作区。

口服液体和固体制剂、腔道用药（含直肠用药）、表皮外用药品等非无菌制剂生产的暴露工序区域及其直接接触药品的包装材料最终处理的暴露工序区域，应当参照“无菌药品”附录中D级洁净区的要求设置。洁净区与非洁净区之间、不同级别洁净区之间的压差应当不低于10Pa。必要时，相同洁净度级别的不同功能区域（操作间）之间也应当保持适当的压差梯度。除工艺对温、湿度有特殊要求外，洁净室温度宜保持在18～26℃，相对湿度45%～65%。

表4－2 GMP洁净室（区）空气洁净度级别及微生物动态监测标准

洁净度级别	悬浮粒子最大允许数/立方米				浮游菌 cfu/m^3	沉降菌（ϕ90mm）cfu/4小时	表面微生物	
	静态		动态				接触（ϕ55mm）cfu/碟	5指手套 cfu/手套
	≥0.5μm	≥5.0μm	≥0.5μm	≥5.0μm				
A级	3520	20	3520	20	<1	<1	<1	<1
B级	3520	29	352000	2900	10	5	5	5
C级	352000	2900	3520000	29000	100	50	25	－
D级	3520000	29000	不作规定	不作规定	200	100	50	－

药爱生命

《药品生产质量管理规范（2010年修订）》（以下简称新版GMP）将洁净区等级划分为A、B、C、D四个级别，与1998版中关于洁净度等级的区别在于：新版GMP中A、B、C、D级控制上有动静态之分，而百级、万级、十万级则基本无动静态之分，两者之间有着明显的差异。新版GMP采用了欧盟和最新WHO的A、B、C、D分级标准，并对无菌药品生产的洁净度级别提出了非常具体的要求。静态测量：是指所有设备均已安装就绪，但未运行且没有操作人员在现场的状态。动态测量：是指生成设备均按预定的工艺模式运行且有规定数量的操作人员在现场操作的状态。新版GMP修订的目的意义在于与国际接轨，为成品药的出口扫清障碍。

目标检测

答案解析

一、选择题

A型题

1. 净化空调系统应在新风口设置（ ）过滤，应在系统的正压段设置（ ）过滤，应在系统的末端或尽量靠近末端设置（ ）过滤

A. 粗效、中效、高效　　B. 高效、中效、粗效
C. 中效、粗效、高效　　D. 粗效、高效、中效
E. 中效、高效、粗效

2. 螺杆式单级压缩空压机是由一对相互平行齿合的阴阳转子在气缸内转动，使转子齿槽之间的空气不断地产生周期性的（　）变化，空气则沿着转子轴线由吸入侧输送至输出侧，实现螺杆式空压机的吸气、压缩和排气的全过程
A. 质量　B. 容积　C. 密度　D. 成分　E. 压力

3. 螺杆空气压缩机的空气压缩工艺过程包括（　）
A. 吸气—封闭及输送—压缩及喷油—排气—过滤
B. 吸气—封闭及输送—压缩及喷油—排气—干燥
C. 吸气—封闭—压缩及喷油—排气—过滤—干燥
D. 吸气—输送—喷油—排气—过滤—干燥
E. 吸气—封闭及输送—压缩及喷油—排气—过滤—干燥

4. 粒子流体连续稳定的运动形式指的是（　）
A. 乱流　B. 层流　C. 混合流　D. 辐流　E. 分流

5. 口服液体和固体制剂、腔道用药（含直肠用药）、表皮外用药品等非无菌制剂生产的暴露工序区域及其直接接触药品的包装材料最终处理的暴露工序区域，应当参照“无菌药品”附录中（　）洁净区的要求设置
A. E 级　B. D 级　C. A 级　D. B 级　E. C 级

X 型题

6. 按气流组织类型，洁净室可分为以下几类（　）
A. 乱流洁净室　B. 层流洁净室　C. 混合流洁净室　D. 辐流洁净室　E. 分流洁净室

7. 空气洁净的目的包括（　）
A. 滤除空气中的粒子及附着于空气尘埃粒子的微生物
B. 除去药物生产过程中产生的各种粉尘，防止不同药物相互污染
C. 调节空气以控制其在合适的温度和湿度
D. 排除药品生产过程中有害、高温、高湿气体
E. 改变空气成分

8. 空气净化设备包括（　）
A. 粗（初）效过滤器　　B. 中效过滤器
C. 亚效过滤器　　D. 高效过滤器
E. 次效过滤器

9. 我国《药品生产质量管理规范（2010 年版修订）》（新版 GMP）将药品生产洁净室（区）的空气洁净度划分的四个级别是（　）
A. 0 级　B. A 级　C. B 级　D. C 级　E. D 级

10. 层流洁净室包括（　）
A. 水平层流洁净室　　B. 垂直层流洁净室
C. 斜层流洁净室　　D. 交叉层流洁净室
E. 转折层流洁净室

二、综合问答题

空气洁净的含义是什么？

书网融合……

重点回顾　　微课　　习题

第五章　中药制剂生产过程管理

学习目标

知识目标：

1. **掌握**　生产过程管理、物料平衡管理、文件管理。
2. **熟悉**　状态标识的使用，清场管理要求，生产记录要求。
3. **了解**　验证管理，供应商管理。

技能目标：

能熟练完成编写生产记录表与清场记录表。

素质目标：

培养学生注重过程管理，懂得产品质量是生产出来，而不是检验出来。

导学情景

情景描述： 小李应聘到一家制药企业QA岗位，报到前心里一直惴惴不安，担心自己适应不了工作。想到去年毕业的一个学长也应聘到了一家药厂，于是他连忙打电话咨询，经学长介绍，小李豁然开朗，原来用到的就是自己学习的中药制剂生产过程质量管理的有关知识，顿时信心十足，愉快地走上了工作岗位，很快就适应了工作，并根据自己所学知识，提出了一些合理化建议，受到了领导的表扬。

情景分析： 中药制剂生产过程技术管理一般包括物料管理、生产操作管理、生产记录管理、清场管理等。

讨论： 清场与物料平衡对防止药品混淆的作用有哪些？

学前导语： 药品质量关系到国民的生命安全，中药制剂过程管理是产品质量的重要保障。

中药制剂是将预定物料按注册批准的生产工艺，在适宜的厂房设施设备条件下，生产出相应的成品。中药制剂的生产首先应获批生产批文，在生产范围许可的生产条件下，生产操作必须与注册批准工艺相一致，生产过程各个环节必须在满足GMP要求下进行。为确保产品质量稳定性，生产过程操作均应制定标准操作规程。

中药制剂生产过程管理因剂型不同，所涉及的具体内容会有所不同，但总的原则是一致的，就是要避免差错、混淆、污染。中药制剂生产过程管理的所有措施均围绕这一中心目的展开，主要包括物料管理、药品生产过程中文件管理、生产过程卫生与清场管理、验证管理、生产管理，以保证生产出符合预定质量要求的合格产品。

看一看

中药制剂生产有其自身鲜明的特点，其生产质量管理活动有其特殊的要求。因此中药制剂生产在遵循《药品生产质量管理规范（2010年修订）》通用性要求之外，还应符合对中药制剂所作的特殊要求。为此原国家食品药品监督管理局根据《药品生产质量管理规范（2010年修订）》第三百一十条规定，发布了《药品生产质量管理规范（2010年修订）》配套文件《附录5中药制剂》，共十章44条，适用于中药材前处理、中药提取和中药制剂的生产、质量控制、贮存、发放和运输。

PPT

第一节　物料管理

物料通常是指企业采购的生产所需的物料，例如：制剂生产企业所使用的原料药、辅料、半成品、包装材料和用于生产区域的消耗品。企业应根据物料的性质、物料用量以及将物料对于产品质量影响程度综合考虑物料风险，对物料进行分级，如分为关键物料、主要物料、一般物料。

一、物料供应商管理

供应商管理是物料管理的源头，是产品质量维持稳定的关键一环，它在制药企业质量管理过程中起着非常重要的作用。供应商包括物料的生产商和物料的经销商。可依据供应商的批准情况划分为潜在的供应商、批准的供应商和不合格的供应商。对于批准的供应商可以根据提供物料的质量情况、供应商的表现再进一步划分等级，如合格供应商、优秀供应商/认证的供应商等。

应制定《供应商管理规范》，将供应商按物料对产品质量的风险影响程度进行三级分类管理，如表5－1所示。

表5－1　物料供应商三级分类管理

<table>
<tr><td rowspan="2">管理类别</td><td>Ⅰ类（一般物料）</td><td>Ⅱ类（主要物料）</td><td>Ⅲ类（关键物料）</td></tr>
<tr><td>对产品内在质量无直接影响的物料（如外包材等）供应商</td><td>主要物料（如一般原料、主要原料且可控性强、辅料、内包材等）供应商</td><td>关键物料（主要原料且质量可控性不强）供应商</td></tr>
<tr><td>选择新供应商</td><td colspan="3">①供应商（制造商）资质合法；②物料质量合格；③现场考核评估合格；④供货能力强；⑤企业信誉佳</td></tr>
<tr><td rowspan="5">供应商维护</td><td colspan="3">对供应商质量体系考察档案不定期进行检查，对资质证明过期的或有变更的，要求供应商及时提供新的有效材料。每季更新批准的供应商目录，并将批准的供应商名单下发给后勤保障部和生产管理部使用</td></tr>
<tr><td colspan="3">每年至少一次根据物料采购、检验、使用等年度回顾情况对供应商进行审核评价，根据结果重新确认、批准或变更供应商</td></tr>
<tr><td colspan="3">如供应商变更生产场地、变更工艺、连续出现质量问题等，对供应商进行现场审计、评价后再确认</td></tr>
<tr><td colspan="3">对于供应商物料生产工艺或者配方发生变化时，根据其变化情况，评估对产品质量的影响。如属于重大或者关键变更，应会同相关部门对供应商进行现场审计，并重点审计变更部分相关内容，并进行生产试验和稳定性考察，进行再确认。如果属于微小变更或对产品质量影响微小忽略不计的，可做供应商问卷调查</td></tr>
<tr><td>—</td><td>选择部分Ⅱ类进行现场审计，部分做供应商问卷调查</td><td>至少每两年现场审计一次</td></tr>
</table>

对物料供应商建立档案，实行动态管理，形成合格供应商名单，所有物料采购均只能从合格名单中采购。对停止供应和审核不合格的供应商停止采购，同时其档案至少保留3年。

二、物料标识

物料标识是物料管理系统的重要组成部分，物料标识通常需要体现三种基本信息：物料的身份信息、物料流转的追溯性、物料的质量状态。使用物料标识的目的在于防止混淆和差错，从而避免物料和产品的污染和交叉污染。

物料标识可分为物料信息标识和物料状态标识。物料信息标识用于物料的身份信息的识别和物料流转过程的可追溯性；物料状态标识用于体现物料的质量状态（待验、合格、不合格、已取样等）。一旦出现物料标识丢失导致物料无法识别时，应按偏差程序处理。

1. 物料信息标识的三个基本组成部分为名称、代码和批号。

物料的名称：通常以 WHO GMP 指南指定的药物非专利名称或国家药典规定的通俗名称或化学名称作为物料的标准名称。进口原、辅、包装材料的中文名称，应查阅正式出版物，力求使名称规范化。企业注册的商品名称可与通俗名称同时在标签、说明书上使用。物料名称应具有唯一性，必要时可采用例如化学文摘号（CAS No.）等辅助方法。

物料的代码（物料的唯一性标识）：应有适当的物料代码系统，保证每一种质量标准有区别的物料、中间体和成品都有其唯一的种类标识。这里的质量标准不局限于检验标准，必要时应包括规格、生产工艺等在药品注册文件和（或）药品质量方面有差异的因素。物料代码的规则、容量应与企业的品种和生产情况相适应。已删除的代号一般永远不再使用，以防日后产生混淆。为了确保代号的专一性，应指定有权设置或删除物料代码的部门和人员。

物料的批号（物料批的唯一性标识）：应有适当的物料批号系统，保证每一批物料都有其唯一的批次标识。应保证企业的物料批号与供应商的物料产品批号之间的可追溯性。

2. 物料状态标识，可标明的内容有物料名称和规格（中间品产品和待包装产品的产品名称和企业内部的产品代码）、产品批号、数量或重量（如毛重、净重等）、生产工序、产品质量状态（合格、待检、不合格）。一般情况下，“合格”用绿色状态标志牌，“待检”用黄色状态标志牌，“不合格”用红色状态标志牌。

企业应建立物料标识的管理流程，其内容包括物料标识的准备、发放、使用、销毁等；流程中还需要考虑物料使用完毕后，物料容器上的物料标识应有合适的处理方式，如：粘贴在批生产记录或批包装记录中，或采取损毁方式以表明物料标识的废弃。

三、物料流转与控制

物料流转包括物料的购入、存储、发放及使用，内容涉及供应商评估、物料购进、验收、取样检验、物料储存、物料代码与批号等。物料管理可以从规范购入、合理储存、控制放行与发放接收、可追溯方面进行控制。

1. 规范购入 药品生产所用物料应从符合规定的单位购进，并按规定验收入库。原料、辅料、内包装材料进入公司后，采购员首先检查采购合同履行情况，物料管理员核对供应商名称、供应产品名称、生产地址，以确定供应商是否为合格供应商，再核对原辅料的品名、规格、数量、原厂批号等是否与随货同行单的单据相符。符合要求的原辅料，目检物料是否被污染，无污染的，准予进库，挂待验牌，及时向相关部门请验。

2. 合理储存 原辅料、内包材、印刷类包材，成品、特殊物料分类存放，分类时根据物料对贮存条件的要求分区存放。常温、阴凉、冷藏应分开；固体、液体原料应分开；挥发性及易串味原料避免污染其他物料；特殊管理物料按相关规定储存和管理并立明显标志。

3. 放行与发放 物料管理的主要目的是防止不合格物料投入使用，因此需要对物料是否可以发放和使用进行控制，并使用指令控制发放接收的物料种类和数量，降低混淆、差错的可能。不合格物料、产品的每个包装容器上均应有清晰醒目的标志，并在隔离区妥善保存。

物料和产品应当根据其性质有序分批贮存和周转，发放的物料必须具有放行通知单，并严格执行“先进先出、近效期先出”原则。物料的发放和使用过程中必须复核品名、规格、数量、合格状态、包装完整等，必须复核无误后方可发放和使用。

4. 可追溯 药品生产是物料加工转换成品的过程，药品的质量基于物料质量，形成于生产全过程。要保障和追溯药品质量就必须使整个物料管理系统有效追溯，在接收物料时应做好记录，内容包括：①内部所用物料名称和（或）代码；②接收后制定的批号或流水号。

5. 物料平衡 物料平衡是指产品或物料实际产量或实际用量及收集到的损耗之和与理论产量或理

论用量之间的比较，并在验证合理范围内。

进行物料平衡控制是避免或及时发现差错与混药的有效方法之一。加强物料平衡的管理，有利于及时发现物料的误用和非正常流失，确保药品的质量。

每个品种工艺规程各关键生产工序都必须规定物料平衡、计算方法公式、允许限度范围，及根据验证结果确定的物料平衡合格范围（通常在95%～105%之间）。简单地说，所有需要进行产量记录的步骤都要按要求进行物料平衡计算。

$$物料平衡=实际值/理论值\times100\%$$

实际值为实际生产过程中实际产出量，包括本工序产出量、收集的不可再用的废品量、收集的可再利用的回收品量、取样量、剩余量（指包装材料）。工艺正常损失量为不可回收量，不包括在物料平衡实际值中。

理论值为按照所用的原料、包装材料量，在生产中无任何损失或差错的情况下得出的最大数量。

在生产过程中，当生产处于受控的正常情况下，物料平衡的结果是比较稳定的，应在工艺范围内波动。一旦生产过程中物料出现差错，物料平衡的结果将超出工艺规定范围。因此物料平衡结果在生产中可直观地判断生产过程是否正常。

需要特别说明的是，包装时在贴签工序中，要求标签的使用数、残损数及剩余数之和必须与领用数相符，绝不允许有一张差错出现。

收率在实际生产中也经常使用，也多在有产量记录的步骤要求计算。但收率计算强调的是得到的合格产品量与理论量的比率，并不真实反映物料的流转过程是否正常。如包装环节废品多时，物料平衡结果正常，而收率会低于常规值；又如投料环节操作人员错误地多投料，计算物料平衡结果时会不正常，但收率可能会得出较高的理想值。因此应注意两者之间的区别。

第二节　药品生产过程中文件管理

PPT

文件管理是质量管理系统的基本组成部分，使企业各项质量活动有法可依、有章可循，使行之有效的质量管理手段和方法制度化、法规化。药品生产文件可分为技术性文件、管理性文件、操作性文件及其记录。其中技术性文件有产品工艺规程、质量标准、验证文件；管理性文件有政策性文件、职责范围、物料管理规程、生产管理规程、质量管理规程、安全环保管理规程、工程设备管理规程、健康管理规程、销售管理规程、人员管理规程、质量风险评估管理规程；操作性文件有标准操作规程、岗位操作规程、设备操作规程；记录有生产管理记录、质量管理记录、物料管理记录、工程记录、维修记录、药品发放与召回记录、卫生管理记录、人员培训记录等。

练一练5

药品的生产和包装均应当按照批准的操作规程进行操作并有相关记录。其中标准操作规程（SOP）是属于（　）

A. 技术性文件　　B. 管理性文件

C. 操作性文件　　D. 记录

E. 办公文件

答案解析

一、药品生产文件的编制

药品生产文件的编制采用英文字母和数字联合使用法及数字法两种。其编制应明确文件类别，不得出现重复，且编制简单、完全、方便、易记和便于计算机管理。

二、文件的执行与管理

文件是质量保证系统的基本要素，所有药品的生产和包装均应当按照批准的操作规程进行操作并有相关记录。药品生产企业必须有内容正确的书面质量标准、生产工艺规程、操作规程及记录等文件。

制定内容正确的管理规范文件（SMP）、标准操作规程（SOP）、各类（标准）文件，如产品、原辅物料质量标准、产品工艺规程文件以及各项操作记录等 GMP 文件。

想一想

GMP 文件的内容与药品生产许可、药品注册等相关政府批准文件是否一致？能修改已注册的工艺规程来进行生产吗？

答案解析

GMP 文件系统内容（图 5－1），应制订有《文件编制与管理规范》和《文件分类及编码规定》，规定了包括 GMP 文件的起草、会审、审核和批准、替换或撤销、复制、发放、保管、归档、定期审核、修订、过期文件回收与销毁等方面的管理；文件的相应分发、撤销、复制、销毁等的记录。GMP 相关文件的起草、修订、审核、批准均有相关人员的签名并注明日期；文件均应通过质量管理部门的审核。

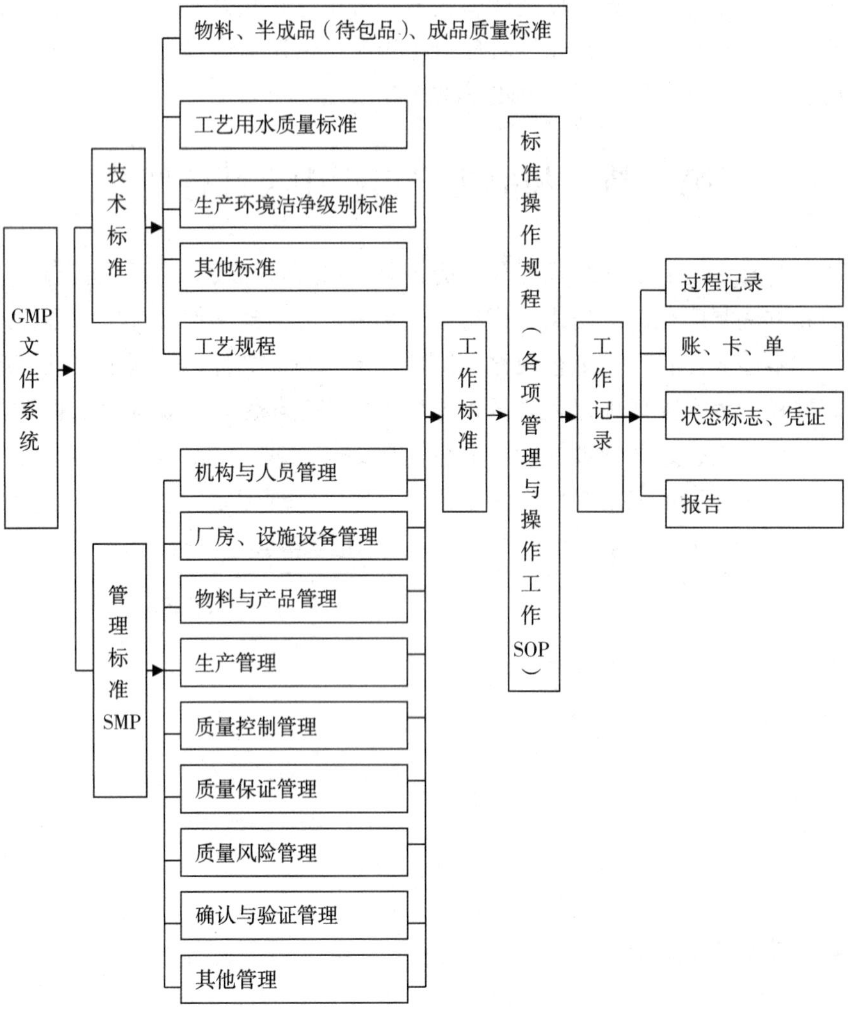

图 5－1　GMP 文件系统内容

每个 GMP 文件应标明题目、种类、目的以及文件编号和版本号；文字要求确切、清晰、易懂，不模棱两可；文件分类存放管理、条理分明，便于查阅；复制的文件清晰可辨，内容与原版文件一致；文件定期审核、修订，文件修订后，发放新版本同时回收旧版本，防止旧版文件的误用。分发、使用的文件均为批准的现行文本，已撤销的或旧版文件除留档备查外，不在工作现场出现。公司 GMP 文件的内容与药品生产许可、药品注册等相关政府批准文件要求一致。质量标准、工艺规程、操作规程、稳定性考察、确认、验证、变更等其他重要文件长期保存。

厂房、设备、物料、文件和记录均有编号（或代码），并制定编号（或代码）的编制规程，确保编号（或代码）的唯一性。

第三节　生产过程卫生与清场管理

PPT

药品是生产出来的。药品的质量源于设计，而药品的生产过程是保证药品质量的重要环节。为了防止生产过程中物料的混淆，设备、现场及人员的污染等可能影响产品质量因素的发生，须对药品的生产过程进行卫生与清场管理。

一、人员卫生管理

所有从事药品生产的人员均应每年进行健康检查，只有持健康合格证的方可上岗。传染病、皮肤病和体表有伤口者不得从事直接接触药品的生产。生产操作人员不得化妆和佩戴饰物，进入生产现场应穿戴好清洁、完好、符合（非）洁净区要求的工作衣、帽、鞋等，操作前将手洗净。进入洁净区还需要将手消毒，手在清洗消毒后，不再做与工作无关的动作，也不再接触与工作无关的物品，并不得裸手直接接触药品。生产操作人员不准穿戴工作服、帽、鞋等离开规定生产区域。

二、生产过程卫生管理

严格控制进出生产区的人员数量，特别是应控制外来人员进出车间生产区，减少人为因素所致的污染。个人非生产用品不得带入生产区工作岗位。

设备的选型应便于操作、清洁、维护、消毒，尽可能降低产生污染与交叉污染的风险。干燥设备的进风应当有空气过滤器，排风应当有防止空气倒流装置。生产过程中，必须保证操作间的正、负压差符合要求。生产清洁过程中应当避免使用易碎、易脱屑、易发霉器具。操作人员应严格按设备维护保养制度以及清洁操作规程执行。

多品种设施设备共用管理时，在某一品种生产结束后，应按清洁操作规程对设施设备进行清洁。清洁方式通过验证，证实清洁结束后物料或产品残留、清洗剂残留、微生物水平等能满足下一品种和后续品种生产的要求。每年对多品种共线生产进行一次风险评估，防止交叉污染。

三、清场管理

药品生产管理中，清场是必不可少的重要步骤。药品生产中，为了防止不同批号、不同品种、不同规格之间的混淆或污染，各生产工序在生产结束时，应彻底清理及检查作业场所，也就是清场。

清场内容应针对生产活动的各个方面，简单地说，就是清理物料（原辅料、半成品或成品、包装材料等）、生产文件、各种状态标识，以及进行清洁卫生工作。在药品生产管理中，清场既是过程控制的手段，又是过程控制的结果。

清场具体要求：①地面无积灰、无结垢，门窗、室内照明灯、风管、墙面、开关箱外壳无积灰，室内不得存放与生产无关的物品。②使用的工具、容器应清洁、无异物，无前次产品的遗留物。③设备内外无前次生产遗留的药品，无油垢。④非专用设备、管道、容器、工具应按规定拆洗或消毒。⑤直接接触药品的机器设备及管道、工具、容器等应按验证确定的清洗或清理周期进行，清洁用毛巾等洁具与其他不直接接触药品洁具分开使用，分开存放，避免交叉污染。⑥包装工序调换品种时多余的标签及包装材料应全部按规定处理。⑦对于难以清洗的部件（如制粒用滤袋），可分品种专用。⑧生产操作间清洁时，不允许干扫干掸，应使用吸尘器清洁。⑨对用于生产多个品种规格产品的生产线，对设备清洁的要求应非常严格，防止交叉污染、混药和夹带。⑩中药材、中药饮片的废渣处理应按操作规程进行。

清场工作应有清场记录。清场记录一般包括操作间编号、清场前产品的品名、规格、批号、生产工序、清场日期、清场项目、检查项目及结果、清场负责人及复核人签名。清场记录纳入清场前产品的批生产记录，清场合格证纳入下批次产品批生产记录，未取得“清场合格证”不得进行下一批号、品种（规格）的生产。

总之，清场作为防止污染和交叉污染的重要手段，必须严格按经过验证的清场操作规程进行，按规定填写记录。

第四节　验证管理

PPT

验证是证明任何操作规程（或方法）、生产工艺、设备、物料或系统确实能够达到预期结果的有文件证明的一系列活动。

验证根据对象分为：①厂房与设施验证，主要验证与药品生产过程有直接关系的空气净化系统、制水系统以及直接接触药品的工业气体等。②设备验证，主要验证关键生产设备、灭菌设备、自动化设备等设备安装以及清洁等。③工艺验证，主要是对能使产品质量产生差异和影响的生产工艺条件的验证。④检验方法验证，主要是对大型精密仪器的确证，检验方法适用性验证及确认。⑤计算机化系统验证，主要是对计算机控制系统的验证。

验证根据特定的适用条件分为：前验证、同步验证、回顾性验证、再验证。

1. 前验证　如果没有充分的理由，任何工艺、生产过程、设备或物料必须进行前验证。新产品、新设备及其生产工艺的引入应采用前验证的方式。前验证的成功是实现新工艺从研发向生产部门技术转移的必要条件。

2. 同步验证　同步验证是指生产中在某项工艺运行的同时进行验证，即从工艺实际运行过程中获得的数据作为验证文件的依据，以证明某项工艺达到预定要求的一系列活动。由于这种验证风险较大，通常仅适用于生产工艺成熟的非无菌药品。

3. 回顾性验证　当有充分的历史数据可以利用时，可以采用回顾性验证来证实生产工艺条件的适用性。同前验证的几个批次或一个短时间运行获得的数据相比，回顾性验证积累的资料数据比较丰富，通常要求有 20 个连续批号的数据以上，这样可以看出工艺控制状态的全貌，因而其可靠性也更好。但不适用于无菌产品。

4. 再验证　再验证是指重新验证，通常分为下述的三种类型。

（1）药品监管部门或法规要求的强制性再验证。有些法规称为校验，与实际确认的内容一样，如无菌操作的培养基灌装试验、计量器具的强制检定等。

（2）发生变更时的“改变”性再验证，如物料变更、生产场地的变更、设备变更、检验方法的变更等。

（3）每隔一段时间进行的“定期”再验证。有些关键设备和关键工艺对产品的质量和安全性起着决定性的作用，如药品灭菌的设备、洁净区的空调净化系统等。

第五节 生产管理

PPT

所有药品的生产和包装均应当按照批准的工艺规程和操作规程进行操作并有相关记录，以确保药品达到规定的质量标准，并符合药品生产许可和注册批准的要求。

一、生产前管理

药品生产各工序（如配料、粉碎、过筛、混合、制粒、干燥、压片、包衣、胶囊灌装等）均涉及物料、相应的厂房设施设备和卫生要求，同时还包括生产文件与记录，因此药品生产前的准备是保证药品生产操作顺利进行的必要前提，而生产前管理也是围绕这些生产前准备进行展开。

（一）生产文件记录的准备

文件是质量管理体系的基本要素。所有药品的生产和包装均应当按照批准的工艺规程和操作规程进行操作并有相关记录。这些文件既是药品生产前的必需条件，也是生产现场管理控制的依据。

药品生产操作强调合规性，即药品生产过程必须符合 GMP 要求和注册批准的要求，所有工艺操作过程必须与注册标准一致是生产中必须注意的问题。为达到这一目标，生产操作人员应该在生产前经过培训，并考核合格后上岗。生产文件作为一切操作与行为的依据，必须坚持全部生产操作与行为均有文件依据并能准确执行和记录。生产现场药品生产文件涉及生产操作环节的主要有工艺规程、批生产指令、各项操作规程、批生产记录等。一般管理要求有：①所有使用的文件应确定为批准的现行文本。与本批次生产无关的文件，不得在工作现场出现。注意检查以确保上批次生产的文件没有遗留。②认真核对批生产指令与工艺规程是否相符，与生产有关的操作规程是否齐备，各项记录表格是否完整。

（二）物料的准备

物料是药品生产的物质基础，只有质量合格的物料才能生产出符合质量标准的产品。不规范的物料管理容易引起药品生产的混淆、差错和污染。

药品生产一般要求应保持生产的连续性，尽量减少生产中断时间，因此生产前做好生产需用物料的准备十分重要。

生产用物料包括原料、辅料和包装材料等。中药制剂的原料是指中药材、中药饮片和外购中药提取物。需要注意的是与药品直接接触的包装材料和印刷包装材料的管理和控制要求与原辅料相同。制剂生产中，中间产品、待包装产品在流转时也作为物料。

药品生产前物料的准备就是按照批生产指令要求配发生产所需的各种物料，并严格按照操作规程对所领取的物料进行核对。如出现异常时，必须及时报告并等待处理。只有在确保无误的情况下，才能进行拆包、移送等工作。对进出洁净区的物料，必须按照操作规程做好防护工作，防止污染的发生。

在物料准备阶段，必须严格执行人员、物料在各自通道分开流动，以防止发生人流、物流之间交叉污染。对引起人流、物流之间交叉污染的途径如人员往返、物料传递、工具运输、设备清洗与消毒、岗位清场以及空气流动等，都应注意做好操作过程的控制性管理，以尽可能地避免上述途径产生交叉污染的机会。

在物料准备阶段，必须严格防止差错、混淆、污染的发生。为保证物料流向的清晰和可追溯性，必须认真做好相关记录。

（三）生产现场的准备

生产开始前应当进行必要的检查，确保设备、容器具和工作场所没有上批遗留的产品以及文件或与本批产品生产无关的物品。生产期间使用的所有物料、中间产品或待包装产品的容器均符合要求，主要设备、操作室均挂有“合格”标志及“已清洁”方可使用，正在检修或停用的设备上应挂上明显的状态标志。并对其内容与批生产指令进行核对，确保使用正确的物料、生产设备和容器等。

生产前还应注意检查产品从一个区域输送至另一个区域的管道和其他设备的连接，确保连接正确无误。洁净区域应有效通风，处于规定的温度、湿度控制范围，保证符合药品的生产环境要求。

二、生产过程

药品生产管理要围绕生产工艺的关键控制点，在防止产品差错、混淆、污染的情况下进行，以确保最终产品质量。

生产过程管理中，应注意强调操作人员必须按批生产指令和操作规程的要求，严格按工艺参数和操作步骤，禁止擅自更改工艺参数和操作步骤。

企业应制订生产过程偏差及紧急情况处理管理规程，当生产过程中出现偏差和紧急情况时，操作人员必须及时报告，按规程处理相关事宜。由生产管理部门会同质量管理部门提出处理方案。

生产过程管理中除应注意 GMP 要求外，还应加强劳动保护管理，例如粉尘污染、物理伤害、环境污染等也应注意。如开放式操作粉尘对操作人员会产生危害，应强调严格按照操作规程操作，并相应地加强劳动保护用具的使用。对于此类伤害除通过事先培训提高员工安全意识，还应在关键部位粘贴警告标示进行提醒，操作中注意监督管理。

生产过程中须加强生产投料及生产工序衔接管理。

（一）生产投料

投料是将已准备好的物料投入生产，一般由指定人员按照操作规程进行投料计算、称量、复核。操作人、复核人均应签署姓名及日期。对毒性药品、麻醉药品、精神药品、放射药品应按国家有关规定执行。贵细、毒性药材、中药饮片须按规定监控投料，并有记录。

生产中需要注意原辅料配料室的环境和空气洁净度要与生产车间一致，操作中做好捕尘和防止交叉污染措施。配好的料要装在清洁的容器里，容器内、外必须贴好标签。投料记录必须有投料人、复核人签名，最后由车间质量管理员签名。

（二）生产工序衔接

药品生产是由多个步骤、多种设备按照生产工艺分阶段进行的。简单地说，每一个工艺阶段就是一个工序。

工序衔接在实际生产中需要注意的原则：①不得在同一生产操作间同时进行不同品种和规格药品的生产操作。②各工序生产的中间产品容器必须挂明显的状态标志，并应按质量标准进行检验，检验合格后，经 QA 审核放行后方可进入下道工序。③注意取样的合理性、代表性，避免样品受污染。④每次生产结束后必须由生产操作人员清场，确保设备和工作场所没有遗留与本次生产有关的物料、产品和文件。下次生产开始前，应当对前次清场情况进行确认。⑤每批产品生产结束后应当检查产量和物料平衡，以便及时发现生产过程中发生的差错或混淆，确保物料平衡符合设定的限度。⑥避免跑料、冒料、漏料、错料。

（三）生产记录

记录是反映实际生产活动实施过程与结果的书面文件，记录是操作完成的证据，并能追溯批产品的历史。药品生产的所有环节，从生产到检验到销售都要有记录可查证追溯。

记录的基本要求：①每项生产活动均应当有记录，以保证产品生产、质量控制和质量保证等活动可以追溯。记录应当留有填写数据的足够空格。②记录应当及时填写，内容真实，字迹清晰、易读，不易擦除。应当尽可能采用生产和检验设备自动打印的记录、图谱和曲线图等，并标明产品或样品的名称、批号和记录设备的信息，操作人应当签署姓名和日期。③记录应当保持清洁，不得撕毁和任意涂改。记录填写的任何更改都应当签注姓名和日期，并使原有信息仍清晰可辨，必要时，应当说明更改的理由。记录如需重新誊写，则原有记录不得销毁，应当作为重新誊写记录的附件保存。每批药品应当有批记录，包括批生产记录、批包装记录、批检验记录和药品放行审核记录等与本批产品有关的记录。批记录应当由质量管理部门负责管理，至少保存至药品有效期后一年。④质量标准、工艺规程、操作规程、稳定性考察、确认、验证、变更等其他重要文件应当长期保存；如使用电子数据处理系统、照相技术或其他可靠方式记录数据资料，应当有所用系统的操作规程；记录的准确性应当经过核对。⑤使用电子数据处理系统的，只有经授权的人员方可输入或更改数据，更改和删除情况应当有记录；应当使用密码或其他方式来控制系统的登录；关键数据输入后，应当由他人独立进行复核。用电子方法保存的批记录，应当采用磁带、缩微胶卷、纸质副本或其他方法进行备份，以确保记录的安全，且数据资料在保存期内便于查阅。

（四）生产状态标识

为有效防止差错，所有物料必须挂上状态标志。药品生产过程中的状态标识按适用对象有以下三种情况。

1. 物料状态标识　已在物料管理单元介绍，不在此重复。

2. 操作间状态标识　如：正在使用、已清洁、待清洁、停用。一般情况下，“正在使用”“已清洁”用绿色状态标志牌，“待清洁”用黄色状态标志牌，“停用”用红色状态标志牌。

3. 设备状态标识

（1）标明设备性能，如：完好、维修中、停用。一般情况下，“完好”用绿色状态标志牌，“维修中”用黄色状态标志牌，“停用”用红色状态标志牌。

（2）标明生产使用状态，如：运行中、待用、停用。运行中设备应标明设备中内容物的名称、规格、批号等。“运行中”用绿色状态标志牌，“待用”用黄色状态标志牌，“停用”用红色状态标志牌。

（3）标明待用设备清洁状态，如：已清洁、待清洁。“已清洁”用绿色状态标志牌，“待清洁”用黄色状态标志牌。

此外，还应注意以下几点。

（1）主要固定管道也应标明内容物名称和流向。

（2）设备状态标识应做到醒目清晰，便于操作人员观察。对于停用的不合格设备在未搬出生产和质量控制区时，更应注意其状态标识的醒目警示作用。

（3）生产过程中，有的状态标识内容是动态变化的。如在生产过程中，每一生产操作间或生产用设备、容器的标识内容都必须准确反映所生产产品的物料名称、物料代码、批号、数量等。

（4）在生产过程中，废弃物存放容器的标识应给予足够重视，特别是中药制剂生产中涉及前处理、提取等环节时，废弃物存放容器不但应有“废弃物”醒目标识，必要时，还应标明生产品种名称、批号等信息。

三、生产结束

每次生产结束后应当进行清场，确保设备和工作场所没有遗留与本次生产有关的物料、产品和文件。具体清场的相关内容见各剂型项下清场管理的要求。

药爱生命

神香苏合丸是胡庆余堂的拳头产品之一，也是急救产品，其生产全过程严格按照 GMP 要求进行管理。清场管理是防止药品污染和交叉污染的重要手段，清场不彻底会导致批与批之间混药，严重时会产生不同品种之间混淆。如果一瓶用于心脏病的急救药神香苏合丸混入其他药物，患者得不到及时救治，后果不堪设想，很可能失去生命。

所以每位胡庆余堂师傅都兢兢业业、踏踏实实做好清场工作，清场后绝不允许出现上批遗留物料与药品，QA 人员认真检查每个角落，合格后发放清场合格证，方可进行下一批药品生产，否则重新清场直至合格。

目标检测

答案解析

一、选择题

A 型题

1. 生产过程管理的中心目的是要（　）
   A. 做好生产准备　B. 确保顺利生产
   C. 避免差错、混淆、污染的发生　D. 生产出合格药品
   E. 使产品美观
2. 下列表述中，正确的是（　）
   A. 生产中，操作人员可按批生产指令的指引，在需要时自行调整相关工艺参数和操作步骤
   B. 盛装配料的容器，内、外都必须贴有标签
   C. 在做好预防可能出现的混淆或交叉污染的措施后，可以在同一生产操作间同时进行不同品种和规格药品的生产
   D. 生产设备在运行时，应取下状态标识牌，以免影响操作
   E. 以上操作都可以
3. 下列哪项不属于生产记录的要求（　）
   A. 记录须按表格内容填写齐全
   B. 一份记录不能有不同颜色的笔迹
   C. 记录必须有总页数和页码
   D. 禁止覆盖、删除或涂抹任何已填写的记录内容
   E. 记录要保存
4. 下列不属于物料平衡的实际值范围的是（　）
   A. 合格产品量　B. 废品量　C. 粉碎中损失量　D. 剩余包材量　E. 取样量
5. 物料平衡合格范围通常在（　）
   A. 95% ~105%　B. 小于 95%　C. 小于 100%　D. 不小于 100%　E. 110%
6. 清场作为防止污染和交叉污染的重要手段，清场操作必须严格按（　）进行。
   A. 批生产指令　B. 清场操作规程
   C. 工艺规程　D. 批生产记录

E. 岗位职责

7. 下列不属于验证对象的是（　）

A. 生产工艺　　B. 操作人员素质

C. 清洁程序　　D. 数据管理系统

E. 分析方法

8. 药品生产操作的合规性是指（　）

A. 生产过程必须符合 GMP 要求　　B. 工艺必须与注册批准一致

C. 生产过程有真实、完整的记录　　D. 以上均是

E. 以上均不是

X 型题

9. 完成一个中药制剂的生产需要（　）

A. 预定物料　　B. 生产工艺

C. 厂房设施设备　　D. 相应人员

E. 标准操作规程

10. 生产过程技术管理包括（　）

A. 生产前准备　　B. 生产操作管理

C. 清场管理　　D. 生产记录管理

E. 物料平衡管理

11. 生产过程中进行工序衔接时应注意避免（　）

A. 配料　　B. 跑料　　C. 冒料　　D. 漏料　　E. 错料

12. 需要使用状态标识的有（　）

A. 中间品　　B. 生产车间　　C. 压片机　　D. 容器　　E. 洁净区门窗

13. 清场记录必须包括的内容有（　）

A. 操作间编号　　B. 生产工序　　C. 清场日期　　D. 清洁剂名称　　E. 清洁人签名

14. 不规范的物料管理容易引起药品生产的（　）

A. 停顿　　B. 混淆　　C. 差错　　D. 污染　　E. 损耗

15. 生产记录的要求有（　）

A. 及时　　B. 真实　　C. 清晰　　D. 正确　　E. 完整

二、综合问答题

物料平衡的定义。

书网融合……

重点回顾　　习题

2 第二篇
前处理技术

第六章　中药制粉技术

学习目标

知识目标：

1. **掌握**　粉碎的含义、目的、质量要求以及药物粉碎的方法及过筛的方法。
2. **熟悉**　粉碎及过筛的常用设备。
3. **了解**　微粉的性质及在药物制剂中应用以及超微粉碎的方法。

技能目标：

能使用常用的粉碎设备进行粉碎、过筛，生产出合格的产品。

素质目标：

培养学生爱岗敬业、吃苦耐劳、乐于奉献、甘于寂寞的工匠精神。

导学情景

情景描述：李某，男，退休职工，65 岁，最近查体发现自己患有“三高”（即：高血压、高血糖、高血脂），经向医生朋友求助，医生建议他日常喝一点三七粉。为确保商品质量和疗效，李某从药店购买了 30 头的三七，拟请你给他打成细粉，以便于服用。

情景分析：因三七具有止血活血化瘀的效果，还可以消肿止疼，也有抗疲劳、提高身体免疫力的功能。

讨论：三七为五加科植物三七的干燥根茎，该品质地坚硬不易粉碎。请大家讨论一下应采用何种方法、使用何种设备能够制备出符合顾客需求的产品？

学前导语：本章将介绍如何根据药物的质地、性质选择合适的粉碎方法、粉碎器械制成符合一定细度需求的粉末。

第一节　概　述

PPT

一、粉体的基本知识　微课

粉体通俗地讲是指微粒的集合体。粉体是无数个固体粒子集合体的总称。“粉”和“粒”都属于粉体范畴，一般将粒径小于 100μm 的粒子叫作“粉”，粒径大于 100μm 的粒子叫作“粒”。在制药行业中常用的粒子大小范围一般为 1μm ~ 10mm。近年来，纳米级别的研究正在深入发展。一般情况下，粒径小于 100μm 时容易产生粒子间的相互作用，所以流动性较差；粒径大于 100μm 时，粒子的自重大于粒子间相互作用而流动性较好，并且可用肉眼看到。组成粉体的单元粒子可以是单体的结晶，也可以是多个体粒子聚结在一起的粒子。为了区别单体粒子和聚合粒子，将单体粒子称为一级粒子，将聚合粒子称为二级粒子。

粉体属于固体分散在空气中形成的粗分散体系。将大块固体粉碎成粒子群之后则具有与液体相类似的流动性；具有与气体相类似的压缩性；具有固体的抗变形能力，所以有人把“粉体”视为继固体、液体和气体之外的第四种物态来处理。其性质包括：表面性质、力学性质、电学性质、流体动力学性质等。粉体有较大的分散度、比表面积和表面自由能，因此与其他物体相比，其性质有很大程度的不同。

二、粉体学在中药制剂中的应用

粉体学是药物制剂的基础理论之一，对制剂的处方设计、制备、质量控制等具有重要意义。

（一）粉体对中药制剂质量的影响

1. 对混合均匀性的影响　混合是制剂生产中的重要工序，混合均匀度是某些固体制剂的重要质量标准之一。粉体的密度、分散度、形态等性质会影响物料混合的均匀性，药物粉粒的粗细、密度、形态等都与混合均匀度有关。各成分的粒子大小、密度不同或其形态不适宜，都可能使混合发生困难或使已混匀的粉粒因加工、运输中的振动而分层。

2. 对分剂量的影响　粉体的相对密度和孔隙率等性质会影响散剂、颗粒剂、胶囊剂等按容积分剂量的准确性（散剂、胶囊剂等分装以及片剂生产中常按容积分剂量）。粉粒的堆密度除决定于药物本身的密度外，还与粉粒大小及形态等有关。而粉粒的流动性则与粒子大小及其分布、粒子形态等有关。在一定范围内，粒子大，流动性好；流动性好的颗粒中混有较多的细粉末，将使其流动性变差；当粒子大小分布范围很宽时，小粒子可通过大粒子间的孔隙落到底部而使其分层。

3. 对可压性的影响　结晶性药物的形态与片剂成型的难易有关。一般立方晶体具有较高的晶体对称性，压缩时晶体表面凹凸不平、相互嵌合，因此容易压片，而且所得片剂的硬度大。鳞片状、针状等结晶除因其流动性不好外，也因结晶易横向排列使压成的片剂容易裂片。

粉体的大小及粒度分布、流动性和压缩性会影响片剂的成型和崩解。通常粒子细度小或粒度分布均匀的粒子具有较大的比表面积，片剂的可压性好，硬度大，片重差异小；反之，粒子粗大或粒度分布不匀，容易引起颗粒不均匀，片重差异过大。

4. 对制剂稳定性的影响　例如混悬液属于动力学不稳定体系，在放置过程中微粒容易上浮或下沉，常采用减小粒径的方法来增加混悬液的动力学稳定性。另外，粒度分布的均匀性也影响混悬液的稳定性。如果粒子大小不一，小粒子能充填空隙，制得的混悬液则容易结块。

5. 对制剂有效性的影响　难溶性药物的溶解度和溶出速度对药物的吸收有影响。难溶性药物的溶解与其比表面积有关。粒子小则比表面积大，溶解性能好。通过粉碎能改善难溶性药物的疗效，也可通过控制粒子表面积大小来调节缓释制剂药物的释放。粒子大，表面积变小，药物吸收减慢，药效延长。一般认为，粒度大的药物能在较长时间内维持较高的血药浓度。

6. 对制剂安全性的影响　制剂中固体粒子大小，不仅与其有效性和稳定性有关，并对其安全性亦有影响。一般口服、肌内注射用混悬液，对药物颗粒都有特定要求，以免引起微血管栓塞；混悬型软膏如果药物粒子粗大，不但影响药物的吸收，而且会增加对黏膜及炎症部位的刺激。

除此之外，粉体粒子大小会影响药物溶出度和生物利用度。在医药产品中固体制剂占70%～80%，其中散剂本身就是粉体；制备散剂、胶囊剂等过程中粉碎产生的药物细粉也是粉体；稀释剂、干燥黏合剂、崩解剂、润滑剂等一些药用辅料是典型的粉体；颗粒剂、微囊、微球等也具有粉体的一些性质。涉及粉体的单元操作有粉碎、筛分、干燥、压片等。

（二）粉体的流动性及其影响因素

粉体的流动性与粒子的形状、大小、表面状态、密度、孔隙率等因素有关，加上与颗粒之间的内摩擦力和黏附力等的复杂关系，粉体的流动性无法用单一的物性值来表达。粉体的流动形式很多，如重力流动、振动流动、压缩流动和流态化流动等，其对应的流动性的评价方法也有所不同。

1. 粉体流动性的评价与测定方法

（1）休止角　粒子在粉体堆积层的自由斜面上滑动时受到重力和粒子间摩擦力的作用，当这些力达到平衡时，粒子处于静止状态。休止角是此时粉体堆积层的自由斜面与水平面所形成的最大角，又称堆角，用 α 表示。常用的测定方法有注入法、倾斜角法等，如图 6－1 所示。休止角是检验粉体流动性好坏的最简便法。

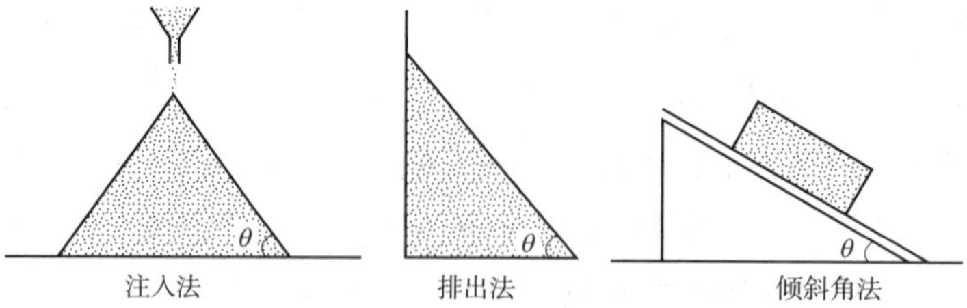

图 6－1　休止角的测定方法

粉体的休止角越小，说明流动性越好，一般认为≤30°时流动性好，≤40°时可以满足生产对流动性的需要。

（2）流速　是指将粉体物料加入漏斗中，全部物料流出所需的时间。粉体流速快，流动性好；反之，流动性差。如果粉体的流动性很差而不能流出时加入 100μm 的玻璃球助流，可通过测定自由流动所需玻璃球的量（$w\%$），来表示流动性。加入量越多流动性越差。

2. 粉体流动性的影响因素　粉体粒子间的摩擦力、黏着力、范德华力和静电力等作用力阻碍粒子的自由流动，影响粉体的流动性。

（1）粒子大小　对于黏附性强的粉末粒子进行造粒，以减少粒子间的接触点数，降低粒子间的附着力和凝聚力。

（2）粒子形态及表面粗糙度　球形粒子的光滑表面，能减少接触点数，减少摩擦力。

（3）含湿量　由于粉体的吸湿作用，粒子表面吸附的水分可增加粒子间黏着力，因此适当干燥有利于减弱粒子间作用力。

（4）助流剂的影响　在粉体中加入 0.5%～2% 滑石粉、粉体硅胶等助流剂时，可大大改善粉体的流动性。这主要是因为助流剂在粉体粒子表面填平粗糙面而形成光滑表面，减少阻力，减少静电力等原因造成的。但是，助流剂过多反而会增加阻力而影响粉体的流动性。

（三）粉体的吸湿性及测定方法

粉体的吸湿性系指粉体粒子表面吸附水分的现象。将药物粉末置于湿度较大的空气中时，容易发生不同程度的吸湿现象，使粉末的流动性下降，出现润湿、固结、液化等，甚至可以促进某些化学反应而降低药物的稳定性。因此防湿在药物制剂过程中是非常必要的。

粉体的吸湿与空气状态有关。当空气中的水分大于粉体中的水分时发生吸湿（吸潮）；空气中的水分小于粉体中的水分时发生干燥（风干）；空气中的水分等于粉体中的水分时吸湿与干燥达到动态平衡，此时的水称平衡水分。可将物料长时间放置于一定空气状态后物料中所含的水分称为平衡含水量。

1. 水溶性药物的吸湿性　水溶性药物在空气中相对湿度较低的环境中几乎不吸湿，而当相对湿度增大到一定值时，吸湿量急剧增加，一般把这个吸湿量开始急剧增加的相对湿度值称为临界相对湿度（critical relative humidity，CRH），CRH 是水溶性药物固定的特征参数。物料的 CRH 越小则越易吸湿；反之则不易吸湿。

2. 水不溶性药物的吸湿性　水不溶性药物的吸湿性随着相对湿度变化而缓慢发生变化，没有临界点。水不溶性药物的混合物的吸湿性具有加和性。

看一看

微粉的性质还包括孔隙率和密度。

1. 微粉的孔隙率　系指微粒本身孔隙和微粒间空隙所占容积与微粉容积之比。粉体孔隙率的大小影响着药物的崩解和溶出。一般说来，孔隙率大，崩解、溶出较快，较易吸收。

2. 微粉的密度　系指单位容积微粉的质量，以 kg/m^3 表示。

（1）真密度：系指扣除微粒本身的空隙和粒子间孔隙占有的容积后求得物质的容积并测定其质量，求得单位容积微粉所具有的质量称真密度，为该物质的真实密度。

（2）粒密度：系指除去粒子间空隙容积，不排除颗粒内部细孔空隙容积而求得的密度称为粒密度，亦是粒子本身的密度。

（3）堆密度（又称松密度）：系指单位容积微粉的质量。堆密度所用的容积是指包括微粒间的空隙和微粒本身的孔隙体积在内的总容积。

对于同一种粉体来说，真密度 > 粒密度 > 堆密度。在药剂实践中，堆密度是最重要的。散剂的分剂量、胶囊剂的填充以及片剂的压制等都与堆密度有关。

第二节　制粉技术

PPT

一、粉碎技术

粉碎是借机械力将大块固体物料破碎成适宜程度的碎块或细粉的操作过程。粉碎的目的有：增加药物的表面积，便于提取，利于药物中的有效成分浸出，促进吸收进而提高药效；有利于制备各种药物剂型，如散剂、颗粒剂、片剂、胶囊剂、丸剂等；加速药材中有效成分的溶解；便于调剂和服用；便于新鲜药材的干燥和贮存。

因此粉碎是中药生产中的基本操作之一，也是药剂制备的基础。

（一）生产技术

制剂生产中常根据被粉碎物料的性质、产品粒度的要求、物料多少等选择不同的粉碎方法。

1. 干法粉碎　系指将药料经过适当的干燥处理，使药料中的水分含量降低至一定限度（一般应少于5%）再行粉碎的方法。在粉碎时应根据药料的质地，如“粉性”“黏性”及软硬度等性质不同，分别采用单独粉碎或混合粉碎。

（1）单独粉碎　系将一味药料单独进行粉碎处理。根据药料性质或使用要求，须单独粉碎的药物：①贵重细料药，如牛黄、羚羊角、麝香等，单独粉碎可避免损失；②毒性或刺激性强的中药，如蟾酥、马钱子、雄黄、樟丹、红粉等，单独粉碎可避免交叉污染，利于劳动保护；③氧化性与还原性强的药物，如硝石（火硝）、硫黄、雄黄等，也必须单独粉碎。

（2）混合粉碎　两种以上的药物同时混合并粉碎的生产技术称为混合粉碎。若处方中某些药物的性质及硬度相似，则可以将它们掺合在一起粉碎，这样既避免一些黏性药物单独粉碎的困难，又可使粉碎与混合操作同时进行，可节省工时，提高工作效率。根据药物性质的不同，有些药物需经过特殊处理后再混合粉碎，特殊处理方法有：①处方中有含糖类、黏液质、胶树脂较多的黏性中药（如熟地、山茱萸、玉竹、枸杞、麦冬等）时，其黏性大，吸湿性强，粉碎困难。可先将处方中其他中药粉碎成粗末，再陆续掺入黏性中药，进行粉碎。这种方法俗称串料法。②处方中有含大量油脂性成分的中药（如桃仁、苦杏仁、酸枣仁等）时，一般先将处方中其他中药粉碎成细粉，再将含油脂性成分的中药掺入，进行粉碎。这种方法俗称串油法。③处方中有新鲜的动物类中药及部分需蒸制的植物药（如乌鸡、制何首乌、鹿胎等）时，先将处方中其他中药粉碎成粗粉，然后将粗粉与适当方法蒸制过的动物类或其他中药混合，经干燥后再粉碎。这种方法俗称蒸罐法。

2. 湿法粉碎 系指往药料中加入适量的水或其他液体并与之一起研磨粉碎的方法。通常选用以药物遇湿不膨胀、两者不起变化、不妨碍药效的液体。湿法粉碎通常对一种药料进行粉碎，故也是单独粉碎。其目的是使药料通过液相分子渗入药料颗粒的空隙，减少分子间的引力而利于粉碎。同时对于某些刺激性较强的或有毒药物，可避免粉尘飞扬。

（1）水飞法 系将不溶于水的药物置于水中研磨，利用粗细粉末在水中悬浮性不同而分离进而获得所需粒度粉末的粉碎方法。生产技术是先将药物打成碎块，除去杂质，再与水共置于研钵、球磨机或流能磨中研磨，使细粉漂浮或混悬于水中，然后将此混悬液倾出，余下的粗料再加水反复研磨、倾泻，直至全部研细，将研得的混悬液合并，沉降后倾去上层清液，再将湿粉干燥、研散，即得极细粉。此法适用于不溶于水的矿物、贝壳类药物，如朱砂、珍珠、炉甘石、滑石粉、珍珠等。

“水飞法”以前采用手工操作，费工费力，生产效率很低。现在多用球磨机代替，既保证药粉细度又提高了生产效率，实现了工业化生产。但需持续转动60～80小时，才能得到极细粉。

药爱生命

安宫牛黄丸出自清代著名医学家吴鞠通《温病条辨》，主要成分为牛黄、郁金、水牛角、麝香、黄连、黄芩、生栀子、朱砂、珍珠、冰片、明雄黄11味药。随着现代工业的发展，用机械化的手段就足以研磨同样细密的朱砂粉，然而朱砂在80℃以上的环境中，重金属汞的含量就会上升，水中研磨减轻了矿物药在研磨过程中的热反应和氧化，也让药物中的毒素在水中溶解、消减。某企业生产的牛黄丸有两道独特的炮制工艺——水飞法和吸附法，是国家级保密工艺。以入药的朱砂为例，朱砂需要去除其中的汞才能安全使用，通过第一道水飞法，去除朱砂中大部分汞，再由第二道吸附工艺，将游离的残余汞彻底清除。炮制虽繁必不敢省人工，品味虽贵必不敢减物力。企业严控质量标准，才能做好药，做放心药。

（2）加液研磨法 是将药料先放入研钵中，如樟脑、冰片、薄荷脑等，加入少量的挥发性液体（醇或水等），用研棒以较轻力研磨使药物被研碎。另外，在研麝香时常加入少量水，俗称“打潮”，尤其到剩下麝香渣时，“打潮”研磨更易粉碎，也属“加液研磨法”。中药细料药粉碎时，对麝香和冰片两药有个原则：即“轻研冰片，重研麝香”。

3. 低温粉碎 将物料冷却后或在冷却条件下进行粉碎的方法，称为低温粉碎。低温时物料脆性增加，韧性与延展性降低，易于粉碎。其特点：①适用于在常温下粉碎困难的物料，软化点低、熔点低及热可塑性物料，如树脂、树胶、干浸膏等；②含水、含油较少，但富含糖分，具一定黏性的药物；③可获得更细的粉末；④能保留物料中的挥发性成分。

低温粉碎一般有下列四种方法：①物料先行冷却或在低温条件下，迅速通过高速撞击式粉碎机粉碎，物料在粉碎机内停留的时间短暂；②粉碎机壳通入低温冷却水，在循环冷却下进行粉碎；③将物料与干冰或液化氮气混合后粉碎；④组合应用上述冷却方法进行粉碎。

4. 超微粉碎 超微粉碎是20世纪60年代末发展起来的一门高新技术，同时也是古老粉碎技术的新应用和新发展。

超微粉通常分为微米级、亚微米级以及纳米级微粉。微粉粒径为1～100nm的称为纳米微粉；粒径为0.1～1μm的称为亚微米微粉；粒径大于1μm的称为微米微粉。药物超微粉碎后可增加其利用效率，提高生物利用度、提高疗效，为剂型改革创造了有利的条件（例如超微粉碎后可制成注射剂使用）。

常见的超微粉碎有流能粉碎，其原理系利用高压气流使药物的粗粒之间相互碰撞而产生强烈的粉碎作用，可得到5μm以下的微粉。

想一想

物料形成超微粉后物理形态、结构、药物功效等会不会发生变化？超微粉的稳定性与一般细度的细粉有区别吗？

答案解析

（二）常用设备

目前粉碎设备的种类很多，主要通过研磨、撞击、劈裂等作用对物料进行粉碎。常用粉碎器械有以下几种。

1. 乳钵和杵棒　乳钵和杵棒系调配药剂常用的工具，常见的有瓷制、玻璃制、金属制等。瓷制乳钵内壁有一定的粗糙面，以加强研磨的效能。但易嵌入药物而不易清洗，如研磨毒剧药物或化学药品，用后要注意清洗干净。玻璃制乳钵内壁较光滑，不易粘着药物且易于清洗，故可用以粉碎毒剧药物。

2. 万能粉碎机　在各类粉碎机中粉碎能力最大，撞击伴以劈裂、撕裂与研磨而粉碎，是目前中药厂普遍应用的粉碎机（图6－2）。广泛适用于黏软、纤维性及坚硬等中药的粉碎，但对油性过大的药料不适用。

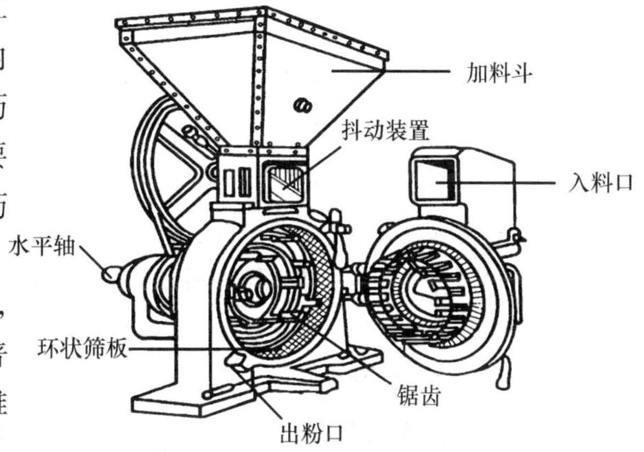

图6－2　万能粉碎机

3. 锤击式粉碎机　系利用高速旋转的钢锤通过撞击及锤击作用而粉碎药物的一种粉碎机（图6－3），是一种应用较广泛的粉碎机。适用于粉碎大多数干燥物料，不适用于粉碎高硬度物料和黏性的药物。

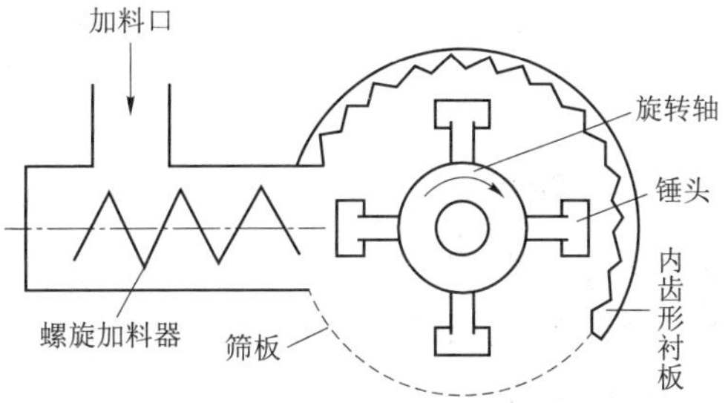

图6－3　锤击式粉碎机

4. 球磨机　系由不锈钢或瓷制成的圆筒形球罐，球罐的轴固定在轴承上，内装有一定数量和大小的用钢、瓷或花岗石制成的圆球（图6－4）。

操作时，将药物装入罐内密盖后，由电动机带动旋转，在一定速度下滚动。转速应控制在使其中圆球获得一定的高度，然后呈抛物线落下，药物通过圆球起落而产生的撞击作用和圆球与罐壁、球与球之间的研磨作用而被粉碎。

球磨机要有适当的转速，才能获得良好的粉碎效果，见图6－5。圆球的转动受离心力的影响，而离心力的大小又与圆筒的转速有关。因此，圆筒应有一个适宜的转速，才能使圆球沿罐壁运行至最高点而落下。这样可产生最大的撞击和研磨作用，粉碎效果最好。如果转速太快，形成的离心力超过了圆球的重力，则球紧贴于罐壁旋转而不落下，故不能粉碎药物。如果转速太慢，圆球不能达到一定高度，即沿罐内壁滑动，此时主要发生研磨作用。球磨机的适宜转速须根据圆筒内径大小进行计算。

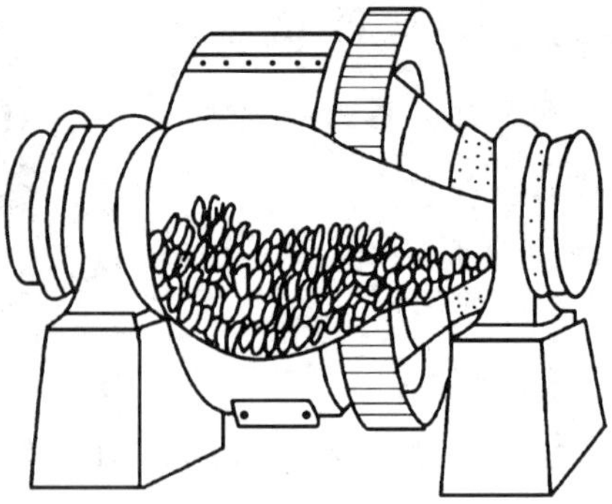

图 6－4　球磨机

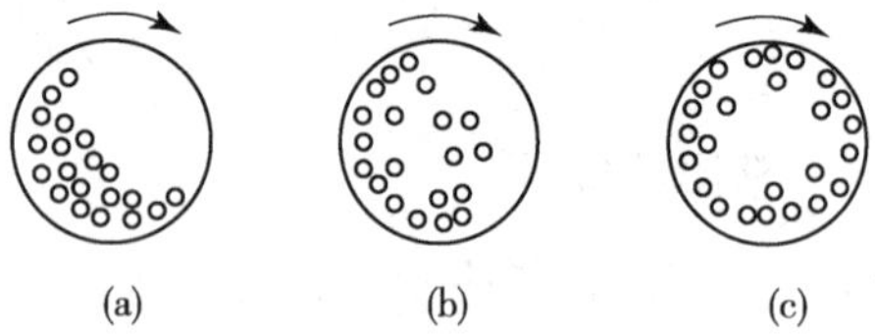

图 6－5　球磨机内球运动情况

a. 低速　b. 中速　c. 高速

使圆球从最高的位置以最大的速度落下的圆筒转速的极限值，称为临界转速。在临界速度时，圆球已失去研磨作用，所以在实际工作中，球磨机的转速一般采用临界转速的 75% ～88% 。

球磨机适用于粉碎结晶性药物（如朱砂、硫酸铜等）、树脂（松香等）、树胶（桃胶等）、非组织的脆性药物（如儿茶等）、刺激性的药物（蟾酥）、挥发性药物及其他细料药（如麝香）也适用。球磨机除广泛应用于干法粉碎外，也可用于湿法粉碎。

5. 流能磨　流能磨又称气流式粉碎机（图 6－6），是利用高压气流（空气、蒸汽或惰性气体）使药物颗粒之间及颗粒与室壁之间碰撞而产生强烈的粉碎作用，而且在粉碎的同时进行分级。由于其气流在粉碎室膨胀时的冷却效应抵消了粉碎时产生的热量，因而特别适用于抗生素、酶、低熔点药物和其他对热敏感药物的粉碎，可得到微粉，故属于超微粉碎设备。

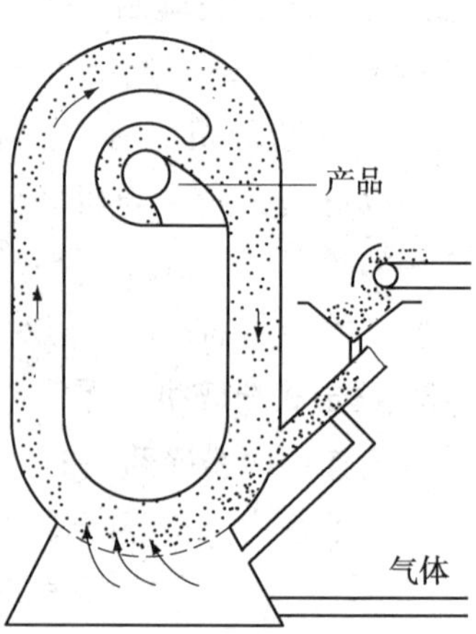

图 6－6　流能磨

（三）粉碎的原则与注意事项

1. 粉碎的原则

（1）应保持药物的组成和药理作用不变。

（2）药物只粉碎至需要的粉碎度，不做过度的粉碎。

（3）中草药的药用部分必须全部粉碎应用，一般较难粉碎的部分，如叶脉或纤维素等不应丢弃，以免损失有效成分或使药粉的含量相对提高。

（4）粉碎毒药或刺激性较强的药物时，应严格注意劳动防护与安全技术。

2. 粉碎操作注意事项

（1）选择适宜的机械与方法　各种粉碎作用力都有特殊的适应性，可根据被粉碎物质的结构及有关性质、体积大小、所制备的物料对粉碎度或粉末等级的要求等来选用。晶形药物具有一定的晶格，例如生石膏、硼砂等均具有相当的脆性，故较易于粉碎。非晶形药物其分子呈不规则排列，如树脂、树胶等具有一定的弹性，受外加机械力时，易发生变形而不易碎裂。一般可通过降低温度提高非晶形药物的脆性，以利粉碎。

（2）及时筛去细粉　粉碎过程应及时分离细粉，使粗粒有充分机会接受机械能，提高效率；反之，若细粉始终保留在粉碎系统中，不但能在粗粒中起缓冲作用，而且会消耗大量机械能，而产生大量不需要的过细粉末。

（3）合理使用混合粉碎　固体物质经粉碎后，比表面积增加，引起表面自由能的增加，粉末越细，能量越高，重新结聚的倾向加大，使粉碎过程终于达到一种动态平衡。也就是粉碎与结聚同时进行。用混合粉碎的方法可使另一药物吸附于其表面使自由能不致明显增加，从而阻止了结聚。

（4）注意劳动保护与防火防爆　粉碎毒性或刺激性较强的药物时，应注意劳动保护，以免中毒，并注意彻底清洗机械以免交叉污染。粉碎易燃易爆药物时，要注意防火防爆。

二、过筛技术

粉碎后的粉末必须经过筛选才能得到粒度比较均匀的粉末，过筛的目的是将粉碎后的药料按细度大小加以分等，以适应医疗和制剂制备上的需要；及时分出合格的细粉，能节省粉碎的机械能，提高粉碎效率；过筛的同时还可使种类不同、粗细不均匀的药粉混合均匀。

（一）生产技术

过筛是指粉碎后的药物通过一种网孔工具以使粗粉与细粉分离的操作。筛选方法是以适当筛号的药筛过筛，由于过筛中较细的粉末先通过筛，较粗的粉末后通过筛，所以过筛后的粉末应适当加以搅拌，以保证药粉的均匀度。

1. 筛的种类　药筛按标准来分类，可分为标准筛和工业用筛；按制作方法分为冲眼筛（又称模压筛）和编织筛。标准筛是指按药典规定，全国统一用于制剂生产的筛。

《中国药典》2020 年版选用国家标准的 R40/3 系列，共规定了 9 种筛号，筛号越大，孔径越小（具体规定见表 6－1）。在实际生产中，也常使用工业用筛。筛的分等有两种方法，一种是以筛孔的大小来表示（μm），另一种是以单位（英寸）长度（2.54cm）内所含筛孔的数目来表示，即用“目”表示。

表 6－1　《中国药典》2020 年版药筛与工业筛目数对照表

筛号	筛孔内径（平均值）/μm	工业筛目数（孔/英寸）
一号筛	2000 ±70	10
二号筛	850 ±29	24
三号筛	355 ±13	50
四号筛	250 ±9.9	65
五号筛	180 ±7.6	80
六号筛	150 ±6.6	100
七号筛	125 ±5.8	120
八号筛	90 ±4.6	150
九号筛	75 ±4.1	200

2. 粉末的分等　筛过的粉末包括所有能通过该药筛筛孔的全部粉粒。为了控制粉末的均匀度，根据实际要求，《中国药典》2020 年版规定了 6 种粉末规格，见表 6－2。

表 6－2　《中国药典》2020 年版粉末的分等标准

等级	分等标准
最粗粉	指能全部通过一号筛，但混有能通过三号筛不超过 20% 的粉末
粗粉	指能全部通过二号筛，但混有能通过四号筛不超过 40% 的粉末
中粉	指能全部通过四号筛，但混有能通过五号筛不超过 60% 的粉末
细粉	指能全部通过五号筛，并含能通过六号筛不少于 95% 的粉末
最细粉	指能全部通过六号筛，并含能通过七号筛不少于 95% 的粉末
极细粉	指能全部通过八号筛，并含能通过九号筛不少于 95% 的粉末

练一练6

下列药筛筛孔最小的是（ ）；筛孔最大的是（ ）。

A. 一号筛　　B. 二号筛　　C. 三号筛

D. 四号筛　　E. 五号筛

答案解析

（二）常用设备

制药用筛的筛网，目前大多以尼龙丝、铜丝或不锈钢丝制成。过筛方法有手工和机械两种，其相应的器械有手摇筛和电动筛两类。

1. 手摇筛　系由筛网在圆形的金属圈上制成，并按筛号大小依次叠成套，故亦称为套筛。手摇筛适用于小量药粉或毒性药、刺激性或质轻药粉的筛析，亦常用于粒度分布的筛析。因过筛系在密闭条件下，可避免细粉飞扬。

2. 电动筛　目前生产上常用的电动筛有振动筛粉机、悬挂式偏重筛粉机、电磁簸动筛粉机等。

振动筛粉机，系利用偏心轮对连杆所产生的往复振动带动药筛而筛选粉末的，效率较高，适用无黏性的植物药、化学药以及毒性、刺激性及易风化或潮解的药物粉末的过筛。

悬挂式偏重筛粉机，系利用偏重轮转动时的不平衡惯性使药筛产生波动而筛析药粉。

电磁簸动筛粉机，系利用较高频率（高达20次/秒以上）和较小幅度的电磁波产生的簸动而筛选粉末的，因其具有强的振动性能，故适宜于筛选黏性较强及含油性的粉末。

（三）过筛操作的注意事项

影响过筛效率的因素很多，为提高过筛效率，过筛过程应注意以下几点。

1. 粉末应干燥　物料的湿度越大，细粉末越易黏结成团而堵塞筛孔，故含水量大的物料应先适当干燥；易吸潮的物料应及时过筛或在干燥环境中过筛。黏性、油性较强的药粉，应掺入其他药粉一同过筛。

2. 厚度适宜　加入药筛的物料不宜过多，物料层在筛网上堆积过厚，或物料在筛网上运动速度过快时，上层小粒径的物料可能来不及与筛面接触而混于不可筛过的物料中。故物料层越薄，物料在筛网上的运动速度越小，则过筛效率越好。但也不宜太少，物料太少同样也影响过筛的效率。以使粉末有足够的余地在较大范围内移动而便于过筛。

3. 加强振动与联动化　药粉在静止情况下由于受摩擦力和表面能的影响，易形成粉块而不易通过筛孔。当施加外力振动时，各种力的平衡受到破坏，小于筛孔的粉末才能通过。在大量生产时，联动化不仅能降低劳动强度和成本，而且更重要的是能保证产品质量。振动时运动速度不宜过快或过慢，否则会减低过筛的效率。

4. 防止粉尘飞扬　特别是筛分毒性或刺激性较强的药粉时，更应注意防止粉尘飞扬；厂房必要时应设防尘及捕尘设施。

目标检测

答案解析

一、选择题

A型题

1. 被称为万能粉碎机的是（ ）

A. 柴田式粉碎机　　B. 锤击式粉碎机

C. 球磨机　D. 羚羊角粉碎机
E. 流能磨

2. 球磨机粉碎时采取的机械力主要是（　）
A. 切割、撞击作用　B. 撞击、研磨作用
C. 锉削、碰撞作用　D. 锉削、研磨作用
E. 研磨、截切作用

3. 药筛目数是指每（　）长度内所含筛孔的数目
A. 米　B. 分米　C. 厘米　D. 英寸　E. 平方厘米

4. 指能全部通过一号筛，但混有能通过三号筛不超过20%的粉末是（　）
A. 最粗粉　B. 粗粉　C. 细粉　D. 最细粉　E. 中粉

X 型题

5. 微粉流动性的表示方法较多，常用的是（　）
A. 休止角　B. 粒度　C. 流速　D. 含水量　E. 粒子形态及分布

6. 粉碎是借助机械力将大块固体物质碎成适宜程度的操作，其粉碎目的是（　）
A. 增加药物表面积，促进药物溶解与吸收
B. 加速药材中有效成分的浸出或溶出
C. 便于调剂和服用
D. 为制备散剂、丸剂、片剂、胶囊剂等剂型奠定基础
E. 利于新鲜中草药的干燥与储存

7. 下列类型的中药材粉碎时，需要单独粉碎的是（　）
A. 氧化性药物或者还原性药物　B. 贵重细料药物
C. 刺激性药物　D. 含脂肪油、糖类黏液质较多的药物
E. 做包衣用途的药物

8. 粉末过筛时，应注意的操作事项是（　）
A. 粉末应充分干燥　B. 选择适宜的筛目
C. 充分振动，振动速度越快越好　D. 粉层厚度越薄越好
E. 振动速度适中，不宜过快或过慢

二、综合问答题

1. 粉碎的原则是什么？
2. 请给出串料法、串油法的定义。

书网融合……

重点回顾　微课　习题

第七章　中药浸提技术 微课

学习目标

知识目标：

1. 掌握　中药浸提的过程及常用浸提方法与设备。
2. 熟悉　中药提取液的分离与纯化。
3. 了解　常用中药成分与浸提溶剂。

技能目标：

能熟练完成煎煮法、浸渍法、渗漉法的操作。

素质目标：

培养学生爱岗敬业、中药浸提技术传承与创新的制药匠心精神。

导学情景

情景描述：李某，男，高中生，16岁，最近偶感风热，出现发热、头胀痛、咽喉红肿疼痛、咳嗽等症状。

情景分析：李某因学业繁重、压力较大，且春季天气变化，机体免疫力下降。根据患者身体状况，医生分析其为风热之邪犯表、肺气失和所致。针对其症状为其开具双黄连口服液。

讨论：双黄连口服液是由金银花、黄芩、连翘组成。如何提取中药材中有效成分呢？中医名药双黄连口服液，是目前临床治疗风热感冒的复方中成药。如何尽最大可能地提取中药有效成分呢？

学前导语：本章节主要介绍中药浸提技术。通过对常见中药提取方法煎煮法、浸渍法、渗漉法、回流提取法、水蒸气蒸馏法的理论概要，以及中药提取液分离技术沉降分离法、过滤分离法、离心分离法的介绍，对煎煮法、浸渍法和渗漉法三种常见中药浸提工艺练习，掌握中药浸提技术。

第一节　概　述

PPT

浸提是指用适当的溶剂和方法将中药材中的有效成分或有效部位进行提取的操作技术。中药材的成分包括有效成分、辅助成分、无效成分和组织成分。浸提可将中药材的有效成分和辅助成分浸出，直接用于临床或将其制成适宜的制剂。因此，浸提应最大限度浸出有效成分和辅助成分，减少无效成分和组织成分的浸出，减少中药的用药剂量。

一、提取溶剂

（一）常用提取溶剂

用于药材浸提的液体称为提取溶剂，应满足以下几项基本要求：①能最大限度地溶解和浸出有效成分，最低限度地溶解无效成分和有害物质；②不与有效成分发生化学反应，并且不可影响有效成分的稳定性、药效；③溶剂本身没有或少有生理效应；④具有适宜的物理性质，如黏度小、沸点低、不易燃等；⑤价格低廉易得。常用提取溶剂有以下几种。

1. 水　水为常用的提取溶剂之一。水为极性溶剂，溶解范围广，可与乙醇、甘油等相混溶。中药材中的极性成分如生物碱盐类、有机酸盐类、苷类、鞣质类、蛋白质、糖类、多糖类等，以及酶和少量挥发油都能溶于水。但水作为提取溶剂选择性差，容易浸出大量无效成分，且难于过滤，为中药制剂制备带来困难。同时，水也能引起一些有效成分的水解，并促进某些化学反应。

2. 乙醇　乙醇是仅次于水的常用的提取溶剂。乙醇为半极性溶剂，溶解性能介于极性与非极性溶剂之间，浓度越大，极性越小；浓度越小，极性越大。乙醇可溶解极性较大成分如生物碱盐类、苷类、糖、苦味质等，以及极性较小成分如生物碱、挥发油、树脂、内脂、芳烃及少量脂肪油等。乙醇可与水以任意比例混合，在制剂生产中，常利用不同浓度乙醇有选择性地提取不同有效成分。

3. 酒　酒是一种良好的溶剂，可用于酒剂的制备。提取用酒常选用黄酒和白酒。酒自身具有通血脉、行药势、散风寒之功效，含醇量较大，小儿、孕妇、高血压患者等不宜服用。

4. 其他　其他有机溶剂如乙醚、石油醚、三氯甲烷等，常用于单体化合物的纯化精制，少用于中药有效成分的提取。

（二）常用提取辅助剂

提取辅助剂是指加入提取溶剂中，旨在提高溶剂的浸出效果、增加浸出成分的溶解度、提高制品的稳定性，以及除去或减少某些杂质等方面发挥一定作用的物质。常用的提取辅助剂有酸、碱和表面活性剂等。

1. 酸　酸可以降低溶剂的 pH，促进生物碱、有机酸类成分的浸出，除去酸不溶性成分，提高提取效率。常用的酸有硫酸、盐酸、醋酸、酒石酸、枸橼酸等。用量不宜过多，一般浓度为 0.1% ~1%。应注意酸对设备、管道等可能会有腐蚀作用。

2. 碱　碱可升高溶剂的 pH，促进偏酸性有效成分的溶出、碱性成分的游离等，并除去在碱性条件下不溶解的杂质，提高浸出效率。主要用于提高生物碱和皂苷的溶出率。常用的碱为氢氧化钠、碳酸钙、碳酸钠等。

3. 表面活性剂　表面活性剂能降低药材与提取溶剂间的界面张力，促进药材表面的润湿，提高提取效能。通常选用对多数药用成分不起化学反应，毒性较小或无毒性的非离子型表面活性剂，如聚山梨酯 20、聚山梨酯 80 等。

练一练7

下列关于中药浸提溶剂的陈述，错误的是（　）

A. 浸提溶剂应最大限度地浸提出有效成分

B. 用水煎煮中药，也会煎出脂溶性成分

C. 高浓度乙醇能够浸出较多的强极性成分

D. 溶剂中加入表面活性剂能提高浸出效率

E. 浸提效果与浸提时间有关

答案解析

二、浸出过程

浸出过程指提取溶剂进入细胞组织溶解其有效成分后，以扩散原理为基础生成浸出液的全部过程，包括以下几个阶段。

（一）浸润与渗透

当药材与浸提溶剂接触后，提取溶剂将附着于药材表面使其湿润，并通过毛细管和细胞间隙进入药材细胞内。提取溶剂能够附着于药材表面并使之润湿，这取决于提取溶剂和药材的性质，是有效成分浸出的关键。提取溶剂要与药材亲和才能附着和渗入药材。一般药材组织中的组成物质大部分都带有极性基团，如蛋白质、淀粉、纤维素等，因此极性溶剂易于进入药材内部，而非极性溶剂较难湿润药材。潮湿的药材不易被非极性溶剂润湿，因此用非极性溶剂浸提时，药材应先进行干燥；含油脂多的药材不易被极性溶剂所润湿，因此用极性溶剂浸提时，药材应先进行脱脂。

（二）解吸与溶解

药材细胞中各成分之间有一定的亲和力，在提取溶剂溶解各成分之前需克服这种亲和力，使各成分转入溶剂中，这一过程称为解吸。浸出有效成分时，应选择具有解吸作用的溶剂，如乙醇具有很好的解析作用。

溶剂进入细胞后，可溶性成分不断转入溶剂中，这一过程称为溶解。浸出时，溶剂中可加入适量的酸、碱、甘油或表面活性剂等，增加有效成分的溶解作用。

（三）置换和扩散

当提取溶剂溶解大量可溶性成分后，细胞内形成高浓度溶液而具有较高渗透压；细胞外则为低渗透压状态，与细胞内形成浓度差和渗透压差。在浓度差作用下，细胞内高浓度溶液不断向细胞外扩散，细胞外溶液向细胞内渗入，以平衡其渗透压，直到细胞内外浓度相等，达到动态平衡，这一过程称为扩散。在此过程中，浓度差是渗透和扩散的动力。

药材成分的浸出，除应选择适当的提取溶剂外，还需注意以下几点影响因素。

1. 药材粒径 一般来说，药材粉碎得越细，粒径越小，药材与溶剂接触面越大，扩散速度越快，因此药材应予以粉碎。但粉碎需要有适当的限度，这是因为粉碎过度会使大量细胞破坏，导致不溶性高分子物质进入浸出液中，成为微细的混悬物或胶体状，使浸出液黏度增大、扩散速度变慢，并且使浸出杂质增多，给后续过滤、精制操作带来困难，造成制品的浑浊或损失。

2. 浸出温度 浸出温度愈高，扩散速度愈快，对加速浸提过程有利。因温度升高能使药材组织软化，促进膨胀，增加可溶性成分的溶解和扩散速度，促进有效成分的浸出。但温度的升高会使热敏性成分或挥发性成分分解、变质、挥发，并增加了无效成分的浸出，因此浸出时应控制适宜的温度，一般可控制温度在浸提溶剂的沸点或接近沸点。

3. 浓度梯度 浓度梯度是渗透和扩散的推动力，浓度梯度大，渗透和扩散的速度加快，浸出效率愈高。应选择能提供最大浓度梯度的浸提工艺与设备。

4. 浸出时间 时间越长，愈有利于成分的浸出，当扩散达到平衡后，时间即不起作用。但长时间浸出会导致大量无效成分的浸出，且苷类等有效成分同时被分解。所以浸出时间应根据具体药材的性质、浸出溶剂、浸出方法等来确定。

5. 浸出压力 对于组织坚实的药材，提高浸出压力有利于缩短浸提时间，对于组织松软、容易润湿药材的浸出则影响不大。

6. 新技术的应用 一些新技术如超声波提取技术、超临界流体提取技术、微波提取技术等的应用也有利于提高提取效率。

第二节 提取技术

PPT

一、煎煮法

煎煮法是以水为溶剂，通过加热煮沸提取药材中有效成分的方法，因浸提溶剂通常用水，故也称为水煮法或水提法。该法适用于有效成分溶于水，且对湿、热较稳定的药材的浸提。此法简便易行，成本低廉，故至今仍为制备浸出制剂的常用方法。

（一）生产技术

取切碎或粉碎成粗粉的药材，置于适宜的煎煮容器中，加水浸没药材并浸泡适宜时间，加热煮沸，并保持微沸一定时间，用纱布或筛网滤过，收集滤液，药渣再次煎煮数次，至煎出液味淡薄为止。合并数次煎煮滤液，按照相关规定制成制剂。煎煮法工艺流程图如图 7－1 所示。

药材 $\xrightarrow{\text{水}}$ 浸泡 ⟶ 煎煮 ⟶ 汤剂 ⟶ 浓缩 ⟶ 其他剂型

图 7－1　煎煮法工艺流程图

【注意事项】

1. 药材的加工　为使药材有效成分易于浸出，一般应选用经切制的饮片或粉末，质地坚硬的药材切成薄片或粉碎成颗粒，以提高提取效率；含黏液质较多的药材，以饮片煎煮为好；质地松软、结构疏松的药材切片应稍厚。

2. 浸泡药材　药材煎煮前应先在冷水中浸泡一定时间，使药材表面充分浸润，以利于有效成分的充分浸提。注意不可用沸水浸泡，否则药材表面蛋白质将受热凝固，妨碍水分进入药材细胞内部，影响有效成分的浸提。药材浸泡时间以 20～60 分钟为宜。

3. 水的选择　煎煮用水最好采用经净化和软化的饮用水，以防止水中金属离子与药材成分发生化学反应。水量一般为药量的 5～8 倍，或水没过药材表面 2～10cm。

4. 煎煮时间　煎煮时间与浸提效果密切相关，时间过短，达不到浸提目的，时间过长，易浸出过多无效成分，挥发性成分也易挥发损失。具体煎煮时间应根据药材成分的性质、药材质地、投料量以及煎煮工艺和设备适当调整。对于质地坚实的药材或投放量较多时，可适当延长煎煮时间；对于质地松脆或含挥发性成分的药材，可适当减少煎煮时间。

5. 煎煮次数　一般煎煮以 2～3 次为宜，可提取有效成分的 80%。煎煮一次，有效成分不能充分浸出，影响疗效；煎煮次数过多，浸出液中会带来较多无效物质。

药爱生命

复方丹参滴丸是治疗冠心病稳定型心绞痛常用的中药复方制剂。其以丹参作为君药，三七为臣药，佐以冰片，对心血管具有良好的疗效。复方丹参滴丸在 1997 年以药品身份第一个通过美国 FDA－IND 申请，随后在 34 个国家完成注册，在 15 个国家以药品身份销售，成为走向国际的中成药复方制剂。其制备包含数道工序：煎煮、过滤、浓缩、醇沉、静置、过滤、浓缩、混匀，滴入液体石蜡最终制成滴丸。通过对煎煮浸提过程的严格控制，实现了中药提取生产规范化、生产过程可控化和产品质量标准化，完善现代中药产业链规范化。

（二）常用设备

煎煮器具应不与药材发生化学变化，小量制备可选用陶制器具、砂锅，或倾斜式夹层锅（图 7－2）。中药生产企业大量生产时普遍采用多功能提取罐（图 7－3），适用于多种有效成分的浸提，可做常压常温浸提、加压高温浸提或减压低温浸提。阿胶生产中多用球形煎煮罐煎煮驴皮，在煎煮过程中，球罐不停地转动，起到翻动搅拌作用。

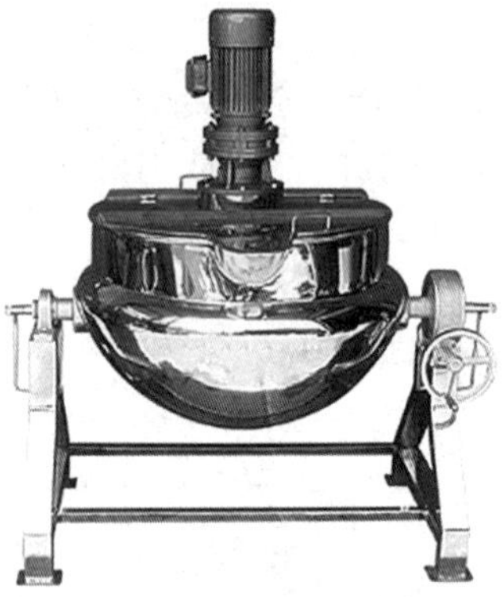

图7－2　倾斜式夹层锅

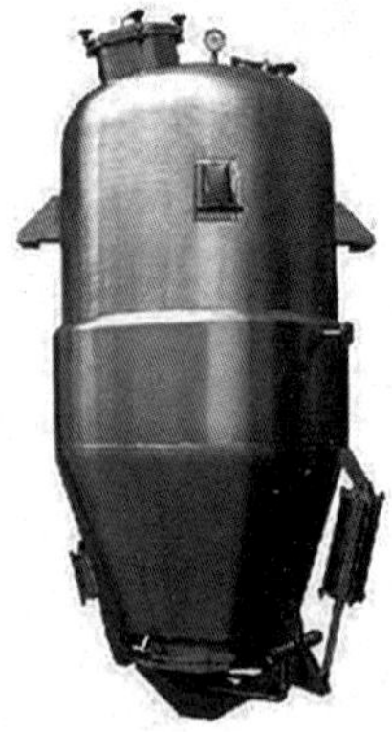

图7－3　中药多功能提取罐

二、浸渍法

浸渍法系取适当粉碎的饮片，置于有盖容器中，加入溶剂适量，密盖，搅拌或振摇，浸渍3～5日或规定时间，倾取上清液，再加入溶剂适量，依法浸渍有效成分，合并浸出液，加溶剂至规定量后，静置，滤过，即得。该法适用于黏性药材、无组织结构药材、新鲜药材、易膨胀药材，不适于贵重药材、毒性药材及需较高浓度的制剂。浸渍法操作时间较长，耗用溶剂较多，浸出液体量大，且浸渍法是一个静态浸提过程，有效成分浸出不完全。

（一）生产技术

药材性质不同，需选择不同浸渍方法。浸渍法可分为冷浸渍法、热浸渍法和重浸渍法。

1. 冷浸渍法　该法是在室温下进行，酊剂、酒剂多采用此方法。取药材粗末或碎块，置于有盖容器中，加入一定量溶剂，密闭于室温下浸渍3～5日或规定时间，期间常常振摇或搅拌，滤过、压榨药渣，将压榨液与滤液合并，放置24小时后滤过，调整至规定浓度。

2. 热浸渍法　本法操作与冷浸渍法基本相同，区别在于浸渍温度一般在40～60℃，可缩短浸渍时间，并浸出较多有效成分，但浸渍液冷却后常有沉淀析出。本法一般用于酒剂的制备，不适用于含挥发性成分及有效成分不耐热药材的浸出。

3. 重浸渍法　本法是将全部溶剂分成几份，药材用其中一份浸渍后，药渣再用第二份溶剂浸渍，如此重复2～3次，将浸渍液合并处理，即得。

浸渍法工艺流程图如图7－4所示。

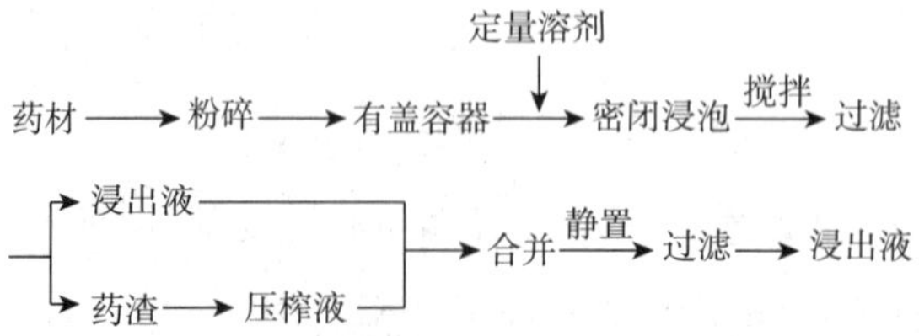

图7－4　浸渍法工艺流程图

【注意事项】

利用浸渍法浸提有效成分时，需注意以下几点。

1. 浸渍时间较长，不宜以水为溶剂，多用不同浓度的乙醇，浸渍过程中应保持密闭。

2. 溶剂用量一般为药材量的10倍左右，如有规定，则按处方规定添加。

3. 浸提过程中应加强搅拌，以提高浸出效率。

4. 因药渣压榨易使细胞破裂，并使部分不溶性成分进入浸出液中，故应当放置一定时间后再滤过，以便尽量去除不溶性成分。

（二）常用设备

浸渍法的主要设备为浸渍器和压榨器。在工业生产中浸渍器常用不锈钢罐（图7－5）、搪瓷罐，亦有陶瓷罐，大型浸渍器应安装搅拌装置。压榨器主要用于挤压药渣中残留的浸出液，以减少损失，小量生产时可用螺旋挤压器（图7－6），大量生产时可用水压机。

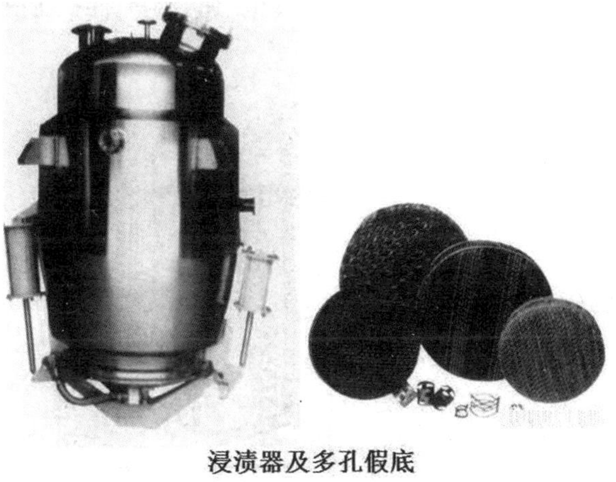

图7－5　浸渍器

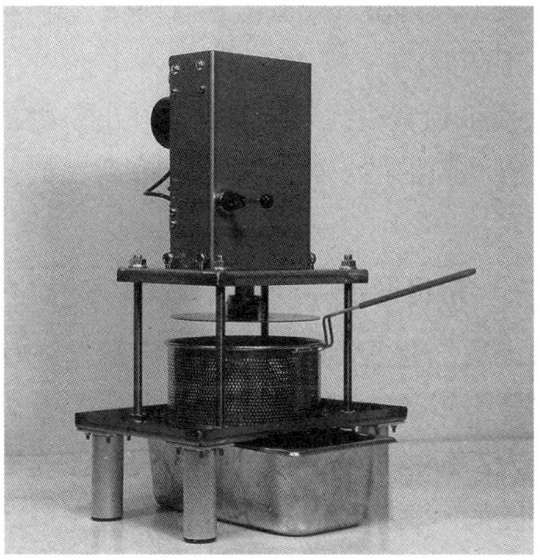

图7－6　螺旋挤压机

想一想

【处方】闹羊花60g　补骨脂60g　生姜30g

讨论：请写出利用乙醇作为溶剂，利用浸渍法制备生发搽剂的工艺流程。在制备中有哪些注意事项呢？

答案解析

三、渗漉法

渗漉法是将药材粗粉装于特制的渗漉筒中，溶剂连续从渗漉器上部加入，使其不断往下渗过药粉，从下端出口流出浸出液而提取有效成分的动态浸提方法。渗漉法包括单渗漉法、重渗漉法、加压渗漉法以及逆流渗漉法。此法在浸提过程中能始终保持良好的浓度梯度，浸出成分较完全。本法使用范围广，尤其适用于贵重药材、毒性药材和高浓度浸出制剂的制备，也可用于有效成分含量较低的药材的提取。

（一）生产技术

渗漉法操作主要包括药材粉碎、湿润、装筒、排气、浸渍、渗漉等，其工艺流程如图7－7所示。

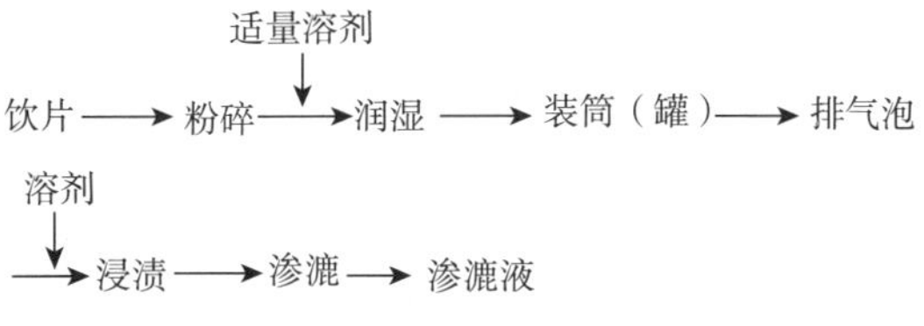

图7－7　渗漉法工艺流程图

【注意事项】

1. 应根据药材性质将药材粉碎成适当的粒度，一般药材用中等粉或粗粉，质地较硬的药材用较细的粉末，但不宜过细，否则易造成堵塞，且增加吸附性，不利于有效成分的浸出。

2. 饮片在装筒前应用溶剂润湿，并密闭放置一段时间，使其充分膨胀，以免药材在筒内膨胀造成药材过紧或上浮，使渗漉不均匀。

3. 饮片装筒时压力应均匀，松紧一致，加入溶剂时应尽量排除饮片间隙中的空气；溶剂应高出药面，浸渍24~48小时后进行渗漉。

4. 饮片装入筒内后，打开筒下部的活塞，自上部加入浸出溶剂，使饮片间的空气从筒下部出口排出。待浸出液自出口处流出且筒内空气排净后，关闭活塞，将流出的浸出液倒回筒内，继续加溶剂使液面高于药面。

5. 浸渍适宜时间后，即可打开出口处的活塞进行渗漉。流速太快会来不及渗漉和扩散，导致浸出液浓度太低；若流速太慢，会影响设备利用率和产量。

（二）常用设备

渗漉法工业上常用设备为渗漉罐（图7-8），有圆锥形和圆柱形两种。罐体由不锈钢制成，内放经润湿待渗漉中药饮片粗粉，渗漉用溶剂用泵打入高位槽中，通过管道与阀门加入罐体中，渗漉液由下口流出收集到密闭的不锈钢接收罐中。当渗漉完毕后，在夹层中通入蒸汽使药渣中残留的溶剂蒸发，经冷凝器回收入溶剂回收罐中，从而达到降低成本及减少溶剂损耗的目的。

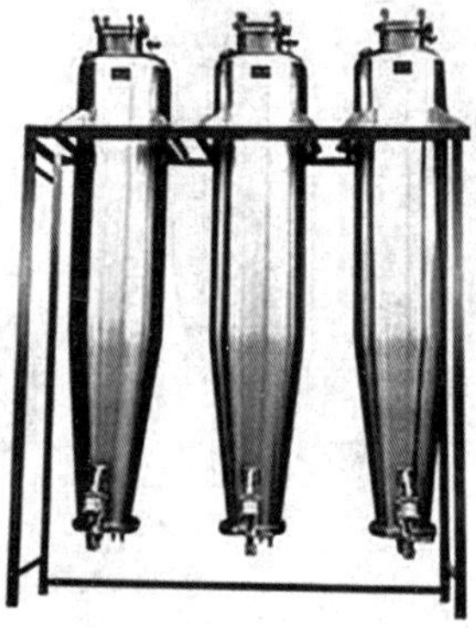

图7-8　渗漉罐

四、回流提取法

（一）生产技术

利用有机溶剂如乙醇、三氯甲烷等加热提取有效成分时，为了减少有机溶剂的损耗，保持药材与有机溶剂的持久接触，提高浸出效率，可采用回流提取法进行有效成分的浸提。回流提取法可分为回流热浸法、回流冷浸法。

回流提取法原理是当浸出溶剂受热后，溶剂挥发，经冷却后又变为液体回流至浸出容器内，如此反复直至浸出完成。此法适用于具有挥发性，难溶或不溶于水的化学成分的提取、分离，浸提溶剂可循环利用，浸提效率高，效果好；不适用于受热易被破坏的药材成分的浸提。

回流提取法操作工艺流程：药材→粉碎→浸泡润湿→回流→回收溶剂→浓缩提取液。

（二）常用设备

1. 回流冷浸法　大量生产时采用循环回流冷浸装置（图7-9），溶剂既可循环使用，又能不断更新，故溶剂用量最少，且浸出较完全。

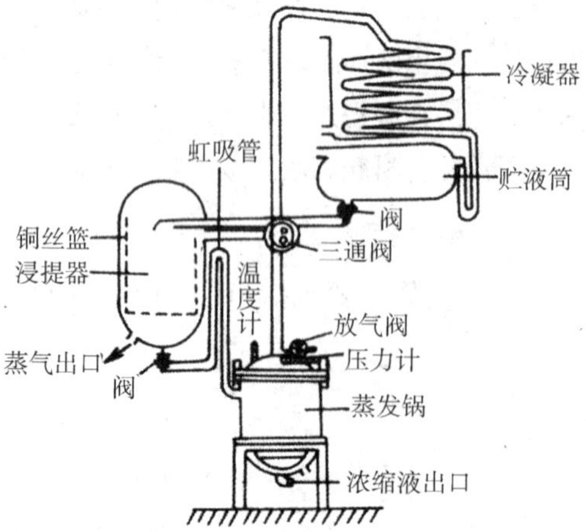

图7-9　循环回流冷浸装置

2. 回流热浸法　普遍采用多功能提取罐（图7-10）进行回流提取操作。具体操作如下。

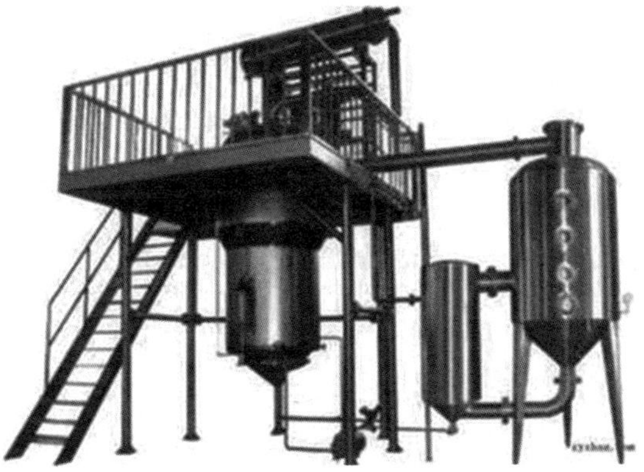

图 7－10　多功能提取罐

(1) 加热方式　全部采用夹层通蒸汽进行间接加热。

(2) 回流循环　在浸提过程中，罐内产生大量蒸气，这些蒸气经泡沫捕集器进入热交换器进行冷凝，再进入冷却器进行冷却，然后进入气液分离器进行气液分离，使残余气体逸出，液体回流到浸提罐内。如此循环，直至浸提终止。

(3) 强制循环　将水泵开启，对药液进行强制性循环浸提，即药液从罐体下部排液口放出，经管道滤过器滤过，再用水泵打回罐体内，直至浸提完毕。此操作可以提高浸出效率，但对含淀粉多和黏性大的中药饮片不适宜。

(4) 收集浸出液　中药饮片浸出至规定时间或达到一定要求后，从罐体下部排液口放出浸出液，经管道滤过器滤过，再用泵将药液输送至浓缩设备中，浓缩至规定密度。

五、水蒸气蒸馏法

（一）生产技术

水蒸气蒸馏法是将含有挥发性成分的药材与水共同蒸馏，挥发性成分随水蒸气一并蒸馏出，经冷凝后分离挥发性成分的方法。水蒸气蒸馏的原理是当中药材与水共同加热时，水分进入药材细胞间隙，通过渗透作用与药材的挥发性成分发生置换，当含有挥发性成分的水蒸气蒸气压与外界大气压相等时，溶液发生沸腾，挥发性成分随水蒸气一起蒸馏出来，同时通过冷凝管收集含有挥发性成分的水蒸气。

水蒸气蒸馏法分为水上蒸馏、水中蒸馏和水气蒸馏。其中水上蒸馏和水气蒸馏的药材不与水直接接触，而是通过水蒸气与药材接触，将药材挥发性成分提取出来。

本方法适用于具有挥发性、难溶或不溶于水、与水不发生反应且能随水蒸气蒸馏而不被破坏的化学成分的提取与分离。

（二）常用设备

生产也是用多功能提取罐进行挥发油的浸提（吊油）：浸提挥发油时，将通向油水分离器的阀门打开，所提中药饮片蒸气经冷却器冷却后进入油水分离器中进行油水分离，使所提挥发油从油水分离器的油出口放出（若挥发性成分的密度比水小，则芳香油出口在油水分离器的上方，反之则出口在下方）；芳香水从回流水管经气液分离器进行气液分离，残余气体放入大气，液体回流到罐体内。两个油水分离器可交错轮流工作，挥发油浸提完毕后，对油水分离器内最后残留而不能回流的部分液体，可以从底部放水阀排出。

看一看

除常用的中药提取方法外，以下几种新的提取技术也已被广泛应用。

1. 超临界流体提取法　是利用超临界流体如 CO_2 在临界点对药材中的有效成分具有特殊溶解能力

来提取有效成分的办法。该法提取温度低，对挥发性成分、热敏性物质和脂溶性成分提取分离效果好，且无溶剂残留。

2. 超声波提取法　利用超声波的机械粉碎、空化作用、热效应等使药材细胞壁破裂，增大溶剂分子的运动速度和穿透力，加速有效成分向溶剂扩散的一种提取技术。此法可大大缩短提取时间，提高提取率，减少溶剂的使用量。

3. 微波萃取法　利用微波能对中药和浸提溶剂的热效应提取中药有效成分的提取方法。此法大大减少了提取时间，加快提取速度，减少溶剂的用量，且生产工艺简单，适用于大量生产。

4. 半仿生提取法　是从生物药剂学的角度，通过模拟人体胃肠环境，采用特定pH的水依次连续提取，为经胃肠道给药制剂提供的一种新技术，被广泛应用于多种活性成分的提取。此法可减少有效成分的损失，成本低，生产周期短。

第三节　提取液分离与纯化技术

PPT

中药提取液是多成分的混合物，包括有效成分和无效成分，为不影响制剂的质量和稳定性，需要对中药提取液固体－液体非均相体系用适当方法分开，即固－液分离。中药提取液的分离方法包括沉降分离法、过滤分离法及离心分离法。中药提取液一般体积都较大，含量低、杂质多，为提高疗效、减少服用量、增加制剂的稳定性，常需进一步纯化。

一、沉降分离

（一）生产技术

中药浸出液经过一段时间的静置冷藏后，因固体物与液体介质的密度相差悬殊，固体物因其自身重量而下沉，固体与液体之间分界明显，用虹吸法吸取上层澄清液使固体与液体分离的方法，即为沉降分离法。

沉降分离法耗时较长，一般为2～10天，15%～20%以上的料液无法回收，损失较大。

此法适用于含量多且质重而粗的固体物的分离，不适用于含量少、粒子细且轻的固体物料的分离。沉降分离法因其分离不完全，常用于对浸出液的初步分离，利于进一步的滤过或离心分离操作。

（二）常用设备

沉降分离常借助冰箱、冷库等设备加速沉降。

二、过滤分离

（一）生产技术

将固体混悬液通过多孔滤过介质，使固体颗粒被截留，而液体通过介质孔道流出，达到固－液分离的方法，即过滤分离法。滤过介质应能最大限度地通过滤液，阻挡固体颗粒，并具有抗腐蚀性，可以耐受过滤时的压力，且对滤液中的有效成分无吸附作用。

1. 过滤机制

（1）过筛作用　固体混悬液固体颗粒的粒径大于过滤介质孔径，而被截留在滤过介质表面，如微孔滤膜、薄膜滤过。

（2）深层滤过　固体颗粒因粒径小于过滤介质孔径，进入介质内部，借助惯性、重力、扩散等作用被截留在孔道内，或可通过静电作用或范德华力作用被吸附在孔隙内部，如砂滤棒、垂熔玻璃滤器等。

（3）静电吸附　颗粒随液体进入床层内细长而弯曲的孔道，靠静电及分子力作用附在孔道壁上而被截留。

2. 滤过方法

（1）常压滤过　利用液位差，使药液自然流入滤器进行过滤。常用玻璃三角漏斗、搪瓷漏斗等，可用滤纸或脱脂棉作为滤过介质。

（2）减压滤过　利用真空泵形成的负压使药液滤过。常用布氏漏斗、垂熔玻璃滤器。

（3）加压滤过　利用离心泵输送药液，并通过滤器进行过滤。常用压滤器、板框式压滤机。此法滤速快、产量高，适用于大量生产。

（4）薄膜滤过　此法以滤膜为过滤介质，根据所能截留的微粒最小粒径，可分为微孔滤过、超滤、反渗透。

①微孔滤膜　所用孔径为 0.03 ~ 10μm，主要滤除≥50nm 的细菌和悬浮颗粒，生产中主要用于精滤，如水针剂及大输液的滤过。

②超滤　是利用质地薄、孔径更细微、结构特异的薄膜作滤过介质，透过小分子溶质，截留大分子溶质的过滤方法。多孔膜孔径为 1 ~ 20nm，主要滤除 5 ~ 100nm 的颗粒。所以超滤是在纳米数量级进行选择性滤过，可用于注射剂的精滤，多糖类、蛋白质等热敏性药物的分离、纯化与除菌。

（二）常用设备

1. 板框压滤机　板框压滤机的结构如图 7 – 11 所示，由多个滤板及滤框组成。应用加压密闭滤过，效率高，滤过质量好，滤液损耗小。适用于黏度较低，含渣较少的液体作密闭滤过，以达到澄清等预滤或半精滤的要求。该设备目前主要用于中药口服液、糖浆剂以及中药醇沉液的过滤。

过滤时混悬液在一定压力下，经滤浆孔道由滤框角上的暗孔进入框内，滤液分别穿过框两侧滤布，自相邻滤板沟槽流出液出口排出。固体被截留在框内空间形成滤饼，待滤饼充满框内，过滤操作结束。洗涤时，需先将悬浮液进口阀和洗涤板下方滤液出口阀门关闭，将洗水压入洗水通道，经由洗涤板角上的暗孔进入板面与滤布之间。洗水横穿第一层滤布及滤框内的滤饼层，再穿过第二层滤布，最后由过滤下方的洗液出口排出。洗涤后，旋松压紧装置，将各板、框拉开，卸下滤饼，清洗滤布，整理板框，重新装好，以进行下一个操作循环。

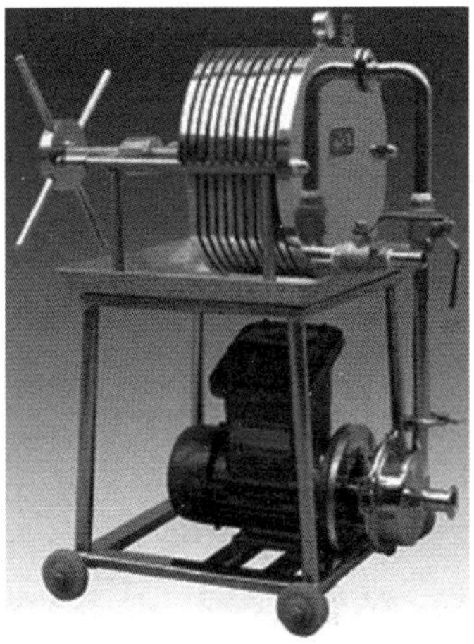

图 7 – 11　板框压滤机

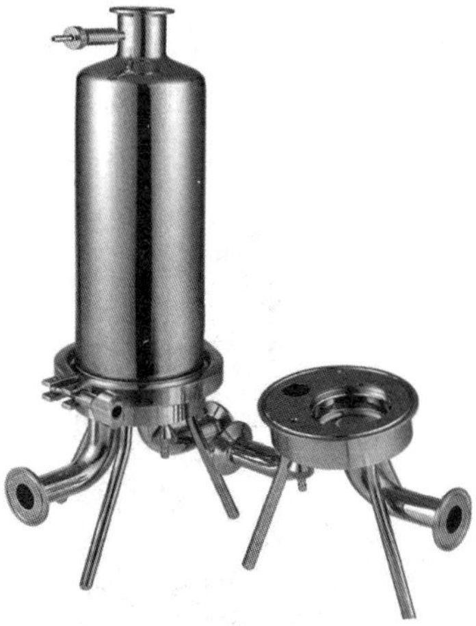

图 7 – 12　筒式膜滤器

2. 筒式膜滤器　如图 7 – 12 所示，筒式膜滤器将数只微孔滤筒直接装在耐压的滤过器内。其滤过面积大，适于工业化生产。

3. 超滤机　超滤膜是以高分子材料聚砜、聚醚砜、聚丙烯腈等材料采用特殊工艺制成的不对称半透明呈中空毛细管状的中空纤维膜。药液在压力作用下通过中空管，澄清药液透过膜上的微孔称为透过液，药渣等被截留的物料成为浓缩液被排出。超滤系统示意图见图7-13。

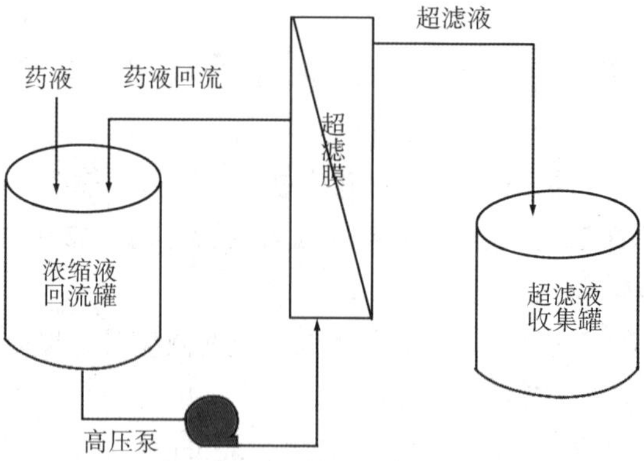

图7-13　超滤系统示意图

三、离心分离

（一）生产技术

利用固体颗粒与液体或两种不相混溶的液体离心力的不同，使提取液分离的方法，即离心分离法。此法分离效率高，可缩短工艺流程，成本低，被广泛应用于中药有效成分的提取分离。

离心分离法适用于含水量较高、含不溶性微粒的粒径很小或黏度很大的滤浆的分离。

（二）常用设备

1. 滤过式离心机　适用于悬浮液中固体和液体的分离。滤过式离心机其转鼓壁上有许多小孔，壁内有过滤网。浸提液可通过转鼓的高速旋转，靠离心力将液相过滤出筛网，而固相颗粒被筛网截留形成滤饼，从而实现固-液分离。

2. 沉降式离心机　沉降式离心机是利用被分离的两相物料的密度差进行分离的。与滤过式离心机不同，沉降式离心机转鼓壁没有小孔和过滤网，是密闭筒体。浸提液在离心力的作用下，固相颗粒沉积在转鼓内壁上，固相液相从不同出口排除，达到固-液分离的目的。适用于颗粒细小，液相黏度大，含固相量少的浸提液。常见滤过式离心机和沉降式离心机为三足式离心机，见图7-14。

3. 分离式离心机　分离式离心机能够分离一般离心机难以分离的物料，适用于乳浊液、细粒子的浸提液，如管式高速离心机，见图7-15。

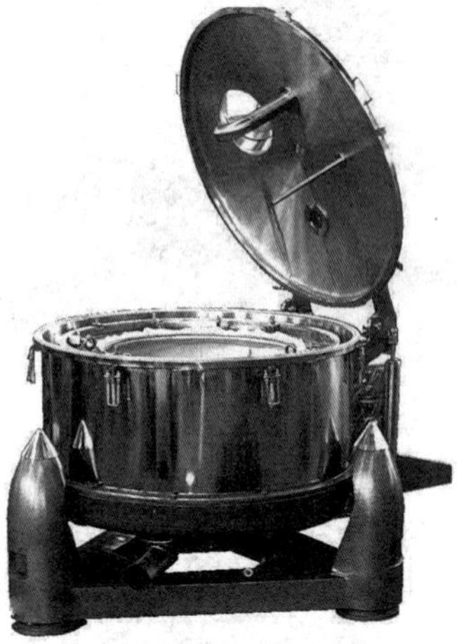

图7-14　三足式离心机

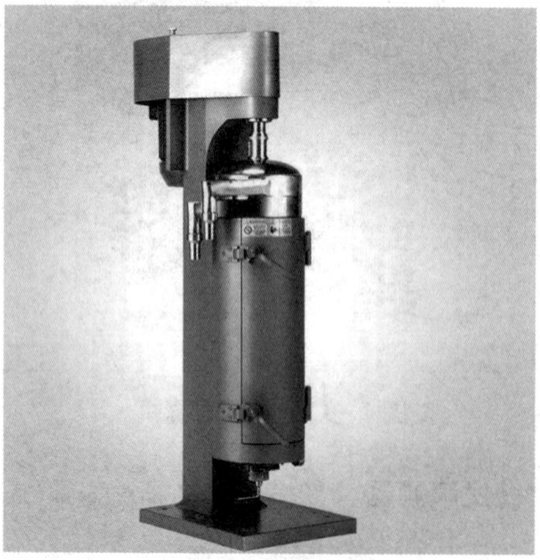

图7-15　管式高速离心机

四、纯化技术

（一）生产技术

纯化是采用适当的方法和设备除去中药提取液中杂质的操作。常用的纯化方法有以下几种。

1. 水提醇沉法（水醇法）　是先以水为溶剂提取中药有效成分，再用不同浓度的乙醇沉淀去除提取液中杂质的方法。通常认为，料液中含乙醇量达到50%～60%时，可去除淀粉等杂质；当含醇量达75%以上，可除蛋白质、多糖等。但鞣质、水溶性色素不能完全除去。

具体方法：将中药饮片先用水提取，提取液浓缩至约每毫升相当于原中药1～2g，加入适量乙醇，静置冷藏适当时间，分离去除沉淀回收乙醇（即浓缩），最后制成澄清的液体。

加醇的方式通常可分为以下两种方式。

（1）分次醇沉　即每次回收乙醇后再加乙醇调至规定含醇量，使含醇量逐步提高，有利于除去杂质，以减少杂质对有效成分的包裹而被一起沉出的损失。

（2）梯度递增法醇沉　即逐步提高乙醇浓度，最后才回收乙醇，其操作方便，是实际生产中常用方法。

2. 醇提水沉法（醇水法）　是先以适宜浓度的乙醇提取中药成分，再用水（沉淀）除去提取液中杂质的方法。基本原理及操作与水提醇沉淀法基本相同。醇提可避免淀粉、蛋白质、黏液质的浸出，加水处理又可除去醇提液中的树脂、脂溶性色素等杂质。

3. 盐析法　是在含某些高分子物质的溶液中加入大量的无机盐，使其溶解度降低沉淀析出，而与其他成分分离的一种方法。主要用于蛋白质的分离纯化，且不至于使其变性。基本原理是高浓度的盐能降低蛋白质的溶解度，并使之沉淀。

4. 酸碱法　是针对单体成分的溶解度与酸碱度有关的性质，在溶液中加入适量酸或碱，调节pH至一定范围，使单体成分溶解或析出，以达到分离目的的方法。如生物碱一般不溶于水，加酸后生成生物碱盐而溶于水，再碱化后又重新生成游离生物碱而从水溶液中析出，从而与杂质分离。

5. 其他

（1）大孔树脂吸附法　是利用其多孔结构和选择性吸附功能将中药提取液中的有效成分或有效部位吸附，再经洗脱回收，以除去杂质的一种纯化方法。此法理化性质稳定，不溶于酸、碱及有机溶剂，不受无机盐类及强离子低分子化合物的影响；吸附性能好，再生简单，效果可靠，选择性好。药液通过大孔树脂后，70%乙醇洗脱皂苷，95%乙醇、水、强酸、强碱轮换冲洗掉其吸附的一切物质而使树脂再生后可重新应用。

（2）澄清剂法　是在中药浸出液中加入一定量的澄清剂，利用它们具有可降解某些高分子杂质，降低药液黏度，或能吸附、包合固体微粒等特性来加速药液中悬浮粒子的沉降，经滤过除去沉淀物质获得澄清药液的一种方法。能较好地保留药液中的有效成分，除去杂质，操作简单，澄清剂用量小，能耗低。主要用于除去药液中粒度较大及有沉淀趋势的悬浮颗粒，以获得澄清的药液。常用澄清剂有壳聚糖、明胶、琼脂、蛋清、硫酸铝、101果汁澄清剂等。

（3）透析法　利用小分子可以透过半透膜，而大分子不能透过的特性，对分子量不同的物质进行分离精制的方法。可除去中药提取液中的鞣质、蛋白质、树脂等杂质。

（二）常用设备

醇沉罐为中药醇沉工艺的专用设备（图7－16），内装自动浮球出液器，能自动完成出液过程，可减轻工人劳动强度。锥形底部装有切线蒸汽管道，通入蒸汽可使沉淀物软化，有利于沉淀物排出；罐的底部装有切线通气管道，可通过真空或过滤压缩气进行气动搅拌。

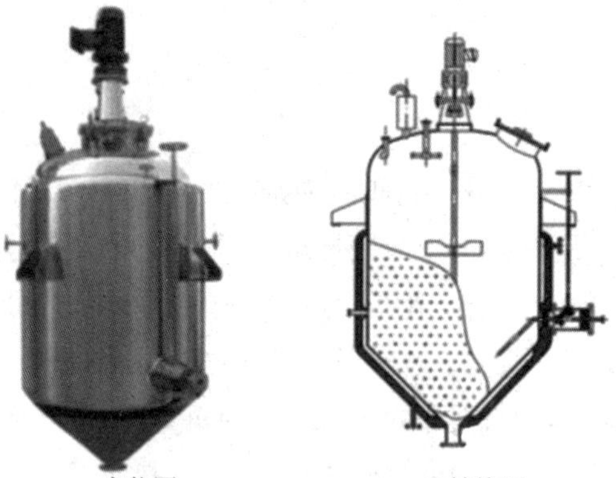

a.实物图　　b.结构图

图 7-16　醇沉罐

醇沉罐工作原理：中药水煎浓缩液为去除非醇溶性的淀粉、蛋白质等，采用加入乙醇配成一定醇度的液体，然后以常温或低温冷冻沉降进行固液分离，提高中药提取液的醇度及澄明度，从而提高产品质量。浓缩液和乙醇按工艺要求，投入各自的配比量并开启冷冻盐水或冷却水，搅拌混合均匀，达到料液所需的温度后停止搅拌，继续在夹套内通入冷冻盐水或冷却水，保证所需的液温。待沉淀完成后开启上清液出料阀，用自吸泵将上清液抽出，因内装浮球式出液器，随上清液液面逐渐下降，浮球也随液面下降，待上清液抽完，因浊液密度远大于上清液，浮球浮在沉淀物表面不再下降，出液器自动停止出液。此时可打开出渣口，将沉淀物排出。根据物料不同沉淀物质不一样，可先打开底部蝶阀将稀料放出。对于某些沉淀物可能会结块，造成出渣不畅，可向沉淀物中通入加热蒸汽使其软化，即可将渣排出。待沉淀物放净用水将罐内壁清洗干净，关闭蝶阀。

实训项目二　渗漉浸提技术

一、实训目的

1. 掌握渗漉法提取有效成分的操作及其操作要点。
2. 熟悉渗漉法操作的注意事项。

二、实训条件

1. 实训场地　实训室。
2. 实训仪器与设备　渗漉筒、布氏漏斗、抽滤瓶、循环水泵。
3. 实训材料　黄柏树皮、氯化钠、氧化钙、蒸馏水。

三、实训内容与步骤

渗漉法提取黄柏中的生物碱

【处方】 黄柏 100g

【制法】

1. 称取 20g CaO，加入 80ml 水制得石灰乳。

2. 取黄柏粗粉 100g，加入 100ml 石灰乳，搅拌均匀，至呈湿润状，吸水膨胀 30 分钟，加入黄柏 6 倍量水浸渍 60 分钟，渗漉（每分钟流出 5～6ml），得到渗漉液。

3. 在渗漉液中加入总体积5%的食盐，静置，分层，抽滤得到滤液；将沉淀溶于20倍量沸水中，趁热抽滤得到滤液，再与上述滤液合并。将滤液用浓 HCl 调 pH 至 2 左右，放置，抽滤得到生物碱。

四、实训提示

1. 饮片在装筒前应用石灰乳润湿，使其充分膨胀，以免药材在筒内膨胀造成药材过紧或上浮，使渗漉不均匀。
2. 饮片装筒时压力应均匀，松紧一致，溶剂应高出药面，浸渍后进行渗漉。
3. 进行渗漉的时候，流速要控制，不能流得太快，否则药物提取不完全。

五、实训结果与讨论

1. 渗漉液　取得渗漉液体积为________毫升（ml）。
2. 粗提物　获得粗提物质量为________克（g）。

六、思考题

1. 石灰乳的主要作用是什么？
2. 渗漉法提取中药材有效成分时有哪些注意事项？

目标检测

答案解析

一、选择题

A 型题

1. 以下错误论述渗漉法的是（　）
   A. 适用于有效成分含量较低的药材　B. 适用于贵重药材、毒性药材
   C. 属于动态浸出　D. 有效成分浸出完全
   E. 适用于新鲜和易膨胀的药材
2. 植物性药材所含成分浸提过程中的渗透或扩散推动力是（　）
   A. 温度　B. 溶剂用量　C. 时间　D. 浸提压力　E. 浓度差
3. 渗漉时的注意事项中，以下哪条是错误的（　）
   A. 药材应粉碎成细粉　B. 药粉先以溶剂润湿
   C. 装筒时药粉应均匀压平，松紧适宜　D. 控制渗漉速度
   E. 药粉一般浸渍时间是 24～48 小时
4. 渗漉法一般操作过程是（　）
   A. 药材粉碎→润湿→装筒→渗漉
   B. 药材粉碎→润湿→装筒→排气→浸渍→渗漉
   C. 药材润湿→粉碎→渗漉
   D. 药材粉碎→润湿→装筒→浸渍→渗漉
   E. 药材粉碎→润湿→装筒→排气→渗漉
5. 关于浸提的影响因素叙述错误的是（　）
   A. 药材粉碎越细，粒径越小，药材与溶剂接触面越大，扩散速度越快，因此药材应予以粉碎

B. 延长浸提时间能提高浸提效率，浸提时间过短会导致浸提不完全

C. 增加溶剂用量有利于扩散的进行，但用量过大给后续的浓缩等操作带来不便

D. 降低温度有利于成分的溶解和扩散，可提高浸出效率

E. 当扩散达到平衡时，再延长浸提时间已不能改善浸提效果，反而会使高分子杂质浸出增加

6. 适用于有效成分能溶于水，且对湿、热较稳定的饮片浸提的是（　）

A. 煎煮法　　B. 重浸渍法

C. 渗漉法　　D. 冷浸渍法

E. 回流法

7. 下列关于浸渍法特点的陈述，错误的是（　）

A. 浸渍时溶剂是相对静止的

B. 浸渍法的浸提效率较渗漉法低

C. 适于遇热易破坏和易挥发成分的提取

D. 当溶剂的量一定时，浸提效果与浸提次数无关

E. 适用于黏性药材、无组织结构药材、新鲜药材、易膨胀药材

8. 只适用于热稳定的药材成分浸出的是（　）

A. 浸渍法　　B. 渗漉法

C. 回流法　　D. 水蒸气蒸馏法

E. 煎煮法

X 型题

9. 下列关于影响浸提因素的叙述，正确的有（　）

A. 药材粉碎得越细越好　　B. 浸提时间越长越好

C. 药材先润湿有利于溶剂的浸提　　D. 浸提温度越高越好

E. 浓度梯度越大越好

10. 影响浸出的因素有（　）

A. 药材粒径　　B. 浓度梯度　　C. 浸提温度　　D. 浸提时间　　E. 浸提压力

11. 中药提取液的分离方法包括（　）

A. 沉降分离法　　B. 过滤分离法　　C. 萃取法　　D. 离心分离法　　E. 渗漉法

二、综合问答题

请利用煎煮法提取下列处方中药材的有效成分，并写出制备工艺流程。

【处方】金莲花 450g

书网融合……

重点回顾　　微课　　习题

第八章　浓缩与干燥技术

学习目标

知识目标：

1. **掌握**　常用的浓缩方法及其选用；常用的干燥方法及其选用。
2. **熟悉**　中药常用浓缩、干燥设备的原理和构造。
3. **了解**　影响干燥的基本原理与影响因素，影响浓缩的基本原理与影响因素。

技能目标：

能根据物料理化性质采用不同的浓缩和干燥技术。

素质目标：

培养学生爱岗敬业、具有药物制剂基本操作的能力，能严格按照标准操作规程进行操作，生产出质量合格的药品。

导学情景

情景描述：某药厂现有一批板蓝根提取液需要浓缩、干燥成板蓝根干浸膏，请你选择适当的浓缩和干燥设备及方法进行操作。

情景分析：板蓝根提取液可选用真空浓缩罐、减压浓缩装置或三效节能浓缩罐进行浓缩处理，得到相对密度为 1.10～1.20 的浓缩液，将浓缩液加入喷雾干燥设备中，可干燥为干浸膏。

讨论：什么是浓缩，浓缩与干燥有何不同，干燥方法有哪些?

学前导语：中药的提取液需要浓缩干燥才能得到浸膏与流浸膏进行下一步的制剂成型生产，浓缩与干燥方法及操作条件，将直接影响到中药的内在质量。

PPT

第一节　概　述

一、蒸发的含义与影响因素

（一）蒸发的含义

蒸发是指在沸腾状态下，利用气化作用将挥发性大小不同的物质进行分离，除去部分溶剂，获得高浓度药液的工艺操作，进一步蒸发可以得到干燥的物料。因此，在中药制剂中，凡有浸出操作的制剂，蒸发是将中药进一步处理生产成半成品或成品的中间环节，如中药合剂、流浸膏等的制备。

在实际生产中，除以水为溶剂提取中药成分外，还经常使用乙醇或其他有机溶剂，故浓缩时必须回收溶剂蒸气，以免污染环境和浪费溶剂，甚至造成危险。因此，浓缩设备与蒸馏设备常常是通用的。

二者目的不同，浓缩只能把不挥发或难挥发性物质与在该温度下具有挥发性的溶剂（如乙醇或水）分离至某种程度，得到具有一定密度的浓缩液，并不以收集挥散的蒸气为目的；而蒸馏是把挥发性不同的物质尽可能彻底分离，并以蒸气再凝结成液体为目的，即必须收集挥散的蒸气。

蒸发是浓缩药液的重要手段，此外，还可以采用反渗透法、超滤法、膜蒸馏法等，使药液浓缩。

（二）影响蒸发的因素

影响蒸发快慢的因素较多，如压强、温度、湿度、液体的表面积、液体表面上的空气流动等。一般温度越高、湿度越小、风速越大、气压越低，则蒸发量就越大；反之蒸发量就越小。

影响蒸发的因素，可用下式来表示：

$$m \propto \frac{S(F-f)}{P}$$

式中，m 为单位时间内的液体的蒸发量；S 为液体暴露面积；P 为大气压；F 为在一定温度时液体的饱和蒸气压；f 为在一定温度时液体的实际蒸气压。从公式可知，m 与 S、（$F-f$）成正比，与 P 成反比。即蒸发的表面积越大，（$F-f$）的差保持最大，液体表面的压力越小，蒸发的效果就越好。故为了提高蒸发的效率，必须注意下列因素。

1. 足够的加热温度 依据热传导及分子动力学观点，气化是由于分子受热后分子动能克服分子内聚力而产生的逸出。要维持液体处于沸点温度，必须要有足够的加热温度。故有效成分耐热的被蒸发液体可适当提高温度，加快蒸发的速度。

2. 药液蒸发面的面积 从蒸发公式可知，在一定温度下，单位时间内的蒸发量与蒸发面积大小 S 成正比，S 越大蒸发越快。所以常采用直径大、锅底浅的广口蒸发锅。

3. 搅拌 液体的气化程度在液面最大，由于热能的损失，液面的温度下降最快，加之液面液体的不断蒸发，液面的浓度逐渐增大，液面的黏度也增加，因而液面易产生结膜现象，不利于传热及蒸发。所以，常利用搅拌以维持良好的表面状态，克服结膜现象，使蒸气发散加快，提高蒸发速度。

4. 蒸气浓度 在其他因素不变的情况下，蒸发速度与蒸发时液面上的蒸气压（蒸气浓度）有关。蒸气浓度大，分子不易逸出，蒸发速度慢，反之则快。所以，在浓缩蒸发的车间里使用电扇、排风扇等通风设备，及时排除液面蒸气，可以加速蒸发的进行。

5. 液面外蒸气的温度 蒸发速度可随着蒸发温度的增加而加快。即温度越高，单位体积的空气内可能含有的蒸气越多。反之，如将较高的温度下降及已饱和的蒸气重新冷却，则一部分蒸气又重新凝结为液体。因此，在蒸发液面上部通入热风可促进蒸发，如片剂包糖衣时鼓入热风，可加速水分的蒸发。

6. 液体表面的压力 从公式可知，P 与 m 成反比，即液体表面压力越大，蒸发速度越慢。因此为了减小压力，可采用减压蒸发，既可加速蒸发，又可避免药物有效成分受热而破坏。

二、干燥的基本原理与影响因素

（一）干燥的含义

干燥是利用热能除去湿物料或膏状物中所含的水分或其他溶剂，获得干燥物品的工艺操作。目前，干燥已广泛应用于原辅料、中间体及成品的干燥，是制剂生产不可缺少的一个环节。干燥与中药生产密切相关，干燥的好坏，将直接影响产品的使用、质量和外观等。

（二）影响干燥的因素

影响干燥的主要因素有物料中水分的性质、物料性质、干燥介质的温度等。

1. 物料中所含水分的性质

（1）结晶水　一般用风化办法去除，在药剂学中不视为干燥过程。

（2）结合水　结合水是指存在于细小毛细管中的水分和渗透到物料细胞中的水分。此种水分与物料的结合力为物理化学结合力，结合力较强，水分难以从物料中去除。

（3）非结合水　非结合水是指存在于物料表面的润湿水分、粗大毛细管中的水分和物料孔隙中的水分。此种水分与物料结合力弱，易于去除。因为它所产生的蒸气压等于同温度水的蒸气压。

（4）平衡水分和自由水分　平衡水分是指某物料与一定温度、湿度的空气相接触时，将会发生排出水分或吸收水分的过程，直到物料表面所产生的蒸气压与空气中的水蒸气分压相等为止，物料中的水分与空气处于动态平衡状态，此时物料中所含的水分称为该空气状态下物料的平衡水分。在一定空气条件下物料干燥只能去除自由水分，不能去除平衡水分。

2. 干燥物料的性质　这是影响干燥速率的最主要因素，物料的性质包括物料的形状大小，料层的厚度及水分的结合方式。如颗粒状物料比粉末状、块状、膏状物料干燥速率快，因为粉末之间空隙小，内部水分扩散慢。物料堆积越厚，暴露的面积越小，干燥也越慢。故应将物料摊平、摊薄。

3. 干燥介质的温度、湿度和流速　在适当的范围内提高空气的温度，会加快蒸发速度，加大蒸发量，有利于干燥。但应根据物料的性质选择适宜的干燥温度，以防止某些成分被破坏。干燥中空气的相对湿度越低，干燥速率越大。干燥时若用静态干燥法则温度宜由低到高缓缓升温，而流化操作则需较高温度方可达到干燥目的。

4. 干燥速率与干燥方法　在干燥的过程中，首先使物料表面水分蒸发，然后内部水分扩散至表面继续蒸发。若干燥速度过快，温度过高，则物料表面水分蒸发过快，内部的水分来不及扩散到物料表面，致使粉粒黏结，甚至熔化结壳，阻碍内部的水分扩散和蒸发，使干燥不完全，形成外干内湿的假干燥现象，不利于物料贮存或易造成霉变。

干燥的方法与干燥速率也有较大关系。静态干燥如烘房、烘箱等因物料处于静态、物料暴露面小，水蒸气散失慢，干燥效率差。沸腾干燥、喷雾干燥属流化操作，被干燥物料在动态情况下，粉粒彼此分开，不停地跳动，与干燥介质接触面大，干燥效率高。

5. 压力　压力与蒸发量成反比，因而减压是促进蒸发、加快干燥的有效手段。真空干燥能降低干燥温度、加快蒸发速度、提高干燥效率，使产品疏松易碎、制剂质量稳定。

药爱生命

近几年，我国中药市场前景十分广阔，但随着产品品质越来越受到重视，我国出口创汇的人参、茯苓、天麻等中药在国际、国内市场出现价格滑坡的局面。主要原因之一就是干燥技术跟不上，产品品质不合格。人们已经认识到只有拓宽传统中药干燥的功能，研制高技术水平的干燥设备及处理工艺，保证中药品质，才能摆脱困境。随着市场经济的进一步完善，以及科学规范的法规的制定，我国中药干燥必将逐步走向规范化、法制化、标准化，建立与国际接轨并符合中国国情的中药采后干燥体系。

第二节　浓缩技术

PPT

一、生产技术

由于中药提取液黏稠度、热敏性不同，有的易产生泡沫，有的则析出结晶，有的需浓缩至高密度，有的要回收挥发蒸气。所以，必须根据不同提取液的性质与蒸发浓缩要求，合理选择浓缩方法。

（一）常压浓缩

液体在一个大气压下进行的蒸发，叫作常压蒸发，用于非热敏性药液的蒸发。操作较简单，但浓缩速度慢，加热时间长，开放操作易使药液受污染，操作场所湿度大。

（二）减压浓缩

在密闭的容器内，抽出液面上的空气使溶液沸点降低进行浓缩的方法。具有温度低、速度快、可防止受热易分解成分被破坏等优点，适用于含热敏性成分药液的蒸发。多数含生物碱、苷及维生素等有效成分的浸提液均以减压浓缩为宜。一般减压浓缩温度要求在40～60℃。

练一练8

以下关于减压浓缩的描述，错误的是（　　）

A. 能减少热敏性物料的分解　　B. 增大了传热温度差

C. 不断排出溶剂蒸气，不利于蒸发顺利进行　　D. 可利用低压蒸气做热源

E. 蒸发效率高

答案解析

（三）薄膜浓缩

薄膜浓缩是使液体在蒸发时形成薄膜，增加气化表面积进行蒸发的方法。增加液体的气化表面积是加速蒸发的重要因素。液体形成薄膜时，具有极大的气化表面积，热的传播较快而均匀。它具有使药液受热温度低、时间短、速度快、有效成分不易破坏、可连续操作和缩短生产周期等优点，可在常压和减压下进行，特别适用于有效成分不耐热的浸提液的浓缩。

（四）多效浓缩

多效浓缩是根据能量守恒定律确认的低温低压（真空）蒸气含有的热能与高温高压含有的热能相差很小，而气化热反而高的原理设计的。将前效所产生的二次蒸汽引入后一效作为加热蒸气，组成双效浓缩器。将二效的二次蒸汽引入三效供加热用，组成三效浓缩器，同理，组成多效蒸发器。最后一效引出的二次蒸汽入冷凝器。为了维持一定的温度差，多效蒸发一般在真空下操作，尤其适用于水浸液的浓缩，浓缩液的相对密度可达1.2～1.3。

二、常用设备

（一）常压蒸发设备

小量浓缩时可采用瓷质蒸发皿等容器，大量可采用蒸发锅。蒸发锅多用铜、不锈钢、搪瓷和搪玻璃制成。铜质镀锡的蒸发锅可用于浓缩浸提液，但不适用于酸性和碱性较强的药液。搪瓷或搪玻璃的蒸发锅有较好的稳定性。药厂多采用夹层锅（图8－1），夹层内通入蒸汽加热，有的夹层锅固定在空心轴上，轴上的涡轮可使锅任意转动，以便于出料。

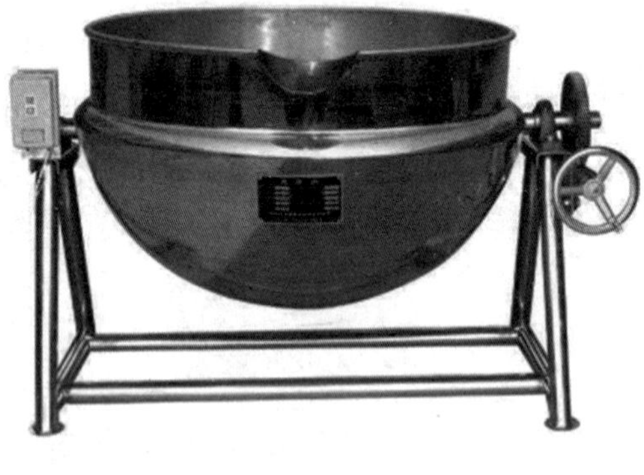

图8－1　夹层锅

（二）减压浓缩设备

常用真空浓缩罐（图8－2），一般减压浓缩温度要求在40～60℃。操作时先开启真空泵将器内部分空气抽出，然后将待浓缩的液体自待浓缩液入口吸入，并继续抽气至压力降到最低时，徐徐开启蒸汽入口，保持锅内液体适度沸腾为度。被浓缩液体的蒸气经气液分离器与气沫分开，进入冷凝器冷凝，然后流入收集器中。浓缩完毕后先关闭真空泵，开启放气阀放入空气，浓缩液即可经浓缩液出口放出。

（三）薄膜浓缩设备

薄膜浓缩的方式有两种：一是使液膜快速流过加热面进行浓缩。另一种是使药液剧烈地沸腾而产生大量泡沫，以泡沫的内外表面为蒸发面进行蒸发。前者在短暂的时间内能达到最大蒸发量，但浓缩速度与热量供应间的平衡较难掌握，药液变稠后易黏附在加热面上，加大热阻，影响浓缩，故较少使用。后者目前使用较多，一般采用流量计控制液体流速，以维持液面恒定，否则也易发生前者的弊端。目前药厂生产中应用的薄膜蒸发器种类很多，按其结构主要分为升（降）膜式薄膜蒸发器、离心式刮板薄膜蒸发器。

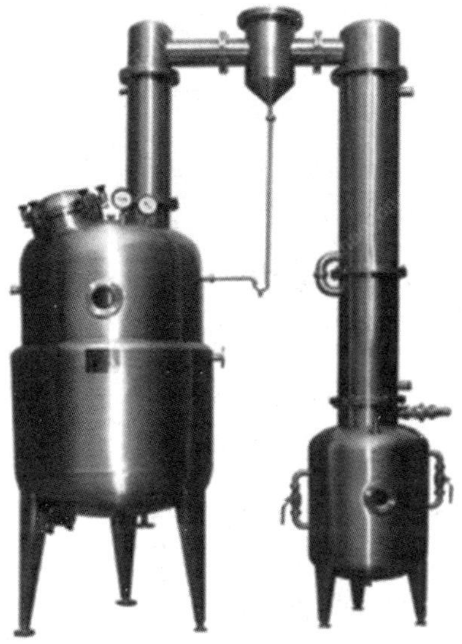

图 8－2　真空浓缩罐

1. 升膜式薄膜蒸发器　如图 8－3 所示，为生产中常用的一种升膜式蒸发器。主要由蒸发室、预热器、气液分离器及冷凝器组成。其蒸发室的管束很长，而在蒸发室中的液面维持较低，适用于浓缩量较大、有热敏性、黏度不大于 0.05Pa·s 及易产生泡沫的药液，不适于高黏度、有结晶析出或易结垢的料液。

2. 降膜式薄膜蒸发器　如图 8－4 所示，降膜蒸发是将料液自降膜蒸发器加热室上管箱加入，经液体分布及成膜装置，均匀分配到各换热管内，并沿换热管内壁呈均匀膜状流下。在流下过程中，被全程加热介质加热气化，产生的蒸气与液相共同进入蒸发器的分离室，气液经充分分离，蒸气进入冷凝器冷凝（单效操作）或进入下一效蒸发器作为加热介质，从而实现多效操作，液相则由分离室排出。适用于蒸发浓度较高、黏度较大、蒸发量较小的提取液，对热敏性提取液效果更佳。

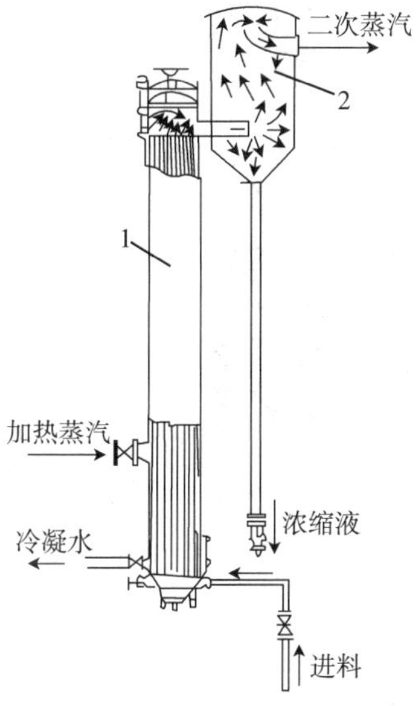

图 8－3　升膜式薄膜蒸发器

1. 蒸发器；2. 分离器

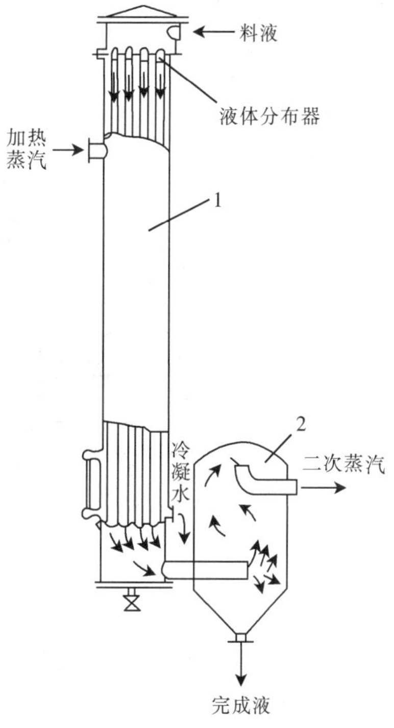

图 8－4　降膜式薄膜蒸发器

1. 蒸发器；2. 分离器

3. 离心式刮板薄膜蒸发器 如图8－5所示，是一种利用高速旋转的刮板转子，将料液分布成均匀的薄膜而进行浓缩的一种高效浓缩设备。其结构主要是在一个直立的夹套圆筒加热器内安装有快速（每分钟300转以上）旋转的叶片（刮板）。刮板有固定式及滑动式两种。固定式刮板系将刮板固定于旋转轴上，刮板外缘与筒体内壁的间隙一般为0.8～2.5mm。滑动式刮板靠轴旋转时产生的离心力使刮板与加热面内壁接触，液膜厚度与料液黏度及转速有关，可达0.03mm。

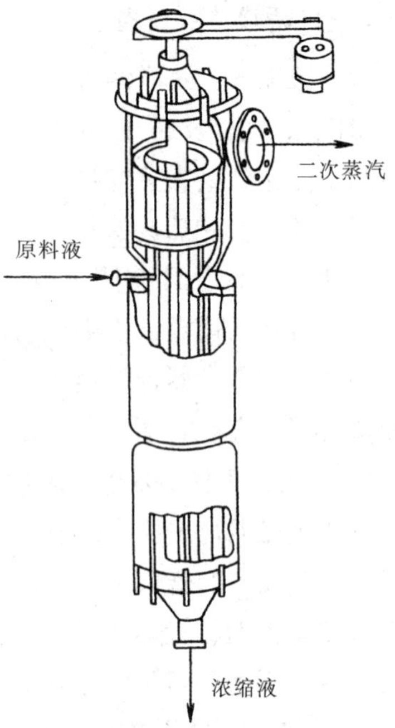

图8－5 离心式刮板薄膜蒸发器

（四）多效浓缩设备

多效浓缩是将前效的二次蒸汽作为下一效加热蒸汽的串联蒸发操作。在多效浓缩器中，每一个蒸发器被称之为一效。通入加热新鲜蒸汽的蒸发器被称为第一效，用第一效的二次蒸汽作为加热源的蒸发器被称之为第二效，依次类推，如图8－6三效浓缩罐所示。

在蒸发生产中，二次蒸汽的产量较大，且含大量的潜热，故应将其回收加以利用，若将二次蒸汽通入另一蒸发器的加热室，只要后者的操作压强和溶液沸点低于原蒸发器中的操作压强和沸点，则通入的二次蒸汽仍能起到加热作用，这种操作方式即为多效蒸发。多效浓缩器蒸发出来的蒸汽由分离室侧面进入分离器进一步把蒸汽夹带的液滴分离出来，由分离器底部流回分离室，而洁净的二次蒸汽排出后进入冷凝器被冷凝。

多效浓缩器装液位控制器，配合进口管路的控制阀保持各效液面恒定。锅炉供汽管路装有控制阀，根据各效加热蒸汽压力的传感器及压力控制器来控制阀门达到加热蒸汽压力恒定的目的。各效排放的冷凝水汇集至凝水罐，罐侧面装有液位控制器，配合排液泵出口管的液位控制器，控制浓缩器液位至规定高度。在多效蒸发浓缩中，各效的操作压力、相应的加热蒸汽温度与溶液沸点依次降低。

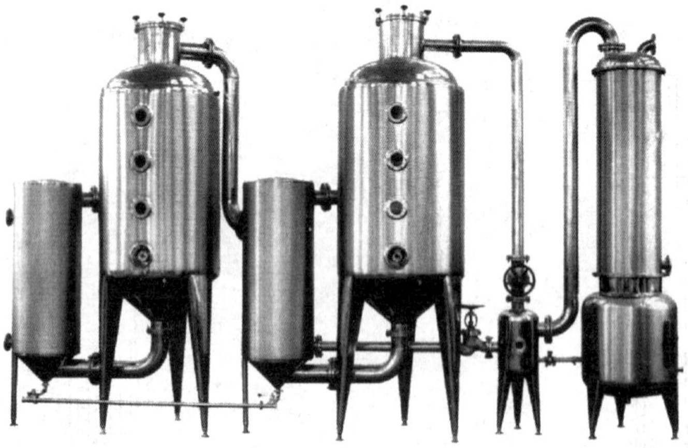
图8－6 三效浓缩罐

第三节 干燥技术 微课

PPT

在制药工业中，被干燥物料的形状是多种多样的，有颗粒状、粉末状、丸状固体，也有浆状（如中药浓缩液）、膏状（如流浸膏）流体。物料的性质各不相同，如热敏性、酸碱性、黏性、易燃性等。

对干燥产品的要求也各有差异，如含水量、形状、粒度、溶解性及卫生要求等。不同物料的生产规模及生产能力各不相同，因此，采用的干燥方法与设备也是多种多样的。

一、生产技术

（一）常压干燥

是利用热干燥气流或单纯的干燥空气进行干燥的方法，气流干燥的原理是通过控制气流的温度、湿度、速度来达到干燥的目的。其干燥效率与气流的温度、湿度和流速有关，温度越高、流速越快、相对湿度越低，越有利于干燥。由于物料处于静止状态，所以干燥速度较慢。

（二）减压干燥

又称真空干燥法，指在密闭的容器中抽去空气后进行干燥的方法。其特点是适于热敏性物料，或高温下易氧化，或排出的气体有使用价值、有毒害、有燃烧性等物料；干燥的温度低，干燥速度快；减少了物料与空气的接触机会，避免污染或氧化变质；产品呈松脆的海绵状，易于粉碎；挥发性液体可以回收利用。但生产能力小，间歇操作，劳动强度大。

（三）流化干燥

1. 喷雾干燥　是流态化技术用于液态物料干燥的较好方法，是将液态物料浓缩至适宜的密度后，使雾化成细小雾滴，与一定流速的热空气流进行热交换，使水分迅速蒸发的干燥方法。因其瞬间干燥，特别适用于热敏性物料，能保持原来的色香味，易溶解。但控制不当易造成干燥物附壁，成品收集率低，清洗设备困难等问题。

2. 沸腾干燥　又称流化床干燥，是流化技术的新发展，它是利用热空气流使湿颗粒悬浮，呈流态化，似“沸腾状”，热空气在湿颗粒间通过，在动态下进行热交换，带走水气而达到干燥目的的一种方法。主要用于湿粒性物料如片剂及颗粒剂的湿颗粒干燥和水丸的干燥。该法物料磨损较轻，干燥速度快，效率高，干燥均匀，产量大。热空气经过高效过滤器，没有杂质和异物的带入。干燥时不需翻料，且能自动出料，节省劳动力，操作方便。

（四）冷冻干燥

是先将被干燥液态物料冷冻成固体，再在低温减压条件下，使固态的冰直接升华为水蒸气排出而达干燥目的的方法。其特点是：物料在高真空和低温条件下干燥，尤适用于热敏性物品的干燥。干品多孔疏松，易于溶解，且含水低，有利于药品长期贮存。如抗生素、血浆、疫苗等生物制品以及中药粉针剂和止血海绵剂等。

看一看

冷冻干燥的原理——由物理学知识可知，水有三相，存在有一个三相点。根据压力减小、沸点下降的原理，只要压力在三相点压力之下，物料中的水分则可从水不经过液相而直接升华为水汽。根据这个原理，就可以先将药品的湿原料冻结至冰点之下，使原料中的水分变为固态冰，然后在适当的真空环境下，将冰直接转化为蒸汽而除去，再用真空系统中的水汽凝结器将水蒸气冷凝，从而使物料干燥。这种利用真空冷冻获得干燥的方法，是水的物态变化和移动的过程，这个过程发生在低温低压下，因此，冷冻干燥的基本原理是在低温低压下传热传质的机制。传统的干燥会引起材料皱缩，破坏细胞，在冷冻干燥的过程中样品的结构不会被破坏，因为固体成分被在其位子上的坚冰支持着，在冰升华时，它会留下孔隙在干燥的剩余物质里，这样就保留了产品的生物和化学结构及其活性的完整性。

（五）红外线干燥

红外线干燥是利用红外线辐射器产生的电磁波被含水物料吸收后，直接转变为热能，使物料中水分受热气化而干燥的一种方法，属于辐射加热干燥。红外线有近红外线和远红外线之分。很多物料尤其是有机物、高分子物料及水分等在远红外区域有很宽的吸收带，远红外线的干燥速率是近红外线干燥的 2 倍，是热风干燥的 10 倍。

（六）微波干燥

微波是一种高频波，波长为 1mm ~ 1m，频率为 300MHz ~ 300GHz，在制药工业上只用 915MHz 和 2450MHz 两个频率，其干燥设备采用辐射传能，系介质整体加热，无需其他传热媒介，因此具有速率快、效率高，与常规技术相比可提高功效 4 倍以上。水的介电常数大，能强烈地吸收微波，因此含水的物料采用微波加热干燥更为有利。中药饮片、水丸、蜜丸、袋泡茶等用微波干燥，不仅干燥速度快，而且可提高产品质量。因为微波可穿透介质较深，热是在被加热物质内部产生的，物料的内部和表面可同时均匀加热，热效率高，故干燥时间短，不影响产品的色香味及组织结构。且兼有杀虫和灭菌的作用。

（七）其他干燥

1. 鼓式干燥　鼓式干燥是将湿物料蘸取涂在光滑的金属转鼓上形成薄层，利用热传导进行干燥的方法，又称鼓式薄膜干燥或滚筒式干燥。该法可连续生产，干燥物料呈薄片状，易于粉碎。常用于中药浸膏的干燥和膜剂的制备。若将鼓式薄膜干燥器装上密封外壳，连接真空泵，便可在减压条件下操作，可用于对热敏感的物料的干燥。

2. 吸湿干燥　系将干燥剂置于干燥柜或干燥室的架盘下层，将湿物料置于架盘上层进行干燥的方法。该法适用于含湿量较少的药品及某些含有芳香性成分药材的干燥，如糖衣片剂、中药浸膏散剂等。干燥器可分为常压干燥器和减压干燥器，小型的多为玻璃制成。常用的干燥剂有无水氧化钙（生石灰）、无水氯化钙、硅胶等，大多数可经高温解吸再生而回收利用。

3. 带式干燥　带式干燥是将湿物料平铺在传送带上，利用干热气流或红外线、微波等使湿物料中水分气化进行干燥的一种方法。在制药生产中，某些易结块和变硬的物料，中药饮片大量加工生产，茶剂的干燥灭菌等多采用带式干燥。

二、常用设备

（一）常压干燥设备

常用设备有干燥箱、烘房和烘柜。烘箱是一种常用的干燥设备，如图 8 - 7 所示。主要由干燥室和加热装置组成。干燥室内有多层架子，供放置装物料的盛器。加热器通常应用电热或蒸汽加热。空气经过加热器升温，并在流动中将热能传递给被干燥的物料，同时也将湿物料蒸发的湿气带走。为了获得更好的干燥效果，可将烘箱内的自然气流改为强制气流，如可在烘箱内装鼓风装置，以利于将湿空气迅速排出。为了克服湿蒸气到达箱体上部时发生冷凝，常使用气流由上至下的模式。

（二）真空干燥设备

指在密闭的容器中抽去空气后进行干燥的方法。设备如图 8 - 8 所示，真空干燥器由干燥柜、冷凝器与冷凝液收集器、真空泵三部分组成。其特点是干燥温度低，速度快。物料呈疏松海绵状，易于粉碎。适用于不耐高温的药物干燥。但生产能力小，间歇操作，劳动强度大。

（三）流化干燥设备

1. 喷雾干燥器　喷雾干燥器如图 8 - 9 所示，是采用雾化器将原料液分散为雾滴，大大增加了物料的表面积，然后利用热气体为介质干燥雾滴而获得产品的一种干燥器，由干燥塔、喷嘴、空气加热器、热空气输送设备、细粉与废气分离装置等组成。当热气体与雾状液滴接触时进行热交换，水分迅速蒸发，物料被干燥成粉末状或颗粒状，喷雾干燥的原料液可以是溶液、乳浊液、混悬液，也可以是熔融液或膏糊液。

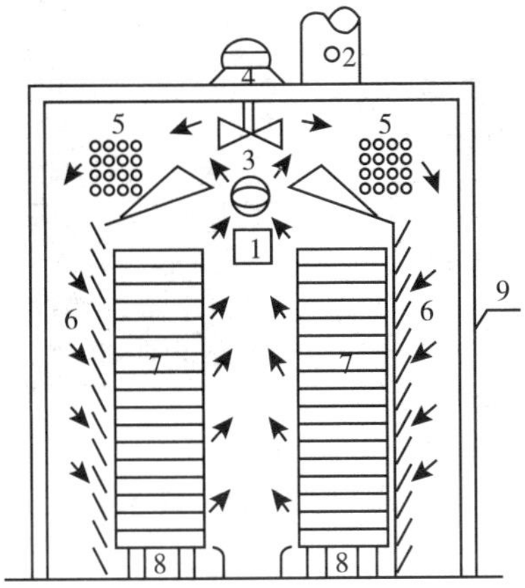

图 8－7　烘厢

1. 循环风机；2. 风机；3. 风扇；4. 进风口；5. 换热器；6. 导流板；7. 箱体烘盘；8. 烘车；9. 保温层

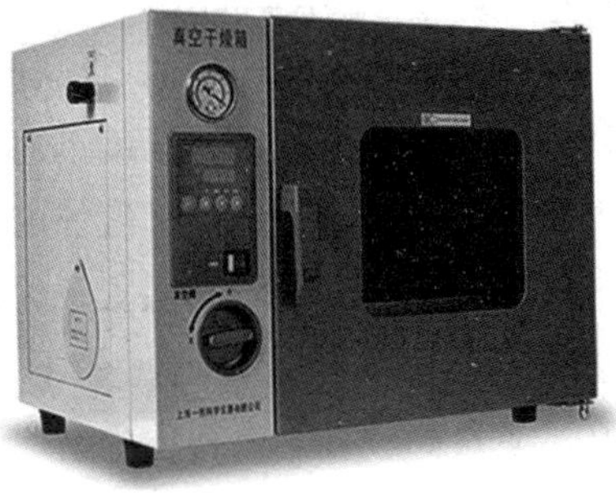

图 8－8　真空干燥器

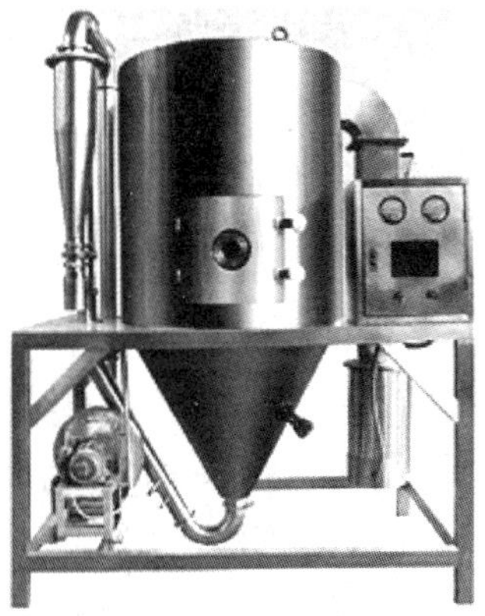

图 8－9　喷雾干燥器

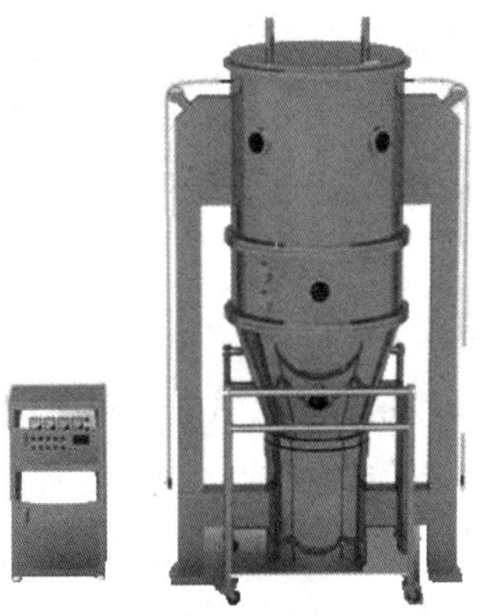

图 8－10　沸腾干燥器

2. 沸腾干燥器　所用热空气经过高效过滤器，不会带入杂质和异物。如图 8－10 所示，由引风机从下部导入，穿过料斗的孔网板，散状物料被置于孔板上，引起物料颗粒在气体分布板上运动，在气流中呈悬浮状态，产生物料颗粒与气体的混合底层，犹如液体沸腾一样。在流化床干燥器中物料颗粒在此混合底层中与气体充分接触，进行物料与气体之间的热传递与水分传递。干燥时不需翻料，且能自动出料，节省劳动力，操作方便。占地面积小，适于大规模生产。但热能消耗大，清扫设备较麻烦，尤其是有色颗粒干燥时给清洁工作带来困难。

（四）冷冻干燥设备

设备如图 8－11 所示，冷冻干燥过程包括冻结、升华和再干燥三个阶段。设备使用时，先将欲冻干物料用适宜冷却设备冷却至 2℃ 左右，然后置于冷至约 －40℃（13.33Pa）冻干箱内。关闭干燥箱，迅速通入制冷剂（氟利昂、氨等），使物料冷冻，并保持 2～3 小时或更长时间，以克服溶液的过冷现象，使制品完全冻结。冻结结束后即可打开机械真空泵，并利用真空阀的控制，缓慢降低干燥箱中的压力，在压力降低过程中，必须保持箱内物品的冰冻状态，以防溢出容器。待箱内压力降至一定程度后，再打开真空泵（或真空扩散泵），压力降到1.33Pa，-60℃以下时，冰即开始升华，升华的水蒸气在冷凝器内结成冰晶。为保证冰的升华，应开启加热系统，将搁板加热，不断供给冰升华所需的热量。

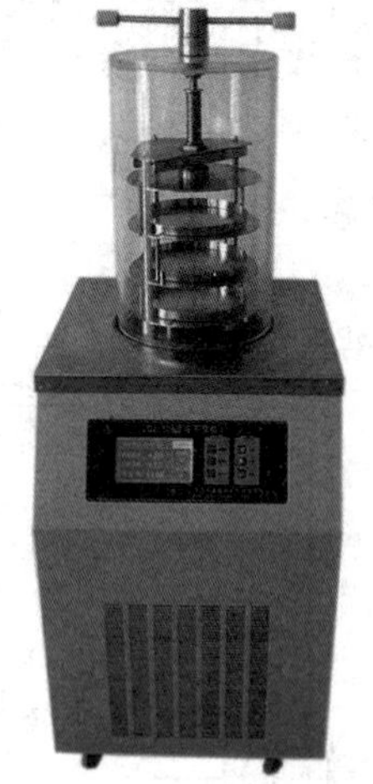

图8-11 真空冷冻干燥器

（五）红外线干燥设备

红外线干燥的原理是红外线辐射器产生的电磁波以光的速度辐射到被干燥的物料上，由于红外线光子的能量较小，被物料吸收后，不能引起分子与原子的电离，只能增加分子热运动的动能，使物料中的分子强烈振动，温度迅速升高，将水等液体分子从物料中驱出而达到干燥的目的。远红外由于干燥速率快，耗能小，适用于热敏性药物的干燥，特别适宜于熔点低、吸湿性强的药物，以及某些物体表层（如橡胶硬膏）的干燥，干燥时受热均匀，产品的外观好，质量高，在制药行业中已广泛应用。

（六）微波干燥设备

微波干燥设备的核心是微波发生器。微波是一种高频电磁波，频率为300MHz~300GHz，其波长为1mm~1m。目前微波干燥的频率主要为2450MHz。微波具备电场所特有的振荡周期短、穿透能力强、与物质相互作用可产生特定效应等特点。它是一种内部加热的方法。湿物料处于振荡周期极短的微波高频电场内，其内部的水分子会发生极化并沿着微波电场的方向整齐排列，而后迅速随高频交变电场方向的交互变化而转动，并产生剧烈的碰撞和摩擦（每秒可达上亿次），结果一部分微波能转化为分子运动能，并以热量的形式表现出来，使水的温度升高而离开物料，从而使物料得到干燥。

（七）鼓式干燥设备

鼓式干燥设备分单鼓式和双鼓式。其工作原理是利用表面光滑的金属鼓，鼓内用热空气、电阻丝或蒸汽加热，当鼓转动时，从贮液槽中蘸取药液在鼓面涂成一薄层，鼓转动一圈时，此薄层药液已经干燥且被刮刀刮下。转动第二圈时再次蘸取药液，如此连续转动，达到干燥药液的目的。

鼓式薄膜干燥器的热能利用比较经济，其干燥速率与鼓面大小、鼓面的温度、药料的浓度及药膜的厚度有关。干燥时鼓的转速调节很重要，要求以物料转到刮刀处已充分干燥为度。鼓的转速一般为每分钟4~10转，必要时还可调节药液浓度或药膜厚度达到干燥目的。鼓内凝集的水分必须随时由吸液管排除，否则会降低干燥效率。

（八）带式干燥设备

带式干燥设备可分为单带式、复带式和翻带式等。传送带可用帆布带、橡胶带、涂胶布带或金属丝网等制成。物料由加料器均匀地铺在网带上，网带采用12~60目不锈钢丝网。由传动装置拖动在干燥机内移动。干燥机由若干单元组成，每一单元热风独立循环，部分尾气由专门排湿风机排出，废气由调节阀控制，热气由下往上或由上往下穿过铺在网带上的物料，加热干燥并带走水分。网带缓慢移动，运行速度可根据物料温度自由调节，干燥后的成品连续落入收料器中。上下循环单元根据用户需要可灵活配备，单元数量可根据需要选取。

想一想

采收的中草药除鲜用外，一般都必须进行加工处理。干燥作为保证中草药品质的重要措施，是中草药加工中一个必不可少的工艺过程。唐代著名医药学家孙思邈著《千金翼方》一书中论述："夫药采取不知时节，不以阴干曝干，虽有药名，终无药实。"这里"终无药实"指的就是由于缺少干燥过程而导致中草药干燥品质欠佳。

讨论：请根据所学知识，思考文中"阴干曝干"是什么样的干燥方法？

答案解析

目标检测

答案解析

一、选择题

A 型题

1. 以下关于薄膜蒸发特点的叙述，不正确的是（　）
   A. 浓缩速度快，受热时间短
   B. 不受液体静压和过热影响，成分不易被破坏
   C. 能连续操作，可在常压或减压下进行
   D. 能将溶剂回收反复使用
   E. 能进行固液分离
2. 在一定空气条件下物料干燥不能除去的水分是（　）
   A. 结合水　D. 非结合水　C. 平衡水分　D. 自由水分　E. 毛细管中水分
3. 冷冻干燥实质上是（　）
   A. 低温干燥　B. 真空干燥　C. 固态干燥　D. 升华干燥　E. 冰点干燥
4. 冷冻干燥的特点不包括（　）
   A. 适于热敏性药物　B. 低温减压下干燥
   C. 成品多孔疏松，易溶解　D. 操作过程中只降温，不升温
   E. 成品含水量低，利于长期贮存
5. 下列有关远红外干燥的叙述，不正确的是（　）
   A. 干燥速率是热风干燥的 10 倍　B. 产品外观好、质量高
   C. 能量利用率高　D. 适用于物料表面干燥
   E. 靠分子强烈振动产热
6. 适用于热稳定性药物干燥的方法是（　）
   A. 冷冻干燥　B. 减压干燥　C. 常压干燥　D. 沸腾干燥　E. 微波干燥
7. 采用升华原理干燥的方法是（　）
   A. 冷冻干燥　B. 减压干燥　C. 常压干燥　D. 沸腾干燥　E. 微波干燥
8. 利用流化技术的干燥方法是（　）
   A. 冷冻干燥　B. 减压干燥　C. 常压干燥　D. 沸腾干燥　E. 微波干燥
9. 兼有杀虫灭菌作用的干燥方法是（　）
   A. 冷冻干燥　B. 减压干燥　C. 常压干燥　D. 沸腾干燥　E. 微波干燥

10. 适用于中药浸膏干燥的方法是（ ）

A. 冷冻干燥　B. 鼓式干燥　C. 常压干燥　D. 沸腾干燥　E. 微波干燥

X 型题

11. 冷冻干燥的特点有（ ）

A. 在高真空条件下干燥　B. 在低温条件下干燥
C. 适用于热敏性物品　D. 成品多孔疏松
E. 又称升华干燥

12. 下列关于喷雾干燥的叙述，正确的为（ ）

A. 数小时内完成水分蒸发　B. 获得制品为疏松的细颗粒或细粉
C. 适用于热敏性物料　D. 适用于液态物料的干燥
E. 适用于湿颗粒性物料的干燥

13. 下列属于用流化技术进行干燥的方法有（ ）

A. 喷雾干燥　B. 真空干燥　C. 冷冻干燥　D. 沸腾干燥　E. 减压干燥

14. 湿颗粒可采用的干燥方法有（ ）

A. 烘干干燥　B. 沸腾干燥　C. 喷雾干燥　D. 红外干燥　E. 减压干燥

15. 下列关于流化干燥的叙述，正确的是（ ）

A. 适用于湿颗粒性物料的干燥　B. 热利用率高
C. 节省劳力　D. 干燥速度快
E. 热能消耗小

二、综合问答题

某中药企业采用超临界萃取法萃取肉豆蔻挥发油，可能因为药材中含水量过高导致获得的产物乳化。请你根据所学知识选择适当的干燥方法干燥肉豆蔻原药材，以减少挥发油的损失。

书网融合……

重点回顾　微课　习题

3

第三篇 制剂成型技术

第九章　散剂生产技术 微课

学习目标

知识目标：

1. **掌握**　混合的基本生产技术与操作要点。
2. **熟悉**　散剂生产过程质量控制、散剂的质量评定。
3. **了解**　散剂的特点与分类。

技能目标：

熟练掌握散剂的制备操作技术。

学会粉碎、筛分、混合机的操作。

素质目标：

会运用散剂的药剂学知识解决散剂在临床应用中的药学服务问题。

导学情景

情景描述：在南方某专业中药材市场的一个早上，某个角落出现了人头拥挤的景观，原来是一伙人挂着祖传秘方、特效偏方、能医百病的口号，把几种不同的中草药粉碎、混合成粉状，卖给客人使用。

情景分析：中药散剂是指一种或数种中草药经粉碎、过筛、混匀而制成的粉状药剂，虽是古老剂型，迄今仍为常用剂型之一，如冰硼散、参苓白术散等。

讨论：是否所有的中药方剂都可以制成散剂？把中草药粉碎混合一下就可以直接给患者使用吗？

学前导语：成分不详，炮制不规范，且未经过临床病理、毒性等科学验证的中药散剂对人体可能造成一定危害，散剂混合不均匀也无法保证药效。本章主要讲述中药散剂的生产技术及混合操作要点，尤其需要掌握特殊散剂的制备生产技术。

第一节　概　述

PPT

散剂系指药物或与适宜辅料经粉碎、过筛、均匀混合而制成的干燥粉末状制剂。可内服或外用。散剂为古老的剂型之一，我国古代著名方书如《伤寒论》《名医别录》等均载有散剂。2020 年版《中国药典》收载中药散剂 63 种，占收载成方制剂和单味制剂的 10.14%。

一、散剂的特点

1. 粉碎程度大，比表面积大，易分散，起效快。但由于药物粉碎后表面积加大，故其臭味、刺激性及化学活性也相应增加，且挥发性成分易散失。一些腐蚀性强的、易吸湿变质的药物一般不宜制成散剂。

2. 覆盖面积大。用于溃疡病、外伤流血等，可起到保护黏膜、吸收分泌物及促进凝血作用。

3. 散剂制备工艺简单，剂量可随意加减，尤其小儿服用很适宜。剂量较大的散剂，有时不如丸剂、片剂或胶囊等剂型容易服用，分剂量也较为麻烦。

4. 储存、运输、携带比较方便。

二、散剂的分类

1. 按用途分类　可分为内服散剂和外用散剂。内服散剂可直接吞服，亦可用水或其他溶剂冲服或调服，外用散剂可直接撒布患处，亦可吹入耳、鼻、喉等腔道，亦可用酒等调敷于患处。

2. 按组成分类　可分为单散剂和复方散剂。单散剂系由一种药物组成，如川贝散。复方散剂由两种或两种以上药物组成，如参苓白术散。

3. 按剂量分类　可分为分剂量散剂和不分剂量散剂。分剂量散剂系按一次剂量包由患者按包服用，此类散剂内服者较多；不分剂量散剂系以多次使用的总剂量包装，由患者按医嘱自取，此类散剂外用者较多。

4. 按药物性质分类　可分为含毒性药散剂、含液体成分散剂、含低共熔性成分散剂。

看一看

煮散，即是把中药材制成粗末，加水煮服。煮散来源较早，如《伤寒杂病论》里的麻杏苡甘汤，即是煮散。由于药物单位面积小，煎煮时与水的接触面积增大，所以药物的有效成分比较容易溶出，虽然用药量较少，但可以提高药物的利用率，取得与饮片汤剂相同的效果。相比汤剂，煮散充分利用药材，减少不必要的药材浪费。

PPT

第二节　散剂生产技术

散剂的生产工艺流程为：备料→粉碎与过筛→混合→分剂量与包装→质检→成品。

一、备料

备料是指根据生产指令对所用原辅料进行计算、称量和核对，其中原辅料的计算、称量需要双人复核，以保证物料正确、准确无误。

（一）生产技术

备料是制剂生产的关键操作，应按岗位生产指令逐项核对物料的品名、批号、规格、数量。操作人员应及时填写配料记录，由操作人员、核对人员双方签字确认。拆开的容器，在称取完物料后，应及时封口，并贴启封标签，注明剩余数量、取用日期。

（二）常用设备

称量，系指测量物体的重量，应按照药品处方和生产批量的大小，选择适当称量精度的计量装置分别对不同药物原料和辅料进行称量。一般情况下，物料的称量可使用电子天平、普通天平、台称等。

二、粉碎与过筛

粉碎与过筛内容详见第六章第二节。

想一想

【处方】薄荷脑 0.6g　樟脑 0.6g　氧化锌 12.0g　香精 1.0ml　硼酸 15.0g　滑石粉加至 100.0g

在炎热的夏天，大家可能都用过痱子粉，请根据所学知识分组讨论，分别写出制备痱子粉的工艺流程。原料药需要怎么处理？

答案解析

三、混合

混合系指将两种以上（含两种）处方物料（固体粉末或液体）相互均匀分散的操作。其目的是使处方中各成分含量均匀，以保证用药剂量准确、安全有效。

（一）生产技术

1. 混合方法　常用的混合方法有搅拌混合、研磨混合及过筛混合。应据药物的性质、数量及设备条件选用，其中少量制备时研磨混合最为常用。不同混合方法配合使用，可提高混合效果，生产中多采用以下几种。

（1）搅拌混合　系指将物料置于适当大小的容器中，用适当的器具搅拌混合的操作。量少时可用手工搅拌，大量生产中常用槽形混合机混合。

（2）研磨混合　系指将物料置于研钵等研磨器具中共同研磨混合的操作。适用小剂量结晶性药物，不适用于湿性或易爆炸性成分的混合。

（3）过筛混合　系指先将各物料搅拌混合，再一次或几次通过适宜孔径的药筛使物料混合均匀的操作。用该法混合时应注意，较细、较重的物料会先通过筛网，过筛后仍需适当搅拌才能混合均匀。

2. 混合操作要点

（1）各组分的相对密度　各组分密度相差较大时，先装密度小的物料，再装密度大的物料。

（2）各组分的色泽　当物料色泽相差较大时，可用“打底套色法”使物料混合均匀。

打底套色法：操作时先将量小、色深、质轻的药粉放入混合器（表面先以少许量大的组分饱和）中作为基础，即“打底”，再将量多、色浅、质重的药粉分次加入混合器中混匀，即为“套色"。若套研时采用“等量递增”，则称为倍增套色法，在实际生产中最为常用。

（3）各组分的比例量　两种物理状态和粉末粗细相近的等量药物混合时，一般容易混合均匀；若组分比例量相差悬殊时，则不易混合均匀。此时应采用等量递增法。

等量递增法（习称“配研法”）：操作时先取与量小组分等量的量大的组分混匀，再加入与混合物等量的量大的组分混匀，如此倍量增加直至量大的组分加完并混匀为止。该法操作简便，混合效果好，广泛用于含毒性药物、贵重药、剂量小药物散剂的制备。

（4）含毒性药物的散剂　毒性药物或药理作用强的药物，因剂量小，为保证其均匀需要加一定比例的稀释剂制成稀释散或称倍散，常用的有五倍散、十倍散、百倍散、千倍散。稀释倍数由剂量而定：剂量 0.1 ~0.01g 可配成 10 倍散（即 9 份稀释剂与 1 份药物混合），剂量 0.1 ~0.001g 可配成 100 倍散，剂量 0.001g 以下应配成 1000 倍散。选用的稀释剂应是无药理作用、不与主药发生作用、不影响主药含量测定的惰性物质。常用的稀释剂有乳糖、糖粉、淀粉、糊精、碳酸钙、磷酸钙、白陶土等，其中以乳糖为最佳。

为便于观察混合是否均匀及区别倍散的浓度，倍散配制时，常添加食用色素胭脂红、苋菜红、靛蓝等为着色剂，着色剂一般多稀释制成低浓度贮备粉使用，且应在第一次稀释药物时加入。倍散配制时，应采用等量递增法混合。

练一练9

硫酸阿托品1.0g，若将其制成100倍散，除加入胭脂红乳糖1g染色外，还需要加入多少稀释剂？

答案解析

（5）含低共熔混合物的散剂 低共熔现象是指两种或两种以上的药物混合时出现润湿或液化的现象。如樟脑与薄荷脑、薄荷脑与冰片、樟脑与水杨酸苯酯等以一定比例共研时，均能产生低共熔现象。当能产生低共熔的药物互相混合时，根据其重量百分组成和当时温度条件，可能表现为液化、润湿或仍保持干燥等不同的变化。

低共熔混合物散剂的制备，应依据其形成低共熔混合物后对药物作用的影响、处方中其他固体药物粉末的多少而定。药物形成低共熔物后，如药理作用增强，宜先形成低共熔物，再与方中其他药物混合；药物形成低共熔物后，如药理作用无明显变化，当处方中其他固体药物粉末较多时，可采用先形成低共熔物，再与方中其他药粉混合。当处方中其他固体药物粉末较少时，可分别以固体药粉稀释低共熔成分后，再轻轻混合，使分散均匀。药物形成低共熔物后，如药理作用减弱，则应分别用其他组分稀释，避免出现低共熔现象。

处方中如含有挥发油或其他足以能够溶解低共熔混合物的液体时，可以将低共熔混合物溶解其中，采用喷雾的方法加入到其他固体成分中，混合均匀即可。

（6）含液体药物的散剂 复方散剂中有时含有挥发油、酊剂、流浸膏、药物煎汁等液体组分，对于这些药物的处理应根据其性质、用量及处方中其他固体组分的多少而采用不同的方法。①液体组分量较小，可利用处方中其他固体组分吸收后研匀。②液体组分量较大，处方中固体组分不能完全吸收，可酌加磷酸钙、淀粉、糖粉、乳糖等辅料吸收。③液体组分量过多且有效成分为非挥发性药物时，可浓缩去除大部分水分后再以其他固体粉末吸收；或加入处方中其他固体粉末或稀释剂后，低温干燥、研匀过筛而成。④液体组分量过多，有效成分为热敏性药物，且方中其他固体药物组分不能完全将其吸收时，需加入其他适宜辅料（如乳糖、淀粉、蔗糖、磷酸钙等）吸收直至不润湿为度。

（二）常用设备

实验室常用的混合方法有搅拌混合、研磨混合、过筛混合。在大批量生产时多采用搅拌或容器旋转方式，以产生物料的整体和局部的移动而实现均匀混合的目的。固体的混合设备大致分为两大类，即容器旋转型和容器固定型（搅拌桨混合）。

1. 容器旋转型混合机 容器旋转型混合机是靠容器本身的旋转作用带动物料上下运动而使物料混合的设备。常见有V型、多项运动混合机。

（1）V型混合机 由两个圆筒成V型交叉结合而成（图9-1）。物料在圆筒内旋转时，被分成两部分，再使这两部分物料重新汇合在一起，这样反复循环，在较短时间内即能混合均匀。混合机以对流混合为主，混合速度快，在旋转混合机中效果好，应用非常广泛。

（2）多项运动混合机 物料在三维空间内多方向转动，混合过程无死角，混合效果较好。常用于压片前物料的总混或处方里有挥发性成分的混合（图9-2）。

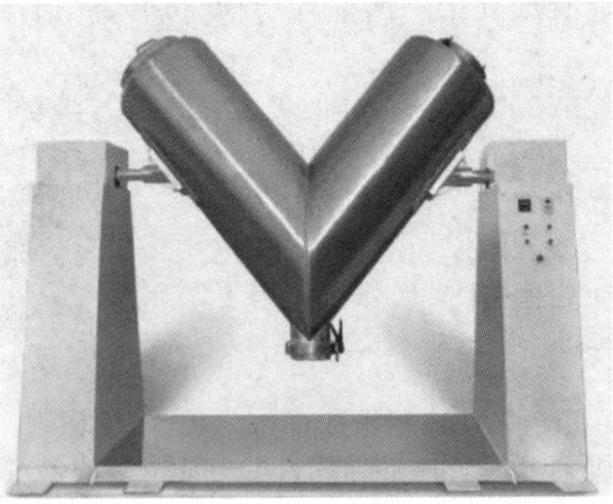

图9-1　V型混合机

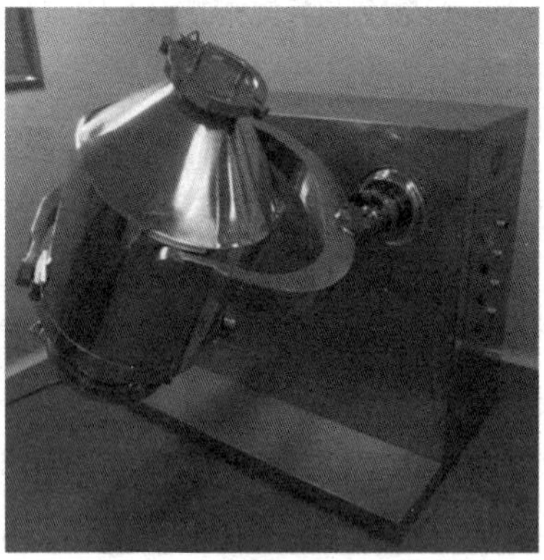

图9-2　多项运动混合机

2. 容器固定型混合机　容器固定型混合机是物料在容器内靠叶片、螺带或气流的搅拌作用进行混合的设备。常用混合机介绍如下。

（1）槽型混合机　由断面为U型的固定混合槽和内装螺旋状二重带式搅拌桨组成，混合槽可以绕水平轴转动以便于卸料。物料在搅拌桨的作用下不停地朝上下、左右、内外各个方向运动，从而达到均匀混合的目的。槽形混合机（图9-3）主要由混合槽、搅拌桨、盖和电机组成，适用于混合各种粉料，还适用于片剂、丸剂等制剂软材的制备。

（2）螺旋锥形混合机　由锥形容器和内装的一个至两个螺旋推进器组成。在混合过程中物料在推进器的作用下自底部上升，又在公转的作用下在全部容器内产生涡旋和上下循环运动。此种混合机的特点：混合速度快，混合度高，混比较大也能达到均匀混合，混合所需动力消耗较其他混合机少（图9-4）。

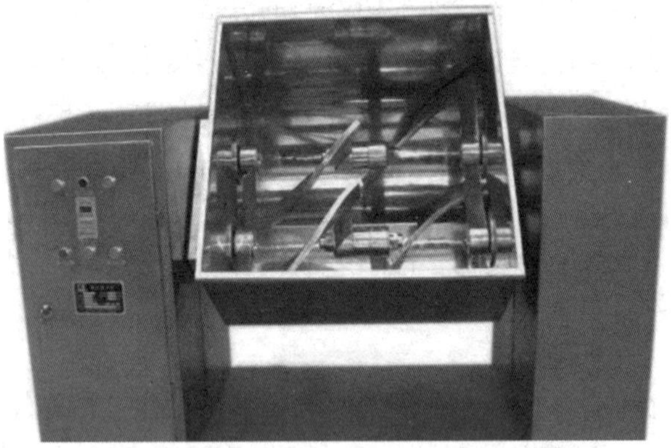

图9-3　槽型混合机

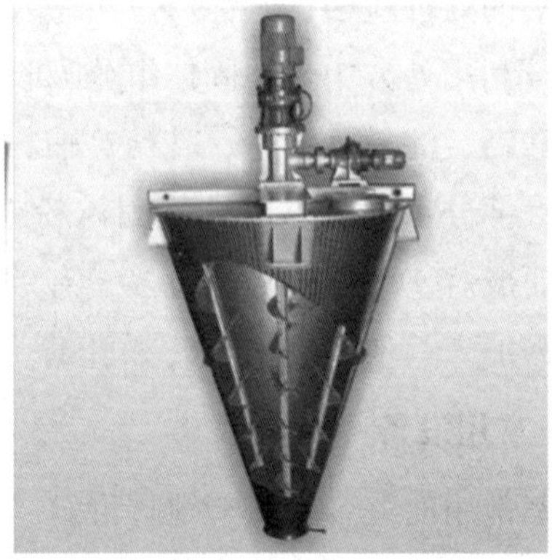

图9-4　螺旋锥形混合机

药爱生命

1902年，彝族名医曲焕章先生集中华传统医学与民族医药之大成，创制云南白药。问世百余年来，云南白药不仅拯救了无数大众百姓的生命，而且在北伐、长征、抗日战争、解放战争等关系中国命运的重大历史事件中发挥了极大的作用，享有“伤科圣药”“药冠南滇”的美誉。云南白药以其独特、神奇的功效被誉为“中华瑰宝，伤科圣药”。当年为了研制伤科用药，曲焕章先生犹如一个“当代神农”，背上药囊，怀揣医书，蓑衣斗笠，披荆斩棘，历游滇南名山大川，遍尝各地奇草异木，访寻名医妙术，虚心求教樵夫和采药人。“功夫不负有心人”，经过无数次的改进配方和临床观察试验，曲焕章终于制成了一种疗效独特的伤科中成药，取名“百宝丹”（今云南白药）。

四、分剂量与包装

（一）生产技术

分剂量系指将混合均匀的散剂，按照所需剂量分成相等重量份数的操作。常用方法有：目测法、重量法、容量法三种。机械化生产多用容量法分剂量。为了保证剂量的准确性，应对药粉的流动性、吸湿性、密度差等理化特性进行必要的试验考查。

1. 目测法（估分法）　操作时将一定重量的散剂，根据目测分成所需剂量的若干等份的分剂量方法。该法操作简便，但误差较大，仅适用于一般散剂小量配制，不得用于含毒性药物及贵重细料药物的散剂。

2. 重量法　操作时用天平或手秤（戥秤）按规定剂量逐包称量的分剂量方法。此法剂量准确，但效率低。适用于含毒剧性药物、贵重细料药物的散剂。

3. 容量法　是用容量药匙或散剂自动分装机分剂量的方法，也是目前散剂及颗粒剂分剂量应用最多的方法。该法分剂量误差较小，方便实用，效率较高，但应注意粉末特性并保持取粉条件一致。

散剂的比表面积较大，易吸湿、结块，或流动性下降，甚至变色、分解，故散剂生产环境的相对湿度应控制在临界相对湿度以下，并选用透湿性较小的包装材料。常用的包装材料有蜡纸、玻璃纸、玻璃瓶（管）、塑料袋（瓶）等。

多剂量包装的散剂应附分剂量的用具；含有毒性药的内服散剂应单剂量包装。

（二）常用设备

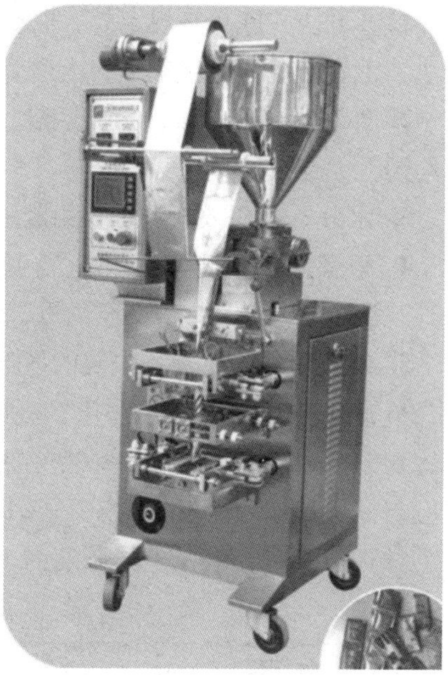

图 9－5　夹板式包装机

包装机从封口方式来分，可分为夹板式（图 9－5）和辊筒式。从产能来分，可分为单列机和多列机。从走膜方式来分，可分为立式机和水平机。目前小袋包装的主要形式为：三边封、四边封、背封。

PPT

第三节　散剂生产与质量控制

一、生产过程质量控制

1. 口服散剂生产环境的空气洁净度要求达到 D 级，外用散剂中用于表皮用药的生产环境要求达到 D 级，深部组织创伤和大面积体表创面用散剂要达到无菌制剂的要求。散剂岗位操作室要求室内压力大于室外压力、温度 18～26℃、相对湿度 45%～65%。

2. 供制散剂的原料药物均应粉碎。除另有规定外，口服用散剂为细粉，儿科用和局部用散剂应为最细粉。

3. 散剂应干燥、疏松、混合均匀、色泽一致。制备含有毒性药、贵重药或药物剂量小的散剂时，应采用配研法混匀并过筛。

4. 散剂可单剂量包（分）装，多剂量包装者应附分剂量的用具。含有毒性药的口服散剂应单剂量包装。

5. 除另有规定外，散剂应密封贮存，含挥发性原料药物或易吸潮原料药物的散剂应密封贮存。生物制品应采用防潮材料包装。

6. 散剂用于烧伤治疗如为非无菌制剂的，应在标签上标明“非无菌制剂”；产品说明书中应注明“本品为非无菌制剂”，同时在适应证下应明确“用于程度较轻的烧伤（Ⅰ°或浅Ⅱ°）”；注意事项下规定“应遵医嘱使用”。

二、散剂的质量评定

按照《中国药典》2020年版四部对散剂质量检查的有关规定，散剂需要进行以下方面的质量检查。

1. 粒度 除另有规定外，化学药局部用散剂和用于烧伤或严重创伤的中药局部用散剂及儿科用散剂，照下述方法检查，应符合规定。

检查方法：除另有规定外，取供试品10g，精密称定，照粒度和粒度分布测定法（通则0982单筛分法）测定。化学药散剂通过七号筛（中药通过六号筛）的粉末重量，不得少于95%。

2. 外观均匀度 取供试品适量，置光滑纸上，平铺约5cm^2，将其表面压平，在明亮处观察，应色泽均匀，无花纹与色斑。

3. 水分 中药散剂照水分测定法（通则0832）测定，除另有规定外，不得过9.0%。

4. 干燥失重 化学药和生物制品散剂，除另有规定外，取供试品，照干燥失重测定法（通则0831）测定，在105℃干燥至恒重，减失重量不得过2.0%。

5. 装量差异 单剂量包装的散剂，照下述方法检查，应符合规定。

检查方法：除另有规定外，取供试品10袋（瓶），分别精密称定每袋（瓶）内容物的重量，求出内容物的装量与平均装量。每袋（瓶）装量与平均装量相比较［凡有标示装量的散剂，每袋（瓶）装量应与标示装量相比较］，按表9－1中的规定，超出装量差异限度的散剂不得多于2袋（瓶），并不得有1袋（瓶）超出装量差异限度的1倍。

表9－1 散剂装量重量差异限度

平均装量或标示装量	装量差异限度（中药、化学药）	装量差异限度（生物制品）
0.1g及0.1g以下	±15%	±15%
0.1g以上至0.5g	±12%	±10%
0.5g以上至1.5g	±8%	±7.5%
1.5g以上至6.0g	±7%	±5%
6.0g以上	±5%	±3%

凡规定检查含量均匀度的化学药和生物制品散剂，一般不再进行装量差异的检查。

6. 装量 另有规定外，多剂量包装的散剂，照最低装量检查法（通则0942）检查，应符合规定。

7. 无菌 除另有规定外，用于烧伤［除程度较轻的烧伤（Ⅰ°或浅Ⅱ°外）］、严重创伤或临床必须无菌的局部用散剂，照无菌检查法（通则1101）检查，应符合规定。

8. 微生物限度 除另有规定外，照非无菌产品微生物限度检查：微生物计数法（通则1105）和控制菌检查法（通则1106）及非无菌药品微生物限度标准（通则1107）检查，应符合规定。凡规定进行杂菌检查的生物制品散剂，可不进行微生物限度检查。

实训项目三 散剂的制备

一、实训目的

1. 掌握一般散剂的制备方法。
2. 熟悉“等量递增法”及“打底套色法”的生产技术。

二、实训条件

1. 实训场地 实训室。
2. 实训仪器与设备 天平、研钵。
3. 实训材料 朱砂、甘草、滑石粉。

三、实训内容与步骤

益元散

【处方】朱砂0.6g 甘草2g 滑石粉12g

【制法】

1. 饱和乳钵。研磨滑石粉，使研钵内壁饱和后倒出。
2. 混合。采用“打底套色法”，取朱砂置于乳钵中研磨后，与甘草粉进行混合。
3. 按“等量递加法”逐渐加入所需量的滑石粉，充分研合制成色泽均匀的散剂。

【质量检查】

1. 外观均匀度 取供试品适量，置光滑纸上，平铺约$5cm^2$，将其表面压平，在明亮处观察，应色泽均匀，无花纹与色斑。

2. 粒度 取供试品10g，精密称定，通过六号筛的粉末重量，不得少于95%。

四、实训提示

散剂是一种或数种药物经粉碎、混合均匀而制成的粉末状制剂。若组分比例量相差悬殊时，则不易混合均匀，应采用“等量递增法”。当物料色泽相差较大时，可用“打底套色法”使物料混合均匀。若套研时采用“等量递增”，则称为倍增套色法，在实际生产中最为常用。

五、实训结果与讨论

1. 外观均匀度 将外观均匀度检查结果填入表9－2，并对结果进行分析讨论。

2. 粒度 将粒度检查结果填入表9－3，并对结果进行分析讨论。

表9－2 外观均匀度检查记录

外观均匀度描述
结果判断

表9－3 粒度检查记录

供试品重量/g	通过六号筛的粉末重量/g	通过六号筛的粉末重量比例/%
结果判断		

六、思考题

1. 处方中各成分的作用是什么?
2. 制备益元散时，饱和乳钵内壁的原因是什么?

答案解析

目标检测

一、选择题

A 型题

1. 我国工业用标准筛号常用“目”表示，“目”系指（　）
   A. 每厘米长度上筛孔数目　B. 每英寸长度上筛孔数目
   C. 每平方厘米面积上筛孔数目　D. 每平方英寸面积上筛孔数目
   E. 每平方分米面积上筛孔数目
2. 以下有关散剂特点叙述错误的是（　）
   A. 易分散，奏效快　B. 散剂制备工艺简单
   C. 有良好的防潮性　D. 制成散剂后化学活性也相应增加
   E. 适宜小儿服用
3. 散剂制备的一般工艺流程是（　）
   A. 物料前处理-粉碎-过筛-混合-分剂量-质量检查-包装储存
   B. 物料前处理-混合-粉碎-过筛-分剂量-质量检查-包装储存
   C. 物料前处理-过筛-粉碎-混合-分剂量-质量检查-包装储存
   D. 物料前处理-粉碎-分剂量-质量检查-过筛-混合-包装储存
   E. 物料前处理-粉碎-混合-质量检查-过筛-分剂量-包装储存
4. 当中药散剂的平均装量为0.75g时，其装量差异限度为（　）
   A. ±15.0%　B. ±10.0%　C. ±8.0%　D. ±5.0%　E. ±7.0%
5. 儿科用和局部用散剂应为（　）
   A. 细粉　B. 中粉　C. 粗粉　D. 极细粉　E. 最细粉
6. 为使处方中各组成含量均匀，以保证用药剂量准确、安全有效的操作是（　）
   A. 称量　B. 粉碎　C. 过筛　D. 混合　E. 分剂量
7. 通常所说百倍散是指1份重量毒性药物中，添加稀释剂的重量为（　）
   A. 1000份　B. 100份　C. 99份　D. 10份　E. 9份
8. 当各组分色泽相差较大时，混合宜采用（　）
   A. 打底套色法　B. 吸附法　C. 等量递增法　D. 均匀法　E. 稀释法
9. 在倍散中加色素的目的是（　）
   A. 帮助判断分散均匀性　B. 美观
   C. 稀释　D. 形成共熔物
   E. 便于混合
10. 药物混合后出现润湿或液化现象，称为（　）
    A. 风化　B. 溶解　C. 吸湿　D. 絮凝　E. 共熔

X 型题

11. 在《中国药典》2020 年版中收载的散剂的质量检查项目，主要有（ ）

A. 均匀度　B. 水分　C. 装量差异　D. 崩解度　E. 卫生学检查

12. 混合的方法有（ ）

A. 搅拌混合　B. 研磨混合　C. 过筛混合　D. 配方混合　E. 单独混合

13. 复方散剂混合不均匀的原因可能是（ ）

A. 药物的比例量相差悬殊　B. 粉末的粒径差别大

C. 药物的密度相差大　D. 混合时间不充分

E. 混合方法不当

14. 散剂分剂量常用方法有（ ）

A. 目测法　B. 重量法　C. 容量法　D. 手抓法　E. 平铺法

15. 散剂的特点有（ ）

A. 分散快　B. 覆盖面积大

C. 不容易吸湿　D. 工艺简单

E. 携带、运输、储存方便

二、综合问答题

将下列处方制成散剂，写出其制备工艺流程。

【处方】冰片 50g　硼砂 500g　朱砂 60g　玄明粉 500g

书网融合……

重点回顾　微课　习题

第十章　颗粒剂生产技术

学习目标

知识目标：

1. **掌握**　颗粒剂的特点和常用辅料，颗粒剂的制粒技术。
2. **熟悉**　颗粒剂生产过程质量控制和质量评定。
3. **了解**　颗粒剂的分类。

技能目标：

能说出各种制粒设备的应用，熟练完成挤压制粒制备颗粒剂的操作。

素质目标：

培养学生制颗粒精益求精的工匠精神。

导学情景

情景描述： 李某，女，学生，14 岁。某天放学时因下雨没有带伞，便冒雨跑了回家。第二天，她开始鼻塞流涕，畏寒怕冷，头疼，所以就到药店购买了非处方药板蓝根颗粒服用。

情景分析： 有些人出现鼻塞流涕、头痛发热等症状时，便不分体质的虚实，不论风寒风热，都首选板蓝根颗粒服用。但是，板蓝根大苦大寒，多服、常服或误服最易损伤人体的阳气，且易伤脾败胃。所以，选择板蓝根颗粒必须辨证。板蓝根颗粒，能清热解毒，凉血利咽，用于肺胃热盛所致的咽喉肿痛、口咽干燥，急性扁桃体炎见上述证候者。

讨论： 板蓝根颗粒中，除了有板蓝根药物以外，还可能含有什么？

学前导语： 本章主要讲授中药颗粒剂生产技术，以常见中药颗粒剂为例，通过对颗粒剂生产技术的介绍，学习几种不同的制粒方法及设备。

第一节　概　述

PPT

中药颗粒剂是指饮片粉末或提取物与适当的辅料制成具有一定粒度的干燥颗粒状制剂。

中药颗粒剂是在汤剂、糖浆剂和酒剂的基础上发展起来的一种剂型，《中国药典》1990 年版称为冲剂，1995 年版改称为颗粒剂。随着提取、纯化、制粒技术与设备的进步及新辅料、包装材料的应用，中药颗粒剂的质量与药效有了较大改善，成为近年来发展较快的剂型之一。2020 年版《中国药典》收载中药颗粒剂 225 种，占收载成方制剂和单味制剂的 14%，新增 18 个品种。

一、颗粒剂的特点 微课 1

中药颗粒剂的特点：①服用方便，既保持了汤剂吸收快、作用迅速的特点，又克服了汤剂服用前临时煎煮不便等缺点；②可按需要加入矫味剂、芳香剂，调节苦味和不良嗅味；③质量较液体制剂稳定，体积较小，携带、运输及贮藏均较方便；④存在需要加入较多辅料，吸湿性较强等问题。因此应注意在包装材料的选择、储存与运输条件上加以控制。

二、颗粒剂的分类

根据颗粒剂在溶剂中的分散情况，可将其分为可溶颗粒（包括水溶性颗粒和酒溶性颗粒）、混悬颗粒、泡腾颗粒、肠溶颗粒，根据释放特性不同还有缓释颗粒等。

1. 可溶颗粒　可溶颗粒通称颗粒，是指加水或酒后应能完全溶解呈澄明溶液，无焦屑等杂质的颗粒。

2. 混悬颗粒　混悬颗粒指难溶性原料药物与适宜辅料混合制成的颗粒剂。临用前加水或其他适宜的液体振摇即可分散成混悬液。

3. 泡腾颗粒　泡腾颗粒是指含有碳酸氢钠和有机酸，遇水可放出大量气体而呈泡腾状的颗粒剂。泡腾颗粒中的原料药物应是易溶性的，加水产生气泡后应能溶解。泡腾颗粒一般不得直接吞服。

4. 肠溶颗粒　肠溶颗粒是指采用肠溶材料包裹颗粒或其他适宜方法制成的颗粒剂。肠溶颗粒耐胃酸而在肠液中释放活性成分或控制药物在肠道内定位释放，可防止药物在胃内分解失效，避免对胃的刺激。肠溶颗粒不得咀嚼。

5. 缓释颗粒　缓释颗粒是指在规定的释放介质中缓慢地非恒速释放药物的颗粒剂。

20 世纪 80 年代末，国内厂家逐渐开始生产含糖少或不含糖的“无糖颗粒”，这主要是因为蔗糖易引起龋齿且不宜给糖尿病等患者服用。目前的无糖颗粒主要是指不含蔗糖，甜度较低，辅料用量较少，每次服用剂量较小的颗粒。无糖颗粒需加矫味剂调整口感，常用乳糖、甘露醇、山梨酸、麦芽糊精、香精等作为辅料，如无蔗糖型板蓝根颗粒、无蔗糖型小柴胡颗粒等。

看一看

中药配方颗粒是由单味中药饮片按传统标准炮制后经提取浓缩制成的、供中医临床配方用的颗粒。它是以传统中药饮片为原料，经过提取、分离、浓缩、干燥、制粒、包装等生产工艺，加工制成的一种统一规格、统一剂量、统一质量标准的新型配方用药。

三、颗粒剂的辅料

中药颗粒剂常用的辅料有填充剂、润湿剂、黏合剂、矫味剂、芳香剂、泡腾剂等。辅料的选择应根据药物性质、制备工艺、辅料的价格等因素来确定。常见辅料品种见表 10－1。填充剂可以保证颗粒剂有一定的体积大小，而且可以减少药物的剂量偏差，改善颗粒成形等。润湿剂没有黏性，但能诱发待制粒药粉间的黏合作用，适用于本身具有一定黏性的药物。黏合剂具有黏性，能增加药粉间的黏合作用，适用于没有黏性或黏性不足的药物。矫味剂可以增加甜度，改善口感。芳香剂可以改善嗅味。泡腾剂利用酸碱发生反应产生二氧化碳气体，从而产生泡腾作用，使颗粒剂迅速分散。

表 10－1　颗粒剂常用辅料

辅料类型	辅料
填充剂	蔗糖粉、可溶性淀粉、甘露醇、糊精、乳糖、木糖醇等
润湿剂	水、乙醇等
黏合剂	淀粉浆、糖浆、羧甲基纤维素钠、聚维酮等
矫味剂	蔗糖、甘露醇、木糖醇、甜菊素、蛋白糖等
芳香剂	香精等
泡腾剂	枸橼酸、酒石酸、苹果酸与碳酸氢钠、碳酸钠等

练一练10-1

下列不属于颗粒剂常用的辅料为（　）

A. 蔗糖　　B. 淀粉浆　　C. 乳糖

D. 糊精　　E. 滑石粉

答案解析

第二节　颗粒剂生产技术

微课2

PPT

制粒是把粉末或水溶液等状态的物料通过加工制成具有一定形状与大小的颗粒的操作。

中药颗粒剂生产工艺流程为：原辅料处理→制粒→干燥→（整粒）→质检→包装。中药颗粒剂的原料必须根据药材及其有效成分的性质、制备的颗粒剂的种类要求进行预处理。水溶性颗粒剂原料的处理多采用煎煮法提取，对于含挥发性成分的药材常用“双提法”后经浓缩干燥得到清膏或干浸膏。酒溶性颗粒剂原料的处理应选择与欲饮白酒醇量相同的乙醇为提取溶剂，多采用渗漉法、浸渍法或回流法进行提取，所得提取液回收乙醇后，浓缩成清膏。混悬型颗粒剂一般将处方中含挥发性或热敏性成分的药材、贵重药材粉碎成细粉。泡腾性颗粒剂原料药材按水溶性颗粒剂原料处理方法进行提取、纯化与浓缩，将制成的清膏或干浸膏粉分成两份，一份加入有机酸制成酸性颗粒，另一份加入弱碱制成碱性颗粒，分别干燥，混匀，包装，即得。制粒所用辅料应经过粉碎、过筛处理，粒度要求一般控制在80～120目之间。

同一处方，运用不同的制粒方法，制得颗粒的形状、大小、强度会有所不同，崩解性、水溶性也不同。因此，制粒时应根据颗粒的特性选择适宜的制粒方法。

一、挤压制粒

把药物粉末用适当的润湿剂或液态黏合剂制成软材后，用强制挤压的方式使其通过具有一定大小筛孔的孔板或筛网而制粒的方法，称为挤压制粒。该方法可靠性和重现性虽然较差，但是方法简单，使用历史悠久。

（一）生产技术

湿法挤压制粒的工艺流程如图10－1所示。

原料、辅料粉末混合 → 制软材 → 挤压制粒 → 干燥 → 整粒 → 颗粒

图10－1　湿法挤压制粒工艺流程图

1. 制软材　制软材指的是将药物与辅料粉碎并混合后，置于混合机内，加入适量的润湿剂或黏合剂，搅拌均匀，制成松、软、黏、湿的软材。制软材的判断经验为“手握成团，轻压即散”。

2. 挤压制粒　将软材挤压通过筛网而制成湿颗粒，筛网的规格及安装松紧度均会影响颗粒的粒度和松软。

3. 干燥　除去湿颗粒中的水分，防止结块或受压变形。干燥温度一般为60～80℃，含挥发性成分颗粒的干燥温度不超过60℃。

4. 整粒　对干燥后的颗粒用整粒机先通过一号筛（10目）整粒，将大颗粒磨碎，再通过五号筛（80目）除去细小颗粒或细粉，得到大小均匀的颗粒。芳香挥发性成分也在此时加入。

（二）常用设备

这类的制粒设备有螺旋挤压制粒机、旋转挤压制粒机、摇摆式制粒机等（图10－2），原理都是相同

的，即软材在外力的作用下通过筛网而成为颗粒。颗粒的大小取决于筛子的孔径或挤压轮上的孔的大小。

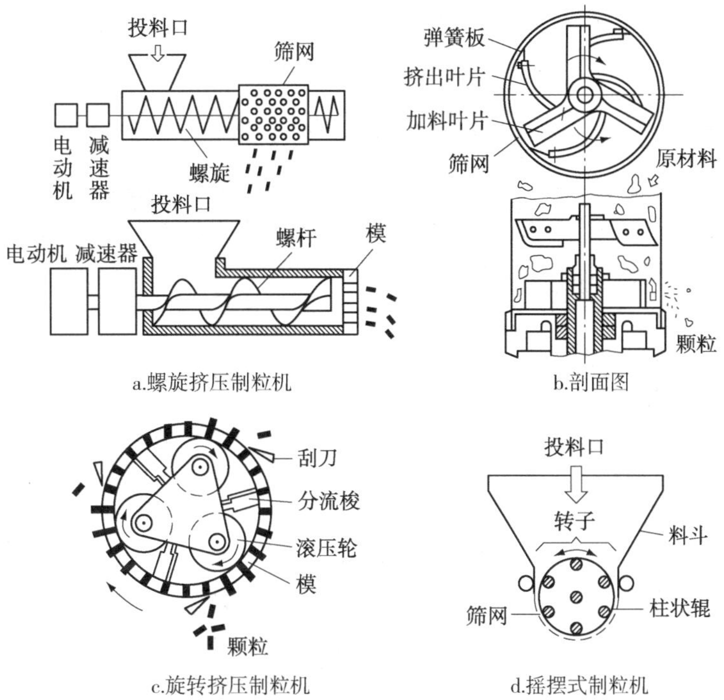

a.螺旋挤压制粒机　b.剖面图　c.旋转挤压制粒机　d.摇摆式制粒机

图 10－2　挤压制粒设备

二、高速搅拌制粒

（一）生产技术

将药物粉末、辅料和黏合剂加入一个容器内，靠高速旋转的搅拌器的搅拌作用和切割刀的切割作用迅速完成混合并制成颗粒的方法，称为高速搅拌制粒（图 10－3）。该法在一个容器内进行混合、捏合、制粒，和传统的挤压制粒相比，工序少、操作简单、快速，即可制成适用于装胶囊的颗粒，又可制成适合压片的颗粒。此法制得的颗粒需要干燥、整粒。

（二）常用设备

制粒设备称为高速搅拌制粒机，其结构主要由容器、搅拌桨、切割刀组成（图 10－4）。操作时先把药物和各种辅料倒入容器中，盖上盖，把物料搅拌混合均匀后加入黏合剂，通过切割刀完成制粒后，倾倒颗粒或打开安装于底部的出料口自动放出湿颗粒，然后进行干燥。

带有干燥功能的搅拌制粒机，即在搅拌制粒机的底部开孔，物料在完成制粒后，通热风进行干燥，可节省人力、物力，减少人与物料的接触机会，符合 GMP 管理规范的要求。

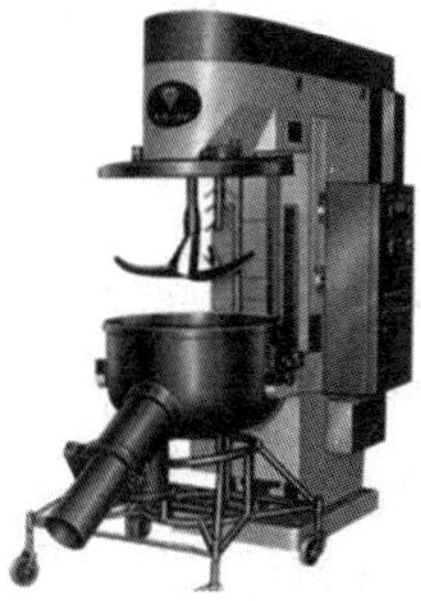

图 10－3　高速搅拌制粒机实物图

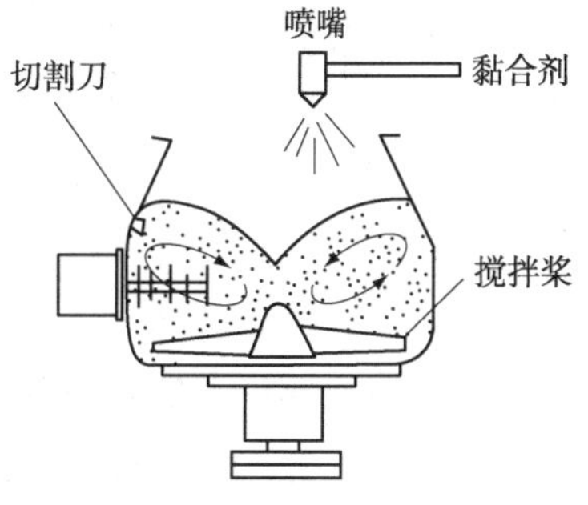

图 10－4　高速搅拌制粒机工作原理图

三、流化制粒

（一）生产技术

使药物粉末在自下而上的气流作用下保持悬浮的流化状态，向流化层喷入黏合剂液体使药物粉末聚结成颗粒的方法，称为流化床制粒。该法由于在一台设备内完成混合、制粒、干燥过程，又称一步制粒，也可以用于包衣。制得颗粒为多孔性柔软颗粒，密度小，粒度分布均匀，流动性和压缩成型性好；且生产过程全密闭不易被污染。

（二）常用设备

制粒设备称为流化床，主要结构有容器、喷枪、气固分离装置、空气进口和出口。操作时，把药物粉末与各种辅料装入容器中，从床层底下吹入适宜温度的气流，使物料在流化状态下混合均匀，然后开始喷入黏合剂液体，粉末开始聚结成粒。当颗粒大小符合要求时停止喷入黏合剂，形成的颗粒继续在床层内送热风干燥，制成干燥颗粒（图 10－5）。

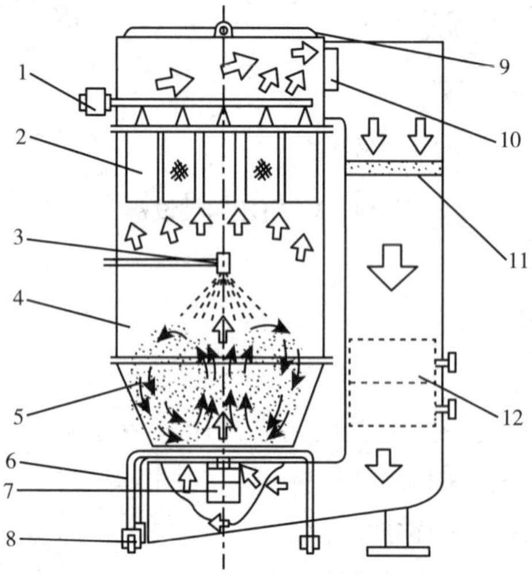

图 10－5　流化床

1. 反冲装置；2. 过滤袋；3. 喷嘴；4. 喷雾室（扩散室）；5. 盛料桶；
6. 台车；7. 顶升气缸；8. 排水口；9. 安全盖；10. 排气口；11. 空气过滤器；12. 加热器

四、喷雾制粒

（一）生产技术

将药物溶液或混悬液用雾化器喷雾于干燥室内的热气流中，使水分迅速蒸发以直接制成球状干燥细颗粒的方法，称为喷雾制粒。该法在数秒钟内即完成原料液的浓缩、干燥、制粒的过程，原料液含水量可达 70%～80% 以上；干燥速度快，适用于热敏性物料的制粒。

（二）常用设备

喷雾制粒机（图 10－6），设备成本高，耗能大，对于黏性较大的物料容易粘壁，如生地、熟地、麦冬、大枣、枸杞、黄精等药材所制得的中药浓缩液，由于含糖量较高，在进行喷雾制粒时容易造成粘壁。如果以干燥为目的，该法也称为喷雾干燥。

喷雾制粒过程：原料液由储槽进入雾化器喷成液滴分散于热气流中，空气经加热后进入干燥室与液滴接触，液滴中的水分迅速蒸发，液滴经干燥后形成固体颗粒落于机器底部。

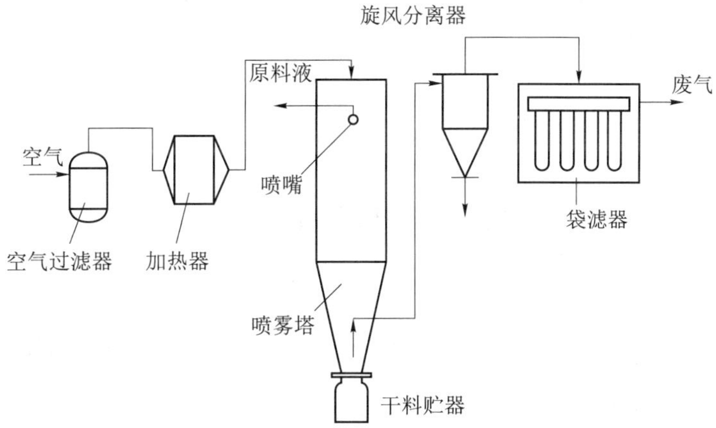

图 10-6 喷雾制粒设备示意图

练一练10-2

适用于热敏性物料制粒的方法为（ ）

A. 流化床制粒　B. 挤压制粒　C. 高速搅拌制粒

D. 喷雾制粒　E. 转动制粒

答案解析

五、转动制粒

（一）生产技术

把粉碎、过筛后的物料混合均匀，置于转动制粒机内，加入一定的黏合剂或润湿剂，在转动、摇动、搅拌作用下，使粉末聚结成球形粒子的方法，称为转动制粒。所制得的颗粒均匀、圆整，但操作时间长、效率较低，经验性较强。

（二）常用设备

转动制粒所用设备有圆筒旋转制粒机和倾斜转动锅等（图 10-7）。过程分为母核形成、母核长大及压实等三个阶段，颗粒压实后可制成一定强度的微丸。

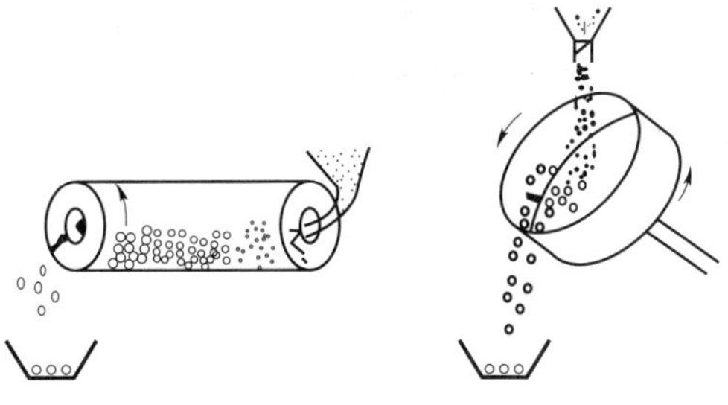

a. 圆筒旋转制粒机　b. 倾斜转动锅

图 10-7 转动制粒设备

药爱生命

国民神药板蓝根颗粒的不良反应不再“尚不明确”。2021 年 4 月 27 日，国家药品监督管理局发布公告，复方板蓝根颗粒说明书首次列出了不良反应与禁忌。新版说明书称：监测数据显示，本品有腹泻、腹痛、恶心、呕吐、腹部不适、瘙痒、皮疹、头晕、过敏反应等不良反应报告。明确不良反应的说明，体现了中药制剂说明书的进一步规范化，体现了中药制剂的生产始终把药品使用的安全性放在第一位。

六、干法制粒

将药物粉末（干燥浸膏粉末）加入适宜的辅料（如干黏合剂）混匀，直接加压压缩成较大片状后，重新粉碎成所需大小颗粒的方法，称为干法制粒。

（一）生产技术

干法制粒可分为以下两种。

1. 重压法制粒 亦称为压片法制粒，是利用重型压片机将物料压制成直径 20～50mm 的胚片，然后粉碎成一定大小颗粒的方法。

2. 滚压法制粒 是利用转速相同的两个滚动轮之间的缝隙，将物料粉末滚压成板状物，然后破碎成一定大小颗粒的方法。

滚压法制粒与重压法制粒相比，生产能力大、工艺可操作性强、润滑剂使用量较小，使其成为一种较为常用的干法制粒方法。该法不受溶剂和温度的影响，易于成型，所制颗粒均匀、崩解性与溶出性良好、质量稳定，特别适用于热敏性物料、遇水易分解药物及易压缩成型药物的制粒，方法简单、效率高，操作过程可实现自动化。

（二）常用设备

干法制粒设备结构复杂，转动部件多，维修护理工作量大，造价较高。滚压法制粒机如图 10－8 所示。

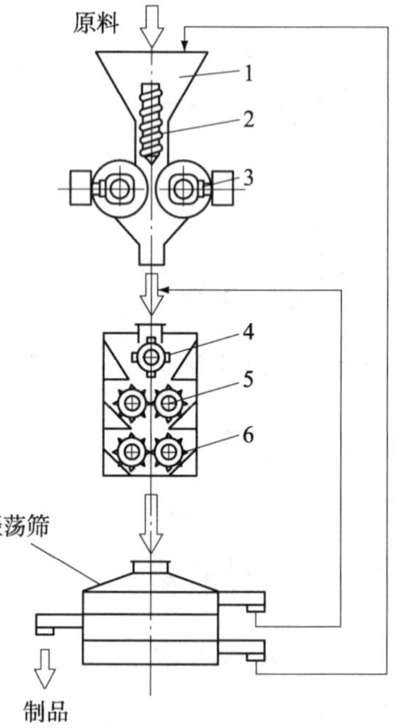

图 10－8 滚压法制粒机

1. 料斗；2. 加料器；3. 压轮；4. 粗轮；5. 中碎轮；6. 细碎轮

看一看

19 世纪末期，干法制粒技术相继在日本、德国、美国等国家的制药行业中得到应用和发展，但我国对干法制粒技术的研究起步比较晚，从 20 世纪 40 年代才开始研究。目前，干法制粒技术水平仍需要提升，一方面，由于中药浸膏粉的高黏性易导致黏轮现象，使得生产效率降低；另一方面，国内干法制粒机设备稳定性相对国外设备较差，具有部分有漏粉、颗粒收率低等弊端。因此，在一定程度上限制了干法制粒技术的广泛应用和发展。

想一想

【**处方**】荆芥穗 200g 薄荷 60g 防风 100g 柴胡 100g 紫苏叶 60g 葛根 100g 桔梗 60g 苦杏仁 80g 白芷 60g 苦地丁 200g 芦根 160g

讨论：根据处方，说说如何制作感冒清热颗粒。

答案解析

以上制粒技术生产出来的颗粒进行分剂量和包装，大生产常用自动颗粒包装机完成。颗粒剂中含有浸膏或蔗糖，极易吸潮结块，甚至溶化，故应及时密封包装。包装材料常用复合铝塑袋分装后，密封置干燥处贮藏。

第三节　颗粒剂生产与质量控制

PPT

一、生产过程质量控制

1. 生产环境必须符合 GMP 的相关要求，尤其要考虑药物的吸湿性可能对产品质量的影响，颗粒剂分剂量与包装岗位的相对湿度应严格控制。

2. 原料药物与辅料应均匀混合。含药量小或含毒、剧药物的颗粒剂，应根据原料药物的性质采用适宜方法使其分散均匀。

3. 凡属挥发性原料药物或遇热不稳定的药物在制备过程应注意控制适宜的温度条件，凡遇光不稳定的原料药物应遮光操作。

二、颗粒剂的质量评定

按照《中国药典》2020 年版四部对颗粒剂质量检查的有关规定，颗粒剂需要进行以下方面的质量检查。

1. 外观检查　颗粒剂应干燥，粒径均匀，色泽一致，无吸潮、软化、结块、潮解等现象。

2. 粒度　除另有规定外，照粒度和粒度分布测定法（通则 0982 第二法双筛分法）测定，不能通过一号筛与能通过五号筛的总和不得超过 15%。

3. 水分　中药颗粒剂照水分测定法（通则 0832）测定，除另有规定外，水分不得超过 8.0%。

4. 溶化性　除另有规定外，颗粒剂照下述方法检查，溶化性应符合规定。含中药原粉的颗粒剂不进行溶化性检查。

可溶颗粒检查法：取供试品 10g（中药单剂量包装取 1 袋），加热水 200ml，搅拌 5 分钟，立即观察，可溶颗粒应全部溶化或轻微浑浊。

泡腾颗粒检查法：取供试品 3 袋，将内容物分别转移至盛有 200ml 水的烧杯中，水温为 15～25℃，应迅速产生气体而呈泡腾状，5 分钟内颗粒均应完全分散或溶解在水中。

颗粒剂按上述方法检查，均不得有异物，中药颗粒还不得有焦屑。

混悬颗粒以及已规定检查溶出度或释放度的颗粒剂可不进行溶化性检查。

5. 装量差异　单剂量包装的颗粒剂按下述方法检查，应符合规定（表 10－2）。

检查法：取供试品 10 袋（瓶），除去包装，分别精密称定每袋（瓶）内容物的重量，求出每袋（瓶）内容物的装量与平均装量。每袋（瓶）装量与平均装量相比较［凡无含量测定的颗粒剂或有标示装量的颗粒剂，每袋（瓶）装量应与标示装量比较］，超出装量差异限度的颗粒剂不得多于 2 袋（瓶），并不得有 1 袋（瓶）超出装量差异限度 1 倍。凡规定检查含量均匀度的颗粒剂，一般不再进行装量差异检查。

表 10－2　单剂量包装颗粒剂装量差异限度

平均装量或标示装量	重量差异限度
1.0g 及 1.0g 以下	±10%
1.0g 以上至 1.5g	±8%
1.5g 以上至 6.0g	±7%
6.0g 以上	±5%

6. 装量 多剂量包装的颗粒剂，照最低装量检查法（通则0942）检查，应符合规定。

7. 微生物限度 以动物、植物、矿物质来源的非单体成分制成的颗粒剂，生物制品颗粒剂，照非无菌产品微生物限度检查：微生物计数法（通则1105）和控制菌检查法（通则1106）及非无菌药品微生物限度标准（通则1107）检查，应符合规定。规定检查杂菌的生物制品颗粒剂，可不进行微生物限度检查。

实训项目四 颗粒剂的制备

一、实训目的

1. 掌握湿法制粒操作的工艺流程，能根据物料的性质选择制粒方法。
2. 学会颗粒剂的质量检查；初步学会解决颗粒剂常见的质量问题。

二、实训条件

1. 实训场地 实训室。

2. 实训仪器与设备 烘箱、天平、瓷盘、药筛（10目、14目、80目）。

3. 材料 板蓝根清膏、淀粉、糖粉、70%乙醇、称量纸、塑料袋等。

三、实训内容与步骤

板蓝根颗粒剂

【处方】板蓝根清膏4ml 淀粉12g 糖粉12g

【制法】

1. 称取处方量的糖粉与淀粉，混合均匀。

2. 取板蓝根清膏加入步骤1混合物中（可用适量70%的乙醇调整干湿度），拌合成软材，挤压过筛（14目筛）制湿颗粒，60℃干燥，整粒（先用10目筛筛去粗粉，再用80目筛），筛去细粉，分装于塑料袋中，密封，即得。每袋重10g。

板蓝根清膏的制法：取板蓝根50g，加水煎煮两次，第一次2小时，第二次1小时，合并煎液，滤过，滤液浓缩至适量（约50ml），加乙醇使含醇量为60%，边加边搅，静置使沉淀，取上清液回收乙醇，浓缩至相对密度为1.24～1.28（80℃）的清膏（约5g，即1份清膏相当于10份药材）。

【功能与主治】清热解毒，凉血利咽。用于肺胃热盛所致的咽喉肿痛、口咽干燥、腮部肿胀；急性扁桃体炎、腮腺炎见上述证候者。

【用法与用量】开水冲服。一次1袋，一日3～4次。

【制备过程注意事项】

1. 淀粉、糖粉应选用优质干燥品，蔗糖粉碎后应立即使用，对受潮结块的糖粉，投料前应另行干燥，并过80目筛后使用。

2. 浓缩后的清膏黏稠性大，与辅料混合时应充分搅拌，至色泽均匀为止。

3. 稠膏应具适宜的相对密度，在制软材中必要时可加适当浓度乙醇，调整软材的干湿度，利于制粒与干燥，干燥时注意温度不宜过高，并应及时翻动。

4. 稠膏与糖粉、淀粉混合时，稠膏的温度低于40℃为宜。温度过高糖粉融化，软材黏性太强，使颗粒坚硬；过低则难以混合均匀。

5. 制颗粒的关键是软材的制备，软材的判断标准：手握成团，轻压则散。

制软材时，切勿用手大力揉搓，或捏合时间过久，否则会使软材黏性增加导致软材成块无法制粒。

【质量检查】

1. 外观性状　干燥，颗粒均匀，色泽一致，无吸潮、软化、结块、潮解等现象。

2. 粒度　除另有规定外，照粒度测定法（《中国药典》2020 年版四部）测定，不能通过一号筛与能通过五号筛的总和，不得过 15%。

3. 溶化性　除另有规定外，照颗粒剂溶化性测定法（《中国药典》2020 年版四部）测定，应全部溶解，均不得有焦屑等。

四、实训提示

可溶性颗粒剂的制备工艺流程一般包括：药材的提取→浓缩→精制→制软材→制颗粒→干燥→整粒→质量检查→包装等。

颗粒剂常用的辅料有糖粉、糊精、淀粉等。干浸膏粉制颗粒所加辅料一般不超过浸膏粉的 2 倍，稠膏制颗粒所加的辅料用量一般不超过清膏的 5 倍。

制软材的程度以“手握成团，轻压即散”为宜，如软材的程度不适时，可加适当浓度的乙醇调整干湿度。湿颗粒制成后应立即干燥。干燥时温度应逐渐上升，一般控制在 60～80℃为宜。

五、实训结果与讨论

表 10－3　颗粒剂质量检查结果

制剂	外观	粒度	溶化性
板蓝根颗粒剂			

六、思考题

1. 制备颗粒剂应注意哪些问题？
2. 制软材的判断标准是什么？

目标检测

答案解析

一、选择题

A 型题

1. 关于中药颗粒剂的特点，下列说法错误的是（　）
   A. 吸收快、作用迅速　　B. 服用方便
   C. 运输、贮藏方便　　D. 质量较液体制剂稳定
   E. 均能溶于水
2. 颗粒剂软材的质量判断标准是（　）
   A. 硬度适中，捏即成型　　B. 手捏成团，轻按即散
   C. 要有足够的水分　　D. 要控制水分在 12% 以下
   E. 要控制有效成分含量

3. 有关挤压制粒，下列说法错误的是（　）
   A. 颗粒的粒度由筛网的孔径大小调节
   B. 软材质量可靠性与重现性较好
   C. 挤压压力不大，可制成松软颗粒，较适合压片
   D. 属于湿法制粒技术
   E. 以上均不是
4. 泡腾颗粒剂遇水产生大量气泡，是由于颗粒剂中酸与碱发生反应，所放出的气体是（　）
   A. 氯气　B. 二氧化碳　C. 氧气　D. 氮气　E. 氢气
5. 流化制粒机内能完成的工序顺序是（　）
   A. 混合→制粒→干燥
   B. 过筛→混合→制粒→干燥
   C. 制粒→混合→干燥
   D. 粉碎→混合→干燥→制粒
   E. 粉碎→混合→制粒→干燥
6. 不适用于热敏性药物制粒的方法是（　）
   A. 干法制粒
   B. 重压法制粒
   C. 喷雾制粒
   D. 滚压法制粒
   E. 流化制粒
7. 颗粒剂的粒度检查结果要求不能通过一号筛与能通过五号筛总和不得超过供试量的（　）
   A. 12%　B. 5%　C. 7%　D. 8%　E. 15%
8. 制粒前，需将原辅料配成溶液或混悬液的制粒方法是（　）
   A. 挤压制粒　B. 滚压法制粒　C. 流化床制粒　D. 喷雾制粒　E. 转动制粒
9. 制备颗粒剂常选用的赋形剂是（　）
   A. 甘油明胶　B. 糖粉和糊精　C. 滑石粉　D. 硬脂酸镁　E. 聚乙二醇6000
10. 一步制粒指的是（　）
   A. 喷雾制粒
   B. 高速搅拌制粒
   C. 挤压制粒
   D. 流化床制粒
   E. 转动制粒

X 型题

11. 生产中颗粒剂的制粒方法主要有（　）
   A. 挤出制粒　B. 喷雾制粒　C. 流化床制粒　D. 塑制法制粒　E. 滴制法制粒
12. 颗粒剂的特点有（　）
   A. 吸收、起效较快
   B. 服用携带方便
   C. 表面积大，易吸湿
   D. 服用剂量较小
   E. 质量较液体制剂稳定
13. 下列可用作泡腾崩解剂的是（　）
   A. 酒石酸和硫酸钠
   B. 酒石酸和碳酸氢钠
   C. 酒石酸和碳酸钠
   D. 枸橼酸和碳酸钠
   E. 枸橼酸和亚硫酸钠
14. 颗粒剂的制备工艺过程包括（　）
   A. 制软材　B. 制颗粒　C. 干燥　D. 整粒　E. 原辅料的准备

15. 制备颗粒剂常用辅料为（　）

A. 糖粉　B. 糊精　C. 明胶　D. 乙醇　E. 淀粉

16. 流化制粒机内能完成的工序有（　）

A. 混合　B. 过筛　C. 制粒　D. 粉碎　E. 干燥

17. 颗粒剂的分类有（　）

A. 水溶性颗粒　B. 酒溶性颗粒　C. 混悬颗粒　D. 泡腾颗粒　E. 肠溶颗粒

二、综合问答题

请写出感冒退热颗粒的制备工艺流程。

【处方】大青叶 435g　板蓝根 435g　连翘 217g　拳参 217g

书网融合……

重点回顾　微课 1　微课 2　习题

第十一章　胶囊剂生产技术

学习目标

知识目标：

1. 掌握　胶囊剂的制备方法及单元操作要点、工艺过程的关键步骤及控制参数；硬胶囊剂、软胶囊剂、肠溶胶囊剂的辅料选择及囊壳材料选择。

2. 熟悉　全自动胶囊填充机、硬胶囊填充机、自动旋转轧囊机的原理及操作方法。

3. 了解　胶囊剂的概念、特点和分类。

技能目标：

能熟练完成硬胶囊剂、软胶囊剂、肠溶胶囊剂的制备技术。

素质目标：

培养学生爱岗敬业、中药胶囊剂传承与创新的制药匠心精神。

导学情景

情景描述：张某，男，大一新生，18岁，在军训期间因中暑而感觉头晕、恶心、腹痛、胃肠不适，张某向医生朋友求助，医生给他推荐了十滴水软胶囊。

情景分析：张某因参加学校组织的军训教育，较长时间暴露在烈日下，容易引起“暑热症”，以呕吐及腹泻为辨证要点，医生向他推荐了健胃、祛暑的十滴水软胶囊。

讨论：我们常见的胶囊剂有硬胶囊剂、软胶囊剂、肠溶胶囊剂等，这些不同的胶囊有何区别？

学前导语：该药是在传统祛暑药“十滴水”的配方基础上，采用先进工艺制成的中成药新剂型，改善了口感，服用更方便。主要用于治疗中暑引起的头痛、头晕、恶心、呕吐、胃肠不适等。其剂型为胶囊剂，和传统十滴水液体制剂不同，无论是制备方法还是携带使用更易被接受。本章将重点讲述胶囊剂的制备方法和质量控制。

第一节　概　述 微课1

PPT

胶囊剂系指原料药物或与适宜辅料充填于空心胶囊或密封于软质囊材中制成的固体制剂。目前胶囊剂主要供内服，也有供直肠、阴道给药的胶囊。随着机械工业的兴起，特别是自动胶囊填充机等先进设备的问世，胶囊剂取得了很大的发展，其产量、产值仅次于片剂和注射剂位居第三，已成为国内外临床上使用最广泛的口服制型之一。2020年版《中国药典》收载中药胶囊制剂品种302种，占收载成方制剂和单味制剂的18.8%，新增39个品种，删减3个品种。

一、胶囊剂的特点

（一）胶囊剂的优点

1. 方便患者服用　药物被填充于胶囊壳中，可掩盖药物的不良臭味；胶囊外表光洁、美观；服用胶囊剂量准确。

2. 可提高药物稳定性　胶囊壳能隔绝药物与光线、空气和湿气的接触，对光敏感、遇湿热不稳定的药物有一定的保护和稳定作用。

3. 生物利用度高　胶囊内容物在制备过程中一般不须添加黏合剂，胶囊填充时一般不施加压力，所以在胃肠道中崩解分散快，溶出度好，易吸收，比片剂、丸剂显效快。

4. 可调节药物释放速度和实现定位释放　根据需要可将药物制成普通、速释、缓释、控释颗粒或小丸后装入胶囊中，使药物具有速效或长效作用；制成肠溶胶囊可使药物定位释放于小肠或结肠，制成直肠给药或阴道给药的胶囊，可定位在特定腔道释药显效。

5. 可弥补其他固体剂型的不足　对含油量高或液体组分比较多的药物难以制成片剂，丸剂等固体剂型，可制成软胶囊，如紫苏子油软胶囊、月见草油胶丸等。

（二）胶囊剂的缺点

1. 有的人群不适合使用胶囊：如胶囊剂不适合婴幼儿和吞服不便的患者服用。

2. 有些药物不宜制成胶囊剂：①药物的水溶液或稀乙醇溶液，可使胶囊囊壁溶化破裂；②易风化的药物，可使胶囊囊壁吸潮变软；③易吸湿药物，可吸收胶囊囊壁中的水分，使其失水干燥变脆；④易溶性的刺激性药物，会因溶解后局部药物浓度过高而对胃黏膜产生刺激性。

二、胶囊剂的分类

根据溶解和释放特性不同，胶囊剂可分为硬胶囊（通称为胶囊）、软胶囊（胶丸）、缓释胶囊、控释胶囊和肠溶胶囊，主要供口服用。

药爱生命

在20世纪80年代末期，河南新谊药业联合有关专家开始研发治疗冠心病的中成药，在《康熙起居注》“回心方”的基础上研制出了山海丹胶囊。山海丹胶囊上市后，迅速畅销全国。但是，在副反应监测中，发现制剂的组方仍存在一些缺陷，因其药性温热，部分患者服用后有面红、口干等副作用。针对以上问题又组织相关人员进行山海丹胶囊的“二次开发”，最终研制出组方更合理的山海丹改进产品——参芪胶囊。参芪胶囊在保留了山海丹活血化瘀疗效基础上，滋阴、润燥功能更优，不但避免了“面红口干”，且补益保健功能更为突出。

然而，受限于参芪胶囊的大组方及当时的制剂工艺，患者每次要服用5粒零号胶囊，服用不便。于是，新谊人继续科研攻关，2003年，精制参芪胶囊制备方法获得突破；2006年获得发明专利证书；2008年，第二代参芪胶囊获得新药批准证书。每一个新药的研发都要把质量问题放在首位，要依据“三小、三效、五方便”的原则，才能更多地为人类健康造福。

第二节　硬胶囊剂生产技术

微课2

PPT

硬胶囊剂系指将一定量的药材提取物加药粉或辅料制成均匀的粉末或颗粒，充填于空心胶囊中制成，或将药材粉末直接分装于空心胶囊中制成。在现代中药制剂生产中，硬胶囊剂因工艺过程相对简单，又有服用方便、起效快并能有效地隔离药物的不良气味等优点，近年来得到了广泛的应用。

一、生产技术

硬胶囊剂的制法一般分为空心胶囊的制备和填充物料的制备、填充、封口、包装等工艺过程。工艺流程图见图 11－1。

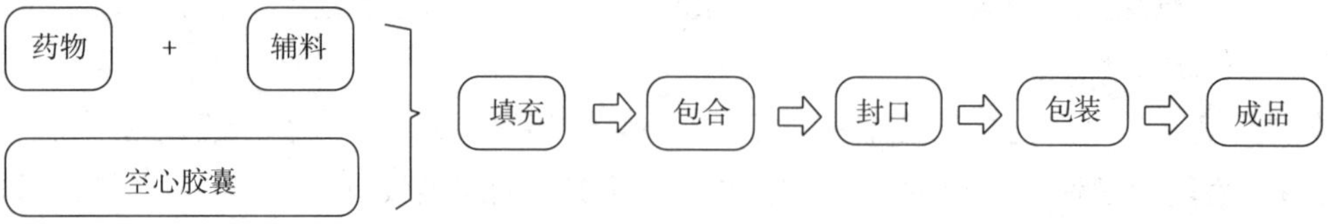

图 11－1 硬胶囊剂制备的一般工艺流程

（一）空心胶囊

1. 空心胶囊的组成 空心胶囊的主要原料为明胶。除了符合《中国药典》2020 年版规定以外，还应具有一定的黏度、胶冻力和 pH 等。黏度能影响胶囊壁的厚度，胶冻力则决定囊壳的强度。除了明胶以外，制备空心胶囊时还应添加适当的辅料，以保证其质量，如增塑剂、增稠剂、着色剂、遮光剂、防腐剂、增光剂等。

看一看

“毒胶囊”泛指利用由工业皮革废料为原料生产的重金属铬（Cr）超标的胶囊。2012 年 4 月，媒体曝光河北一些企业用皮革废料制成工业明胶，冒充药用明胶卖给浙江新昌县药用胶囊生产企业，最终流向药品生产企业。经调查发现，9 家药厂的 13 个批次药品所用胶囊重金属铬含量超标，其中超标最多的达 90 多倍。铬是一种毒性很大的重金属，容易进入人体内蓄积，具有致癌性并可能诱发基因突变。为了对不良企业用工业明胶生产药用空心胶囊的现象进行管理，原国家食品药品监督管理局修订了药用空心胶囊的质量标准，增加了铬的含量检测。《中国药典》2020 版规定，明胶空心胶囊含铬不得超过百万分之二。

2. 空心胶囊的制备与质量要求

（1）空心胶囊的制备 目前多采用栓模法，是将不锈钢制成的栓模浸入明胶溶液中，取出干燥形成囊壳，再经脱模而成。制备工艺流程包括：溶胶、蘸胶、制胚、干燥、拔壳、切割、整理等工序。制备空心胶囊的操作环境温度为 10～25℃、相对湿度为 30%～45%。空心胶囊的生产一般由自动化生产线完成，为了便于识别，空心胶囊上还可以用食用油墨印字。

（2）空心胶囊质量要求 空心胶囊的质量直接影响成品的质量，应符合《中国药典》2020 年版四部明胶空心胶囊项下各项要求。囊体应光洁、色泽均匀、切口平整、无变形、无异臭。此外，还应进行鉴别和松紧度、脆碎度、崩解时限、铬、重金属、微生物限度等检查。

（3）空心胶囊的种类、规格 空心胶囊呈圆筒状，系由可套合或锁合的帽和体两节组成的质硬且有弹性的空囊。锁口型囊帽与囊体套合面处均有凹环，囊帽与囊体套入后紧密嵌合，不易松动滑脱，以保证硬胶囊剂在生产、运输和贮存过程中不易漏粉。空心胶囊分为透明（两节均不含遮光剂）、半透明（仅一节含遮光剂）、不透明（两节均含遮光剂）三种，颜色有黄、绿、红、蓝等，上下两节为同色或异色。空心胶囊的规格分为 000、00、0、1、2、3、4、5 号 8 个型号，装量依次递减，号数越大，填充容积越小。000 空心胶囊少用。其余 7 种空心胶囊的容积见表 11－1。

表 11－1 空心胶囊的型号与对应容积

型号	00	0	1	2	3	4	5
近似容积/ml	0.95	0.67	0.48	0.37	0.27	0.20	0.13

（二）药物的填充

1. 空心胶囊的选择　空心胶囊有普通型和锁口型两类。药物填充多用容积控制，而药物的形状、密度、晶态、颗粒大小和剂量不同，所占的容积亦不同，故应按药物剂量所占容积来选用最小的空心胶囊。

2. 填充药物的处理　一般是固体，如粉末、结晶、细粒、颗粒、微丸、小丸等，也可以是半固体或液体。

（1）剂量小的饮片，可直接粉碎成细粉，过六号筛，混匀后填充。

（2）剂量较大的饮片，可先将部分粉碎成细粉，其余饮片经提取浓缩成稠膏后与细粉混匀，干燥，研细，过筛，混匀后填充，也可以将全部饮片经提取浓缩成稠膏后加适当辅料，制成微小颗粒，经干燥、混匀后填充。

（3）处方组成中若有结晶性或提取的纯品药物时，应先研成细粉再与群药细粉混匀后填充。

（4）性质稳定的半固体或液体也可以直接填充，这种液体或半固体药物直接灌装的技术可使硬胶囊具有软胶囊的优点，而且能够改善均匀度，克服粉尘交叉污染，通过固体溶液或缓释技术控制药物释放。

（5）麻醉药、毒性药细粉应稀释后填充。

（6）挥发油应先用吸收剂或方中其他药物细粉吸收，或制成包合物或微囊后再填充。

（7）易引湿或混合后发生共熔的药物可酌加适量稀释剂，混匀后填充。

3. 药物填充的方法　药物的填充方法有手工填充和机器填充。一般小量制备时，可用手工填充法。大量生产时，多采用机器填充，填充方式主要分为以下四种类型，①由螺旋进料器压进药物［如图11－2（a）所示］；②用柱塞上下往复将药物压进［如图11－2（b）所示］；③药物自由进入［如图11－2（c）所示］；④在填充管内先由捣棒将药物压成一定量后再填充于囊壳中［如图11－2（d）所示］。图（a）图（b）需物料有较好的流动性；图（c）需物料可自由流动；图（d）适用于流动性较差的物料。

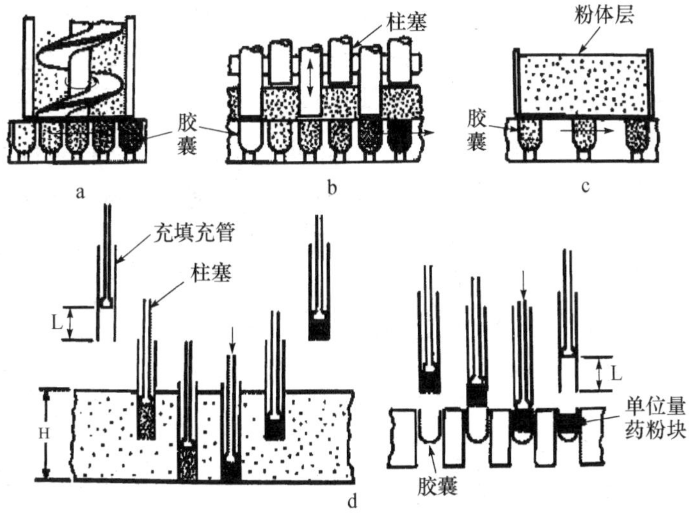

图11－2　硬胶囊填充的类型

（三）封口与抛光

为防止填充药物后发生泄漏现象，可在胶囊的套合处包封上一层或多层明胶液或采用锁口胶囊封口。封口后的胶囊进行抛光处理可以除去胶囊表面的药粉并使胶囊光亮、防潮。

二、常用设备

手工填充用胶囊板，机器填充用全自动硬胶囊填充机或半自动胶囊填充机。目前全自动高效胶囊填充机的型号很多，国内外均有生产。机器生产的主要生产流程［图 11－3（a）］为：空胶囊的供给→排列→校正方向→空胶囊帽体分开→药物填入→残帽剔除→胶囊帽体套合→残品排出。

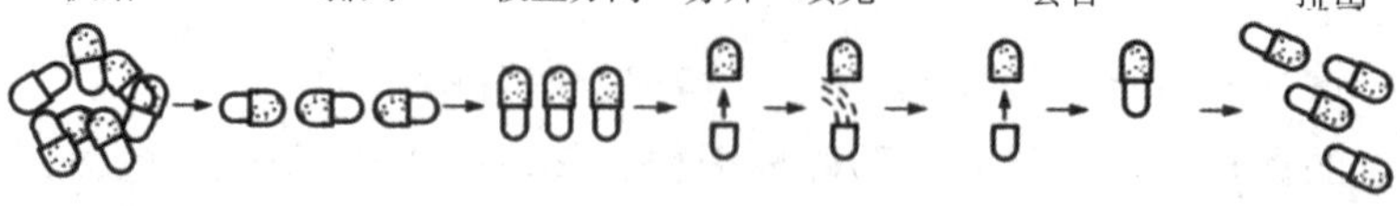

（a）胶囊填充机的主要生产流程

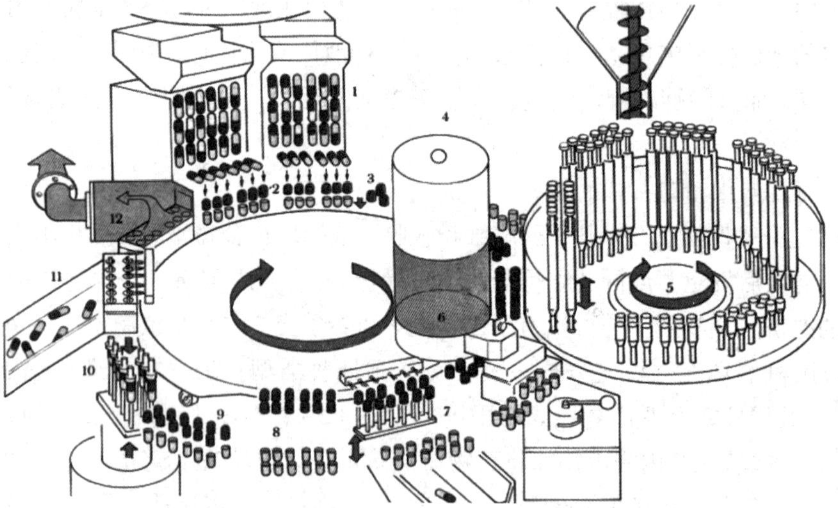

（b）胶囊填充机工作过程

图 11－3　全自动胶囊填充机

全自动胶囊填充机工作过程如图 11－3（b）所示，装在料斗里的空心胶囊随着机器的运转，逐个进入顺序装置的顺序叉内，经过胶囊导槽和拨叉的作用使胶囊调头，机器每动作一次，释放一排胶囊进入模块孔内，并使其囊体在下，囊帽在上。转台的间隙转动，使胶囊在转台的模块中被输出到各工位，真空分离系统把胶囊顺入到模块孔中的同时将帽体分开。随着机器的运转，下模块向外伸出，与上模块错开，以备填充物料。药粉由一个不锈钢料斗进入计量装置的盛粉环内，盛粉环内药粉的高度由料位传感器控制。充填杆把压实的药柱推到胶囊体内，调整每组充填杆的高度可以改变装药量。下模块缩回与上模块并合，经过推杆作用使充填好的胶囊扣合锁紧，并将扣合好的成品胶囊推出收集。真空清理器清理模块孔后进入下一个循环。

练一练11－1

空心胶囊在 37℃时，溶解的时间不应超过（　）

A. 20 分钟　　B. 30 分钟

C. 40 分钟　　D. 50 分钟

E. 60 分钟

答案解析

第三节　软胶囊剂生产技术

PPT

软胶囊系指将一定量的液体药物直接包封，或将固体药物溶解或分散在适宜的赋形剂中制成溶液、混悬液、乳液或半固体，密封于球形或椭圆形的软质囊材中的胶囊剂。主要特点是可塑性强、弹性大。

一、生产技术

软胶囊的制备过程包括囊材的制备及填充药物的制备、填充与成型等工艺。软胶囊的制备工艺流程如图 11－4 所示。

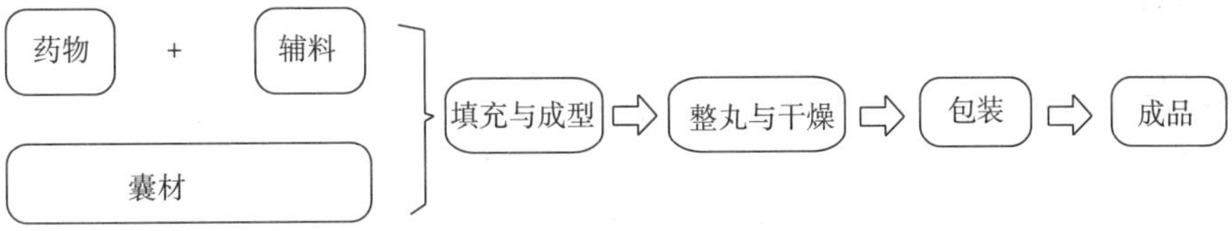

图 11－4　软胶囊制备工艺流程

（一）软胶囊的囊材

软胶囊囊材的组成主要是胶料、增塑剂、附加剂和水。最常用的胶类材料一般为明胶或阿拉伯胶；增塑剂常用的有甘油、山梨醇；附加剂包括防腐剂、着色剂、遮光剂（如二氧化钛）、矫味剂等，此外加入 1% 的富马酸可增加胶囊的溶解性；加二甲基硅油可改善空心胶囊的机械强度，提高防潮防霉能力等。

囊材弹性主要与明胶、增塑剂及水的比例有关。通常较适宜的重量比为：干明胶与干增塑剂之比为 1.0∶（0.4～0.6），水与干明胶之比为（1.0～1.6）∶1.0。选择胶囊硬度时应考虑所填充药物的性质以及药物与软胶囊囊材之间的相互影响。

看一看

明胶是生产软胶囊囊材的主要原料，是由动物的皮、骨或腱加工出的胶原，经水解后浸出的一种复杂的蛋白质，其分子量为 17500～450000。动物胶一般分骨胶、皮胶，统称为明胶。

（二）软胶囊填充物

软胶囊内可填充各种油类或对囊壁无溶解作用的液态药物，液态药物含水不得超过 5%，也可以填充溶液、混悬液，甚至是固体药物等。

填充药物的酸碱度也是影响软胶囊质量的重要因素之一。生产中常选用磷酸盐、乳酸盐等缓冲溶液调节填充药物的 pH，使之控制在 4.5～7.5，以防止囊材中的明胶在强酸下水解而泄漏，或在强碱下变性而影响崩解和溶出。

装填混悬液时，还需注意混悬液必须有较好的流动性和微粒混悬稳定性，所含固体药物的粒度应控制在 80 目以下。

（三）制备方法

软胶囊又称胶丸，其制备方法可分为压制法（模压法）和滴制法，其中压制法制成的软胶囊称为有缝胶丸，滴制法制成的软胶囊称为无缝胶丸。

1. 压制法　压制法是将明胶、甘油与水等制成厚薄均匀的胶片，再将药液置于两个胶片之间，用钢板模或旋转模压制软胶囊的一种方法。压制法制备主要包括配制囊材胶液、制胶片和压制软胶囊三个过程。

2. 滴制法 系指利用明胶液与油状药物为两相，分别盛装于贮液槽中，通过双层喷头（外层通入胶液，内层通入药液）按不同速度喷出，使一定量的明胶液包裹定量的药液后，滴入另一种不相混溶的冷却液中，通过表面张力作用使胶液进入冷却液后呈球形并凝固成软胶囊。

（四）整丸与干燥

制备出来的胶丸囊材含水量较高，表面较软，需放置于定型转笼中，动态风干 6～8 小时形状正常后洗丸，干燥，使胶丸含水量达到规定标准后方可捡丸、分装。

二、常用设备

（一）压制设备

压制法大量生产时，常采用自动旋转轧囊机，在电动机带动下各部分均自动运转，连续操作。本法的特点是连续自动化生产，产量高，成品率高，装量差异小。其工作原理如图 11－5 所示。

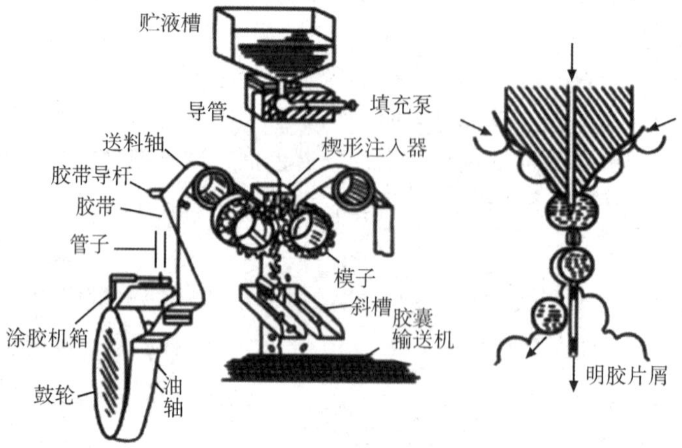

图 11－5　自动旋转轧囊机工作原理示意图

压制法制得的是有缝胶囊，形状可以是球形、椭圆形、长方形、筒形等。本法计量准确，产量大，自动化程度高，成品率较高，适合工业化大生产。

（二）滴制设备

滴制法设备的工作原理如图 11－6 所示。

采用滴制法制备软胶囊时，应当注意影响其质量的各种因素，主要包括：①明胶液的处方组成比例；②胶液的黏度；③药液、胶液及冷却液的温度；④药液、胶液及冷却液三者的相对密度；⑤软胶囊的干燥温度。在实际生产过程中，根据不同的品种，必须经过试验，才能确定最佳的工艺条件与参数。

? 想一想

【处方】 苍术 195g　陈皮 195g　厚朴（姜制）195g　白芷 293g　茯苓 293g　大腹皮 293g　生半夏 195g　甘草浸膏 24.4g　广藿香油 1.95ml　紫苏油 0.98ml

讨论： 请根据所学知识写出制备藿香正气软胶囊的工艺流程？这 10 味原料药各需要怎么处理？完成生产需要什么辅料？

答案解析

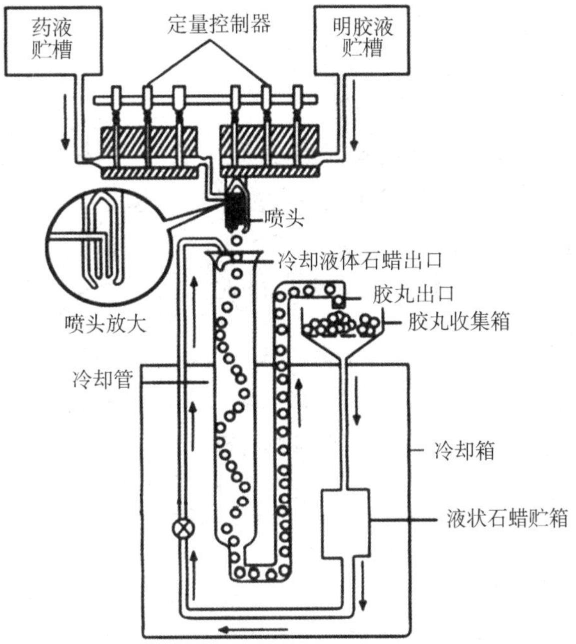

图 11－6　滴制法设备工作原理图

练一练11-2

下列适宜制成软胶囊的是（　）

A. 药物的水溶液　　B. 药物的稀乙醇溶液　　C. 鱼肝油

D. O/W 型乳剂　　E. 芒硝

答案解析

PPT

第四节　肠溶胶囊生产技术

肠溶胶囊系指胶囊壳在胃中不溶解，而在肠液中溶解后释放药物的胶囊（硬胶囊或软胶囊）。凡药物对胃有刺激性、在胃酸中不稳定或需要在肠内溶解而发挥疗效的，均可制成肠溶胶囊。

一、生产技术

肠溶胶囊主要有甲醛浸渍法和包衣法两种制备方法。

（一）甲醛浸渍法

指将明胶与甲醛作用生成甲醛明胶，使囊壳中的明胶无游离氨基存在，失去与酸结合能力，从而只能在肠液中溶解的方法。但该方法受甲醛浓度、浸渍时间、胶囊贮存时间等因素影响较大，因此其肠溶性非常不稳定，现很少应用此法制备肠溶胶囊。

（二）包衣法

指在明胶囊壳表面或胶囊内容物表面包裹肠溶衣料的方法。如用聚乙烯基吡咯烷酮作底衣层，再用蜂蜡等作外层包衣，也可用聚丙烯酸树脂Ⅱ号、邻苯二甲酸醋酸纤维酯等溶液包衣等。包衣法制备肠溶胶囊的肠溶性较稳定，因此，该方法是目前制备肠溶胶囊最常用的方法。目前，国内已有生产可在不同肠道部位溶解的空心胶囊。

二、常用设备

（一）胶囊壳包衣设备

可将囊壳涂上一层肠溶材料，以达到肠溶的效果。常用肠溶材料有邻苯二甲酸醋酸纤维酯（CAP）、聚丙烯酸树脂类共聚物等。先将邻苯二甲酸醋酸纤维酯、聚乙烯基吡咯烷酮（PVP）溶液喷射于胶囊上，作为底衣层，以增加其黏附性，然后用邻苯二甲酸醋酸纤维酯、聚丙烯酸树脂Ⅱ号等进行外层包衣。可将药物直接填充到具有肠溶作用的空心胶囊内。

（二）胶囊内容物包衣设备

一般用流化包衣设备，详见第十章图 10－5 流化床，即将内容物（颗粒、小丸等）包肠溶衣后装入空心胶囊中，此空心胶囊虽在胃中溶解，但内容物只能在肠道中溶解、崩解和溶出。

（三）胶囊填充设备

详见全自动胶囊填充机（图 11－3）。

PPT

第五节　胶囊剂生产与质量控制

一、生产过程质量控制

胶囊剂的生产环境至少要满足 D 级洁净区的要求，温度范围为 15～25℃，控制湿度在 35%～65%范围。

空心胶囊需检查合格后方能使用，贮存在温度为 18～28℃、相对湿度为 30%～40% 的环境中，避光密闭。

在硬胶囊的填充生产当中，需要防止出现粘结、变形、渗漏、胶囊壳破裂等情况。

二、胶囊剂的质量评定

胶囊剂的质量评定主要包括性状、理化鉴别、含量测定和微生物限度检查等项目。有些在《中国药典》2020 年版制剂通则项下有规定，有些则应通过试验和研究，根据具体品种制订相应的标准。

（一）外观

胶囊剂应整洁，不得有粘结、变形、渗漏或囊壳破裂，并应无异臭。

（二）水分

中药硬胶囊剂应进行水分检查。

检查法：取供试品内容物，照水分测定法（通则 0832）测定。除另有规定外，不得过 9.0%。

硬胶囊内容物为液体或半固体者不检查水分。

（三）装量差异

按照《中国药典》2020 年版规定的检查方法及标准执行。

检查法：除另有规定外，取供试品 20 粒（中药取 10 粒），分别精密称定重量，倾出内容物（不得损失囊壳），硬胶囊囊壳用小刷或其他适宜的用具拭净；软胶囊或内容物为半固体或液体的硬胶囊囊壳用乙醚等易挥发性溶剂洗净，置通风处使溶剂挥尽，再分别精密称定囊壳重量，求出每粒内容物的装量与平均装量。每粒装量与平均装量相比较（有标示装量的胶囊剂，每粒装量应与标示装量比较），超出装量差异限度（表 11－2）的不得多于 2 粒，并不得有 1 粒超出限度 1 倍。

表 11－2　胶囊装量差异限度

平均装量或标示装量	装量差异限度
0.3g 以下	±10%
0.3g 及 0.3g 以上	±7.5%（中药±10%）

凡规定检查含量均匀度的胶囊剂，一般不再进行装量差异的检查。

（四）崩解时限

除另有规定外，照崩解时限检查法（通则 0921）检查，均应符合规定。

硬胶囊剂在水中、(37±1)℃条件下应 30 分钟内完全崩解；肠溶胶囊剂应在人工胃液中、(37±1)℃条件下 2 小时内不发生溶解，然后在 pH6.8 磷酸缓冲液、(37±1)℃条件下 1 小时内完全崩解；需要注意，空心硬胶囊的崩解时间，优等品≤10 分钟、一等品≤15 分钟、合格品≤20 分钟，若硬胶囊剂的崩解时间过长，应当充分考虑空心硬胶囊自身的崩解时间。

凡规定检查溶出度或释放度的胶囊剂，一般不再进行崩解时限的检查。

（五）其他

胶囊剂的含量测定、溶出度、释放度、含量均匀度、微生物限度等均应符合要求。内容物包衣的胶囊剂应检查有机溶剂残留量。

实训项目五　山玫胶囊的制备

一、实训目的

1. 掌握硬胶囊生产工艺及质量评价。
2. 学会硬胶囊充填设备的使用；学会硬胶囊剂的清场。

二、实训条件

1. 实训场地　实训室。

2. 实训仪器与设备　胶囊板或半自动胶囊充填机、电子天平、盛器和用具等。

3. 实训材料　50% 乙醇溶液、70% 乙醇溶液、山楂叶、刺玫果和空心胶囊 1 号等。

三、实训内容与步骤

山玫胶囊

【处方】山楂叶 82.5g　刺玫果 62g

【制法】以上二味，山楂叶加 50% 乙醇，回流提取二次，合并提取液，滤过，滤液回收乙醇，减压干燥成干膏。刺玫果加 70% 乙醇，回流提取二次，合并提取液，滤过，滤液回收乙醇，减压干燥成干膏。将上述干膏合并，粉碎，混匀，过筛，装入胶囊，制成 100 粒，即得。

【质量检查】

1. 外观性状　本品为硬胶囊，内容物为棕褐色的粉末；味微苦、酸、涩。

2. 装量差异　照下述方法检查，应符合规定。

检查法：除另有规定外，取供试品 20 粒（中药取 10 粒），分别精密称定重量，倾出内容物（不得损失囊壳），硬胶囊囊壳用小刷或其他适宜的用具拭净，再分别精密称定囊壳重量，求出每粒内容物的装量与平均装量。每粒装量与平均装量相比较（有标示装量的胶囊剂，每粒装量应与标示装量比较），超出装量差异限度的不得多于 2 粒，并不得有 1 粒超出限度 1 倍。

凡规定检查含量均匀度的胶囊剂，一般不再进行装量差异的检查。

四、实训提示

胶囊外观应整洁，不得有粘结、变形、渗漏或囊壳破裂等现象，并应无异臭。

五、实训结果与讨论

1. 外观检查 将外观检查结果填入表 11－3，并对结果进行分析讨论。

表 11－3 外观检查记录

外观描述	
结果判断	

2. 装量差异检查 将装量差异检查结果填入表 11－4，并对结果进行分析讨论。

表 11－4 装量差异检查记录

平均重量/g	符合标准的重量波动范围/g	供试品重量/g									
结果判断											

六、思考题

试述硬胶囊剂填充药物时应该注意的问题。

答案解析

目标检测

一、选择题

A 型题

1. 下列空心胶囊中，容积最小的是（ ）

A. 1 号 B. 2 号 C. 3 号 D. 4 号 E. 5 号

2. 空心胶囊在 37℃时，溶解的时间不应超过（ ）

A. 20 分钟 B. 30 分钟 C. 40 分钟 D. 50 分钟 E. 60 分钟

3. 胶囊壳的主要原料是（ ）

A. 西黄芪胶 B. 琼脂 C. 着色剂 D. 明胶 E. 羧甲基纤维素钠

4. 硬胶囊壳中不含（ ）

A. 增塑剂 B. 着色剂 C. 遮光剂 D. 崩解剂 E. 防腐剂

5. 制备不透光的空心胶囊，需加入（ ）

A. 白及胶 B. 着色剂 C. 甘油 D. 琼脂 E. 二氧化钛

6. 在制备胶囊壳的明胶液中加入甘油的目的是（ ）
A. 增加可塑性
B. 遮光
C. 消除泡沫
D. 增加空心胶囊的光泽
E. 防腐
7. 除另有规定外，硬胶囊剂的内容物含水量不得过（ ）
A. 10.0% B. 9.0% C. 8.0% D. 7.0% E. 6.0%
8. 下列有关胶囊剂特点的叙述中，不正确的是（ ）
A. 能提高药物的稳定性
B. 能制成不同释药速度的制剂
C. 可彻底掩盖药物的不良气味
D. 胶囊壳可防止容易风化的药物不被风化
E. 与丸剂、片剂比，在胃内释药速度快
9. 对硬胶囊中药物处理不当的是（ ）
A. 挥发性成分包合后充填
B. 流动性差的粉末可制成颗粒后充填
C. 量大的药材粉碎成细粉后充填
D. 毒剧药应稀释后充填
E. 将药物制成微丸后充填
10. 含油量高的药物适宜制成的剂型是（ ）
A. 软胶囊剂 B. 溶液剂 C. 片剂 D. 滴丸剂 E. 散剂

X 型题

11. 下列有关胶囊剂的叙述，正确的是（ ）
A. 是一种靶向给药系统
B. 油类或液态药物可以制成软胶囊
C. 能掩盖药物的不良气味
D. 比其他剂型的生物利用度高
E. 可提高药物的稳定性
12. 胶囊剂的质量要求有（ ）
A. 外观 B. 水分 C. 装量差异 D. 硬度 E. 崩解度与溶出度
13. 根据囊材性质分类的胶囊有（ ）
A. 微型胶囊 B. 肠溶胶囊 C. 滴丸剂 D. 软胶囊剂 E. 硬胶囊剂
14. 软胶囊剂的制备方法包括（ ）
A. 灌装法 B. 压制法 C. 滴制法 D. 膜壳法 E. 挤压法
15. 下列属于胶囊剂特点的是（ ）
A. 生物利用度高
B. 外观光洁、便于服用
C. 可制成不同释药速度制剂
D. 可增加药稳定性
E. 可掩盖药物的不良气味
16. 可作为软胶囊内容物的是（ ）
A. 颗粒
B. 高浓度的乙醇液
C. 油类
D. W/O 型乳剂
E. 混悬液
17. 下列可填充于硬胶囊内的药物是（ ）
A. O/W 型乳剂 B. 油类药物 C. 药物粉末 D. 药物颗粒 E. 流浸膏

18. 胶囊内容物的形式有（　）
   A. 粉末　　B. 颗粒　　C. 液体　　D. 混悬液　　E. 微丸

二、综合问答题

1. 简述压制法制备软胶囊的工艺流程。
2. 试述硬胶囊剂填充药物时应该注意的问题。

书网融合……

重点回顾　　微课 1　　微课 2　　习题

第十二章　片剂生产技术

学习目标

知识目标：

1. **掌握**　片剂的概念、特点、分类与质量要求；片剂的辅料和湿法制粒压片法。

2. **熟悉**　片剂的包衣目的、类型；粉末直接压片法；片剂生产过程中常出现的问题和解决的方法；片剂的质量检查。

3. **了解**　片剂包衣方法与包衣过程；压片机的结构；片剂的包装与储存。

技能目标：

能熟练进行典型片剂的小试制备；正确使用单冲压片机或旋转式压片机。

素质目标：

培养学生爱岗敬业和片剂制作匠心精神。

导学情景

情景描述：某宝，18个月，因感冒发热去医院就诊，医生开的药中有一盒“娃娃宁泡腾片”，回家后，妈妈将泡腾片塞进宝宝嘴巴，并用奶瓶喂水给孩子吞服。10多秒钟后，孩子便出现抖动、咳嗽、嘴边发紫的状况，随后被送进抢救室手术。

情景分析：泡腾片如果没有在水中崩解或者没有充分崩解，就会在气道内会发生崩裂，并诱发强烈的气道痉挛，进而导致缺氧窒息，如果要给孩子服用泡腾片，一定要在泡腾片完全崩解后再服下。

讨论：片剂包括口服片剂、口腔用片剂、外用片剂等不同的临床给药途径。口服片剂也包括直接吞服的普通片、包衣片，咀嚼服用的咀嚼片，用水泡腾后服用的泡腾片等不同的服用方式。这些不同的片剂有什么特点？

学前导语：泡腾片的崩解机制是什么？泡腾片制作时与其他片剂的区别在哪里？

本章主要讲授片剂生产技术。通过对片剂概述、生产技术、生产与质量控制的讲解，并对湿法制粒压片法制备片剂进行重点训练，掌握片剂生产技术。

第一节　概　述

微课

PPT

中药片剂是中药提取物、中药提取物加中药细粉或中药细粉与适宜辅料混匀压制而成的圆片状或异型片状（如椭圆形、三角形、菱形、动物模型等）固体制剂，主要供内服使用，也有外用。目前，片剂已成为现代药物制剂中临床应用最为广泛的剂型之一。2020年版《中国药典》收载中药片剂320种，占收载成方制剂和单味制剂的19.9%，新增21个品种。

一、片剂的特点

（一）片剂的优点

1. 剂量准确。片剂内药物含量均匀，差异较小。

2. 质量稳定。片剂为干燥致密的固体，外界空气、水分及光线对其影响较小。

3. 体积小，携带、运输、服用方便。

4. 生产过程机械化、自动化程度高，产量大，成本低，卫生标准易达到。

5. 可以满足不同临床医疗需求。可通过各种制剂技术制成各种类型的片剂，如分散片、缓释片、控释片、包衣片、多层片等，以达到速效、长效、控释、肠溶等目的。

（二）片剂的不足之处

1. 片剂中药物的溶出速率较散剂、颗粒剂和胶囊剂慢，其生物利用度稍差一些。

2. 儿童及昏迷患者不宜吞服。

3. 某些中药片剂容易引湿受潮，且含挥发性成分的片剂贮存较久含量会有所下降。

4. 在片剂的制备中一般需加入赋形剂，并经过压缩成型，可能会影响主药溶出度及生物利用度。

二、片剂的分类

目前，片剂一般采用压片机压制而成。压制片按给药途径结合制备方法，主药可以分为口服片剂、口腔用片剂、外用片剂和中药片剂四大类。

（一）口服片剂

1. 普通片 又称素片，是药物与适宜的辅料混合均匀后压制而成的片剂，如止痢宁片。

2. 包衣片 是在普通片剂的外面包上一层衣膜的片剂。根据包衣材料的不同，又分为：①糖衣片。是以蔗糖为主要包衣材料进行包衣而制成的片剂。对药物起保护或掩盖药物的不良气味，如小檗碱糖衣片。②薄膜衣片。是以丙烯酸树脂、羟丙基甲基纤维素等高分子成膜材料为主要包衣材料进行包衣而制得的片剂，如三七片等。③肠溶衣片。是以在胃液中不溶、但在肠液中可以溶解的物质为主要包衣材料进行包衣而制得的片剂，如阿司匹林肠溶片，可有效防止药物对胃部的刺激。

3. 咀嚼片 是指在口腔中咀嚼碎后吞服的片剂。咀嚼片一般应选择甘露醇、山梨醇、蔗糖等水溶性辅料作填充剂和黏合剂。咀嚼片硬度应适中。一般在胃肠道中发挥作用或经胃肠道吸收发挥全身作用。如健胃消食片、酵母片等治疗胃部疾患。口中咀嚼或使片剂溶化后吞服，故可不加崩解剂，且利于一些崩解困难的药物吸收。通常加入蔗糖、薄荷、食用香料等用于调整口味，适合于小儿服用和治疗胃部疾病。

4. 泡腾片 是指片剂含有碳酸氢钠和有机酸，遇水时反应可产生大量二氧化碳气体呈泡腾状，使片剂迅速崩解，如茵栀黄泡腾片。

5. 分散片 是指在水中能迅速崩解并均匀分散的片剂（在19～21℃水中一般3分钟内即可崩解分散并通过180μm孔径的筛网）。分散片加水分散后口服，也可将分散片含于口中吮服或吞服。其中所含的药物主要是难溶性的，也可以是易溶性的，如益心酮分散片。

6. 缓释片 是在规定的释放介质中缓慢地非恒速释放药物的片剂。该片具有血药浓度平稳、服用次数少且作用时间长等优点，如雷公藤缓释片。

7. 控释片 是在规定的释放介质中缓慢地恒速释放药物的片剂。该片具有药物释放平稳，接近零级速度过程；吸收可靠，血药浓度平稳；药物作用时间长，副作用小，并可减少服药次数等优点，如大黄控释片。

8. 多层片　是由两层或多层组成的片剂，一般由两次或多次加压而制成，各层可含有不同的药物或各层的药物相同而辅料不同。多层片可避免复方制剂中不同药物之间的配伍变化，如维C银翘片多层片或夹心片。

（二）口腔用片

1. 口含片　又称含片，是指含在口腔中缓慢溶化产生局部或全身作用的片剂。含片中的药物是易溶性的，主要起局部消炎、杀菌、收敛、止痒或局部麻醉作用，如复方草珊瑚含片。

2. 舌下片　是指置于舌下能迅速溶化，药物经舌下黏膜吸收发挥全身治疗作用的片剂。舌下片中的原料药物应易于直接吸收，主要用于急症的治疗，如硝酸甘油舌下片等。

3. 口腔贴片　是指粘贴于口腔，经黏膜吸收后起局部或全身作用的片剂。口腔贴片应进行溶出度或释放度（《中国药典》2020年版四部通则0931）检查，如黄蜀葵花总黄酮口腔贴。

4. 口崩片　是指在口腔内不需要用水即能迅速崩解或溶解的片剂。一般适合于小剂量原料药物，常用于吞咽困难或不配合服药的患者。可采用直接压片和冷冻干燥法制备。口崩片应在口腔内迅速崩解或溶解、口感良好、容易吞咽，对口腔黏膜无刺激性，如颠茄口腔崩解片。

（三）其他给药途径的片剂

1. 可溶片　是指临用前能溶解于水或非包衣片或薄膜包衣片剂。可溶片应溶解于水中，溶液可呈轻微乳光。可供口服、外用、含漱等用。如供滴眼用的白内停片，供漱口用的复方硼砂漱口片等。

2. 阴道片与阴道泡腾片　指置于阴道内使用的片剂。阴道片和阴道泡腾片的形状应易置于阴道内，可借助器具将阴道片送入阴道。阴道片在阴道内应易溶化、溶散或融化、崩解并释放药物，主要起局部消炎、杀菌、杀精子及收敛等作用，如妇必舒阴道泡腾片。

3. 注射用片　指临用前溶解后供注射用的无菌片剂，供皮下或肌内注射。因难以保证溶液完全无菌，已经很少应用。

4. 植入片　是指用特殊注射器或手术埋植于皮下产生持久药效（数周、数月甚至数年）的无菌片剂，适用于需要长期使用的药物。一般长度不大于8mm的圆柱体，灭菌后单片包装，由于生产技术的难度较大以及相关辅料的限制，该制剂目前在国内的生产和应用较少，如避孕药制成植入片。

（四）中药片剂的分类

中药片剂按其原料特征可分为以下四种类型。

1. 提纯片　系指将处方中药材经过提取，得到单体或有效部位，以提纯物作为原料，加适宜的辅料制成的片剂，如北豆根片、银黄片等。

2. 全粉末片　系指将处方中全部药材粉碎成细粉作为原料，加适宜的辅料制成的片剂，如参茸片、安胃片等。

3. 全浸膏片　系指将处方中全部药材用适宜的溶剂和方法提取制得浸膏，以全量浸膏加适宜的辅料制成的片剂，如穿心莲片、通塞脉片等。

4. 半浸膏片　系指将处方中部分药材经提取制得浸膏，与剩余药材细粉加适宜的辅料制成的片剂，如藿香正气片、银翘解毒片等。此类型片剂在中药片剂中占的比例最大。

药爱生命

片剂的给药方式有口服、含片、可溶片、腔道给药等多种方式，其中口服给药最为常见。临床用药时应充分考虑片剂的性质，严格按照服用方法给药，以保证制剂疗效的发挥，避免出现毒副作用。例如，舌下片是根据药物的脂溶性特点，舌下给药后吸收完全而迅速，血药浓度高，发挥疗效快，临床应用时不能随意改变。例如硝酸甘油片改为口服给药则吸收缓慢，药物易在肝内灭活，血药浓度低，疗效仅为舌下含服的1/10，且不能发挥急救的作用。舌下给药途径简单，依从性好，特别适合于吞咽困难患者及老人、儿童等使用。舌下片剂的临床应用，增加了特殊患者用药选择，充分体现药物制剂研发以患者为中心，关爱患者的研发理念。

三、片剂的辅料

片剂是由药物与辅料两个部分组成。辅料是指主药以外的一切物料的总称，亦称赋型剂。片剂的辅料主要包括填充剂、黏合剂、崩解剂、润滑剂等；根据需要还可加入着色剂、矫味剂等，以提高患者的适应性。辅料不仅可促使片剂成型，同时又利于片剂崩解释放药物。

片剂在生产过程中所用的辅料应无生理活性；其性质应稳定而不与主药发生任何物理和化学反应；对人体无毒、无刺激性，不影响主药的疗效和含量测定，对药物的溶出和吸收无不良影响；并且来源广泛，价格便宜。但是实际上完全惰性的辅料很少，辅料对片剂的性质甚至药效有时可产生较大的影响，因此，要重视辅料的选择，应根据主药的性质和用药目的来选择。

（一）填充剂

1. 分类 填充剂分为稀释剂和吸收剂。

（1）稀释剂 是指用以增加片剂的重量或体积，或分散主药以降低物料的黏性，利于片剂成型和分剂量的辅料，适用于药物的剂量小于100mg或不能满足片剂大小（直径不小于6mm）的要求时，必须加入稀释剂方能成型。

（2）吸收剂 指用以吸收物料中液体成分的辅料。片剂中若含有一定比例的挥发油或其他液体成分时，需加入适当的吸收剂将其吸收后再加入其他成分压片。

2. 常用填充剂 常用填充剂主要有以下几种。

（1）淀粉 是最常用的片剂辅料。制药工业中应用最广泛的是玉米淀粉。淀粉为白色细微粉末，无味，在冷水或乙醇中均不溶解，在空气中很稳定，与大多数药物不起反应，价格也比较便宜，吸湿性小，外观色泽好，但遇水膨胀。遇酸或碱在潮湿的状态及加热情况下，逐渐被水解而失去膨胀作用。在水中加热至68～70℃则淀粉糊化。单独使用可压性较差，片剂较为松散，因此制药生产中常与可压性好的适量糖粉、糊精等混合使用，以增加其黏合性和片剂的硬度。

（2）糖粉 糖粉是指结晶性蔗糖经低温干燥粉碎后而制成的白色粉末，味甜、黏合力强、干燥情况仍具有黏合能力，可用来增加片剂的硬度，使片剂的表面光滑美观，但是糖粉吸湿性较强，用量过多会使制粒、压片困难，长期储存会使片剂的硬度加大、崩解时限超限。除口含片和可溶性片剂外，一般不单独使用，常与糊精、淀粉配合使用。

（3）糊精 为淀粉的不完全水解产物，微溶于冷水，能溶于热水成黏胶状溶液，不溶于乙醇。药用糊精为白色或淡黄色粉末，多作为稀释剂或干燥黏合剂。糊精具有较强的黏合性，使用不当会使片剂表面出现麻点、水印或造成片剂崩解或溶出迟缓；其次在含量测定时会影响测定结果的准确性和重现性，故常与糖粉、淀粉混合使用。

（4）乳糖 是一种优良的片剂填充剂，是由一分子葡萄糖和一分子半乳糖缩合而成，为白色带甜味的结晶性粉末。其性质稳定、易溶于水、无吸湿性、流动性、可压性好，可供粉末直接压片使用。乳糖在国外应用非常广泛，但价格昂贵，国内很少单独使用。

（5）可压性淀粉 亦称为预胶化淀粉，是由淀粉部分水解而得。具有良好的流动性、可压性、自身润滑性和干黏合性，并有较好的崩解作用。

（6）微晶纤维素　是由纤维素部分水解而制得的聚合度较小的结晶性纤维素，白色或类白色，是由多孔微粒组成的晶体粉末，无臭，无味，在水、乙醇、丙酮或甲苯中不溶，微溶于200g/L的碱溶液。具有良好的可压性和较强的黏合力，可作为粉末直接压片的干燥黏合剂使用。但是本品不适用于包衣片，因其具有吸湿性会使片剂膨胀和变软。

（7）无机盐类　常用作片剂的稀释剂和挥发油的吸收剂。主要是一些无机钙盐如硫酸钙、磷酸氢钙及药用碳酸钙等。最为常用的为硫酸钙，其性质稳定，无臭，无味，微溶于水，在乙醇中不溶，与多种药物可以配伍，制成的片剂外观光洁，硬度、崩解度均好，对药物也无吸附作用。但要注意钙盐虽可与多种药物配伍，但对某些药物的吸收和含量测定有干扰。

（8）甘露醇　是一种己六醇，为白色结晶性粉末，清凉味甜，易溶于水，可溶于甘油，在乙醇或乙醚中几乎不溶。性质稳定，无吸湿性；但流动性差，价格稍贵，常与蔗糖配合使用，较适于制备咀嚼片、口含片。

（二）润湿剂或黏合剂

前者本身没有黏性，但能诱发待制粒药粉间的黏合作用，适用于具有一定黏性的药料；而后者本身具有黏性，能增加药粉间的黏合作用，适用于没有黏性或黏性不足的药料。黏合剂有固体和液体型两类，一般液体型的黏合作用较大，固体型往往兼有稀释剂的作用。常用的润湿剂和黏合剂有以下几个品种。

1. 水　为润湿剂。凡药物本身具有一定黏性（如中药半浸膏粉），用水润湿即能黏结制粒。但用水做润湿剂时，因干燥温度较高，故对不耐热、遇水易变质或易溶于水的药物不宜应用。由于水制成的颗粒松紧不匀，而影响片剂的质量。因此很少单独使用，往往采用低浓度的淀粉浆或不同浓度的乙醇代替。

2. 乙醇　为润湿剂。凡药物具有黏性，但遇水后黏性过强而制粒困难，或遇水受热易水解变质，或药物易溶于水难以制粒，或干燥后颗粒过硬而影响片剂质量者，均可选用不同浓度的乙醇作为润湿剂制粒。中药浸膏粉、半浸膏粉等制粒，常采用乙醇作润湿剂；用大量淀粉、糊精或糖粉作赋形剂者亦常用乙醇作润湿剂。

3. 淀粉浆（糊）　为最常用黏合剂。系由淀粉加水在70℃左右糊化而成稠厚胶体，放冷后呈胶冻状。因为胶冻中包含大量水分，遇粉料后水逐渐扩散到粉料中，分布均匀、润湿一致。淀粉浆本身有一定的黏合作用，制出的片剂崩解性能好，对药物溶出的不良影响小。本品适用于对湿热较稳定的药物，而药物本身又不太松散的品种，尤其适用于可溶性药物较多的处方。使用浓度一般为8%～15%，并可根据原辅料的性质以及颗粒的松紧要求来选择淀粉浆的浓度。

淀粉浆的制法有煮浆法和冲浆法两种。煮浆法系将淀粉加全量冷水搅匀，置夹层容器内加热搅拌使糊化制成；冲浆法系取淀粉加少量冷水混悬后，冲入一定量沸水（蒸汽），并不断搅拌使糊化而成。前者因淀粉粒糊化完全，故黏性较后者强。

4. 糖浆　为蔗糖的水溶液，其黏合力强，适用于纤维性强、弹性大以及质地疏松的药物。一般使用浓度多为50%～70%，常与淀粉浆或胶浆混合使用。不宜用于酸、碱性较强的药物，以免产生转化糖而增加引湿性，不利于压片。

液状葡萄糖、饴糖、炼蜜都具有较强的黏性，适用的药物范围与糖浆类似，但均具一定引湿性，应控制用量。

5. 明胶浆　为明胶溶于水形成的胶浆，具有强黏合性，适用于可压性差的松散性药物或作为硬度要求大的口含片的黏合剂。使用浓度一般为2%～10%。制粒时胶液应保持较高的温度，以免胶凝。同时应注意浓度和用量，若浓度过高、用量过大会影响片剂的崩解和药物的溶出。同样，阿拉伯胶浆的适用性与明胶浆相同。

6. 聚维酮（PVP） 根据其分子量大小分为不同规格，最常用的型号是K30（分子量约6万）。既溶于水，又溶于乙醇，吸湿性较强。其水溶液适用作咀嚼片的黏合剂；其干粉为直接压片的干燥黏合剂，能增加疏水性药物的亲水性，有利于片剂崩解；其无水乙醇溶液可用于泡腾片的酸、碱粉末混合制粒，不会发生酸、碱反应；其乙醇溶液适用于对湿热敏感的药物制粒；而5%～10% PVP水溶液是喷雾干燥制粒时的良好黏合剂。

7. 纤维素衍生物 甲基纤维素（MC）、乙基纤维素（EC）、羧甲基纤维素钠（CMC－Na）、低取代羟丙基纤维素（L－HPC）、羟丙基纤维素（HPC）、羟丙基甲基纤维素（HPMC）等均可用作黏合剂，且兼有崩解作用。EC、HPMC等目前还常用作缓释制剂的包衣材料。纤维素类衍生物的聚合度和取代度不同，其黏度等性质亦不同，应根据需要选择。

此外，具高度多孔性的微晶纤维素具有良好的混合性、吸附性、流动性和改善粉体压缩成形性，可用作黏合剂、崩解剂、助流剂和稀释剂，也可用于粉末直接压片。因其具吸湿性，不适用于包衣片及某些对水敏感的药物。海藻酸钠、硅酸镁铝、聚乙二醇4000、中药稠膏等也可选作黏合剂，而改良淀粉、聚乙二醇6000、乳糖、糊精等还可作为干燥黏合剂。

（三）崩解剂

崩解剂是指能促使片剂在胃肠道中迅速裂碎成细小粒子的辅料。在压制片中除了缓（控）释片以及某些特殊用途的片剂（如口含片、植入片、缓控释片）外，一般均需加入崩解剂。

1. 片剂崩解的机理 崩解剂的主要作用是克服由黏合剂或由压制成片剂时形成的结合力，从而使片剂崩解。其作用机理与所用崩解剂及所含药物的性质有关，主要有以下几点。

（1）毛细管作用 一些崩解剂和填充剂，特别是直接压片用辅料，多为圆球形亲水性聚集体，在加压下形成了无数孔隙和毛细管，具有强烈的吸水性，使水迅速进入片剂中，将整个片剂润湿而崩解。大部分片剂崩解剂属于此类型，如淀粉。

（2）膨胀作用 崩解剂多为高分子亲水性物质，压制成片后，遇水易于被润湿并通过自身膨胀，降低片剂的结合力，使片剂崩解，如羧甲基淀粉及其钠盐。

（3）产气作用 在片剂中加入泡腾崩解剂，遇水即发生化学反应产生气体，借助气体的膨胀使片剂崩解。某些药物在水中溶解时产生热（湿润热），使气体膨胀。泡腾崩解剂常用枸橼酸或酒石酸，与碳酸氢钠或碳酸钠组成的酸－碱系统。

（4）酶解作用 一些酶对片剂中某些辅料有作用，当将它们配制在同一片剂中时，遇水即能迅速崩解。如将淀粉酶加入到干颗粒中，由此压制的片剂遇水即能崩解。

2. 崩解剂的加入方法

（1）内加法 在制粒过程中加入一定量崩解剂，因此，片剂的崩解将发生在颗粒的内部。

（2）外加法 在压片之前将崩解剂加入到干颗粒中，因此，片剂崩解发生在颗粒之间。

（3）内外加法 将崩解剂分成两份，一份按内加法加入，另一份外加法加入，可以使片剂的崩解既发生在颗粒内部又发生在颗粒之间，从而达到良好的崩解效果。内外加法集中了前两种方法的优点，相同用量时，其崩解速率：外加法＞内外加法＞内加法；但药物的溶出速率：内外加法＞内加法＞外加法。

表面活性剂作为辅助崩解剂，加入方法有：①溶于黏合剂中；②与崩解剂混匀后加入干颗粒中；③制成醇溶液喷入干颗粒中。

3. 常用崩解剂

（1）干淀粉 是一种最为经典的崩解剂。将淀粉干燥处理，使含水量在8%～10%之间。干淀粉吸水性较强且遇水具有较大的膨胀特性，较适用于水不溶性或微溶性药物的片剂，但对易溶性药物的崩解作用较差。在生产中，淀粉作为崩解剂一般采用内外加法。

（2）羧甲基淀粉钠（CMS－Na）　是一种白色无定形的粉末，具有显著的吸水、膨胀作用，吸水后体积可膨胀至原体积的200～300倍，价格较低，是一种性能优良的崩解剂。由于其流动性和可压性良好，增加片剂的硬度不会影响其崩解性，既可用于湿法制粒压片，又适于粉末直接压片。

（3）羟丙基淀粉（HPS）　本品无臭，在水中膨胀性能良好，崩解较快。具有良好的润滑性、不黏冲；具有良好的可压性，本片作为崩解剂不易出现裂片。是目前较为优良的崩解剂之一。

（4）低取代羟丙基纤维素（L－HPC）　是国内近年来应用较多的一种崩解剂。本品具有很大的空隙率和比表面积，有很大的吸水速度和吸水量。其吸水膨胀率在500%～700%，崩解后的颗粒也较细小，故有利于药物的溶出。用量一般为片重的4%～6%（质量分数）。

（5）交联聚乙烯吡咯烷酮（PVPP）　是流动性良好的白色粉末，有极强的吸湿性，在水中可迅速溶胀形成无黏性的胶体溶液，崩解效果好，作为水不溶性的片剂崩解剂，在直接压片和干法或湿法制粒压片工艺中使用的浓度为2%～5%（质量分数）。

（6）交联羧甲基纤维素钠（CCNa）　为白色细颗粒状粉末，无臭无味，不溶于水、乙醇。具有较好的崩解作用，与CMS－Na合用，崩解效果更好，但与干淀粉合用作用降低。适用于直接压片和湿法制粒压片工艺。

（7）泡腾崩解剂　是一种专用于泡腾制剂的特殊崩解剂。主要成分是“酸源”和“二氧化碳源”，当与水接触时，迅速反应生成二氧化碳气体，借助气体的膨胀，使片剂在短时间内崩解。酸源有：柠檬酸、酒石酸、富马酸、已二酸、苹果酸、水溶性氨基酸；二氧化碳源有：碳酸钠、碳酸氢钠、碳酸钾、碳酸氢钾、碳酸钙。其中最常用为碳酸钠：碳酸氢钠＝1∶9。此类片剂应妥善包装，避免受潮，以免崩解失效。

（8）表面活性剂　为崩解辅助剂，能增加疏水性片剂的润湿性，促进水分渗透到片芯的速度加快，加速片剂的崩解和溶出，常用的表面活性剂有聚山梨酯80、十二烷基硫酸钠等。

（四）润滑剂

润滑剂在片剂的制备过程中兼有润滑、抗黏附、助流三种作用，是助流剂、抗黏附剂和润滑剂的统称。助流剂是指降低颗粒之间的摩擦力，从而改善粉粒流动性、缩短填充时间、减少重量差异的辅料。抗黏附剂是指能减轻颗粒对冲模的黏附性的辅料。其作用是防止压片物料黏着于冲模表面，增加片剂的光洁度。润滑剂是指能降低颗粒（或片剂）与冲模孔壁之间摩擦力的辅料。其作用是增加颗粒、片剂的滑动性，利于出片。

在生产实践中很难找到独具一方面作用的辅料，往往是兼具这三方面的作用，因此将它们统称为润滑剂。在选用润滑剂时，可根据其性能有针对性地选择。润滑剂的用量一般不超过1%，其粒度要求至少100目以上，粉末越细，表面积越大，润滑性越好。

1. 常用润滑剂

（1）硬脂酸镁　本品为疏水性润滑剂，白色粉末，细腻疏松，有良好的附着性，易与颗粒混合均匀而不易分离，压片后片面光滑美观，应用较为广泛。用量一般为0.3%～1%，用量过大时，会造成片剂崩解迟缓，但加入适量的十二烷基硫酸钠等表面活性剂可改善。硬脂酸镁呈碱性反应，某些在碱性环境中不稳定的药物，如阿司匹林、某些抗生素等不宜使用。

（2）滑石粉　其成分为含水硅酸镁（$3MgO \cdot 4SiO_2 \cdot H_2O$），为白色结晶性粉末，滑动性好，能降低颗粒间的摩擦力，改善颗粒流动性，为优良的助流剂。常用量一般为0.1%～3%，最多不超过5%。滑石粉附着力差且比重大，在压片过程中因机械震动易与颗粒分层，导致在颗粒中分布不匀。

（3）微粉硅胶　本品为优良的片剂助流剂。可用作粉末直接压片的助流剂。其性状为轻质白色粉末，无臭无味，比表面积大，常用量为0.1%～0.3%，特别适合于油类和浸膏类等药物。

（4）氢化植物油　本品润滑性能良好，应用时将其溶于轻质液体石蜡油或己烷中，喷于干颗粒表面混匀。凡不宜用碱性润滑剂的药物均可用本品代替。

（5）聚乙二醇类　本品为水溶性润滑剂，目前主要使用聚乙二醇4000和聚乙二醇6000。

（6）十二烷基硫酸钠（镁）　本品为水溶性表面活性剂，具有良好的润滑作用，能提高片剂的机械强度，促进片剂的崩解和药物的溶出。

常用润滑剂的性能见表12-1。

表12-1　常用润滑剂的性能

辅料名称	常用浓度/%	助流性	抗黏性	润滑性
硬脂酸镁	0.1～1	不好	好	很好
滑石粉	1～5	好	很好	不好
微粉硅胶	0.1～3	很好	—	—

2. 润滑剂使用中应注意的问题　润滑剂的润滑作用与润滑剂的比表面积有关，所以固体润滑剂粉末粒度应愈细愈好，应能通过九号筛。

3. 润滑剂的加入方法

（1）直接加到待压的干颗粒中，此法不能保证分散混合均匀。

（2）用60目筛筛出颗粒中部分细粉，与润滑剂充分混匀后再加到干颗粒中。

（3）将润滑剂溶于适宜的溶剂中或制成混悬液或乳浊液，喷入颗粒中混匀后将溶剂挥发。液体润滑剂常用此法。

练一练12-1

以下哪种物质是片剂常用润滑剂（　）

A. 淀粉　　B. 乙醇

C. 糊精　　D. 硬脂酸镁

E. 糖粉

答案解析

第二节　片剂压片技术

PPT

片剂制备的三大要素是流动性、压缩成形性和润滑性。流动性好，可以保证粉体的流动、充填等操作顺利进行，减小片重差异；压缩成形性好，可防止裂片、松片等不良现象；润滑性好，可防止片剂不黏冲，可以得到完整、光洁的片剂。因此，片剂的生产处方应根据药物的理化性质和临床用药要求来设计，生产工艺应根据药物的性质、辅料的性质以及药物与辅料的相互作用来选择。

片剂的制备方法按制备工艺可分为如图12-1所示的两大类或四小类。

- 片剂制备方法
  - 制粒压片法
    - 干法制粒压片法
    - 湿法制粒压片法
  - 直接压片法
    - 粉末直接压片法
    - 结晶直接压片法

图12-1　片剂制备工艺的分类

片剂生产中应用最为广泛的是制粒压片法。制粒的目的如下：①增加物料的流动性和可压性；②增加物料的堆密度，防止在压片时粉末中部分空气不能及时逸出，易产生松片、裂片现象；③防止各成分的分层，使片剂中药物的含量准确；④防止粉末飞扬及粉末黏附于冲头表面造成黏冲、挂模现象。

练一练12-2

片剂制备的三大要素是（　）

A. 流动性　　B. 压缩成形性

C. 润滑性　　D. 稳定性

E. 挥发性

答案解析

一、干法制粒压片技术

干法制粒压片法是将干法制粒的颗粒经添加适宜辅料后压片的成型工艺。

（一）生产技术

干法制粒压片法的基本工艺是将药物与适宜的辅料混匀后，用适宜的设备压成块状或大片状，然后再粉碎成大小适宜的颗粒，制成的颗粒经计算片重，压制成片。干法制粒压片工艺流程如图 12－2 所示。

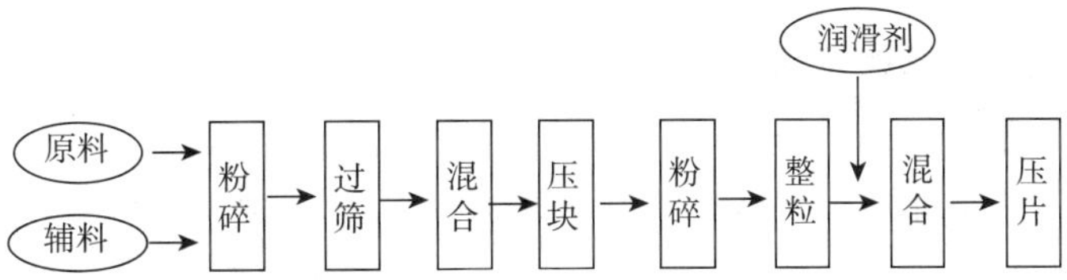

图 12－2　干法制粒压片工艺流程图

凡药物对湿、热不稳定，有吸湿性或采用粉末直接压片法流动性差的情况下，多采用干法制粒压片法。该法对于物料的质地、黏性、颗粒大小及晶型有特定要求。与湿法制粒压片法相比，其优点为：①物料未经湿、热处理，能提高对湿、热敏感药物产品的质量；②无须进行湿颗粒的干燥，可缩短工时；③不用或仅用少量干燥黏合剂，辅料用量大大减少，节省辅料和成本。

（二）常用设备

干法制粒压片的具体生产技术有滚压法和重压法两种，制粒设备详见第十章图 10－8，压片设备见图 12－4。

二、湿法制粒压片技术

湿法制粒压片法是将药物或药材提取物与适宜的辅料粉末混合后加入适量的液体黏合剂或润湿剂制备颗粒，经干燥后压制成片的工艺方法。

（一）生产技术

对湿、热比较稳定的药物，一般可选用湿法制粒压片法，可以较好地解决粉末流动性差、可压性差的问题，其工艺流程如图 12－3 所示。

1. 原辅料的准备与处理　中药原料处理的目的在于去除无效物质、缩小体积、减少服用量，提高有效成分的含量，以利于制剂的形成。中药片剂的原料应根据药材及其有效成分的性质制成粉末、提取浸膏（干、稠）、有效部位（成分），备用。原料处理的一般原则如下。

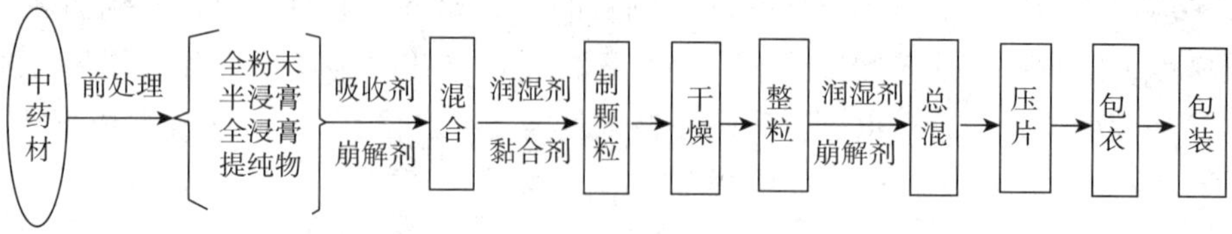

图 12－3　湿法制粒压片工艺流程图

（1）用量少的贵重药、毒剧药（如牛黄、麝香、雄黄等），某些含挥发性成分的药材（冰片、砂仁等），受热有效成分易破坏的药材以及某些矿物药（如石膏等），一般粉碎成 100 目左右的细粉，含淀粉较多的药材也可以粉碎后直接入药，还可以起到稀释剂和崩解剂的作用。

（2）有效成分为水溶性或含纤维性较多、黏性较大、质地松泡或坚硬的药材，水煎煮浓缩成稠膏。必要时采用乙醇沉淀等纯化方法除去杂质，再制成稠膏或干浸膏。

（3）脂溶性有效成分的药材，可用适宜浓度的乙醇或其他溶剂以适当的方法提取，再浓缩成稠膏。

（4）含挥发性成分较多的药材宜先提取挥发性成分，备用。药渣再与其他药材加水煎煮，并与蒸馏后的药液混合，浓缩制成稠膏或干浸膏粉。

（5）有效成分明确的药材，采用特定的溶剂和方法提取、精制后制成片剂。

（6）若有化学药采用过筛或粉碎过筛后与辅料进行等量递加混匀即可。

2. 制颗粒　湿法制粒压片法的制颗粒具体生产技术包括挤压制粒、高速搅拌制粒、流化制粒、喷雾制粒、转动制粒，详见第十章颗粒剂生产技术。

（1）不同原料的湿法制粒方法

①药材全粉制粒法　根据物料情况选择合适的润湿剂与黏合剂，适用于贵重细料药、毒性药及不具有纤维性的药材细粉制片；其制法简便、快速、经济；但要注意药材全粉的灭菌。

②药材细粉与稠浸膏混合制粒法　需磨粉药材量通常占比 10%～30%；选择合适的润湿剂及黏合剂；此法应用较广，适合于大多数片剂颗粒的制备；节省辅料，操作简便。

③全浸膏制粒法　浸膏粉可用乙醇调整润湿浓度湿法制粒；稠浸膏制粒最好用辅料稀释。

④提纯物制粒法　将提纯物细粉（有效成分或有效部位）与适量稀释剂、崩解剂等混匀后，加入黏合剂或润湿剂，制软材，制颗粒。

（2）湿颗粒的干燥

①干燥温度一般为 60～80℃，含挥发性及苷类成分控制在 60℃以下，对热稳定的药物，干燥温度可提高到 80～100℃。

②干颗粒的质量要求：主药含量应符合要求；含水量均匀，一般为 3%～5%；颗粒大小、松紧及粒度要适当。

3. 压片前干颗粒的处理

（1）整粒　颗粒在干燥过程中。部分湿颗粒会彼此粘连结块，因此须过筛整粒，使颗粒均匀，便于压片。整粒常用筛网一般为 12～20 目，注意干颗粒的松紧情况。

（2）挥发油或挥发性物质的加入方法　①用五号筛从干颗粒中筛出部分细粉，吸收挥发油，再加入颗粒中混匀；②固体挥发油，用乙醇溶解或其他成分混合研磨共熔后喷雾到干颗粒上混匀；③挥发油含量超过 0.6% 时，可加适量吸收剂吸油后，混合压片；④应用包合物的方法。

（3）加入润滑剂与外加崩解剂　常在整粒后用细筛筛入干颗粒中混匀。

（4）总混　为保证批的生产质量一致性，压片前需要进行总混。

4. 压片

(1) 片重计算

①处方规定了每批药料应制得片数和每片重量时，则所得的干颗粒重应恰等于片数乘片重之积，当干颗粒总重量小于片数乘片重时，应加淀粉或其他赋形剂使两者相等。

②若药料的片数与片重未定时，可先称出颗粒总重量相当于若干单服重量，再根据单服重量的颗粒重来决定每次服用的片数，求得每片重量。

$$单服颗粒重（g）=\frac{干颗粒总重量（g）}{单服次数}$$

$$片重（g）=\frac{单服颗粒重（g）}{单服次数}$$

③民间单方、验方开发成片剂时，由于无单服剂量，可以根据药物成分性质通过药理及临床试验后再确定剂量和片重。

④每片已知主药含量，可通过测定颗粒中主药含量再确定片重。

$$片重（g）=\frac{每片主药含量（g）}{干颗粒测得的主药百分含量}$$

⑤半浸膏片的片重可由下式求得。

$$片重（g）=\frac{干颗粒重+压片前加入的辅料重量}{理论片数}$$

$$理论片数=\frac{原药材总重量}{每片含原药材量}$$

$$干颗粒重（g）=成膏固体重+原粉重=药材重量\times收膏\%\times膏中总固体\%+原粉重$$

想一想

【处方】三拗片中每片含苦杏仁以苦杏仁苷计为9mg，制成颗粒后，测得颗粒中的苦杏仁苷含量为1.79%，现计算理论片重范围。

讨论：片重=每片主要含量÷测得颗粒中主药的百分含量

片重范围：按照《中国药典》2020年版要求，0.3g及以上片剂的重量差异限度为±5%。

答案解析

(2) 压片过程　压片过程包括填料、压片、出片。①填料：上冲抬起，饲粉器移动到模孔之上，下冲下降到适宜的深度，饲粉器在模孔上面移动，颗粒填满模孔。②压片：饲粉器由模孔上移开，使模孔中的颗粒与模孔的上缘相平，上冲下降并将颗粒压缩成片，此时下冲不移动。③出片：上冲抬起，下冲随之上升至与模孔上缘相平，将药片由模孔中顶出；饲粉器再次移到模孔之上将压成的药片推开并落入接收器，并进行第二次填料，如此反复进行。

5. 压片过程中可能出现的问题及解决办法　由于片剂处方设计的缺陷、生产工艺不完善、机械设备失常、环境不适及操作不当等原因，在制备过程中可能导致片剂出现一些问题，需要具体问题具体分析，查找原因，加以解决。压片过程中可能出现的问题及解决办法详见表12-2。

表12-2　压片过程中可能出现的问题及解决办法

常见问题	问题描述	主要原因	解决方法
裂片	片剂受到震动或在储存过程中从腰间、顶部或底部裂开的现象	黏合剂选择不当或用量不足、颗粒中细粉太多、压力过大、冲头与模圈不符等。而最主要的原因是压片时压力分布不均匀和片剂的弹性复原	选用弹性小、塑性大的辅料，选用适宜的制粒方法，选用适宜压片机和操作参数以延长压缩时间，都有助于克服顶裂现象

续表

常见问题	问题描述	主要原因	解决方法
松片	片剂硬度不够，受振动即出现松散破碎的现象	物料的结合力低、压缩力不足而导致片剂硬度不够	通过选用黏性较强的黏合剂、调整压片颗粒的含水量、减少润滑剂的用量或更换润滑剂的品种、增大压片机的压力等方法来解决
黏冲、黏壁	片剂的表面被冲头黏去一薄层或一小部分，造成片面粗糙不平或有凹痕的现象称为黏冲；若片剂的边缘粗糙或有缺痕则可相应地称为黏壁	颗粒不够干燥或物料易于吸湿、润滑剂选用不当或用量不足以及冲头表面锈蚀或刻字粗糙不光等	根据实际情况，查找原因加以解决
片重差异超限	片重差异超限是指片重差异超过药典规定的限度范围	颗粒内的细粉太多、颗粒大小相差悬殊、加料斗内的颗粒时多时少等	采用加入适宜的助流剂如微粉硅胶等来改善颗粒流动性或重新制粒
崩解迟缓	崩解迟缓是指片剂不能在药典规定的时限内完全崩解或溶解	可能是崩解剂用量不当或用量不足、润滑剂用量过多、黏合剂的黏性太强、压力过大和片剂硬度过大等所致	根据实际情况，查找原因加以解决
溶出超限	片剂在规定的时间内未能溶解出规定量的药物	片剂不崩解、药物的溶解度差、崩解剂用量不足、润滑剂用量过多、黏合剂的黏性太强、压力过大和片剂的硬度过大等原因	根据实际情况，查找原因加以解决
变色和色斑	变色和色斑是指片剂表面的颜色变化或出现色泽不一的斑点	颗粒过硬、混料不匀、接触金属离子、润滑油污染压片机等	根据实际情况，查找原因加以解决
迭片	迭片是指两个片剂迭在一起的现象	出片调节器调节不当、上冲黏片、加料斗故障等	出现迭片时，应立即停止生产检修，针对原因进行处理

（二）常用设备

压片生产所用设备为压片机，将各种颗粒状或粉状物料置于模孔内，用冲头压制成片剂的机器称为压片机。目前常用的压片机按结构主要有撞击式（单冲）压片机和旋转式（多冲）压片机；按压缩次数分为一次压制压片机和二次或三次压制压片机；按片层分为双层压片机、有芯片压片机；按压制片形分为圆形片压片机和异形片压片机等。

1. 单冲压片机　单冲压片机主要由加料器、调节装置、压缩部件三部分组成。基本结构如图12－4所示，一般为手动和电动兼用。①加料器：由加料斗和饲粉器构成。②调节装置：分压力调节器、推片调节器和片重调节器三部分。压力调节器用于调节上冲下降的深度，上冲下降越多，上下冲间距离越近，压力越大；反之，则压力越小。推片调节器是调节下冲抬起的高度，使其恰好与模圈的上缘相平，使压出的片剂顺利被顶出模孔。片重调节器是调节下冲下降的深度，以调节模孔的容积，从而使片重符合要求。③压缩部件：由上冲、下冲、模圈构成，是片剂成型部分，并决定片剂的大小、形状。

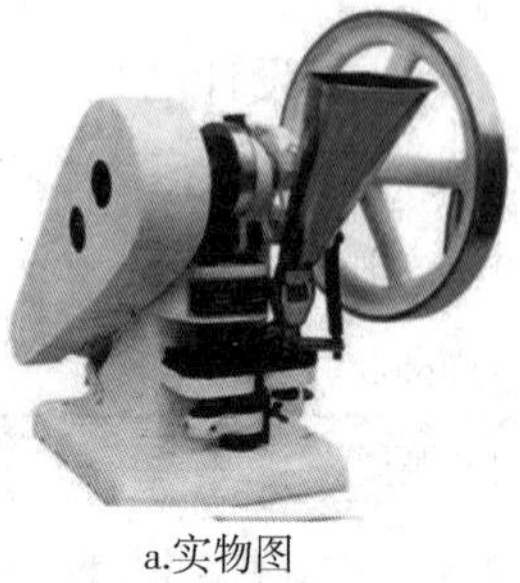

a.实物图

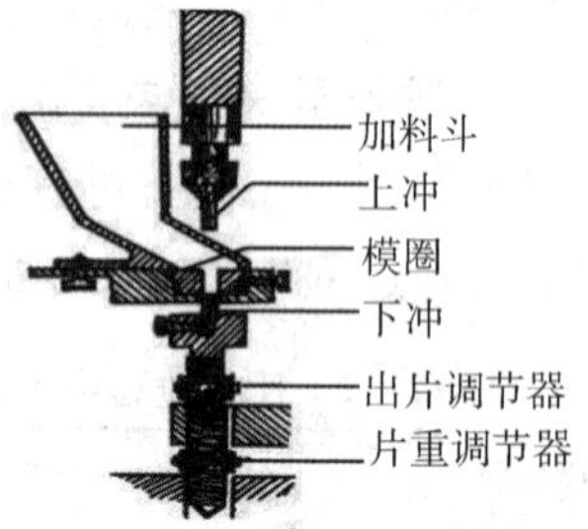

b.结构示意图

图12－4　单冲压片机

单冲压片机的生产能力约为每分钟100片，适用于新产品试制或小量生产。压片时由于是单侧受压，受压时间短，压力分布不均匀，易发生松片、裂片或片重差异大等问题，且噪音较大。

2. 旋转式压片机　旋转式压片机是目前片剂生产中广泛使用的一类压片机，主要工作部分有机台、压轮、片重调节器、压力调节器、加料斗、饲粉器、吸尘装置、保护装置等。其设备图及压片流程示意图如图12－5所示。机台可以绕轴旋转，分为三层，机台的上层装有若干上冲，中层装模圈，下层的对应位置装着下冲。机器转动时，上冲与下冲各自随机台转动并沿着固定的上、下冲轨道有规律地升、降运动；当上冲和下冲分别经过彼此对应的上、下压轮时，上、下冲头距离最短，上冲向下、下冲向上运动并对模孔中的颗粒加压；机台中层装有一个固定的饲粉器，颗粒由处于饲粉器上方的加料斗不断地通过饲粉器流入模孔；压力调节器装在下压轮的下方，通过调节下压轮的高低位置，改变上、下冲头在模圈中的相对距离，当下压轮升高时，上、下冲头间的距离缩短，压力加大，反之压力减小。片重调节器装在下冲轨道上，用来调节下冲经过刮粉器时的高度，以调节模孔的容积而改变片重。

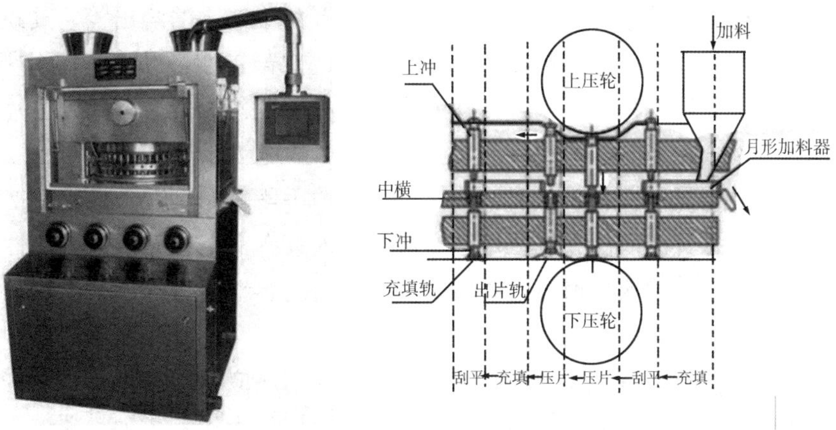

a. 旋转式压片机外形　　　　b. 旋转式压片机压片流程示意图

图12－5　旋转式压片机压片过程示意图

旋转式压片机的压片流程：①填料。下冲转到饲粉器之下时，颗粒填入模孔，当下冲转动到片重调节器上面时，再上升到适宜高度，经刮粉器将多余的颗粒刮去。②压片。当下冲转动至下压轮的上面，上冲转动到上压轮的下面时，两冲之间的距离最小，将颗粒压缩成片。③出片。压片后，上、下冲分别沿轨道上升和下降，当下冲转动至出片调节器的上方时，下冲抬起并与转台中层的上缘相平，药片被刮粉器推出模孔导入容器中，如此反复进行。

普通型旋转式压片机有19冲、27冲、33冲、55冲、75冲等型号，按流程分有单流程及双流程等。单流程压片机如国产ZP－19型仅有一套压轮（上、下压轮各一个），旋转一周每个模孔仅压制出一个药片；双流程压片机如国产ZP－33型机台中盘每旋转一周可进行两次压制工序，即每付冲模在中盘旋转一周时可压制出两个药片。旋转式压片机的饲粉方式相对合理，片重差异较小，由上、下相对加压，压力分布均匀，生产效率较高，如55冲的双流程压片机的生产能力高达50万片/小时。目前，压片机的最大产量可达60万片/小时。

三、直接压片技术

直接压片法根据主药性状不同，分为粉末直接压片法和结晶直接压片法。

（一）生产技术

1. 粉末直接压片法　系指将药物粉末与适宜的辅料混匀后，不经制颗粒而直接压片的方法。粉末直接压片对粉末的流动性和可压性有较高的要求，是片剂制备的新工艺。粉末直接压片工艺流程如图

12－6 所示。

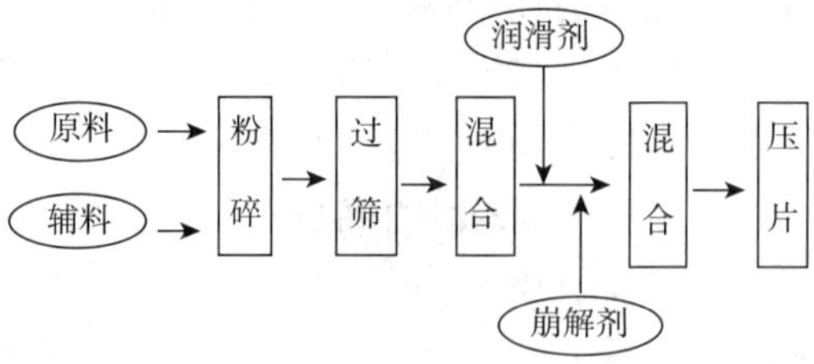

图 12－6　粉末直接压片工艺流程图

该技术在国内的发展相对滞后。国外已有 40% 的片剂品种采用了这种工艺。粉末直接压片的优点是避免了制粒、干燥等过程，节能、省时、节省厂房和设备；适合于湿热不稳定的药物，提高了药物的稳定性；片剂崩解后成为药物原始粒子，比表面积大，有利于药物的溶出等。其缺点是辅料价格昂贵，生产粉尘较多，片剂外观稍差；当各成分的粒径或密度差异较大时，加工过程中易分层。

粉末直接压片的关键是压片物料应具有良好的流动性和可压性，可通过改善压片物料和压片机的性能来解决。具体的方法介绍如下。

（1）改善压片物料的性能　具体方法有：①通过适当的手段，如喷雾干燥来改变粉末粒子大小及其分布或改变形态等来改善其流动性和可压性。②通过加入具有良好流动性和可压性的辅料来改善压片物料的流动性和可压性。同时该类辅料还需要有较大的药品容纳量（即在辅料中加入较多的药品而不致对其流动性和可压性产生显著的不良反应）。

（2）压片机的改进　传统压片机不适合粉末直接压片，为适应粉末直接压片的需要，压片机械应进行改进。①改善饲粉装置：因粉末的流动性比颗粒差，为了防止粉末在饲粉器内不能顺利流动，形成空洞或流动时快时慢，造成片重差异增大，常在饲粉器上加上振荡装置，或其他适应的强制饲粉装置。②加预压机构：改为二次压制，第一次先初步压制（预压），第二次终压制成片。由于增加了受压的时间，克服了可压性不足的困难，并有利于排出粉末中的空气，既减少了裂片现象，又增加了片剂的硬度。③改善除尘机构：由于粉末直接压片产生的粉尘较多，有时有漏粉现象，可安装吸粉器加以回收。也可安装自动密闭加料设备，以避免药粉加入料斗时粉尘飞扬。

2. 结晶直接压片法　系指某些结晶性药物，如氯化钾、溴化钾、硫酸亚铁等无机盐和维生素 C 等有机药物，呈结晶形态，其流动性好并有较好的可压性，经过适当粉碎、过筛，加入适量干燥黏合剂、崩解剂和润滑剂混合均匀，即可直接压片。

（二）常用设备

二次压片旋转式压片机是直接压片法中常用的设备。其压片过程包括两个阶段，分别为预压和主压。两次压片过程设备示意图如图 12－7 所示。压片过程：填充→预压→主压→出片。设备上通常有两组压轮。

第一组压轮的作用是进行药片预压，压力相对主压较小，预压的作用是排除了冲模填充的空气，使物料进入主压后更具有可压制性，缩短了主压过程，提高了压片机的工作效率，同时由于更多地排除了物料中的空气从而也大大改善了片剂的质量。

第二组压轮是主压，压力比预压大，主压过程可确保最终药片压制的硬度。

二次压片机可以延长药片受压时间，使药片密度更加均匀，并减少一次压片压力过大导致的裂片问题。

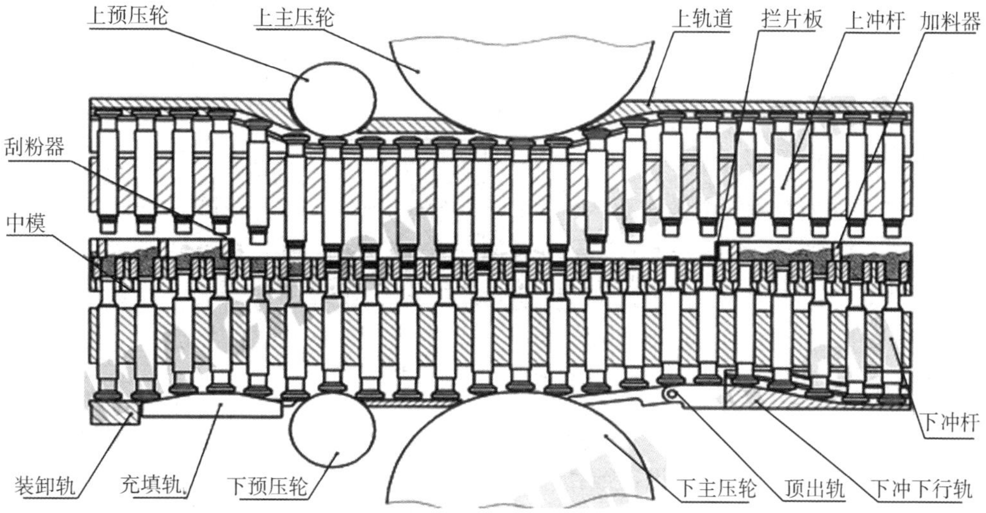

图 12－7　两次压片过程设备示意图

PPT

第三节　片剂包衣技术

片剂的包衣是指在压制片表面均匀地包裹上适宜材料的工艺操作。片剂包衣的目的：①掩盖药物的不良气味，增加患者用药顺应性。②防潮、避光、隔绝空气，提高药物的稳定性。③改变药物释放位置和速度。④防止药物的配伍变化。⑤改善片剂的外观和便于识别等。⑥包衣后表面光洁，提高流动性。

被包的压制片称“片芯或素片”，包衣层的材料称为“衣料”，包成的片剂称“包衣片”。

根据包衣材料性质的不同，片剂的包衣通常分糖衣、薄膜衣，其中肠溶型薄膜衣又称肠溶衣，结合两种包衣材料的叫半薄膜衣。包衣方法有滚转包衣法、流化包衣法、压制包衣法等。

一、包糖衣技术

（一）生产技术

糖衣片是指在片芯上包裹的一层以蔗糖为主要包衣材料的衣层，有一定防潮、隔绝空气的作用，可掩盖某些药物的不良气味，改善外观并易于吞服等作用。

1. 包糖衣常用物料　有糖浆、有色糖浆、胶浆、滑石粉、白蜡等。其中液态物料应新鲜配制，以防止污染或变质。

（1）糖浆　主要用于黏合粉衣层和糖衣层，通常用干燥粒状蔗糖制成，浓度为 65%～75%（g/g）。因其浓度高，衣层很快析出蔗糖的结晶而黏附在片剂表面。本品宜新鲜配制，保温使用。

（2）有色糖浆　用于有色糖衣层，为可溶性食用色素的糖浆。常用色素有苋菜红、姜黄、柠檬黄、胭脂红等，色泽一般由浅到深，用量一般为 0.03% 左右。配制时先配成有色浓糖浆，用时以糖浆稀释至所需浓度。常用二氧化钛作遮光剂。

（3）胶浆　主要用于包隔离层。胶浆具有黏性和可塑性，可提高衣层牢固性，对含有酸性、易溶或易吸潮成分的片芯起保护作用。常用品种有 10%～15% 明胶、35% 阿拉伯胶浆等，聚乙烯醇、聚乙烯吡咯烷酮、胃溶丙烯酸树脂、玉米朊、苯二甲酸醋酸纤维素（CAP）等溶液也可作为胶浆。

（4）滑石粉　主要用于包粉衣层。滑石粉作为粉料，宜选用白色粉末，用前过 100 目筛。有时为了增加片剂的洁白度和对油类的吸收，可在滑石粉中加入10% ~20%的碳酸钙、碳酸镁（酸性药物不能用）或适量淀粉。

（5）白蜡　又名虫蜡，作为打光剂，能增加片衣的亮度，也能防止吸湿。用前应精制，即加热至80~100℃熔化后过100目筛，去除悬浮杂质，并加2%硅油混匀，冷却后制成80目细粉备用，有时也可选用蜂蜡等作为打光剂。

2. 包糖衣工序　包糖衣采用滚转包衣法，从内向外依次为：片芯→包隔离层→包粉衣层→包糖衣层→包有色糖衣层→打光→干燥。根据不同品种具体要求，有的工序可以省略，有的也可以合并。

（1）隔离层　系指包在片芯外起隔离作用的胶状物衣层，将片芯与糖衣层隔离，形成一层能延缓水分进入或不透水的屏障，阻止糖浆中的水分浸入片芯，可防止药物吸潮变质、糖衣变色。包隔离层的物料主要为胶浆剂，所以隔离层亦称胶衣层。

生产技术：将一定量素片（片芯）放入包衣锅中，随着包衣锅的运转，加入适量胶浆或胶糖浆，使之均匀黏附于片芯上，重复操作，迅速搅拌，低温下（40~50℃）使衣层充分干燥。一般需包4~5层，直至片芯全部包严为止。因为包隔离层的材料大都为有机溶剂，所以操作过程中需注意防爆防火。

（2）粉衣层　又称为粉底层，包粉衣层的目的是消除片剂的棱角，多采用交替加入糖浆和滑石粉的办法，在隔离层的外面包上一层较厚的粉衣层。包粉衣层的物料为糖浆和滑石粉，不需包隔离层的片剂可直接包粉衣层。

包粉衣层操作时，将药片置于包衣锅中滚转，一般采用洒一次浆、撒一次粉，即先加入适量温热糖浆使表面均匀润湿后，再撒入滑石粉适量使之均匀黏着在片剂表面，然后热风干燥20~30分钟（40~55℃），重复以上操作15~18次，直到片芯的棱角全部消失，片面圆整、平滑为止。有时为了增加糖浆的黏度，也可在糖浆中加入10%的明胶或阿拉伯胶。

（3）糖衣层　是由糖浆缓慢干燥形成的蔗糖结晶体连接而成的表层，包糖衣层的目的是增加衣层的牢固性和甜味，使片面平整、坚硬、光洁。包糖衣层的物料只用糖浆而不用滑石粉，糖浆浓度为65% ~75%。

包糖衣层的操作与包粉衣层基本相同，应注意分次加入糖浆，并逐次减少用量，以湿润片面为度，在低温（40℃）下缓缓吹风干燥，一般包裹10~15层。

（4）有色糖衣层　又称色衣或色层，其目的是为了片剂的美观和便于识别。一般遇光易分解破坏药物的片剂、含挥发油的片剂、片芯颜色深的片剂以及容易使糖衣变色的片剂均应包色衣层。

包有色糖衣层与上述包糖衣层的工序完全相同，区别仅为在糖浆中添加食用色素。每次加入的有色糖浆中色素的浓度应由浅到深，以免产生花斑，一般需包裹8~15层。

（5）打光　在包衣片表面打上薄薄一层虫蜡（每1万片不超过3~5g），使片剂表面光亮美观，增加片面的光泽和疏水性，具有防潮作用。打光剂一般使用川蜡。

3. 包糖衣过程中可能出现的问题及解决办法　如表12-3所示。

表12-3　包糖衣过程中可能出现的问题及解决办法

常见问题	原因	解决办法
糖浆不粘锅	锅壁上蜡未除尽	洗净锅壁，或再涂一层热糖浆，撒一层滑石粉
色泽不均	片面粗糙，有色糖浆用量过少且未搅匀；温度太高，干燥过快，糖浆在片面上析出过快，衣层未干就加蜡打光	可用浅色糖浆，增加所包层数，“勤加少上”，控制温度，情况严重时，洗去衣层，重新包衣
片面不平	撒粉太多，温度过高，衣层未干就包第二层	改进生产技术，做到低温干燥，勤加料，多搅拌

续表

常见问题	原因	解决办法
龟裂或爆裂	糖浆与滑石粉用量不当，芯片太松，温度太高，干燥过快，析出粗糖晶使片面留有裂缝	控制糖浆和滑石粉用量，注意干燥时的温度与速度，更换片芯
露边与麻面	衣料用量不当，温度过高或吹风过早	注意糖浆和粉料的用量，糖浆以均匀润湿片芯为度，粉料以能在片面均匀黏附一层为宜，片面不见水分和产生光亮时，再吹风
粘锅	加糖浆过多，黏性大，搅拌不匀	糖浆的含量应恒定，一次用量不宜过多，锅温不宜过低
膨胀、磨片或剥落	片芯或糖衣层未充分干燥，崩解剂用量过多	注意干燥，控制胶浆或糖浆的用量

（二）常用设备

包糖衣技术属于滚转包衣法，常用设备有以下几种。

1. 倾斜式普通包衣锅　也是传统包衣锅，如图 12－8 所示。由莲蓬形或荸荠形的包衣锅、动力部分和加热鼓风、吸粉装置等几部分组成。包衣锅的中轴与水平面的夹角一般为 30°～50°，在适宜转速下，片剂在锅内借助于离心力和摩擦力的作用，随锅内壁向上移动，然后沿弧线滚落而下，在包衣锅口附近形成旋涡状的运动。包衣锅内如采用加挡板的方法可改善药片的运动状态，使药片具有均衡的翻转运动，达到较佳的混合状态。但普通滚转包衣法存在锅内空气交换效率低，干燥慢，气路不能密闭，粉尘及有机溶剂污染环境等缺点，限制了其广泛应用。

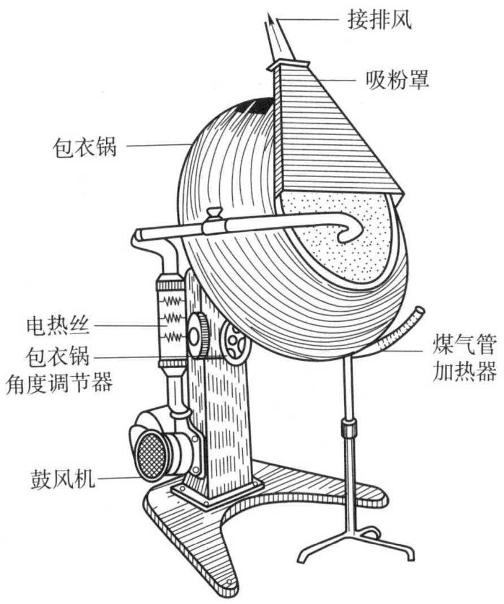

图 12－8　普通包衣锅

2. 埋管包衣机　采用有气喷雾包衣形式。在普通包衣锅的底部装有通入包衣溶液、压缩空气和热空气的埋管。包衣时，包衣用浆液由气流式喷嘴喷洒到翻动着的片床内，干热空气也伴随着雾化过程同时从埋管吹出，穿透整个片床进行干燥，湿空气从排出口经集尘器过滤后排出。由于雾化过程可连续进行，使包衣液的喷雾在物料层内进行，热气通过物料层，不仅能防止喷液的飞扬，而且加快物料的运动速度和干燥速度，缩短包衣时间，减轻劳动强度。

二、包薄膜衣技术

（一）生产技术

薄膜衣片是指在片芯上包一层比较稳定的高分子聚合物衣膜，保护片剂不受空气中湿气、氧气等作用，增加稳定性，并可掩盖不良气味。

1. 薄膜包衣常用物料　薄膜包衣物料常由高分子成膜材料、溶剂、增塑剂、速度释放调节剂、固体物料、着色剂和掩蔽剂等组成。

（1）高分子成膜材料　作为包薄膜衣的高分子成膜材料应具有以下特点：①可塑性好，能形成牢固的薄膜；②能溶解或均匀分散于乙醇、丙酮等有机溶剂中，易于包衣操作；③无毒、无不良气味；④对光、热、湿性质稳定；⑤在消化道中能迅速溶解或崩解。为增加薄膜衣料的可塑性，使衣层保持较好的柔韧性，减少裂纹，常加用增塑剂。为掩盖片芯色泽，便于识别或增加避光稳定性，常加用着色剂与掩蔽剂，如二氧化钛等，但需注意严格控制用量。

常用高分子成膜材料有以下几类：①纤维素衍生物类，以羟丙基甲基纤维素（HPMC）最为常用，这是一种应用广泛的薄膜衣材料。②聚丙烯酸树脂类，常用聚丙烯酸树脂Ⅳ号。③乙烯聚合物，如聚维酮（PVP）。④其他天然高分子材料，如玉米朊等。

（2）溶剂　应能溶解或分散高分子包衣材料及增溶剂，并使包衣材料均匀分布在片剂表面。常用的溶剂有有机溶剂，如乙醇、丙酮和水。有机溶剂包衣时包衣材料用量最少、形成包衣片表面光滑、均匀、溶液黏度低、展性好，且容易挥发除去；但由于使用量大，有一定的毒性和易燃等缺点，应严格控制有机溶剂的残留量。水作包衣用溶剂，克服了有机溶剂的缺点，适于不溶性高分子；通常是将不溶性高分子材料制成水分散体进行包衣。

（3）增塑剂　增塑剂是指能增加包衣材料可塑性的物料，使衣层在室温保持较好柔韧性的物料，减少了衣膜裂纹发生率。常用的增塑剂有两类，水溶性增塑剂有丙二醇、甘油、聚乙二醇；非水溶性增塑剂有甘油三醋酸酯、乙酰化甘油酸酯、玉米油、邻苯二甲酸酯、硅油等。

（4）速度释放调节剂　又称致孔剂或释放促进剂，即在水不溶性成膜材料中加入一些水溶性物质，如蔗糖、氯化钠、聚乙二醇、聚山梨酯、脂肪酸山梨坦等，一旦遇水，水溶性材料迅速溶解，留下一个多孔膜作为一个扩散屏障。一般根据成膜材料性能不同选择不同致孔剂，如乙基纤维素薄膜衣可选用聚山梨酯类、司盘类等，丙烯酸树脂类薄膜衣可选用黄原胶等致孔剂。

（5）固体物料　包衣过程中有些成膜材料黏度过大，容易出现粘连，可加入适量的固体粉末，以防止颗粒或片剂粘连。常用固体物料有滑石粉、硬脂酸镁、胶态二氧化硅等。

（6）着色剂和掩蔽剂　包薄膜衣时，还需加入着色剂和掩蔽剂。其目的除了易于识别不同类型片剂及改善产品外观外，还可掩盖某些有色斑的片芯和不同批号的片芯色调差异，特别适用于有色药物片芯及中药片剂。目前常用着色剂和掩蔽剂有水溶性色素、水不溶性色素和色淀三类。

2. 包薄膜衣工序　包薄膜衣工艺流程如图 12－9 所示。

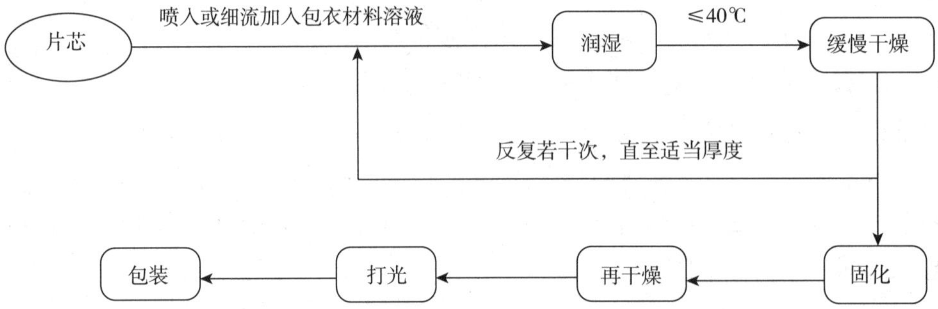

图 12－9　包薄膜衣工艺流程图

薄膜包衣可采用滚转包衣法和流化包衣法。

（1）滚转包衣法　包衣液最好用喷雾的方法将包衣材料均匀喷洒在滚动的片芯表面，当包衣锅受热后，有机溶剂挥发，包衣材料便在片芯表面形成薄膜层，如此反复操作，直至形成不透湿、不透气的薄膜衣。

（2）流化包衣法　是将片芯置于包衣室中，热空气流直接通入包衣室后，把片芯向上吹起呈悬浮状态，然后用雾化系统将包衣液喷洒在片芯上，片芯在一段时间内要保持悬浮状态，当片剂到达气流的顶峰时，就已经接近干燥了，此时包衣室底部的片剂不断进入主气流又被悬浮包衣，已包过衣的片剂则从顶部沿着包衣室壁降落下来，再次进行包衣，这种包衣操作是连续的。

3. 包薄膜衣过程中可能出现的问题及解决办法　薄膜包衣过程中有时因为包衣浆料配方不当、包衣操作控制不严等各种原因，会出现各种问题，应分析查找原因，采取相应措施，及时解决。薄膜包衣过程中容易出现的问题及解决办法见表 12－4。

表 12－4　包薄膜衣过程中可能出现的问题及解决办法

常见问题	原因	解决方法
起泡	固化条件不当，干燥速度过快	控制成膜条件，降低干燥温度和速度
皱皮	选择衣料不当或用量太多，干燥条件不当	更换衣料或控制用量，改善成膜温度
剥落	选择衣料不当，两次包衣间隔时间太短	更换衣料，调节间隔时间，调节干燥温度和适当降低包衣液的浓度
花斑	增塑剂、色素等选择不当，喷雾不均匀，色素在包衣浆中分布不匀	改变包衣处方、调节空气温度和流量，减慢干燥速度，薄膜材料配成稀溶液，少量多次喷几次或色素与包衣材料混匀后再喷
片面粗糙	干燥温度高，溶剂蒸发快或包衣液混入杂质	降低干燥温度，使用合适的包衣膜材料
粘连	喷液速度太快，包衣锅转速太慢，片形不适当，配方黏性太大	降低喷液速度，提高包衣锅的干燥速率，增加包衣锅转速，提高雾化压力
桥接	衣膜附着力差，片芯表面疏水性太强，片芯刻痕太细或太复杂	选用附着力强的配方，改进片芯配方（如增加亲水成分），选择刻痕合适的宽度和深度

（二）常用设备

目前大多数薄膜衣需要有机溶剂溶解，带来很多不安全因素及环境污染等问题。若采用高效包衣机或流化床包衣设备可避免这些问题，同时还可以提高生产效率和降低生产成本。

1. 高效包衣机　是为了改善传统倾斜包衣锅干燥能力差的问题而开发的新型包衣锅，采用无气喷雾包衣形式，可以进行全封闭的喷雾包衣。高效包衣机结构如图 12－10 所示。包衣锅为短圆柱形并沿水平轴旋转，锅壁为多孔壁，壁内装有带动颗粒向上运动的挡板，喷雾器装于颗粒层斜面上方，热风从转锅前面的空气入口引入，透过颗粒层从锅的夹层排出。该方法适用于包薄膜衣和肠溶衣。其优点有：粒子运动不依赖空气流的运动，运行过程中可随意停止送入空气，适合易磨损的脆弱粒子的包衣，装置密闭、卫生、安全、可靠等。缺点是干燥能力相对较低，小粒子的包衣易粘连。

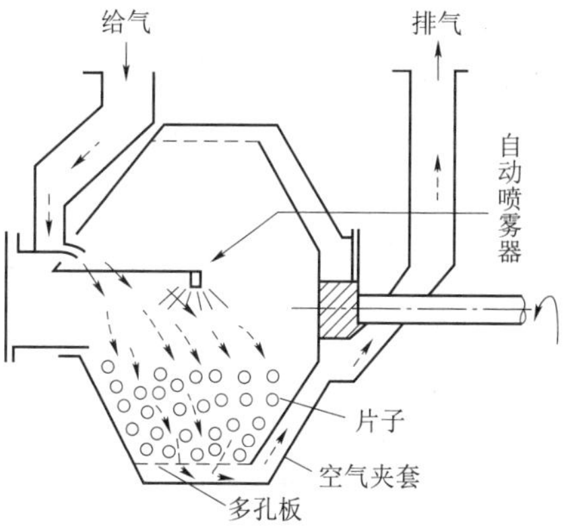

图 12－10　高效包衣机示意图

2. 空气悬浮包衣机　也称流化包衣，包衣的基本原理与流化制粒法相类似：快速上升的空气流入包衣室内，使流化床上的片芯上下翻腾处于流化（沸腾）状态，悬浮于空气流中，与此同时，喷入包衣溶液，使其均匀地分布于片剂的表面，通入热空气使溶剂迅速挥散，从而在片剂的表面留下薄膜状的衣层。按此法包制若干层，即可制得薄膜衣片剂。

流化包衣法包衣速度快、时间短、工序少，当喷入包衣溶液的速度恒定时，则喷入时间与衣层增重呈线性关系，容易实现自动控制，适合比表面积大的小颗粒的包衣；整个生产过程在密闭的容器中进行，无粉尘，环境污染小。缺点是设备构造较复杂，价格高，粒子运动过于激烈，容易磨损脆弱粒子。

看一看

半薄膜衣

与糖衣片相比，薄膜衣具有衣层增重少（仅增重2%～4%）、生产周期短、效率高、对片剂的崩解影响小、包衣过程可实行自动化等优点。缺点是有机溶剂耗量大，美观作用差，不能完全掩盖片剂原有色泽等。为弥补不足，生产上将片芯先包上几层粉衣层，待其棱角消失和色泽均匀后再包薄膜衣，称为半薄膜衣，实际上是糖包衣工艺和薄膜包衣工艺的结合。

三、包肠溶衣技术

肠溶衣也是属于薄膜衣，是指在37℃人工胃液中2小时内保持完整，而在人工肠液中1小时内崩解或溶解，并释放出药物的包衣片。凡药物易被胃液（酶）破坏或对胃有刺激性，或需要在肠道发挥疗效者，均需包肠溶衣，以使片剂安全通过胃而到达肠中崩解或溶解而发挥疗效。

（一）生产技术

1. 肠溶衣常用物料 肠溶衣物料必须具有在不同pH溶液中溶解度不同的特性，可抵抗胃液酸性（pH 2.0～3.0）的侵蚀，而到达小肠（最高pH约为7.4）时能迅速溶解或崩解。常用的肠溶衣物料主要有以下品种。

（1）聚丙烯酸树脂Ⅰ号、Ⅱ号、Ⅲ号 Ⅰ号为低黏度的水分散体，系乳浊液，pH为6.5以上可成盐溶液，本品形成薄膜过程必须使水分完全快速蒸发，需要配合使用快速干燥设备。包衣片表面光滑且具有一定的硬度，但是与水接触易使片面变粗糙，粉末脱落，可加入增塑剂以增强薄膜的韧性。

（2）羟丙甲纤维素酞酸酯（HPMCP） 本品是以羟丙甲纤维素为骨架，与邻苯二甲酸酐进行酯化的产物。性质稳定，不溶于水和胃液，易溶于混合有机溶剂中，可在小肠不快速膨化和溶解。一般用量为片重的5%～10%，常用浓度为8.5%。本身具有可塑性，可少用或不用增塑剂。包衣时黏度适当，不粘连，易于操作。肠溶性能良好，为优良的肠溶材料。

（3）邻苯二甲酸醋酸纤维素（CAP） 本品为白色粉末，不溶于水和乙醇，可溶于丙酮及丙酮与水、丙酮与乙醇的混合溶剂中，是最早和最广泛使用的合成的肠溶聚合物。

（4）聚乙烯酞酸酯（PVPP） 本品溶于丙酮、乙醇和丙酮的混合溶液，衣膜不具有半透性，其肠溶性不受膜厚度影响。

（5）虫胶 虫胶是最早应用的肠溶包衣材料，源自天然，防酸性能好，包衣均匀。虫胶不溶于胃液，但在pH 6.4以上的溶液能迅速溶解。

2. 包衣过程 包肠溶衣可用流化包衣法、滚转包衣法和压制包衣法。滚转包衣法包肠溶衣，片芯先包粉衣层到无棱角时，加入肠溶衣液包肠溶衣到适宜厚度，最后再包数层粉衣层及糖衣层；也可在片芯上直接包肠溶性全薄膜衣。流化包衣法系将肠溶衣液喷于悬浮的片剂表面，包衣速度快。压制包衣法系利用压制包衣机将肠溶衣物料的干颗粒压在片芯外而成干燥衣层。

3. 包肠溶衣过程中可能出现的问题及和解决办法 包薄膜衣过程中出现的问题在包肠溶衣中也会出现，其产生的原因和解决办法同表12－4。而在包肠溶衣过程中还会出现其他一些问题，具体见表12－5。

表12－5 肠溶衣片过程中可能出现的问题及解决办法

常见问题	原因	解决方法
不能安全通过胃部	衣料选择不当，衣层太薄或没有将片芯全部包裹上，衣层机械强度不够	注意选择适宜的衣料，重新调整包衣处方，增加包衣层数
肠溶衣片不崩解	衣料选择不当，衣层太厚，不溶解	选择适宜的包衣材料，衣层适宜，合理储存

（二）常用设备

常用高效包衣机，具体见薄膜衣设备。

肠溶衣还可用压制包衣法，一般采用两台压片机联合起来压制包衣片，两台压片机以特制的传动器连接配套使用。一台压片机专门用于压制片芯，然后由传动器将压成的片芯输送至包衣转台的模孔中（此模孔内已填入包衣材料作为底层），随着转台的转动，片芯的上面又被加入约等量的包衣材料，然后加压，使片芯压入包衣材料中间而形成压制的包衣片剂。本方法的优点在于：可以避免水分、高温对药物的不良影响，生产流程短、自动化程度高、劳动条件好，但对压片机械的精度要求较高，目前国内采用得较少。

PPT

第四节　片剂生产与质量控制

一、生产过程质量控制

1. 片剂生产车间洁净度应达到大于 D 级洁净度要求。片剂岗位操作室要求室内压大于室外压力，温度 18 ~26℃，相对湿度 45% ~65%。

2. 在制片剂过程中需定时检测片重差异、硬度、崩解时限、脆碎度等，并做好记录；并由 QA 检查员按规定的检验规程抽样检查。

3. 凡属挥发性或对光、热不稳定的原料药物，在制片过程中应采取遮光、避热等适宜方法，以避免成分损失或失效。

4. 为增加稳定性、掩盖原料药物不良臭味、改善片剂外观等，可对制成的药片包糖衣或薄膜衣。凡需包衣片剂，应使用各品种制法项下规定的包衣材料进行包衣。

5. 压片前的物料、颗粒或半成品应控制水分，以适应制片工艺的需要，防止片剂在贮存期间发霉、变质。

6. 必要时，薄膜包衣片剂应检查残留溶剂。

二、片剂的质量评定

按照《中国药典》2020 年版对片剂质量检查的有关规定，片剂需要进行以下几个方面的质量检查。

1. 外观　片剂外观应完整光洁，色泽均匀，有适宜的硬度和耐磨性，以免包装、运输过程中发生磨损或破碎。

2. 重量差异　照下述方法检查，应符合规定。

检查法：取供试品 20 片，精密称定总重量，求得平均片重后，再分别精密称定每片的重量，每片重量与平均片重比较（凡无含量测定的片剂或有标示片重的中药片剂，每片重量应与标示片重比较），按表 12 –6 中的规定，超出重量差异限度的不得多于 2 片，并不得有 1 片超出限度 1 倍。片剂的重量差异限度规定要求见表 12 –6。

表 12 –6　片剂的重量差异限度

平均片重或标示片重/g	重量差异限度/%
0.3g 以下	±7.5%
0.3g 及 0.3g 以上	±5%

糖衣片的片芯应检查重量差异并符合规定，包糖衣后不再检查重量差异。薄膜衣片应在包薄膜衣后检查重量差异并符合规定。

凡规定检查含量均匀度的片剂，一般不再进行重量差异检查。

3. 脆碎度　片剂脆碎度用于检查非包衣片的脆碎情况及其他物理强度，如压碎强度等。

检查法：片重为 0.65g 或以下者取若干片，使其重量约为 6.5g；片重大于 0.65g 者取 10 片。用电吹风吹去脱落的粉末，精密称重，置圆筒中以每分钟（25 ±1）转的转速转动 100 次。取出，同法除去粉末，精密称重，减失重量不得过1%（质量分数），且不得检出断裂、龟裂及粉碎的片。本试验一般仅作1次。如减失重量超过1%时，应复测2次，3次的平均减失重量不得过1%，并不得检出断裂、龟裂及粉碎的片。

4. 崩解时限 系指内服固体制剂在规定条件下，在规定介质中崩解或溶散成颗粒或粉末，并全部通过直径为2mm筛孔的时间（除不溶性包衣材料或破碎的胶囊壳外）。

检查法：除另有规定外，照崩解时限检查法（通则0921）检查，一般采用吊篮法，即将药片置于底部有适宜孔径的筛网的玻璃管中，将玻璃管（连同片剂）置于37℃的规定介质中，并按规定幅度和频率做上下运动，测定片剂破碎且全部粒子都能通过筛网所需的时间。凡规定检查溶出度、释放度的片剂，以及某些特殊的片剂（如咀嚼片、控释片、缓释片等），可不进行崩解时限检查。片剂的崩解时限规定具体要求见表12－7。

表12－7 片剂的崩解时限规定

片剂种类	崩解时限/min
普通压制片（素片）	15
浸膏片	60
糖衣片	60
胃溶薄膜衣片	30
含片	30
泡腾片	5
肠溶衣片	人工胃液中2小时不得有裂缝、崩解或软化现象，洗涤后换人工肠液，加挡板1小时全部崩解并通过筛网

5. 微生物限度检查 以动物、植物、矿物来源的非单体成分制成的片剂、生物制品片剂以及黏膜或皮肤炎症或腔道等局部用片剂（如口腔贴片、外用可溶片、阴道片、阴道泡腾片等），照非无菌产品微生物限度检查：检查项目包括细菌数、霉菌数、酵母菌数及控制菌检查。规定检查杂菌的生物制品片剂，可不进行微生物限度检查。

实训项目六 空白片的制备

一、实训目的

1. 正确使用压片机，解决相关问题。
2. 能够描述出湿法制粒压片操作过程。
3. 能够分析片剂处方中各辅料的作用。
4. 能够对普通片剂进行质量检查，并对结果进行分析。

二、实训条件

1. 实训场地 实训室。

2. 实训仪器与设备 压片机、烘箱、不锈钢盆、托盘、药筛、快速水分测定仪、崩解仪、脆碎度测定仪等。

3. 实训材料 蓝淀粉、淀粉、糖粉、糊精、硬脂酸镁、50%乙醇等。

三、实训内容与步骤

空白片

【处方】	蓝淀粉（代主药）	10g	糖粉	33g
	淀粉	50g	糊精	12.5g
	50%乙醇	22ml	硬脂酸镁	1g
	共制	1000片		

【制法】

1. 制颗粒

（1）备料　按处方量称取物料，物料要求能通过80目筛。称量时，应注意核对物料的品种、规格、数量，并做好记录。

（2）混合　将蓝淀粉与糖粉、糊精与淀粉分别采用等量递加法混匀，然后将两者混合均匀，最后过60目筛2～3次。

（3）制软材　在迅速搅拌状态下喷入适量的50%乙醇溶液制备软材，软材以“握之成团，触之即散”为度。

（4）制湿颗粒　将制好的软材用14目筛手工挤压过筛制粒。

（5）干燥　将制好的湿颗粒放入烘箱内，于60℃进行干燥，在干燥过程中每小时将上下盘互换位置，将颗粒翻动一次，以保证均匀干燥，干燥约2小时后，取样，用快速水分测定仪测量含水量，当颗粒含水量小于3%时便可结束干燥。

（6）整粒　干燥后的颗粒采用10目筛挤压整粒，整粒后加入硬脂酸镁进行搅拌总混。

（7）计算片重　将以上制得颗粒称重，计算片重。

2. 压片

（1）单冲压片机的安装：依次安装下冲、中模和上冲头；安装加料斗。

（2）转动手轮，观察设备运行情况，若无异常现象，方可进行下一步操作。

（3）空机运转，观察设备运行情况，如无异常现象，进行下一步操作。

（4）将颗粒加入加料斗进行试压片，试压时先调节片重调节器至片重符合要求，再调节压力调节旋钮至硬度符合要求。

（5）试压后，进行正式压片。

（6）压片期间做好各种数据的记录。

（7）压片结束，停机。

【质量检查】

1. 外观检查　取样品100片平铺白底板上，置于75W白炽灯的光源下60cm处，在距离片剂30cm处用肉眼观察30秒进行检查。根据实验结果，判断是否合格。

2. 重量差异检查　取样品20片，按《中国药典》2020年版四部通则进行检查。根据实验结果，判断是否合格。

3. 崩解时限检查　从重量差异检查合格的片剂中取出6片，按《中国药典》2020年版四部通则进行检查。根据实验结果，判断是否合格。

4. 脆碎度检查　从上述重量差异检查合格的片剂中取出，片重为0.65g或以下者取若干片，使其重量约为6.5g；片重大于0.65g者取10片。用电吹风吹去脱落的粉末，精密称重，置圆筒中以每分钟（25±1）转的转速转动100次。根据实验结果，判断是否合格。

5. 硬度检查 硬度一般是指片剂的径向破碎力，单位是牛顿（N），也有采用千克作为力的单位的，但千克是质量的单位，不是力的单位。一般认为用孟山都测定件测定片剂的硬度以不低于40N为理想，实际上也会因片剂的大小、种类和应用要求不同而有较大的变异范围。根据实验结果，判断是否合格。

四、实训提示

1. 蓝淀粉与辅料一定要混合均匀，以免压出的片剂出现色斑、花斑等现象。
2. 乙醇的使用量在不同的季节、不同的地区会有所变化。
3. 压片过程中应经常检查片剂重量、硬度等，发现异常情况应立即停机进行调整。

五、实训结果与讨论

表 12-8 实训结果记录表

项目	结果
外观	
崩解时限	
重量差异	
脆碎度	
硬度	
结论	

六、思考题

1. 试分析该处方中各辅料的作用。
2. 试分析影响片剂的硬度、崩解时限和重量差异的因素有哪些。

目标检测

答案解析

一、选择题

A 型题

1. 下列关于片剂的叙述错误的为（ ）
   A. 片剂为药物与辅料均匀混合后压制而成的片状制剂
   B. 片剂生产的机械化、自动化程度较高
   C. 片剂的生产成本及售价较高
   D. 片剂运输、贮存、携带及应用方便
   E. 片剂制备方法有湿法制粒压片、干法制粒压片及粉末直接压片
2. 下列有关片剂的表述正确的是（ ）
   A. 口含片是专用于舌下的片剂
   B. 咀嚼片是指含有碳酸氢钠和枸橼酸作为崩解剂的片剂
   C. 缓释片是指能够延长药物作用时间的片剂
   D. 多层片是指含有碳酸氢钠和枸橼酸作为崩解剂的片剂

E. 薄膜衣片是以丙烯酸树脂或蔗糖为主要包衣材料的片剂

3. 湿法制粒压片的目的是改善药物的（　）

A. 可压性和流动性　　B. 崩解性和溶出性

C. 防潮性和稳定性　　D. 润滑性和高黏着性

E. 流动性和崩解性

4. 下列哪种片剂是以碳酸氢钠与枸橼酸为崩解剂（　）

A. 泡腾片　　B. 分散片　　C. 缓释片　　D. 舌下片　　E. 植入片

5. 下列哪种片剂可避免肝脏的首过作用（　）

A. 泡腾片　　B. 分散片　　C. 舌下片　　D. 普通片　　E. 溶液片

6. 为增加片剂的体积和重量，应加入（　）

A. 稀释剂　　B. 崩解剂　　C. 黏合剂　　D. 润滑剂　　E. 润湿剂

7. 羧甲基淀粉钠一般可作片剂的哪类辅料（　）

A. 稀释剂　　B. 崩解剂　　C. 黏合剂　　D. 抗黏着剂　　E. 润滑剂

8. 下列包糖衣顺序正确的是（　）

A. 隔离层→糖衣层→糖衣层→色衣层→打光

B. 粉衣层→糖衣层→隔离层→色衣层→打光

C. 粉衣层→隔离层→糖衣层→色衣层→打光

D. 粉衣层→隔离层→色衣层→糖衣层→打光

E. 隔离层→粉衣层→糖衣层→色衣层→打光

9. 下列关于片剂辅料叙述正确的有（　）

A. 片剂辅料指除主药以外的一切物料

B. 辅料往往对片剂性质及疗效产生影响

C. 所有的片剂中均需加崩解剂

D. 大多数片剂中不需加稀释剂

E. 润湿剂是本身有黏性的辅料

10. 湿法制粒压片工艺流程为（　）

A. 原辅料→混合→制湿粒→干燥→整粒→混合→压片

B. 原辅料→混合→制湿粒→干燥→混合→压片

C. 原辅料→混合→制干粒→整粒→混合→压片

D. 原辅料→混合→制湿粒→干燥→压片

E. 原辅料→混合→制软材→制湿粒→整粒→压片

11. 压片用干颗粒的含水量宜控制在（　）

A. 1%　　B. 2%　　C. 3%　　D. 4%　　E. 5%

12. 压片的工作过程为（　）

A. 混合→饲料→压片→出片　　B. 混合→压片→出片

C. 压片→出片　　D. 饲料→压片

E. 饲料→压片→出片

13. 以下关于压片时造成黏冲原因的表述错误的是（　）

A. 压力过大　　B. 颗粒含水量过多

C. 冲头表面粗糙　　D. 颗粒吸湿

E. 润滑剂用量不当

14. 下列叙述不是包衣目的的是（　）

A. 改善外观

B. 防止药物配伍变化

C. 控制药物释放速度

D. 药物进入体内分散程度大，增加吸收，提高生物利用度

E. 增加药物稳定性

15.《中国药典》2020 年版规定普通片剂的崩解时限要求为（　）

A. 15 分钟　B. 30 分钟　C. 45 分钟　D. 60 分钟　E. 120 分钟

X 型题

16. 下列属于口服片剂的有（　）

A. 咀嚼片　B. 可溶片　C. 分散片　D. 泡腾片　E. 肠溶片

17. 舌下片的特点包括（　）

A. 属于局部治疗方式

B. 可以避免肝脏的首过作用

C. 局部给药发挥全身治疗作用

D. 一般片大而硬，味道适口

E. 吸收迅速显效快

18. 制粒的最主要目的是改善原辅料的（　）

A. 流动性　B. 可压性　C. 吸水性　D. 膨胀性　E. 崩解性

19. 崩解剂的加入方法有（　）

A. 内加法　B. 外加法　C. 内、外加入法　D. 喷入法　E. 筛入法

20. 压片时，造成黏冲的因素有（　）

A. 崩解剂用量过少

B. 润滑剂用量不足

C. 黏合剂用量不足

D. 颗粒含水量过多

E. 压力过小

二、综合问答题

黄芩苷片处方如下。

[处方]

黄芩苷	0.20kg
乳糖	0.48kg
淀粉	1.10kg
7%淀粉浆	0.30kg
L-HPC	0.40kg
硬脂酸镁	0.016g

写出处方中各成分有何作用。

书网融合……

重点回顾　微课　习题

第十三章　丸剂生产技术

学习目标

知识目标：

1. 掌握　泛制法、塑制法、滴制法制丸技术和质量控制；水丸、蜜丸、水蜜丸、糊丸、蜡丸、滴丸的辅料选择及包衣。

2. 熟悉　泛丸机、全自动制丸机、滴丸机的设备原理和构造。

3. 了解　丸剂的分类和特点。

技能目标：

能熟练完成泛制法、塑制法、滴制法制备丸剂的操作。

素质目标：

培养学生爱岗敬业、中药丸剂传承与创新的制药匠心精神。

导学情景

情景描述：王某，男，公务员，55岁，最近总感觉头晕耳鸣，腰膝酸软，手心脚心发热，骨蒸潮热、口干舌燥，王某向医生朋友求助，医生给他推荐了六味地黄丸。

情景分析：王某因工作性质经常熬夜加班写材料，中医认为熬夜伤阴，根据患者的年龄和症状分析属于肾阴虚，医生向他推荐了滋阴补肾的六味地黄丸。

讨论：药店里有很多不同厂家生产的六味地黄丸，有大蜜丸、小蜜丸、水蜜丸、水丸、浓缩丸、滴丸等。这些不同的药丸有何区别？

学前导语：中医名药六味地黄丸，是宋代钱乙《小儿药证直诀》中记载的滋补肝肾，并补脾阴的著名中药丸剂。称为“千年补肾良药，补阴方药之祖”。这些不同的六味地黄丸制备方法有什么不同？

本章主要讲授中药丸剂生产技术。通过对常见中药水丸、蜜丸、滴丸、浓缩丸、水蜜丸、糊丸、蜡丸等丸剂产品生产技术的理论概要介绍，对泛丸法、塑丸法、滴丸法三种常见中药制丸工艺练习，经过举一反三，掌握中药丸剂生产技术和质量控制要点。

第一节　概　述

PPT

丸剂系指原料药物与适宜的辅料制成的球形或类球形固体制剂，是中药传统剂型之一，主要供内服。我国最早的医方《五十二病方》中已有对丸剂的记述，《伤寒杂病论》《金匮要略》中有用蜂蜜、糖、淀粉糊、动物药汁作丸剂黏合剂的记载，金元时代开始有丸剂包衣。20世纪80年代以来，随着科技的进步和制药机械工业的发展，中药丸剂逐步摆脱了手工作坊式制作，发展成为工厂化、机械化生产。目前丸剂仍是中成药的主要品种之一。2020年版《中国药典》收载中药丸剂396种，占收载成方制剂和单味制剂的24.6%；新增18个品种。

一、丸剂的特点

1. 作用持久。与汤剂、散剂等比较，传统的水丸、蜜丸、糊丸、蜡丸内服后在胃肠道中溶散缓慢，逐渐释放药物，吸收显效迟缓，作用持久。

2. 可缓和某些药物的毒性和不良反应。对某些毒性、刺激性药物，可通过选用适宜赋形剂，制成如糊丸、蜡丸等，延缓其在胃肠的吸收。

3. 能容纳多种形态的药物。丸剂制备时能容纳固体、半固体的药物和黏稠性的液体药物。可分层制备避免药物相互作用，亦可利用包衣来掩盖药物的不良臭味。对芳香挥发性药物或有特殊不良气味的药物，可通过制丸工艺，将其包在丸剂中心层，减缓其挥散。

4. 有些新型丸剂可起速效作用，如苏冰滴丸、复方丹参滴丸等。

5. 部分丸剂服用剂量较大，小儿服用困难；中药原料多以原粉入药，微生物超标问题尚未完全解决；水丸溶散时限较难控制。

二、丸剂的分类

1. 根据赋形剂分类 可分为水丸、蜜丸、水蜜丸、浓缩丸、糊丸、蜡丸。

2. 根据制法分类 可分为泛制丸、塑制丸、滴制丸。

3. 根据大小分类 可分为大丸（重量在 0.5g 以上药丸）、小丸（重量在 0.5g 以下药丸）、微丸（直径 < 2.5mm，包括速释、缓释、控释微丸）。

看一看

糖丸系指以适宜大小的糖粒或基丸为核心，用糖粉和其他辅料的混合物作为撒粉材料，选用适宜的黏合剂或润湿剂制丸，并将原料药物以适宜的方法分次包裹在糖丸中而制成的制剂。除另有规定外，糖丸在包装前应在适宜条件下干燥，并按丸重大小要求用适宜筛号的药筛过筛处理。

第二节　泛制法制丸技术

微课1

PPT

泛制法系指在转动的适宜容器或机械中，将饮片细粉与赋形剂交替加入，不断翻滚，使粉粒逐渐增大的一种制丸方法。其制丸的工艺流程为：原辅料的准备→起模→成型→盖面→干燥→选丸→质量检查→包装。

一、生产技术

泛制法多用于水丸的制备，亦可用于水蜜丸、糊丸、浓缩丸、微丸等的制备。

（一）赋形剂

1. 水 最常用，一般用纯化水或冷沸水。水本身虽无黏性，但能诱导如黏液质、糖、胶质、淀粉等而产生黏性。需注意，成丸后应立即干燥，以免微生物生长繁殖，导致生霉变质。

2. 酒 常用黄酒和白酒，虽含不同浓度的乙醇能溶解中药的树脂、油脂而增加药物细粉的黏性，但其诱导产生的黏性一般没有水强，含醇量越高的酒润湿药粉所产生的黏性越弱，应根据中药质地和成分酌情选用。此外，因酒有活血通经、引药上行及降低药物寒性的作用，故舒筋活血类药丸常用酒作赋形剂。酒本身有防腐能力使药物泛丸过程中不易霉变；但酒易于挥发，成丸后容易干燥。

3. 醋 常用米醋（含乙酸3% ~5%）。醋既能润湿药粉产生黏性，又能使饮片中生物碱等成分有变成盐的可能，有助于碱性成分的溶出而提高疗效。醋具有引药入肝、散瘀血、消肿痛等作用，故散瘀止痛类药物常以醋作赋形剂制丸。

4. 药汁　利用处方中某些药物的水煎液（或鲜汁）作润湿剂，既有利于保存药性，又有一定的黏性便于制丸。含纤维较多的饮片如大腹皮、千年健等可用煎汁制丸；含有新鲜的饮片如生姜等可压汁制丸；其他如牛胆汁、熊胆、竹沥等，因具有一定的生理活性，应根据处方需要选择使用。

（二）水丸的制备（泛制法）

1. 原辅料的准备　处方中适宜打粉的饮片应洗净、干燥、灭菌后粉碎。起模和盖面的药粉，通常用最细粉（过七号筛），黏性应适中。供加大成形的药粉，除另有规定外，应用细粉（过六号筛）。若处方中有中药需制药汁的应按规定制备。

2. 起模　系指制备丸粒基本母核的操作，模子是利用水的润湿作用诱导出药粉的黏性，使药粉之间相互黏结成细小的颗粒，并在此基础上层层增大而成的丸模。起模是泛丸成型的基础，是制备水丸的关键。模子形状直接影响着成品的圆整度，模子的大小和数目，也影响加大过程中筛选的次数和丸粒的规格以及药物含量的均匀性。操作关键在于选择黏性适宜的药粉起模，黏性太大的药粉，加入液体时易相互黏合成团；黏性小或无黏性药粉松散不易成模。起模的方法以下两种。

（1）药粉直接起模法

①药粉加水起模　先将起模用粉的一部分置泛丸锅中，开动机器，药粉随机器转动，用喷雾器喷水于药粉上，借机器转动和人工搓揉使药粉分散，全部均匀地用水湿润，继续转动片刻，部分药粉成为细粒状，再撒布少许干粉，搅拌均匀，使药粉黏附于细粒表面，再喷水湿润。如此反复操作至模粉用完，取出过筛分等即得丸模。

②喷水加粉起模　在泛丸锅中喷少量水将锅壁湿润均匀，撒入少量药粉，转动泛丸锅，在锅内沿转动相反方向刷下锅壁黏附的粉粒，继续转动再喷水，撒粉，搅拌、搓揉，使黏粒分开。如此反复操作，使粉粒逐渐增大至达到规定标准（1mm 左右），过筛分等即得丸模。

（2）湿粉制粒起模法　将起模用的药粉放入泛丸锅内喷水，开动机器滚动或搓揉，使粉末均匀润湿，成手握成团、触之即散的软材状，用 8 ~ 10 目筛制成颗粒。将此颗粒再放入泛丸锅内，略加少许干粉，充分搅匀，继续使颗粒在锅内旋转摩擦，撞去棱角成为圆形，取出过筛分等即得。

起模用粉量：因处方药物的性质和丸粒的规格有所不同。目前，从成批生产的实践经验中得出以下计算公式：

$$X = \frac{0.625 \times D}{C}$$

式中，C 为成品水丸 100 粒干重（g）；D 为药粉总量（kg）；X 为一般起模用粉量（kg）；0.625 为标准模子 100 粒重量（g）。

3. 成型　系指将已经筛选均匀的丸模，逐渐加大至接近成品的操作。将模子置泛丸锅中，加水使模子湿润后，加入药粉旋转，使药粉均匀黏附于丸模上，再加水加粉，如此反复操作，直至制成所需大小的丸粒。每次加水加粉量应逐渐增加。在加大过程中要注意质量，保持丸粒的硬度和圆整度。加水加粉，应分布均匀，且用量适中。丸粒加大过程中应注意以下问题。

（1）加水加粉要分布均匀，用量适中，并不断用手在锅口搓碎粉块、叠丸；并由里向外翻拌，使丸粒均匀增大。由于机器的转动使大粒集中于锅口，小粒集中于锅底，所以每次加药粉时应加在锅底附近，使小丸充分黏附药粉，较快增大。

（2）对质地特别黏的品种，要随时注意丸粒的圆整度，并防止打滑、结饼。

（3）丸粒在锅内转动时间要适当。过短则丸粒松散，在贮存过程中易破碎，易吸潮发霉；过长则丸粒太紧实，服后难于溶散。

（4）含朱砂、硫黄以及含酸性成分的丸剂，不能用铜制泛丸锅制丸，避免因化学变化而导致丸药表面变色或产生对人体有害成分。此类品种可用不锈钢制的泛丸锅制丸。

4. 盖面 是指将已经增大、筛选均匀的丸粒用余粉或其他物料等加至丸粒表面，使其色泽一致、光亮的操作过程，是泛丸成型的最后一个环节。常用的盖面方法有以下几种。

（1）干粉盖面 操作时只用干粉，丸粒干燥后，丸面色泽较其他盖面浅，接近于干粉本色。在撒粉前，丸粒湿润要充分，然后滚动至丸面光滑，再均匀地将盖面用粉撒于丸面，快速转动至药粉全部黏附于丸面，迅速取出。

（2）清水盖面 方法与干粉盖面相同，但最后不需留有干粉，而以水充分润湿打光，并迅速取出，立即干燥，否则成丸干燥后色泽不一。

（3）清浆盖面 “清浆”是指用药粉或废丸粒加水制成的药液。本法与清水盖面相同，唯在盖面时将水改为上述清浆，丸粒表面充分润湿后迅速取出，否则会出现“花面”。

5. 干燥 泛制丸含水量大，易发霉，应及时干燥。

6. 选丸 为保证丸粒圆整、大小均匀、剂量准确，丸粒干燥后，可用滚筒筛、检丸器或连续成丸机组等筛选分离。

二、常用设备

我国传统的手工泛丸采用泛丸匾，工厂大规模生产用机器。泛丸机（图13－1）主要用于起模、成型、盖面，主要由机身、蜗轮箱体、糖衣锅、加热装置、风机、电机等主要部分组成。由电动机通过三角皮带驱动蜗轮、蜗杆减速器，带动锅旋转，在离心力的作用下，使物料在锅内上下翻滚，达到混合、制丸和打光的效果。

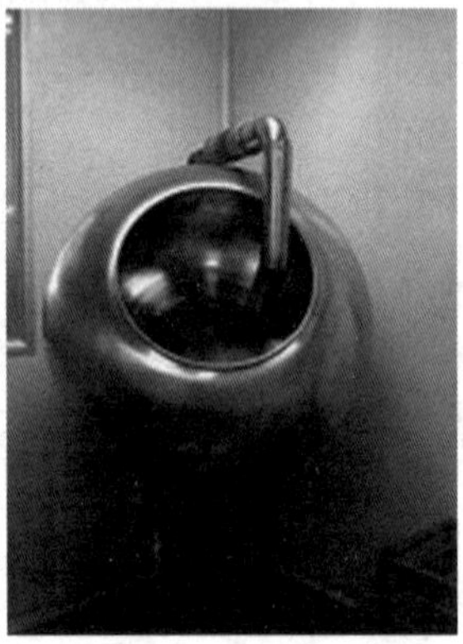

图13－1 泛丸机

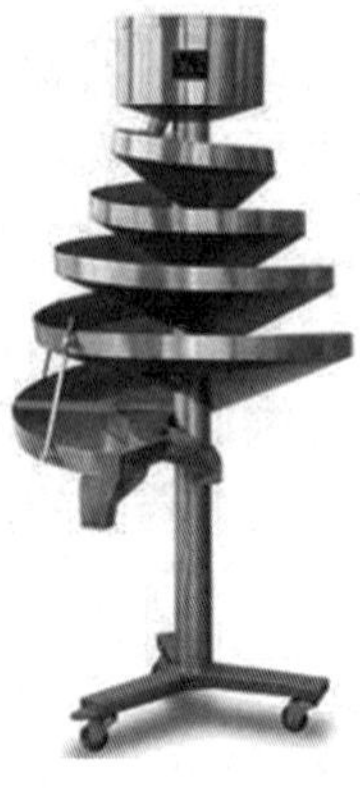

图13－2 立式检丸器

选丸主要用立式检丸器（图13－2）或滚筒筛。立式检丸器由薄的金属铁板制成，丸粒沿一螺旋形的斜面滚下，利用滚动时产生的离心力不同，将合格与畸形的丸粒分开。从螺旋板的外侧收集合格的丸粒，从螺旋板的内侧收集畸形的丸粒。滚筒筛主体是由薄不锈钢卷成的圆筒，筒上布满筛孔，分三段，筛孔由小到大，使丸粒在随筛筒滚动时按大小分档。

练一练13-1

泛制法制丸的关键操作是（ ）

A. 起模　　B. 成型

C. 合坨　　D. 盖面

E. 包衣

答案解析

第三节　塑制法制丸技术 微课2

PPT

塑制法是目前丸剂制备的常用方法，系指饮片细粉加适宜的黏合剂，混合均匀，制成软硬适宜、可塑性较大的丸块，再依次制丸条、分粒、搓圆而成丸粒的一种制丸方法。其制丸的工艺流程：原辅料准备→制丸块→制丸条→分粒→搓圆→干燥→整丸→质量检查→包装。

一、生产技术

（一）赋形剂

塑制法多用于蜜丸、水蜜丸、浓缩丸、糊丸、蜡丸的制备，其赋型剂分别为蜂蜜、蜜水、米糊、面糊、蜂蜡等；水丸也可用塑制法制备。

1. 蜂蜜　蜂蜜是蜜丸的主要赋形剂，欲制得柔软、光滑、滋润的蜜丸，除选择好蜂蜜外，还应炼制好蜂蜜。炼制蜂蜜的目的是为了除去杂质、降低水分含量、破坏酶类、杀死微生物、增加黏性等。具体方法是：将蜂蜜放于锅中，加入适量水加热煮沸，捞去浮沫，用三号或四号筛滤过，除去死蜂等杂质，再复入锅中继续加热炼制至规定程度。根据处方中饮片性质，常将蜂蜜炼制至不同程度。

（1）嫩蜜　蜂蜜加热至105～115℃，含水量为17%～20%，相对密度为1.35左右，色泽无明显变化，稍有黏性。嫩蜜适合于含较多油脂、黏液质、胶质、糖、淀粉、动物组织等黏性较强的药物制丸。

（2）中蜜　又称炼蜜，是将嫩蜜继续加热，温度达到116～118℃，含水量为14%～16%，相对密度为1.37左右，用手捻有黏性，当两手指分开时有白丝出现。中蜜适合于黏性中等的药物制丸。

（3）老蜜　将中蜜继续加热，温度达到119～122℃，含水量在10%以下，相对密度为1.40左右，出现红棕色具光泽较大气泡，手捻之甚黏，当两手指分开时出现长白丝，滴入水中成珠状（滴水成珠）。老蜜黏合力很强，适合于黏性差的矿物性和纤维性药物制丸。

2. 蜜水　蜜水是水蜜丸的赋形剂，蜜水的浓度由饮片性质、制备方法而定。

3. 糊　糊丸以米糊、面糊为黏合剂，制糊方法有冲糊法、煮糊法、蒸糊法，这三种方法以冲糊法应用最多，方便快捷。

4. 蜂蜡　蜡丸的赋形剂是蜂蜡，需要精制。

药爱生命

有一颗小药丸，它被中医奉为救命“神药”，它就是中药“温病三宝”之首的安宫牛黄丸。安宫牛黄丸的制作包含了数道工序：研配、合坨、制丸、内包、蘸蜡、打戳……要求搓出来的药丸圆、光、亮，滋润细腻，色泽一致，重量更是要分毫不差，必须3克。同仁堂的厂训就是“修合无人见，存心有天知”，体现了中药制剂的生产始终把药品质量放在第一位。

（二）蜜丸的制备（塑制法）

1. 原辅料的准备　按照处方将所需的饮片称量配齐，干燥、粉碎、过筛、混合使成均匀细粉。根据处方中饮片性质及季节，选择炼蜜规格。为了防止药物与设备粘连，并使丸粒表面光滑，在制丸过程中还应用适量的润滑剂。一般机制蜜丸用乙醇或植物油作润滑剂，传统制丸用麻油与蜂蜡的融合物（油蜡配比一般为7∶3）作润滑剂。

2. 制丸块　制丸块又称和药、合坨，这是塑制法制丸的关键工序。丸块的软硬程度直接影响丸粒成形和在贮存中是否变形。优良的丸块应混合均匀、色泽一致、滋润柔软，具可塑性，软硬适度。将已混合均匀的饮片细粉加入适量的炼蜜，反复搅拌混合，制成软硬适宜、具有一定可塑性的丸块。

影响丸块质量的因素有以下几个方面：①炼蜜程度，蜜过嫩则粉末黏合不好，丸粒搓不光滑；蜜过老则丸块发硬，难以搓丸。②和药蜜温，一般处方用热蜜和药。如处方中含有多量树脂、胶质、糖、油脂类的饮片，黏性较强且遇热易熔化，则炼蜜温度应以60～80℃为宜。若处方中含有冰片、麝香等芳香挥发性药物，也应采用温蜜。若处方中含有大量的叶、茎、全草或矿物性饮片，粉末黏性很小，则须用老蜜，且趁热加入。③用蜜量，药粉与炼蜜的比例也是影响丸块质量的重要因素。一般是1∶1～1∶1.5，但也有低于1∶1或高于1∶1.5的，这主要取决于饮片的性质：含糖类、胶质等黏性强的药粉用蜜量宜少；含纤维较多、质地轻松、黏性极差的药粉，用蜜量宜多，可高达1∶2以上。夏季用蜜量应稍少，冬季用蜜量宜稍多。手工和药，用蜜量稍多；机械和药，用蜜量稍少。

3. 制丸条、分粒与搓圆 将制好的丸块制成粗细适宜、表面光滑、内无空隙的条状物，称之为丸条，再分粒搓圆。

4. 干燥、包装 大蜜丸成丸后一般应立即分装，以保证丸药的滋润状态。为防止蜜丸霉变，成丸也常进行干燥，采用微波干燥、远红外辐射干燥，可达到干燥和灭菌的双重效果。大蜜丸的包装有蜡壳或塑料小盒（挂蜡封固）；小蜜丸有玻璃瓶、塑料瓶、泡罩包装等。

（三）水蜜丸的制备

常用塑制法，亦可用泛制法制备。

1. 采用塑制法制备时，需要注意药粉的性质与蜜水的比例、用量。一般饮片细粉黏性中等，每100g细粉用炼蜜40g左右，炼蜜与水的比例为1∶2.5～3.0。蜜水的制法为：将炼蜜加水，搅匀，煮沸，滤过，即可。如含糖、淀粉、黏液质、胶质类较多的饮片细粉，需用低浓度的蜜水为黏合剂，每100g药粉用炼蜜10～15g；如含纤维和矿物质较多的饮片细粉，则每100g药粉用炼蜜50g左右。

2. 采用泛制法制备时，应注意起模时须用水，以免粘结。加大成形时为使水蜜丸的丸粒光滑圆整，蜜水加入的方式应按低浓度、高浓度、低浓度的顺序依次加入，即先用浓度低的蜜水加大丸粒，待逐步成形时，用浓度稍高的蜜水，已成形后，再改用浓度低的蜜水撞光。由于水蜜丸中含水量高，成丸后应及时干燥，防止发霉变质。

（四）糊丸的制备

糊丸系指饮片细粉以米糊或面糊等为黏合剂制成的丸剂。

糊丸干燥后较坚硬，在胃内溶散迟缓，释药缓慢，故可延长药效。同时能减少药物对胃肠道的刺激，故适宜于含有毒性或刺激性较强的药物制丸。需注意，如果黏合剂稠度太大，会出现丸剂溶散时间超限的问题。

糊丸的制备主要用塑制法制备。其制法与小蜜丸相似，以糊代替炼蜜。制备时先制好需用的糊，稍凉倾入饮片细粉中，充分搅拌，揉搓成丸块，再制成丸条、分粒、搓圆即成。糊丸也可用泛制法制备。糊丸制备时需注意以下几点。

1. 保持丸块处于润湿状态，并尽量缩短制丸时间。

2. 糊粉的用量，塑制法一般控制糊粉为药粉总量的30%～35%。

（五）蜡丸的制备

蜡丸系指饮片细粉以蜂蜡为黏合剂制成的丸剂。蜂蜡极性小，不溶于水，制成丸剂后在体内释放药物极慢，可延长药效，并能防止药物中毒或防止对胃肠道的强烈刺激。现代许多药物以蜂蜡为骨架制成各种缓释、控释制剂，是在古代用药经验基础上的一次质的飞跃和发展。目前蜡丸品种不多，主要原因是无法控制其释放药物的速率。

蜡丸采用塑制法制备。将精制的蜂蜡，加热熔化，凉至60℃左右，待蜡液开始凝固，表面成膜时，加入药粉，迅速搅拌至混合均匀，趁热制丸条、分粒、搓圆。蜡丸制备时需注意下列问题。

1. 制备时应控制温度。

2. 控制蜂蜡用量，通常情况，药粉与蜂蜡比例为1：0.5～1。

看一看

浓缩丸系指饮片或部分饮片提取浓缩后，与适宜的辅料制成的丸剂。浓缩丸又称药膏丸、浸膏丸，是目前丸剂中较常用的一种剂型，其特点是体积缩小，易于服用和吸收，发挥药效好；同时利于保存，不易霉变。但是，浓缩丸的饮片在煎煮，特别是在浓缩过程中由于受热时间较长，有效成分可能会受到影响，使药效降低。

根据所用黏合剂的不同，分为浓缩水丸、浓缩蜜丸和浓缩水蜜丸。

浓缩丸的制备常用塑制法，亦可用泛制法制备。

1. 采用塑制法制备时，取处方中部分饮片提取浓缩成膏（蜜丸型浓缩丸须加入适量炼蜜），作黏合剂，其余饮片粉碎成细粉，混合均匀，再制丸条、分粒、搓圆即得。具体操作同蜜丸。

2. 采用泛制法制备时，取处方中部分饮片提取浓缩成浓缩液，作黏合剂，其余饮片粉碎成细粉用于泛丸。或用稠膏与细粉混合成块状物，干燥后粉碎成细粉，再以水或不同浓度的乙醇为润湿剂泛制成丸。具体操作同水丸。处方中膏少粉多时，常用前法；膏多粉少时，常用后法。

二、常用设备

合药设备为捏合机（图13－3），捏合机系由金属槽和两组强力的S形桨叶构成，金属槽多用夹层套式，槽底呈半圆形，两组桨叶以不同的转速和不同的方向旋转，由于桨叶的分割揉捏及桨叶与槽壁间的研磨等作用而使药料混合均匀。操作时将规定量的药粉与适宜黏合剂置捏合机中混合，直至成为均一的容易从桨叶及槽壁剥落的丸块为度，取出丸块须立即制条搓丸。

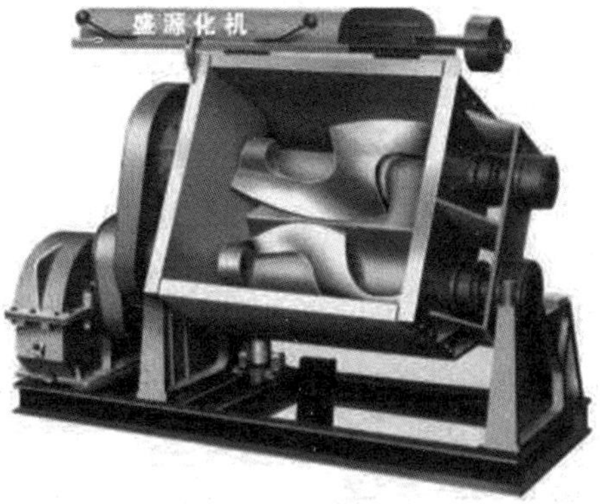

图13－3　捏合机

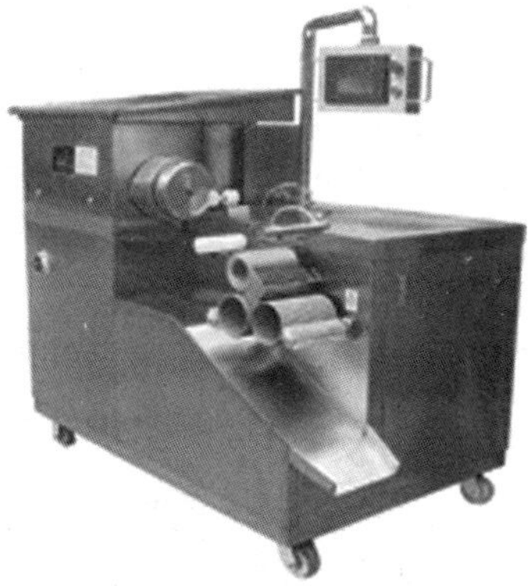

图13－4　全自动中药制丸机

制丸设备为全自动中药制丸机（图13－4）。该机可制备蜜丸、水蜜丸、浓缩丸、水丸等，实现一机多用。该机由炼药仓、制条仓、搓丸机、输条机、交流变频器、触摸屏、酒精桶、送条轮、刀轮等组成。其工作原理是先将药粉加黏合剂（蜜、水、提取液或膏）混合搅拌均匀后，在设备左边的炼药仓内将药物炼合成组织均匀、软硬相同、致密性一致的条状物料。然后再顺势送入右下方的制丸机的料仓中，经挤压成细条、切断成粒后高速搓制成丸。制丸过程包括开机前准备工作、开机、炼药、制丸、关机等。

练一练13-2

制丸块是塑制蜜丸关键工序，那么优良的丸块应为（ ）

A. 较软者为佳

B. 光鲜亮丽

C. 手搓捏较为粘手

D. 软硬适度，可随意塑形而不开裂

E. 握之成团，按之即散

答案解析

第四节 滴制法制丸技术

微课3

PPT

滴制法系指药物与适宜基质加热熔融混匀，滴入另一种互不混溶的液体冷凝剂中，使之冷凝成丸粒的一种制丸方法。滴制法用于滴丸的制备，其制丸的工艺流程为：原料准备→药液配制→滴制成丸→洗涤干燥→质量检查→包装。

一、生产技术

滴丸系指药物与基质用适宜方法混匀后，用滴制法制成的丸剂。

滴丸的特点：①起效迅速，生物利用度高；②生产设备简单，工序少，周期短，自动化程度高，生产效率高，成本相对较低；③滴丸可使液体药物固体化，有利于服用、贮存和运输；④滴丸用药部位多，可口服、腔道用和外用，还可起到长效作用；⑤滴丸载药量小，相应含药量低，服药剂量较大。

看一看

滴制法制丸早在1933年就已提出，1956年有用聚乙二醇4000为基质，用植物油为冷却剂制备苯巴比妥钠滴丸的报道，1958年我国有人用滴制法制备酒石酸锑钾滴丸。中药滴丸的研制始于20世纪70年代末，当时的上海医药工业研究院等单位对苏合香丸进行研究，最后改制成苏冰滴丸。此后复方丹参滴丸、香连滴丸、柴胡滴丸等相继研制成功，其中复方丹参滴丸为《中国药典》2020年版收载品种之一。

（一）滴丸的赋形剂

1. 滴丸的基质 滴丸中主药以外的附加剂称为基质。作为滴丸基质应具备以下条件：性质稳定，不与主药发生反应，不影响主药的疗效与检测。熔点较低或在60～100℃时能熔化成液体，而遇骤冷又能凝结成固体，在室温下保持固体状态，同时在与主药混合后仍能保持以上物理状态。

滴丸的基质可分为水溶性及非水溶性两大类。水溶性基质有：聚乙二醇类、聚氧乙烯单硬脂酸酯、硬脂酸钠、甘油明胶等。非水溶性基质有：硬脂酸、单硬脂酸甘油酯、虫蜡、氢化植物油、十八醇（硬脂醇）、十六醇（鲸蜡醇）等。选用时应根据主药性质选择适宜基质。生产上还常选用混合基质，以便制得较好的滴丸。

2. 滴丸的冷凝液 用于冷却滴出的液滴，使之冷凝成固体丸粒的液体称为冷凝液。冷凝液选择的条件：应安全无害，与主药和基质不相混溶，不起化学反应，有适宜的相对密度和黏度（略高或略低于滴丸的相对密度），能使滴丸（液滴）在冷凝液中缓缓下沉或上浮而充分凝固；此外还要有适宜的表面张力，使液滴在冷凝过程中能顺利形成滴丸。

冷凝液可分为两类：一是水溶性冷凝液，常用的有水、不同浓度的乙醇等，适用于非水溶性基质的滴丸；二是油溶性冷凝液，常用的有液体石蜡、二甲基硅油、植物油等，适用于水溶性基质的滴丸。

（二）滴丸的制备

1. 原料准备　根据处方中饮片性质选择适宜方法进行提取、精制后，得到提取物。

2. 药液配制　将选择好的基质加热熔化，将饮片提取物溶解、混悬或乳化在已熔融的基质中，混匀制成药液。药液保持恒定的温度（80～90℃），便于滴制。

3. 滴制成丸　滴制前选择适当的冷凝液并调节好冷凝的温度，滴制时要调节好药液的温度、滴头的速度，将药液滴入冷凝液中，凝固形成的丸粒徐徐沉于底部，或浮于冷凝液的表面。

4. 洗涤干燥　从冷凝液中捞出的丸粒，拣去废丸，先用纱布擦去冷凝液，然后用适宜的溶液搓洗除去冷凝液，用冷风吹干后，在室温下晾 4 小时即可。

5. 包装　制成的滴丸经质量检查合格后进行包装，包装时要注意温度的影响，包装要严密，并贮存于阴凉处。

二、常用设备

滴丸设备主要由滴瓶、冷却柱、恒温箱 3 个部分组成。实验室用的设备为滴丸机（图 13－5）。滴瓶有调节滴出速度的活塞，有保持液面一定高度的溢出口、虹吸管或浮球，它可在不断滴制与补充药液的情况下保持滴速不变。恒温箱包围滴瓶及贮液瓶等，使药液在滴出前保持一定温度不凝固，箱底开孔，药液由滴瓶口（滴头）滴出。冷却柱其高度和外围是否用水、冰冷凝，应根据各品种的具体情况而定。冷却柱的一般高度为 40～140cm，温度维持在 10～15℃，药液的密度如小于冷凝液，选用装置图 13－6（A），反之选用装置图 13－6（B）。

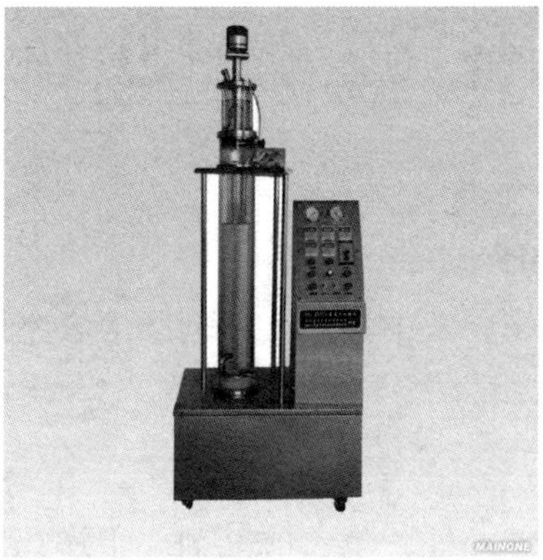

图 13－5　滴丸机

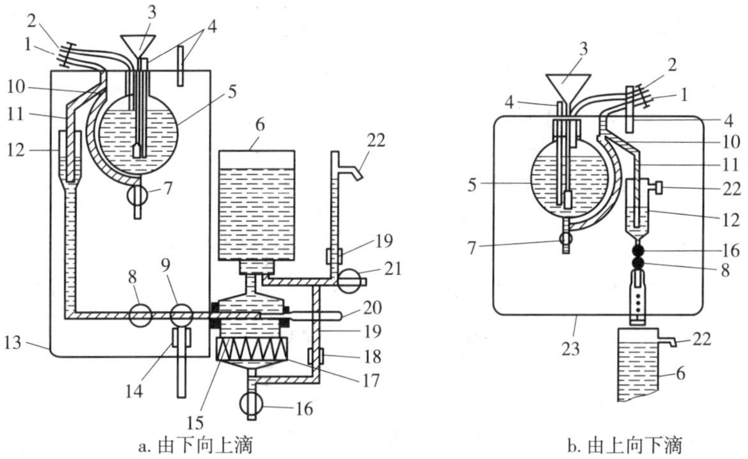

图 13－6　上（下）行滴制设备

1. 旋塞；2. 旋塞；3. 加料漏斗；4. 温度计；5. 贮液瓶；6. 冷凝柱；7. 旋塞；8. 旋塞；9. 旋塞；10. 启口连接；11. 虹吸管；12. 滴瓶；13. 保热保温箱；14. 橡皮管连接；15. 保温瓶；16. 旋塞；17. 环形电炉；18. 橡皮管夹；19. 橡皮管连接；20. 导电温度计；21. 旋塞；22. 溢出口；23. 保温箱

想一想

【处方】熟地黄 160g　酒萸肉 80g　牡丹皮 60g　山药 80g　茯苓 60g　泽泻 60g

讨论： 请根据所学知识分别写出泛制法、塑制法、滴制法制备六味地黄丸（水丸、蜜丸、水蜜丸、浓缩丸、滴丸）的工艺流程。这六味原料药各需要怎样处理？完成生产需要什么辅料？

答案解析

第五节　丸剂包衣技术

PPT

在丸剂的表面上包裹一层物质，使之与外界隔绝的操作称为包衣。丸剂包衣的主要目的：①增加药物的稳定性，防止主药氧化、变质或挥发，防止吸潮及虫蛀。②减少药物的刺激性，掩盖异味，便于吞服。③控制丸剂的溶散度（药物衣、肠溶衣、速释、缓释）。④使丸面平滑、美观，便于识别。

一、生产技术

（一）丸剂包衣的类型

1. 药物衣　包衣材料是丸剂处方组成部分，有明显的药理作用，用于包衣既可首先发挥药效，又可保护丸粒、增加美观。中药丸剂包衣多属此类。

（1）朱砂衣　如朱砂安神丸、天王补心丸等。朱砂衣应用较为广泛，是中成药丸剂最常用的一类包衣。

（2）黄柏衣　如四妙丸等。

（3）雄黄衣　如化虫丸等。

（4）青黛衣　如千金止带丸、当归龙荟丸等。

（5）百草霜衣　如六神丸、牛黄消炎丸等。

（6）甘草衣　如羊胆丸。

（7）滑石衣　如防风通圣丸、香砂养胃丸等。

此外，还有红曲衣（消食健脾）、赭石衣（降气、止逆、平肝止血）、礞石衣（降气、行滞、祛痰）、牡蛎衣（海马保肾丸）等，可依处方选用。

2. 保护衣　选取处方以外，不具明显药理作用，且性质稳定的物质作为包衣材料，使主药与外界隔绝起保护作用。这一类包衣物料主要有以下两种。

（1）糖衣　如木瓜丸、安神补心丸等。

（2）薄膜衣　应用无毒的药用高分子材料包衣，如香附丸、补肾固齿丸等。

3. 肠溶衣　选用适宜的材料将丸剂包衣后使之在胃液中不溶散而在肠液中溶散。丸剂肠溶衣主要材料有虫胶、苯二甲酸醋酸纤维素（CAP）等。

（二）丸剂包衣方法

1. 药物衣　应先将包衣用药物制成极细粉（过七至八号筛）；除蜜丸外，包衣前丸剂要干燥；包衣用黏合剂有糖浆、糯米汁、10%～20%的阿拉伯胶浆或桃胶浆等。

方法：将已经充分干燥的丸粒放入包衣锅中，转动锅体，加入适量的黏合剂，搅拌均匀，待丸粒表面呈毛刺状且丸心润透时，加适量的包衣粉，搅拌均匀，使衣粉全部裹附于丸粒表面，再加黏合剂，加粉，如此反复5～6次，至包衣粉全部上完为度。取出低温干燥（一般风干即可）。放入溜袋（约长3m、宽35～40cm的布袋）或包衣锅内，加入适量虫蜡粉，让丸粒互相撞击摩擦，使丸粒表面磨光且亮时，即可取出分装。

注意：①黏合剂的用量应第一次多，以后逐渐减少。其浓度也是开始浓，后来慢慢转稀。这样可使黏合力从里到外由强而弱，以便使衣粉牢固黏结于丸粒表面。否则后层会把前层拉下来。同时，第一次加黏合剂的量要足，以使丸心充分润湿；否则，上衣干燥时由于收缩程度不同而使丸衣破碎，发生“脱壳”现象。如用糯米糊作黏合剂，第一次用量可多到2/3。②上衣后的丸粒必须用低温干燥（最好是风干），且不断翻动；切忌曝晒和高温烘，否则易使丸剂泛油变色，形成阴阳面或内外两层。

2. 糖衣、薄膜衣、肠溶衣　其包衣方法与片剂相同。

根据原料药物的性质与使用、贮藏的要求，供口服的滴丸可包糖衣或薄膜衣。

二、常用设备

丸剂包衣设备可参考第十二章包衣设备。

PPT

第六节　丸剂生产与质量控制

一、生产过程质量控制

1. 丸剂生产车间洁净度应达到大于 D 级洁净度要求。丸剂岗位操作室要求室内压大于室外压力，温度 18 ~26℃，相对湿度 45% ~65%。

2. 在制丸过程中要求 15 分钟测一次丸重差异，并做好记录；并由 QA 检查员按规定的检验规程抽样检查。

3. 根据原料药物的性质、使用与贮藏的要求，凡需包衣和打光的丸剂，应使用各品种制法项下规定的包衣材料进行包衣和打光。

4. 除另有规定外，水蜜丸、水丸、浓缩水蜜丸和浓缩水丸均应在 80℃以下干燥；含挥发性成分或淀粉较多的丸剂（包括糊丸）应在 60℃以下干燥；不宜加热干燥的应采用其他适宜的方法干燥。

5. 将制好的丸粒均匀摊放于容器内，容器内、外贴上标签，注明物料品名、规格、批号、数量、日期和操作者的姓名，按顺序放于晾丸间。及时将晾好的丸粒交中间站或下一工序。填写请验单请验。

6. 必要时，薄膜衣包衣滴丸应检查残留溶剂。

二、丸剂的质量评定

按照《中国药典》2020 年版四部对丸剂质量检查的有关规定，丸剂需要进行以下方面的质量检查。

1. 外观检查　除另有规定外，丸剂外观应圆整，大小、色泽应均匀，无粘连现象。蜡丸表面应光滑无裂纹，丸内不得有蜡点和颗粒。滴丸表面应无冷凝介质黏附。

2. 水分　照水分测定法（通则 0832）测定。除另有规定外，蜜丸和浓缩蜜丸中所含水分不得过 15.0%，水蜜丸和浓缩水蜜丸不得过 12.0%，水丸、糊丸、浓缩水丸不得过 9.0%。蜡丸不检查水分。

3. 重量差异

（1）除另有规定外，滴丸照下述方法检查，应符合规定。

检查法　取供试品 20 丸，精密称定总重量，求得平均丸重后，再分别精密称定每丸的重量。每丸重量与标示丸重相比较（无标示丸重的，与平均丸重比较），按表 13 -1 中的规定，超出重量差异限度的不得多于 2 丸，并不得有 1 丸超出限度 1 倍。

表 13 -1　滴丸重量差异限度

标示丸重或平均丸重	重量差异限度
0.03g 及 0.03g 以下	±15%
0.03g 以上至 0.1g	±12%
0.1g 以上至 0.3g	±10%
0.3g 以上	±7.5%

（2）除另有规定外，糖丸照下述方法检查，应符合规定。

检查法　取供试品20丸，精密称定总重量，求得平均丸重后，再分别精密称定每丸的重量。每丸重量与标示丸重相比较（无标示丸重的，与平均丸重比较），按表13－2中的规定，超出重量差异限度的不得多于2丸，并不得有1丸超出限度1倍。

表13－2　糖丸重量差异限度

标示丸重或平均丸重	重量差异限度
0.03g及0.03g以下	±15%
0.03g以上至0.3g	±10%
0.3g以上	±7.5%

（3）除另有规定外，其他丸剂照下述方法检查，应符合规定。

检查法　以10丸为1份（丸重1.5g及1.5g以上的以1丸为1份），取供试品10份，分别称定重量，再与每份标示重量（每丸标示量×称取丸数）相比较（无标示重量的丸剂，与平均重量比较），按表13－3规定，超出重量差异限度的不得多于2份，并不得有1份超出限度1倍。

表13－3　丸剂重量差异限度

标示重量或平均重量	重量差异限度
0.05g及0.05g以下	±12%
0.05g以上至0.1g	±11%
0.1g以上至0.3g	±10%
0.3g以上至1.5g	±9%
1.5g以上至3g	±8%
3g以上至6g	±7%
6g以上至9g	±6%
9g以上	±5%

包糖衣丸剂应检查丸芯的重量差异并符合规定，包糖衣后不再检查重量差异，其他包衣丸剂应在包衣后检查重量差异并符合规定；凡进行装量差异检查的单剂量包装丸剂及进行含量均匀度检查的丸剂，一般不再进行重量差异检查。

4. 装量差异　除糖丸外，单剂量包装的丸剂，照下述方法检查应符合规定。

检查法　取供试品10袋（瓶），分别称定每袋（瓶）内容物的重量，每袋（瓶）装量与标示装量相比较，按表13－4规定，超出装量差异限度的不得多于2袋（瓶），并不得有1袋（瓶）超出限度1倍。

装量以重量标示的多剂量包装丸剂，照最低装量检查法（通则0942）检查，应符合规定。以丸数标示的多剂量包装丸剂，不检查装量。

表13－4　单剂量丸剂装量差异限度

标示总量	装量差异限度
0.5g及0.5g以下	±12%
0.5g以上至1g	±11%
1g以上至2g	±10%
2g以上至3g	±8%
3g以上至6g	±6%
6g以上至9g	±5%
9g以上	±4%

5. 溶散时限　除另有规定外，取供试品6丸，选择适当孔径筛网的吊篮（丸剂直径在2.5mm以下的用孔径约0.42mm的筛网；在2.5~3.5mm之间的用孔径约1.0mm的筛网；在3.5mm以上的用孔径约2.0mm的筛网），照崩解时限检查法（通则0921）片剂项下的方法加挡板进行检查。除另有规定外，小蜜丸、水蜜丸和水丸应在1小时内全部溶散；浓缩水丸、浓缩蜜丸、浓缩水蜜丸和糊丸应在2小时内全部溶散。滴丸不加挡板检查，应在30分钟内全部溶散，包衣滴丸应在1小时内全部溶散。操作过程中如供试品黏附挡板妨碍检查时，应另取供试品6丸，以不加挡板进行检查。上述检查，应在规定时间内全部通过筛网。如有细小颗粒状物未通过筛网，但已软化且无硬心者可按符合规定论。

蜡丸照崩解时限检查法（通则0921）片剂项下的肠溶衣片检查法检查，应符合规定。

除另有规定外，大蜜丸及研碎、嚼碎后或用开水、黄酒等分散后服用的丸剂不检查溶散时限。

6. 微生物限度　以动物、植物、矿物质来源的非单体成分制成的丸剂照非无菌产品微生物限度检查：微生物计数法（通则1105）和控制菌检查法（通则1106）及非无菌药品微生物限度标准（通则1107）检查，应符合规定。

实训项目七　蜜丸的制备

一、实训目的

1. 掌握塑制法制备蜜丸的方法和操作要点。
2. 熟悉蜂蜜的选择、炼制与使用。

二、实训条件

1. 实训场地　实训室。

2. 实训仪器与设备　搓丸板、搓条板、瓷盆、方盘、不锈钢锅、烧杯、五~六号筛网、比重计、温度计、电热套、电子天平等。

3. 实训材料　山楂、六神曲（麸炒）、麦芽（炒）、蔗糖、蜂蜜等。

三、实训内容与步骤

大山楂丸

【处方】山楂25g　六神曲（麸炒）3.75g　麦芽（炒）3.75g　炼蜜33g

【制法】

1. 炼蜜（中蜜）：取适量的生蜂蜜，装入锅内，加热至沸后，六号筛过滤，除去死蜂、蜡泡沫及其他杂质，然后继续加热炼制，至表面起黄色气泡，有明显光泽，手捻有一定黏性，但两手指分开无白丝。此时蜜温在116~118℃。

2. 以上药材，粉碎成细粉，过五号筛，混匀，每100g粉末加炼蜜110~140g，制丸块，搓丸条，制丸粒，每丸重3g（实训时丸重参照搓丸板规格）。

【质量检查】

1. 外观性状　丸剂外观应圆整均匀、色泽一致。蜜丸应细腻滋润，软硬适中。

2. 重量差异　以一丸为1份，取供试品10份，分别称定重量，再与平均丸重比较，按表13－5的规定，超出重量差异限度的不得多于2份，并不得有一份超出限度1倍。

表 13－5 重量差异

标示总量或标示重量（或平均重量）	重量差异限度
1.5g 以上至 3g	±8%
3g 以上至 6g	±7%

四、实训提示

1. 蜜丸系药物细粉以炼制过的蜂蜜为黏合剂制成的丸剂，是临床上应用最广泛的传统中药丸剂之一。

2. 塑制法适用于制备蜜丸、糊丸、蜡丸等。其制备工艺流程：原辅料的准备与处理→制丸块（合药）→搓丸条→分粒、搓圆→干燥→质检→包装。

3. 用塑制法制备蜜丸，应选用优质蜂蜜，根据处方中药物的性质将蜂蜜炼成适宜程度的嫩蜜、中蜜和老蜜备用。合药时注意药粉与炼蜜的用量比与蜜温，丸块应软硬适宜、滋润、不散不黏为宜。

4. 搓丸条与丸粒操作速度应适宜，丸条粗细均匀，表面光滑无裂缝，内部充实无裂隙，以便分粒和搓圆。

5. 制丸时应在上下搓板沟槽中均匀涂布少量润滑剂，以防粘连，并使丸粒表面光滑。成丸后立即分装，不需干燥。

6. 蜜丸极易染菌，应采取恰当措施和方法，防止微生物污染，应根据药物的性质采用适宜的灭菌方法。

五、实训结果与讨论

1. 外观检查 将外观检查结果填入表 13－6，并对结果进行分析讨论。

2. 重量差异检查 将重量差异检查结果填入表 13－7，并对结果进行分析讨论。

表 13－6 外观检查记录

组别	
外观性状	
结果判断	

表 13－7 重量差异检查记录

平均重量/g	符合标准的重量波动范围/g	供试品重量/g									
结果判断											

六、思考题

炼蜜的目的是什么？如何根据药物的性质选择炼蜜的程度、用蜜量及合药时温度？

实训项目八 滴丸的制备

一、实训目的

1. 掌握滴制法制备滴丸的生产技术和操作要点。

2. 熟悉滴丸基质与冷凝液的选择。

二、实训条件

1. 实训场地　实训室。

2. 实训仪器与设备　烧杯、电热套、温度计、电子天平、实验室用滴丸设备、一次性滴管。

3. 实训材料　穿心莲内酯、辅料为聚乙二醇6000、聚乙二醇4000、甲基硅油。

三、实训内容与步骤

穿心莲内酯滴丸

【处方】穿心莲内酯0.15g　聚乙二醇6000与聚乙二醇4000各3g　甲基硅油（冷却剂）

【制法】

1. 基质熔融　等量的聚乙二醇6000与聚乙二醇4000于水浴上加热至全部熔融。

2. 药物分散　将穿心莲内酯加入上述基质熔融液中搅拌至熔化。

3. 滴制成丸　80℃±2℃保温滴制，滴口内径为4.1mm，外径为6.1mm。冷却剂温度采用冰水浴循环，冷却高度1.2m。滴距5~10cm。滴速为每分钟20~30滴。等滴丸完全冷却后，取出滴丸，摊于滤纸上，擦去表面附着的冷却剂，收集包装即得。

四、实训提示

1. 滴丸是采用滴制法制备，即将药物溶解、乳化或混悬于适宜的溶融基质中，保持恒定的温度（80~100℃），并通过一定大小口径的滴管，滴入另一不相混溶的冷却剂中，此时含有药物的基质骤然冷却，凝固形成丸粒。

2. 滴丸常用基质有水溶性和非水溶性两类。水溶性基质可用液体石蜡、植物油等冷却液，非水溶性基质可用水、不同浓度的乙醇等冷却液。

3. 制备滴丸时所用冷却剂的相对密度应轻于或重于基质，但二者不宜相差太大，以免滴丸上浮或下沉过快，造成圆整度不好；滴制过程中应保持恒定的温度，以避免造成丸重差异。

4. 滴制时药液的温度要恒定。

5. 滴丸的重量和滴丸的形态与滴管的内径、滴口、熔融液温度、滴速、冷却剂的密度以及滴管距冷却液液面距离等因素均有关。所以必须严格控制，否则制成的丸粒难以合格。

6. 滴丸平均的重量与重量差异限度规定为：0.03g及0.03g以下为±15%，0.03g以上至0.30g为±10%，0.30g以上为±7.5%。

五、实训结果与讨论

1. 外观检查　将外观检查结果填入表13-8，并对结果进行分析讨论。

2. 重量差异检查　将重量差异检查结果填入表13-9，并对结果进行分析讨论。

表13-8　外观检查记录

组别	
外观描述	
结果判断	

表 13－9　重量差异检查记录

平均重量/g	符合标准的重量波动范围/g	供试品重量/g									
结果判断											

六、思考题

制备滴丸时应注意些什么？

目标检测

答案解析

一、选择题

A 型题

1.《中国药典》2020 年版规定：大蜜丸所含水分不得超过（　）

A. 5.0%　B. 9.0%　C. 12.0%　D. 15.0%　E. 17.0%

2. 含有大量糖和黏液质的药粉制丸时应选用的辅料是（　）

A. 嫩蜜　B. 中蜜　C. 老蜜　D. 蜂蜡　E. 蜜水

3. 大蜜丸常用的制法是（　）

A. 滴制法　B. 研合法　C. 泛丸法　D. 塑制法　E. 融合法

4. 水丸常用的制法是（　）

A. 泛制法　B. 塑制法　C. 滴制法　D. 研合法　E. 融合法

5. 塑制法制丸最关键的环节是（　）

A. 起模　B. 合坨　C. 成型　D. 切割　E. 搓丸

6. 含有大量纤维性和矿物质的药粉制丸时应选用的辅料是（　）

A. 嫩蜜　B. 中蜜　C. 老蜜　D. 蜂蜡　E. 蜜水

7. 以下关于蜂蜜炼制目的叙述中，错误的是（　）

A. 除去杂质　B. 杀死微生物　C. 破坏酶类　D. 增加黏性　E. 变色

8. 滴丸常用的制法是（　）

A. 滴制法　B. 研合法　C. 泛制法　D. 塑制法　E. 压制法

9. 丸剂处方中含有芳香挥发性或气味特殊的药物，最好处于丸粒的（　）

A. 表面　B. 底层　C. 中层　D. 包衣层　E. 各层均可以

10. 镇静安神类丸剂一般包药物衣的原料为（　）

A. 滑石粉　B. 朱砂　C. 青黛　D. 百草霜　E. 雄黄衣

X 型题

11. 可以用作制备丸剂的辅料有（　）

A. 水　B. 酒　C. 蜂蜜　D. 药汁　E. 面糊

12. 水丸的制备中需要盖面，方法有（　）

A. 干粉盖面　B. 清水盖面　C. 糖浆盖面　D. 清浆盖面　E. 虫蜡盖面

13. 以下关于塑制法制备蜜丸叙述正确的是（　）

A. 含有糖、黏液质较多药粉宜热蜜和药

B. 富含纤维的药物宜用老蜜和药

C. 一般含糖类较多的饮片用蜜量宜多些

D. 夏季用蜜量宜少

E. 手工用蜜量宜多

14. 制丸块是塑制法制备浓缩丸的关键工序，优良的丸块应为（　）

A. 可塑性好，可以随意塑形　　B. 表面润泽，不开裂

C. 丸块用手搓捏较为黏手　　D. 软硬适宜

E. 握之成团，按之即散

15. 以下关于微丸的叙述正确的是（　）

A. 是直径小于 2.5mm 的各类球形小丸

B. 胃肠道分布面积大，吸收完全，生物利用度高

C. 可用于制成胶囊剂

D. 我国古时就有微丸，如“六神丸”“牛黄消炎丸”等

E. 微丸可制成缓控释制剂

16. 滴丸基质应具备的条件是（　）

A. 熔点较低或加热（60～100℃）下能熔成液体，而遇骤冷又能凝固

B. 在室温下保持固态

C. 要有适当的黏度

D. 对人体无毒副作用

E. 不与主药发生作用，不影响主药的疗效

17. 丸剂的包衣类型有（　）

A. 药物衣　　B. 糖衣　　C. 薄膜衣　　D. 肠溶衣　　E. 树脂衣

二、综合问答题

将下列处方制成水丸，并写出其制备工艺流程。

【处方】柴胡 50g　当归 50g　白芍 50g　白术（炒）50g　茯苓 50g　甘草（蜜炙）40g　薄荷 10g

书网融合……

重点回顾　　微课 1　　微课 2　　微课 3　　习题

第十四章　浸出制剂生产技术

学习目标

知识目标：

1. **掌握**　汤剂、合剂、煎膏剂、糖浆剂、流浸膏剂、浸膏剂、酒剂、酊剂的制备方法。

2. **熟悉**　汤剂、合剂、煎膏剂、糖浆剂、流浸膏剂、浸膏剂、酒剂、酊剂的含义、特点。

3. **了解**　各类浸出制剂易出现的质量问题。

技能目标：

能够根据制备工艺流程，制备汤剂、合剂（口服液）、煎膏剂、糖浆剂、流浸膏剂、浸膏剂、酒剂、酊剂等各种浸出制剂。

素质目标：

养成“实事求是、科学严谨”的态度，具有“敬畏生命、诚实守信、精益求精”的医药道德。

导学情景

情景描述：李某近日由于出现发热、流鼻涕、咳嗽、头痛等症状，去中医院进行治疗，诊断为风热感冒，医生建议小李可以服用汤剂或中成药，由于服用汤剂口感较差，小李最终选择使用中成药，医生给他开了双黄连口服液。

情景分析：根据患者的症状分析，中医诊断为风热感冒。双黄连口服液，由金银花、黄芩、连翘三味中药组成，中医认为这三味中药具有良好的疏风解表、清热解毒之功效，用于外感风热所致的感冒，症见发热、咳嗽、咽痛。

讨论：汤剂和口服液比较，各自的优缺点有哪些？

学前导语：浸出制剂是中药制备的传统剂型，如汤剂、酒剂等。随着现代制药技术以及中医药理论的深入研究，传统浸出制剂已被开发出许多新的剂型，如中药合剂与口服液等。本章将介绍这些不同浸出制剂的生产技术。

PPT

第一节　概　述

浸出制剂系指采用适宜的浸出溶剂和浸出方法提取药材中有效成分，制成可供内服或外用的药物制剂。

以浸出的有效成分为原料的制剂有液体、半固体（膏状）、固体（干膏状）；溶剂主要有水、乙醇等；浸出方法有煎煮法、浸渍法、回流法、渗漉法、水蒸气蒸馏法；制备工艺主要为浸提（提取、分离）→浓缩→（干燥）→成型。

据记载，商代首创汤剂，其后又有酒剂和内服煎膏剂的应用；国外应用较早的浸出制剂有酊剂、流浸膏剂、浸膏剂等。仅中药合剂与口服液，《中国药典》2020年版一部收载了126种，占其制剂总量的7.8%。

一、浸出制剂的特点

（一）优点

1. 体现方药各种成分的综合疗效与特点，体现出单体化合物所不能起到的治疗效果。
2. 减小服用量，服用体积减小，方便临床使用。
3. 部分浸出药剂可作其他制剂的原料。
4. 药效一般比较缓和，不良反应小。

（二）缺点

1. 有效成分的确定难。
2. 物理化学稳定性差。
3. 无效成分在贮存过程中会产生沉淀、变质，影响外观和药效。
4. 某些剂型对粉碎、包装等工艺以及运输、携带等产生影响。

二、浸出制剂的分类

1. 水浸出制剂　是在一定加热条件下，以水为溶剂浸出药材成分的制剂，如汤剂、中药合剂等。

2. 醇浸出制剂　是在一定条件下，以适宜浓度的乙醇或酒为溶剂浸出药材成分的制剂，如酒剂、酊剂、流浸膏剂等。

3. 含糖浸出制剂　在水浸出制剂的基础上，将水浸出液进一步浓缩处理，加入适量糖或蜂蜜制成，如中药糖浆剂、煎膏剂等。

4. 无菌浸出制剂　采用适当溶剂浸出中药成分，浸提液经适当纯化处理而制成的无菌药剂，如中药注射剂等。

5. 含油浸出制剂　如风油精等。

6. 其他浸出制剂　以提取物为原料制备颗粒剂、片剂、浓缩丸剂、软膏剂、栓剂、气雾剂。

本章介绍的浸出制剂主要有汤剂、酒剂、酊剂、流浸膏剂、浸膏剂、煎膏剂等传统浸出制剂以及中药合剂与口服液，它们或直接应用于临床，或作为其他中药制剂的原料。

看一看

酶在浸出制剂中的作用

酶是一类具有催化活性的蛋白质，酶在药材提取中的作用是将细胞壁的组成成分水解或降解，破坏细胞壁的致密结构，降低溶剂进入细胞的阻力，加速有效成分的溶出及扩散。选用适当的酶，无需高温处理即可将药材中的杂质成分蛋白质、果胶等分解去除，在提高有效成分提取率的同时增加了提取物的纯度。另外，酶还可催化有效成分转化成活性更强的形式。常用于药材提取的酶包括维素酶、果胶酶以及复合酶等。

第二节　汤剂与合剂（口服液）生产技术

PPT

一、汤剂的制备

（一）概述

汤剂系指药材饮片或粗颗粒加水煎煮或沸水浸泡后，去渣取汁制成的液体制剂。

1. 汤剂的分类　汤剂按制法的不同可分为以下几种。

（1）煮剂　系指将饮片加水煎煮一定时间后，去渣取汁而得到的液体制剂。煮剂浓度适中，有吸收快、奏效迅速、作用强的特点。

（2）煎剂　系指将药材的水煎液再经过适当的浓缩所制得的液体制剂。与煮剂相比，具有加热时间延长、药液浓度增高、体积减小、药效相对缓和而持久的特点。

（3）饮　系指以沸水浸泡药物，去渣取汁制成的服用剂量与时间不定或宜冷饮的液体药剂。

（4）煮散　系指将药材的粗颗粒与水共煮，再去渣取汁而制成的液体制剂。

2. 汤剂的特点

优点：①组方灵活，适应中医辨证施治，随症加减；②充分发挥方药多种成分综合疗效和特点；③液体吸收快，奏效迅速；④以水为溶剂，价廉易得、制法简便；⑤其用法既可内服，又可煮汤外用（浴剂、熏蒸剂、含漱剂）。

缺点：①临用时制备，不利于危重患者使用；②久置易发霉变质；③量大味苦，不便携带；④脂溶性和难溶性成分不易提取完全。

（二）生产技术

1. 煎煮法　汤剂的制备采用煎煮法，先将饮片或粗粒加适量水浸泡适当时间，然后加热至沸，并维持微沸状态一定时间，滤取煎出液，药渣再依法重复操作 1～2 次，合并各次煎液即得。

2. 影响汤剂质量因素　中药品种、饮片炮制、中药粒径、煎药器具、煎药火候、煎煮水量、煎煮次数、煎煮时间，以及特殊中药的处理等。

（1）中药品种　应符合《中国药典》《局颁药品标准》的要求，同名异物、同物异名的情况依然存在，需要认真鉴别。

（2）饮片炮制　应符合《中国药典》《局颁药品标准》的要求，经炮制可起到或增效或减毒或改变药性的作用。

（3）中药粒径　应根据实际情况，粒径小虽成分溶出达到平衡快，但对成分吸附也大、过滤困难；如果是饮片则质地致密者切薄片，黏液质、淀粉质多者切厚片。

（4）煎药器具　煎煮器具与药液质量关系密切，应选性质稳定不与药液发生反应的器具。

（5）煎药火候　宜采用“沸前武火，沸后文火”，沸后改用“文火”，保持微沸状态，减慢水分的蒸发，利于有效成分的溶出。

（6）煎煮用水　经净化或软化的饮用水，水的 pH、水中离子对汤剂质量有影响；水量一般为药材量的 5～8 倍，或加水浸过药面 2～10cm。

（7）煎煮次数　一般 2～3 次，质地特别致密、有效成分不易溶于水者可适当增加煎煮次数。

（8）煎煮时间　根据中药成分性质，中药质地，投料量多少及煎煮工艺与设备适当增减。

（9）特殊中药处理　有先煎、后下、包煎、另煎、烊化、冲服、生汁等，具体见中药学的相关教材。

（三）常用设备

煎器对汤剂质量有一定的影响，传统多用砂锅、陶器，有不易与药物成分发生化学反应、传热均匀缓和、保温等特点；大型生产时多使用具有抗酸、抗碱性能的不锈钢器具，性质稳定。医院多用自动煎药机。

练一练14-1

汤剂中含人参等贵重药材，该药材的处理方法是（　）

A. 先煎　　B. 后下　　C. 包煎

D. 另煎　　E. 冲服

答案解析

二、合剂（口服液）的制备

（一）概述

合剂系指饮片用水或其他溶剂，采用适宜的方法提取制成的口服液体制剂，单剂量灌装者称“口服液”。2020年版《中国药典》收载中药口服液84种，占收载成方制剂和单味制剂的5.23%；新增13个品种。2020年版《中国药典》收载中药合剂32种，占收载成方制剂和单味制剂的1.99%；新增5个品种。

1. 合剂（口服液）的特点

（1）优点　①能综合浸出中药多种有效成分，保证制剂的综合疗效；②类似汤剂吸收快，奏效迅速；③可大量生产，克服汤剂临用煎煮麻烦的缺点，使应用方便；④经浓缩，剂量小、口感好（矫味剂），易为患者接受；⑤多加入防腐剂，经灭菌处理，密封包装，质量稳定；⑥可单剂量包装，便于携带、贮藏和服用。

（2）不足　①组方固定，不能随证加减；②制备时生产设备、工艺条件要求高。目前，多数中药合剂尚缺乏科学的质量检测方法和标准，有待于进一步研究和积累经验，以便改进和提高。

2. 附加剂　合剂应有良好的口感和稳定性，可酌情加入适当的附加剂，如防腐剂、抗氧剂、芳香矫味剂等。常用的甜味剂有蜂蜜、单糖浆、甘草甜素、甜菊苷等；防腐剂有山梨酸、苯甲酸、尼泊金类等；必要时可加入少量的天然香料以增加合剂的香气。

（二）生产技术 微课1

1. 浸提法　合剂（口服液）浸提法的工艺流程为：原辅料的准备→浸提→精制纯化→浓缩→分装→灭菌→成品。

（1）浸提　一般按汤剂的煎煮方法操作，但由于一次投料量较大，故煎煮时间相应延长，一般每次煎煮1～2小时，共煎2～3次。含有芳香挥发性成分的药材采用双提法，即先用水蒸气蒸馏法提取挥发性成分，药渣再与处方中其他药材一起加水煎煮。将每次煎液合并、滤过，即得提取液。此外，亦可根据药材有效成分的特点，选用不同浓度的乙醇或其他溶剂，采用渗漉法、回流提取法等方法制得药材提取液。

（2）精制纯化　药材提取液经初滤后，放置一定时间还会产生大量沉淀，其中含有的泥沙、植物组织，可采用沉降分离法或高速离心分离法除去这些固体杂质，以供浓缩配液使用。如果药材水煎液中还存在大量不易滤除的杂质，如淀粉、黏液质、蛋白质、果胶等，则会大大降低合剂的稳定性，对合剂的澄清度带来很大的影响，需进一步精制处理。处理的方法以乙醇沉淀法较常用，但由于该法成本高、耗醇量大，生产周期较长，且提取液中某些成分的损失会影响疗效，故对醇沉工艺不能盲目应用，尤其对成分较复杂的组方。近年来，絮凝沉降技术在提取液的精制中应用较多，系利用絮凝剂如鞣酸、明胶、蛋清、果汁澄清剂、壳聚糖等亲水性高分子化合物与蛋白质、淀粉、树胶、果胶等杂质形成絮状物，并从药液中沉降出来，以达到除去杂质的目的，此法称为絮凝沉降法。絮凝沉降法对有效成分吸附较少，药液的澄明度稳定，生产成本低、周期短，但此法的应用范围和操作条件仍需针对不同情况具体分析。

（3）浓缩　经沉降分离法、离心分离法或絮凝沉降法精制的药液，其浓缩程度一般为每剂服用量30～60ml。经醇沉处理的药液应先回收乙醇再浓缩，其浓缩程度通常为每剂服用量20～40ml。汤剂处方制成合剂，浓缩程度为汤剂1日量改制成合剂量在1日内用完。药材中提取的挥发油通常在配液时加入。处方中若含酊剂、醑剂、流浸膏时，应以细流状将其缓缓加入并随加随搅拌，以使析出物细腻、分散均匀。附加剂可在浓缩后加入配液。

（4）分装　合剂应在清洁避菌的环境中配制，按制剂工艺要求粗滤、精滤后及时灌装于无菌的洁净干燥容器中，并立即封口。或按单剂量灌装于指形管或适宜容器中，密封。灌装药液时，要求不沾瓶颈、剂量准确。合剂在制备过程中应减少污染，尽量在短期内完成。

（5）灭菌　灭菌应在封口后立即进行。小包装可采用流通蒸汽法灭菌，大包装要用热压灭菌法灭菌，以保证灭菌效果，有利于较长时间贮藏。或在严格避菌操作条件下，灌封后不经灭菌直接包装。密封，置阴凉处贮存。

2. 溶解法或稀释法　口服液的制备亦可采用溶解法或稀释法制备，将流浸膏用纯化水稀释溶解后与单糖浆混合，调整浓度至所需要求即可过滤、罐装、灭菌。除另有规定外，含蔗糖量不应高于20%（g/ml）。

除另有规定外，合剂应澄清。在贮存期间不得有发霉、酸败、异物、变色、产生气体或其他变质现象，允许有少量摇之易散的沉淀。

（三）常用设备

浸提设备、纯化设备可参见第七章内容。

配液所用设备为溶解罐，工作原理就是利用物质之间的溶解性及相关的温度、压力、搅拌等的辅助进行物料之间的溶解反应。适用于中药、食品、化工行业的液体物料的配制和贮存，可在夹套内通入蒸汽或冷水以使物料处于适宜温度下，是针剂、大输液以及药液浓配、稀配的首选设备。同时溶解罐可用于中西药提取或配比溶液的合成、酸碱中和、分解后处理等反应之用。溶解罐具有可加热、冷却、保温、搅拌功能，罐体设计有物料进口、纯水口、出料口、取样口等工艺管口，能够提供配液过程的条件。配液结束后可以开启直通蒸汽灭菌消毒。同时高温配液的工艺过程完成之后，需要冷却的可进行降温冷却后开启放料阀出料。

三、汤剂与合剂（口服液）生产与质量控制

（一）生产过程质量控制

1. 操作室的室内压力应大于室外压力。操作室要求洁净度达D级或以上；温度18～26℃，相对湿度45%～65%。

2. 在工艺员的指导下，依照生产指令准确称取净物料，饮片按要求进行相关处理；投料时，按照饮片的质地、性质决定投料次序，一般质轻者先投，质重者后投。

3. 按工艺规程规定的加水量、浸提时间、温度、压力、浸提次数进行操作。含芳香挥发性成分的饮片应用“双提法”提取挥发性成分，药渣必须同其他饮片一同煎煮。

4. 浸提药液应进行适当浓缩、纯化。

5. 生产过程中的物料应有标示。

6. 操作完毕应按 GMP 要求进行清场处理。

（二）汤剂与合剂（口服液）的质量评定

1. 汤剂应无纤维残渣、无焦糊气、无酸败霉变，有一定的浓度。

2. 合剂（口服液）的质量评定，应按照《中国药典》2020 版四部对合剂（口服液）质量检查的有关规定（通则 0181）进行。除另有规定外，合剂应进行以下相应检查。

（1）装量　单剂量灌装的合剂，照下述方法检查，应符合规定。

检查法　取供试品 5 支，将内容物分别倒入经标化的量入式量筒内，在室温下检视，每支装量与标示装量相比较，少于标示装量的不得多于 1 支，并不得少于标示装量的 95%。

多剂量灌装的合剂，照最低装量检查法（通则 0942）检查，应符合规定。

（2）微生物限度　除另有规定外，照非无菌产品微生物限度检查：微生物计数法（通则 1105）和控制菌检查法（通则 1106）及非无菌药品微生物限度标准（通则 1107）检查，应符合规定。

第三节　流浸膏剂与浸膏剂生产技术

PPT

一、流浸膏剂的制备

（一）概述

1. 含义　流浸膏系指饮片用适宜的溶剂提取，蒸去部分溶剂，调整至规定浓度而成的制剂。除另有规定外，流浸膏剂每 1ml 相当于原饮片 1g。流浸膏剂大多作为配制酊剂、合剂、糖浆剂、颗粒剂等剂型的原料，少数品种可直接供临床应用。

2. 特点　流浸膏剂的制备多以不同浓度的乙醇为溶剂，少数以水为溶剂，因乙醇能除去部分杂质并有防腐作用，因此以水为溶剂的流浸膏剂成品中应酌加乙醇作防腐剂。流浸膏剂的有效成分含量比酊剂高，因此其服用量较酊剂减少。流浸膏剂在蒸发除去部分溶剂时，对热不稳定的有效成分可能受到破坏，故有效成分对热不稳定的药材不宜制成流浸膏剂。

（二）生产技术

1. 渗漉法　除另有规定，多采用渗漉法，工艺流程：原辅料的准备→浸渍→渗漉→浓缩→调整含量→成品。溶剂量为中药量的 4 ~ 8 倍，先收集中药量 85% 的初漉液。

2. 煎煮法　如益母草流浸膏，是以水为溶剂浸提的流浸膏。

3. 溶解法　如甘草流浸膏，是甘草浸膏加水加热溶解后制成的流浸膏。

无论哪种方法制备流浸膏应符合该制剂含药量规定；成品中至少含 20% 以上乙醇；应装于棕色避光容器内于阴凉处贮存。

流浸膏剂久置若产生沉淀时，在乙醇和有效成分含量符合各品种项下规定的情况下，可滤过除去沉淀。

（三）常用设备

渗漉法根据饮片的性质可选用圆柱形或圆锥形的渗漉器。饮片须适当粉碎后，加规定的溶剂均匀湿润，密闭放置一定时间，再装入渗漉器内，饮片装入渗漉器时应均匀，松紧一致，加入溶剂时应尽量排除饮片间隙中的空气，溶剂应高出药面，浸渍适当时间后进行渗漉。渗漉速度应符合各品种项下的规定，先收集 85% 饮片量的初漉液另器保存，续漉液经低温浓缩后与初漉液合并，调整至规定量，静置，取上清液分装。

二、浸膏剂的制备

（一）概述

1. 含义 浸膏剂系指饮片用适宜的溶剂提取，蒸去全部溶剂，调整至规定浓度（每1g相当于饮片2～5g）的制剂。分为干浸膏剂（固体粉末、含水量5%左右）和稠浸膏剂（半固体、含水量15%～20%）两种，多用于配制片剂、散剂、胶囊剂、颗粒剂、丸剂等。

2. 特点

（1）浸膏剂不含溶剂或含极少量溶剂，有效成分含量高、体积小、疗效确切。

（2）浸膏剂在其制备过程中有效成分需长时间受热，受热破坏或挥发损失的可能性较流浸膏剂大，但溶剂的副作用较流浸膏剂小。

（3）干浸膏剂易吸湿结块及受热软化，稠浸膏剂易失水硬化，应置遮光容器中密封贮存。

（二）生产技术

浸膏剂常用渗漉法，亦可用煎煮法、回流法或浸渍法制备，全部提取液应低温浓缩至稠膏状，加稀释剂或继续浓缩至规定的量。其制备的工艺流程为：原辅料的准备→浸出→精制→浓缩→干燥→调整浓度→成品。

制备时注意以下事项。

1. 浸出方法 应根据具体条件，选用浸出效果好的方法。

2. 药材处理 含有油脂的药材制备干浸膏时，往往不能干燥或磨成细粉，须将药材先行脱脂后再进行浸出。

3. 稀释剂的选用 调整浓度时常用的稀释剂有淀粉、乳糖、蔗糖、药渣粉末、氧化镁、碳酸钙等。

应符合该制剂含药量规定；应在避光容器中密闭贮存；干浸膏剂极易吸湿，更应密封，置阴凉处保存。

（三）常用设备

浸提设备见第七章相关内容。干浸膏制备过程中，干燥操作比较麻烦费时：浸膏摊涂在涂油或撒布一层药粉的烘盘内，在80℃以下干燥，制成薄片状物。或在浸膏中掺入适量原药细粉或药渣粉、淀粉稀释后再干燥。或采用喷雾干燥法，直接制成干浸膏粉。喷雾干燥设备见第八章相关内容。

想一想14-1

流浸膏与干浸膏的异同有哪些点？

答案解析

三、流浸膏剂与浸膏剂生产与质量控制

（一）生产过程质量控制

1. 操作室的室内压力应大于室外压力。操作室要求洁净度达D级；温度18～26℃。

2. 在工艺员的指导下，依照生产指令准确称取净物料，并按生产工艺要求进行适当粉碎，分出粗细粉，分别放置备用。

3. 投料后，严格按工艺规程规定的加醇量、醇流量、渗漉时间、渗漉温度（压力）、渗漉次数进行操作。

4. 药液浓缩时应注意控制好火力，防止焦糊。

5. 生产过程中的物料应有标识。

6. 操作完毕应按 GMP 要求进行清场处理。

（二）流浸膏剂与浸膏剂的质量评定

按照《中国药典》2020 版四部对流浸膏剂及浸膏剂质量检查的有关规定（通则 0189），除另有规定外，流浸膏与浸膏剂应进行以下相应检查。

1. 乙醇量　除另有规定外，含乙醇的流浸膏照乙醇量测定法（通则 0711）测定，应符合规定。

2. 甲醇量　除另有规定外，含乙醇的流浸膏照甲醇量检查法（通则 0871）检查，应符合各品种项下的规定。

3. 装量　照最低装量检查法（通则 0942）检查，应符合规定。

4. 微生物限度　照非无菌产品微生物限度检查：微生物计数法（通则 1105）和控制菌检查法（通则 1106）及非无菌药品微生物限度标准（通则 1107）检查，应符合规定。

第四节　酒剂与酊剂生产技术

PPT

一、酒剂的制备

（一）概述

1. 含义　酒剂又称药酒，系指饮片用蒸馏酒提取制成的澄清液体制剂。多内服，并加糖或蜂蜜矫味和着色，少数外用。2020 年版《中国药典》收载中药酒剂 6 种，占收载成方制剂和单味制剂的 0.373%。

2. 特点　酒剂在我国应用已有数千年历史。酒有行血、易于发散和助长药效等特性，酒剂吸收迅速、剂量较小、组方灵活、制备简单、易于保存。但小儿、孕妇、高血压、心脏病患者不宜使用酒剂。

（二）生产技术

酒剂可用浸渍、渗漉、回流等方法制备。生产酒剂所用的饮片，一般应适当粉碎。生产内服酒剂应以谷类酒为原料。蒸馏酒的浓度及用量、浸渍温度和时间、渗漉速度，均应符合各品种制法项下的要求。其制备的工艺流程为：原辅料的准备→提取→混合→静置→过滤→罐装→灯检→成品。

1. 浸渍法　系指将药材与酒共置于密闭的容器内，在室温下浸泡，定期搅拌，一般浸渍 30 天，然后取上清液，压榨药渣，榨出液精滤后，与上清液合并，过滤至澄清，必要时加入矫味剂与着色剂，搅拌均匀，再静置沉降 14 天以上，精滤、灌装于干燥、洁净的容器内，密闭，即得。

2. 回流法　此法俗称煮酒，系指将药材与定量酒置于有盖的容器中，如有糖或蜜亦同时加入，在水浴上或用蒸汽加热至沸后立即停止加热，然后倾入另一容器中，密闭，在室温下浸渍一至数月，再吸取上清液，压榨药渣，将压榨液与清液合并，滤过，静置沉降 1~2 周，精滤，灌装，即得。

3. 渗漉法　酒剂也可用渗漉方法制备，按渗漉法操作，收集渗漉液，滤过后再静置沉降 1~2 周，精滤，灌装，即得。

酒剂的制备可加入适量的糖或蜂蜜调味。配制后的酒剂须静置澄清，滤过后分装于洁净的容器中。在贮存期间允许有少量摇之易散的沉淀。除另有规定外，酒剂应密封，置阴凉处贮存。

（三）常用设备

浸渍法、渗漉法、回流法所用设备详见第七章相关内容。

二、酊剂的制备

（一）概述

1. 含义 酊剂系指将原料药物用规定浓度的乙醇提取或溶解而制成的澄清液体制剂，也可用流浸膏稀释制成。供口服或外用。

酊剂不加糖或蜂蜜矫味和着色，除另有规定外，每100ml相当于原饮片20g。含有毒剧药品的中药酊剂，每100ml应相当于原饮片10g；其有效成分明确者，应根据其半成品的含量加以调整，使符合各酊剂项下的规定。

2. 特点 酊剂的溶剂为乙醇，由于乙醇对药材中各成分的溶解能力因醇的浓度不同而有不同的选择性，故酊剂中的杂质较少，成分较纯净，有效成分含量高、剂量小、服用方便，且不易生霉。但乙醇有一定的药理作用，临床应用受到一定限制。

（二）生产技术

1. 溶解法或稀释法 取原料药物的粉末或流浸膏，加规定浓度的乙醇适量，溶解或稀释，静置，必要时滤过，即得。

2. 浸渍法 取适当粉碎的饮片，置有盖容器中，加入溶剂适量，密盖，搅拌或振摇，浸渍3～5日或规定的时间，倾取上清液，再加入溶剂适量，依法浸渍至有效成分充分浸出，合并浸出液，加溶剂至规定量后，静置，滤过，即得。

3. 渗漉法 照流浸膏剂项下的方法（通则0189），用溶剂适量渗漉，至流出液达到规定量后，静置，滤过，即得。

（三）常用设备

生产上常用溶解罐，浸渍法渗漉法设备详见第七章相关内容。

想一想14-2

酒剂与酊剂的异同点有哪些？

答案解析

三、酒剂与酊剂生产与质量控制

（一）生产过程质量控制

1. 操作室的室内压力应大于室外压力。操作室要求洁净度达D级；温度18～26℃。

2. 在工艺员的指导下，依照生产指令准确称取净物料，并按生产工艺要求进行适当粉碎，分出粗细粉，分别放置备用。

3. 投料后，严格按工艺规程所规定的加醇量、醇流量、浸渍时间与浸渍温度、浸渍次数、渗漉时间与渗漉温度（压力）、渗漉次数进行操作。

4. 生产过程中的物料应有标识。

5. 注意生产过程的安全操作，严防明火。

6. 操作完毕应按GMP要求进行清场处理。

（二）酒剂与酊剂的质量评定

按照《中国药典》2020版四部对酒剂（酊剂）质量检查的有关规定（通则0185），除另有规定外，应进行以下相应检查。

1. 总固体　含糖、蜂蜜的酒剂照第一法检查，不含糖、蜂蜜的酒剂照第二法检查，应符合规定。

2. 乙醇量　照乙醇量测定法（通则 0711）测定，应符合各品种项下的规定。

3. 甲醇量　照甲醇量检查法（通则 0871）检查，应符合规定。

4. 装量　照最低装量检查法（通则 0942）检查，应符合规定。

5. 微生物限度　照非无菌产品微生物限度检查：微生物计数法（通则 1105）和控制菌检查法（通则 1106）及非无菌药品微生物限度标准（通则 1107）检查，除需氧菌总数每 1ml 不得过 500cfu，霉菌和酵母菌总数每 1ml 不得过 100cfu 外，其他应符合规定。

第五节　煎膏剂与糖浆剂生产技术

PPT

一、煎膏剂的制备

（一）概述

1. 含义　煎膏剂又称膏滋，系指饮片用水煎煮，取煎煮液浓缩，加炼蜜或糖（或转化糖）制成的半流体制剂。加糖的称糖膏，加蜂蜜的称蜜膏。2020 年版《中国药典》收载中药煎膏 17 种，占收载成方制剂和单味制剂的 1.06%。2020 年版《中国药典》收载中药糖浆剂 29 种，占收载成方制剂和单味制剂的 1.8%。

2. 特点

（1）煎膏剂以滋补为主，兼有缓慢的治疗作用，多用于慢性疾病或体质虚弱患者的治疗，也适于小儿用药。

（2）中医临床上常将止咳、活血通经、滋补性以及抗衰老方剂制成煎膏剂应用。

（3）煎膏剂经浓缩并含较多的炼蜜或糖，故具有药物浓度高、体积小、味甜可口、服用方便、稳定性好、易于储存等优点。

（4）由于煎膏剂需经过较长时间的加热浓缩，故凡受热易变质及含挥发性有效成分的中药材不宜制成煎膏剂。

3. 煎膏剂的辅料　制备煎膏的主要辅料是炼糖或炼蜜。

制备煎膏剂采用的糖有冰糖、白糖、红糖、饴糖等。各种糖在有水分存在时，都有不同程度的发酵变质特性，故使用前应加以炼制。炼糖的目的在于使糖的晶粒熔融，去除水分，净化杂质和杀死微生物。炼糖时，控制糖的适宜转化率，防止煎膏剂产生“返砂”现象。

若用蜂蜜，因生蜜含有水分、杂质等，易霉败，故制备煎膏剂所用的蜂蜜须经炼制处理，蜂蜜的选择与炼制详见第十三章。养阴清肺、止咳化痰的处方，可选用炼蜜来制成膏滋。

看一看

有些煎膏剂储存一定的时间后，常有糖的结晶析出，俗称“返砂”。返砂的原因与煎膏剂所含总糖量和转化糖量有关。研究认为，总糖量超过单糖浆的浓度，因过饱和度大，结晶核生成的速度和结晶长大速度快，一般控制总糖含量以 85% 以下最为适宜。糖的转化程度并非越高越好，在以等量的葡萄糖和果糖作为转化糖的糖液，转化率在 40% ~50% 时未检出有蔗糖和葡萄糖结晶。

（二）生产技术　微课 2

1. 煎煮法　煎膏剂的制备方法为煎煮法，工艺流程为：原辅料的准备→提取→浓缩→收膏→分装。

（1）煎煮　饮片按各品种项下规定的方法煎煮，滤过。如需加入饮片原粉，除另有规定外，一般应加入细粉。

（2）浓缩　将滤液浓缩至规定比重，即得清膏。

（3）收膏　清膏按规定量加入炼蜜或炼糖收膏；若需加饮片细粉，待冷却后加入，搅拌混匀。收膏时随着稠度的增加，加热温度可相应降低，并需不断搅拌和掠去液面的浮沫。收膏的稠度要随气候而定，冬天可稍稀，夏季宜稠些。膏中的含水量太多，易引起长霉变质。收膏时稠度的控制可采用以下几种经验方法判断：①用棍棒趁热挑起，“夏天挂旗，冬天拉丝”；②用棍棒趁热蘸取膏液滴于纸上，药滴周围不现水迹；③将膏液滴于食指上与拇指共捻，能拉出白丝。

（4）分装　制成的煎膏应充分冷却后再装入容器中，切勿热时分装，热时加盖，以免水蒸气冷凝回流入膏滋中而使煎膏产生霉败现象。灌装容器应洗净、干燥或灭菌，以免膏滋生霉变质，最好选用大口容器。

2. 注意事项

（1）除另有规定外，煎膏剂如需加入饮片原粉，一般应加入细粉，加炼蜜或炼糖的量一般不超过清膏量的3倍。

（2）炼糖（蜜）是将糖或蜂蜜加热熬炼至一定程度的操作。

①蜂蜜要选择半透明、带光泽、浓稠、呈乳白色或淡黄色的；25℃时相对密度在1.349以上，还原糖不少于64.0%；以碘试液检查无淀粉、糊精；有香气，味甜而不酸、不涩，清洁而无杂质。蜂蜜的炼制程度，应根据处方要求来定。

②炼糖要选择使用《中国药典》收载的蔗糖，按糖种类及质量加适量的水炼制。各种糖水分含量不同，应根据实际情况掌握时间及温度。冰糖含水分比较少，炼制时间宜短；饴糖含水分较多，炼制时间宜长。为促使糖转化可加入枸橼酸或酒石酸（糖量的0.1%~0.3%），至转化率40%~50%时取出放冷。

（3）煎膏剂应无焦臭、异味、无糖的结晶析出。

除另有规定外，煎膏剂应密封，置阴凉处贮存。

（三）常用设备

煎煮法设备详见第七章相关内容。

药爱生命

俗话说“冬令进补，来春打虎”，而冬令进补，膏方则是首选，是“治未病”的好方法。中医膏方着重强调以预防疾病为主，膏方的组成需根据人的不同体质、不同临床表现而确立不同处方，体现了中医用药辨证论治的特点。其中，膏方中药物尽可能选用道地药材，药工在整个制作工艺过程中需严格操作，只有经过精细加工的膏方最终才能成为上品。千百年来，中医药学在膏方的制备方面，积累了丰富的理论知识和加工经验。这些内容，一部分记载在有关的中医药典籍里，一部分蕴藏在老药工的实际经验中，均有待于不断发掘继承，整理应用，学生在学习过程中应坚定中医药文化自信与自觉，为中医药的振兴发展提供源泉与动力。

二、糖浆剂的制备

（一）概述

1. 含义　糖浆剂系指含有原料药物、中药提取物或芳香物质的浓蔗糖水溶液。

2. 特点　糖浆剂具有味甜、服用量小、服用方便、吸收快等特点，能掩盖药物的苦、咸等不适气味，改善口感，利于服用，受儿童患者欢迎。但糖浆剂含糖量高，不适合糖尿病等患者使用。采用亲水性高分子水溶液加适量甜味剂和防腐剂可制成人工糖浆，也具有一定的甜味和黏度。

3. 糖浆剂的分类　根据糖浆剂的组成和用途不同，分为以下几类。

（1）单糖浆　单纯的蔗糖近饱和水溶液，含糖量为85%（g/ml）或65%（g/g）。不含任何药物，除供制备含药糖浆剂外，一般供矫味或作为混悬剂的助悬剂及片剂、丸剂等生产过程中的黏合剂使用。

（2）药用糖浆　又称含药糖浆，主要用于治疗疾病，如川贝枇杷糖浆、芩芷鼻炎糖浆、小儿止咳糖浆等。含糖量不得低于45%（g/ml）。

（3）芳香糖浆　为含芳香性物质或果汁的浓蔗糖水溶液。主要用作液体制剂的矫味剂，如橙皮糖浆等。

（二）生产技术

糖浆剂的制备工艺流程为：原辅料的准备→浸提→净化→浓缩→配液→滤过→分装（灭菌）→成品。配制过程中可加入蔗糖/单糖浆、防腐剂、矫味剂、色素等。其配液方法有以下几种。

1. 热溶法　将蔗糖加入沸蒸馏水或中药浸提浓缩液中，加热使溶解，再加入可溶性药物，混合溶解后，滤过，从滤器上加蒸馏水至规定容量，即得。此法适用于制备主要成分对热稳定的糖浆剂。其优点是蔗糖容易溶解，趁热容易滤过，所含高分子杂质如蛋白质加热凝固而被滤除，制得的糖浆剂易于滤清，同时在加热过程中杀灭微生物，使糖浆易于保存。但加热过久或超过100℃时，使转化糖含量增加，糖浆剂颜色容易变深。此法适用于制备对热稳定的药物糖浆和有色糖浆。

2. 冷溶法　在室温下将蔗糖溶解于蒸馏水或含药物的溶液中，待完全溶解后，滤过，即得。冷溶法的优点是制成的糖浆剂颜色较浅，较适用于对热不稳定的药物和挥发性药物的糖浆剂制备，但生产周期长、制备过程易被微生物污染。

3. 混合法　混合法系将药物与单糖浆均匀混合而制成。此法操作简便，制备的糖浆剂质量稳定，应用广泛，但制成的含药糖浆含糖最低，应特别注意防腐。

根据药物状态和性质，混合方式有如下几种。

（1）药物为水溶性固体　先用少量蒸馏水制成浓溶液后再与单糖浆混匀。

（2）药物为可溶性液体　可直接与计算量单糖浆中混匀，必要时可滤过。

（3）药物为挥发油　先溶于少量乙醇等辅助溶剂或酌加适宜的增溶剂，溶解后再与单糖浆混匀。

（4）药物为含乙醇的制剂　如酊剂、流浸膏剂等，与单糖浆混合时易产生浑浊而不易澄清，可加适量甘油助溶，或加滑石粉等作助滤剂滤净。

（5）药物为水浸出制剂　含蛋白质、黏液质等易致发酵、长霉变质，先加热至沸腾后5分钟使其凝固滤除，滤液与单糖浆混匀。必要时浸出液浓缩后，以浓乙醇处理一次，回收乙醇后将母液加入单糖浆中混匀。

（6）药物为干浸膏　先粉碎成细粉后加少量甘油或其他适宜稀释剂，在无菌研钵中研匀后再与单糖浆混匀。

除另有规定外，制备好的糖浆剂应密封，避光置干燥处贮存；制剂应澄清，含蔗糖量应不低于45%（g/ml）；含中药提取物的糖浆，允许有少量轻摇易散的沉淀；不得有酸败、异臭、产生气体和其他变质现象；所加附加剂应符合国家和卫生部的有关规定，应不影响制品的稳定性，不干扰检验。

练一练14-2

含挥发油或挥发性药物的糖浆剂可采用的制备方法为（　）

A. 溶解法　　B. 热溶法　　C. 冷溶法

D. 稀释法　　E. 回流法

答案解析

（三）常用设备

生产常用设备为溶解罐，在溶解罐中将中药提取物用纯化水加热煮沸溶解或稀释后与单糖浆混合均匀，配液、滤过、灌装、灭菌。

三、煎膏剂与糖浆剂生产与质量控制

（一）生产过程质量控制

1. 操作室的室内压力应大于室外压力；收膏岗位操作室要求洁净度达 D 级；灌封岗位操作室要求洁净度达 C 级或 D 级，温度 18 ~26℃。

2. 在工艺员的指导下，依照生产指令准确称取净物料，并按生产工艺要求进行适当粉碎，分出粗细粉，分别放置备用。

3. 投料后，严格按工艺规程所规定的加水量、煎煮时间与煎煮次数；浓缩时应注意控制好火力大小，防止焦糊。

4. 精制操作应注意选择适宜的方法与设备。

5. 生产过程中的物料应有标识。

6. 操作完毕应按 GMP 要求进行清场处理。

（二）煎膏剂与糖浆剂的质量评定

1. 煎膏剂的质量评定 按照《中国药典》2020 版四部对煎膏剂质量检查的有关规定（通则 0183）进行，除另有规定外，煎膏剂应进行以下相应检查。

（1）相对密度 除另有规定外，取供试品适量，精密称定，加水约 2 倍，精密称定，混匀，作为供试品溶液。照相对密度测定法（通则 0601）测定，应符合各品种项下的有关规定。

$$供试品相对密度 = \frac{W_1 - W_1 \times f}{W_2 - W_2 \times f}$$

式中，W_1 为比重瓶内供试品溶液的重量，g；W_2 为比重瓶内水的重量，g；f 为加入供试品中的水重量/（供试品重量 + 加入供试品的水重量）。

凡加饮片细粉的煎膏剂，不检查相对密度。

（2）不溶物 取供试品 5g，加热水 200ml，搅拌使溶化，放置 3 分钟后观察，不得有焦屑等异物。

加饮片细粉的煎膏剂，应在未加入细粉前检查，符合规定后方可加入细粉。加入药粉后不再检查不溶物。

（3）装量 照最低装量检查法（通则 0942）检查，应符合规定。

（4）微生物限度 照非无菌产品微生物限度检查：微生物计数法（通则 1105）和控制菌检查法（通则 1106）及非无菌药品微生物限度标准（通则 1107）检查，应符合规定。

2. 糖浆剂的质量评定 按照《中国药典》2020 版四部对糖浆剂质量检查的有关规定（通则 0116），除另有规定外，糖浆剂应进行以下相应检查。

（1）装量 单剂量灌装的糖浆剂，照下述方法检查应符合规定。

检查法 取供试品 5 支，将内容物分别倒入经标化的量入式量筒内，尽量倾净。在室温下检视，每支装量与标示装量相比较，少于标示装量的不得多于 1 支，并不得少于标示装量的 95%。

多剂量灌装的糖浆剂，照最低装量检查法（通则 0942）检查，应符合规定。

（2）微生物限度 除另有规定外，照非无菌产品微生物限度检查：微生物计数法（通则 1105）和控制菌检查法（通则 1106）及非无菌药品微生物限度标准（通则 1107）检查，应符合规定。

实训项目九　煎膏剂的制备

一、实训目的

1. 掌握煎煮法制备煎膏剂的操作要点。
2. 会根据要求进行转化糖的制备。
3. 能对煎膏剂进行质量评定。

二、实训条件

1. 实训场地　实训室。

2. 实训仪器与设备　比重瓶、不锈钢煮锅、烧杯、玻棒、有柄蒸发皿、电热套、天平、温度计、脱脂棉、滤纸。

3. 实训材料　益母草、红糖、酒石酸。

三、实训内容与步骤

益母草膏

【处方】益母草 100g　红糖适量　1%酒石酸适量

【制法】

1. 取益母草洗净，置锅中，加药材 8 ~ 10 倍量水，煎煮两次，每次 2 小时，合并煎液，滤过，滤液浓缩成相对密度 1.21 ~ 1.25（80℃）的清膏。

2. 称取清膏 2 倍量的红糖，加糖量 1/2 的水（必要时加 0.1%酒石酸），直火加热熔化，不断搅拌，至呈金黄色、透明、清亮。

3. 将上述清膏与炼糖混匀，继续浓缩至规定的相对密度，即得。

【质量评定】

按照《中国药典》2020 年版四部对煎膏剂质量检查的有关规定，煎膏剂需要进行以下方面的质量检查。

1. 外观检查　煎膏剂应无焦臭、异味，无糖的结晶析出。

2. 相对密度　除另有规定外，取供试品适量，精密称定，加水约 2 倍，精密称定，混匀，作为供试品溶液。照《中国药典》2020 年版四部相对密度测定法（通则 0601）测定，应符合各品种项下的有关规定。凡加饮片细粉的煎膏剂，不检查相对密度。

3. 不溶物　取供试品 5g，加热水 200ml，搅拌使溶化，放置 3 分钟后观察，不得有焦屑等异物。加饮片细粉的煎膏剂，应在未加入细粉前检查，符合规定后方可加入细粉。加入药粉后不再检查不溶物。

4. 装量　照《中国药典》2020 年版四部最低装量检查法（通则 0942）检查，应符合规定。

5. 微生物限度　照《中国药典》2020 年版四部非无菌产品微生物限度检查：微生物计数法（通则 1105）和控制菌检查法（通则 1106）及非无菌药品微生物限度标准（通则 1107）检查，应符合规定。

四、实训提示

1. 煎膏剂又称膏滋，系指饮片用水煎煮，取煎煮液浓缩，加炼蜜或炼糖制成的半流体制剂，以滋补为主，兼有缓慢的治疗作用。

2. 炼糖加酒石酸的目的是促使部分糖转化（糖量的0.1%～0.3%加入量），至转化率40%～50%时取出放冷。

3. 应注意按处方要求正确称量，确保成品质量。

4. 煎煮操作中应注意火候的控制，并注意安全。掌握好收膏的标准。

5. 操作应注意清洁卫生，操作完毕应对操作环境进行清场。

五、实训结果与讨论

表14-1 实训结果记录表

检查项目	检查结果
外观性状	
相对密度	
成品量	
结论	

六、思考题

如何防止煎膏出现"返砂"现象？

实训项目十 糖浆剂的制备

一、实训目的

1. 学会用溶解技术制备糖浆剂。

2. 会对糖浆剂含糖量进行测定。

二、实训条件

1. 实训场地 实训室。

2. 实训仪器与设备 天平、研钵、量筒、药匙、玻棒、烧杯、漏斗、手持糖量计等。

3. 实训材料 橙皮酊、枸橼酸、滑石粉、蔗糖、10%尼泊金醇溶液、蒸馏水、滤纸、脱脂棉等。

三、实训内容与步骤

橙皮糖浆

【处方】橙皮酊2.5ml 枸橼酸0.3g 滑石粉1g 蔗糖30g 10%尼泊金醇溶液0.25ml 蒸馏水加至50ml

【制法】取橙皮酊置研钵中，加入滑石粉充分搅拌混悬，将枸橼酸加入混悬液中搅拌后加蒸馏水约15ml研磨混匀，用滤纸反复过滤至滤液澄清为止。研钵与滤纸用蒸馏水洗净，洗液与滤液合并，使成约25ml，加蔗糖于滤液中，搅拌溶解后（不能加热）用脱脂棉滤过，自滤器上添加蒸馏水适量，使成50ml，摇匀即得。

【质量检查】

1. 外观 本品为淡黄色的浓厚液体；有橙皮的香气，味甜。

2. 含糖量测定

（1）原理　根据不同浓度的含糖溶液具有不同的折射率这一原理而设计。为了测定时的方便，读数标尺上只标出溶液折光率相当于蔗糖浓度的百分率，而无折光率的标度，用于快速检验糖浆剂的浓度。

（2）操作　掀开照明棱镜盖板，用柔软的绒布或镜头纸仔细地将折光棱镜擦净，注意勿划伤镜面。滴测定液数滴于折光棱镜的镜面上，合上盖板，使溶液遍布于棱镜表面。将仪器进光窗对向光源或明亮处，调节目视镜度数圈，使视场中所见明暗分界线清晰，相应之读数即为测定液浓度（含糖%）。含糖量应不低于45%。

当被测糖浆的浓度低于50%时，将旋钮转动，使得在目镜半圆视场中的浓度标尺为0%～50%，若含糖浓度高于50%，则转动旋钮使所示刻线范围为50%～80%。

四、实训提示

1. 因橙皮酊具有一定的挥发性，故采用冷溶法制备橙皮糖浆。滑石粉与橙皮酊混悬液应用滤纸反复滤至澄清后才能将加蔗糖溶解。

2. 滑石粉在本处方中作分散剂使用，兼有助滤剂作用，为保证成品质量应使用精制品。操作时不宜研太细，只宜与橙皮酊搅拌混悬，否则难于过滤澄清。

3. 枸橼酸作矫味剂兼有防止果胶质在贮存期间析出沉淀的作用。

4. 在制备橙皮糖浆时还可用橙皮酊与计算量的单糖浆直接混合制得。

5. 若本品在贮存期间出现松节油臭时不宜再使用，因为橙皮油中萜二烯易氧化成具松节油臭的双戊烯，出臭即说明成品已变质。

6. 操作中应注意清洁卫生，操作完毕应对操作环境进行清场。

五、实训结果与讨论

表14－2　实训结果记录表

检查项目	检查结果	
外观		
成品量（理论）		
质量检查	含糖量	
成品量（实际）		
结论		

六、思考题

1. 蔗糖的焦化、转化，对糖浆的质量有何影响？

2. 配制的糖浆趁热灌装后，为什么要密闭倒置？

目标检测

答案解析

一、选择题

A型题

1. 以下可以提高汤剂质量的方法为（　）

A. 煎药用陶器
B. 药材粉碎得越细越好
C. 煎药次数越多越好
D. 从药物加入药锅时开始准确记时
E. 煎药时间越长越好

2. 属于汤剂的特点是（ ）
A. 具备“五方便”的优点
B. 起效较为迅速
C. 成分提取最完全的一种方法
D. 本质上属于真溶液型液体分散体系
E. 临床一定用于患者口服

3. 中药合剂经醇沉纯化处理后的浸提液其浓缩程度一般以每日服用量在（ ）
A. 20～40ml　B. 30～40ml　C. 10～20ml　D. 50～60ml　E. 40～60ml

4. 热溶法制备糖浆剂不具备的特点是（ ）
A. 适合于对热稳定成分的制备
B. 糖浆剂易于保存
C. 糖浆剂易于滤过澄清
D. 成品颜色较深
E. 生产周期长

5. 下列关于糖浆剂的叙述，正确的是（ ）
A. 单糖浆的浓度为85%（g/g）
B. 药用糖浆含糖量不得低于45%（g/g）
C. 糖浆剂的制法有热溶法、冷溶法、混合法等
D. 糖浆剂中含较多的糖，利于保存故不需要灭菌
E. 较高浓度的转化糖在糖浆中易让蔗糖结晶析出

6. 芳香糖浆剂主要用作浸出药剂的（ ）
A. 矫味剂　B. 矫臭剂　C. 着色剂　D. 助悬剂　E. 稀释剂

7. 除另有规定外，流浸膏剂每1ml相当于原药材（ ）
A. 0.5～1g　B. 1g　C. 1～1.5g　D. 2～5g　E. 1～2g

8. 煎膏剂的工艺过程有一个很重要的步骤即收膏，此时加入糖或蜜，其量应是清膏量的（ ）
A. 1倍以下
B. 2倍以下
C. 1倍以上3倍以下
D. 4倍以下
E. 5倍以下

9. 酊剂制备方法不包括（ ）
A. 煎煮法　B. 浸渍法　C. 稀释法　D. 渗漉法　E. 溶解法

10. 稠浸膏含水量为（ ）
A. 5%　B. 10%　C. 15%～20%　D. 20%～30%　E. 9%

X型题

11. 以下属于浸出药剂特点的是（ ）
A. 符合中医辨证施治的要求
B. 减少服用剂量
C. 常以水或不同浓度的乙醇为溶剂
D. 制剂稳定性好
E. 临床只能内服

12. 关于中药口服液与中药合剂的叙述正确的是（ ）
A. 中药口服液就是中药合剂，中药合剂就是中药口服液
B. 是在汤剂的基础上发展来的
C. 是在糖浆剂的基础上发展来的

D. 可以根据临床辨证施治，随症加减，应用灵活

E. 中药口服液一般采用100℃流通蒸汽灭菌30分钟

13. 糖浆剂的制备方法包括（　）

A. 热溶法　B. 冷溶法　C. 渗漉法　D. 混合法　E. 回流法

14. 单糖浆的浓度可表示为（　）

A. 85%（g/g）　B. 85%（g/ml）

C. 65%（g/g）　D. 65%（g/ml）

E. 上述表示均不准确

15. 单糖浆在药剂上可用作（　）

A. 矫味剂　B. 助悬剂　C. 崩解剂　D. 黏合剂　E. 润滑剂

16. 煎膏剂在收膏时正确的判断是（　）

A. 相对密度在1.35左右

B. 细棒趁热挑起，“夏天挂旗，冬天挂丝”

C. 趁热滴于桑皮纸上，不现水迹

D. “打白丝”

E. 滴水成珠

17. 煎膏剂炼糖的目的在于（　）

A. 除去杂质　B. 杀灭微生物　C. 减少水分　D. 防止返砂　E. 使口感好

18. 以下关于煎膏剂的叙述正确的是（　）

A. 多用于慢性病的治疗　B. 口感好，体积小，服用方便

C. 含挥发性成分的药物制成该剂型效果更好　D. 煎膏剂必须加入辅料炼蜜

E. 可采用渗漉法制备

二、综合问答题

将下列处方制成糖浆，写出其制备工艺流程。

【处方】川贝母45g　桔梗45g　枇杷叶300g　薄荷脑0.34g　蔗糖400g　杏仁香精适量　乙醇适量

书网融合……

重点回顾　微课1　微课2　习题

第十五章　液体制剂生产技术

学习目标

知识目标：

1. **掌握**　真溶液型、胶体溶液型、混悬型、乳浊液型液体制剂的生产技术。

2. **熟悉**　液体制剂的生产技术；液体制剂的含义、特点与分类；常用液体制剂的溶剂、附加剂。

3. **了解**　增加溶解度的方法；液体制剂的生产与质量控制。

技能目标：

能熟练完成真溶液型、胶体溶液型、混悬型和乳浊液型液体制剂的制备。

素质目标：

培养学生对制剂生产的学习兴趣和创新制药的工匠精神。

导学情景

情景描述：某学校中药学专业学生李某，参与了学校组织的野外采药实践课程。在实践过程中，由于自身的过敏性体质和外界虫蚊叮咬、植物接触等原因，引发四肢部位的瘙痒性皮炎、荨麻疹等症状。随行保健老师给了他一瓶复方炉甘石洗剂，并交代他使用前要摇匀，涂抹后要保留一段时间，不能立刻洗净。

情景分析：野外实践课程过程中，天气比较炎热，李某由于自身过敏体质和外界过敏因素的双重原因导致了皮肤部位的过敏症状，复方炉甘石洗剂具有保护皮肤以及散热作用，在临床上通常应用于虫咬皮炎、荨麻疹、过敏性皮炎以及其他一些瘙痒性的皮肤病。

讨论：复方炉甘石洗剂是液体制剂中的混悬型类型，与其他液体制剂的类型相比，混悬型的液体制剂在组成、制备方法和使用方法有何不同？

学前导语：复方炉甘石洗剂有“万能皮肤药”之称，世界卫生组织更是推荐其为婴幼儿优先使用的安全药物，从形态上复方炉甘石洗剂属于液体制剂。通过本章的学习，可掌握液体制剂的生产技术。

PPT

第一节　概　述

液体制剂系指药物在一定条件下分散在液体分散介质（溶剂）中制成的液态剂型，可供内服或外用。液体制剂的分散相可以是固体、液体或气体药物，在一定条件下以分子、离子、胶粒、液滴、微粒等形式存在于分散介质中。

本章介绍的液体制剂为狭义范围的液体制剂，即真溶液型、胶体溶液型、混悬液型和乳浊液型液体制剂。

一、液体制剂的特点

（一）液体制剂的优点

1. 相比于固体制剂，液体制剂分散相分散度大，可以直接通过胃肠生物膜吸收，吸收快，显效迅速。

2. 液体制剂浓度易控制，以便减少对胃肠道的刺激性。有些固体制剂，如胶囊剂、片剂等口服后由于局部浓度过高对胃肠道有刺激性，制成液体制剂后可以调整浓度，减少局部对胃肠道的刺激性。

3. 易于分剂量给药，特别是溶液剂与乳剂易准确分剂量，易于服用，尤其适宜于老年患者和婴幼儿。

4. 液体制剂可以掩盖某些药物的不良气味，如混悬型和 O/W 型的乳剂。

5. 某些难溶性药物制成混悬剂可以增加药物的稳定性或有缓释作用，固体药物制成液体制剂后可提高其生物利用度。

6. 流动性大，能进行体外或深入腔道用药，如洗剂、灌肠剂。

（二）液体制剂的缺点

1. 液体制剂的化学稳定性差，某些药物易水解降低药效，甚至失效。

2. 非均相液体制剂中药物的分散度大，分散粒子的比表面积大，物理稳定性较差。

3. 口服液体制剂大多以水为溶剂，容易霉变，常需加入防腐剂。非水溶剂要注意其药理作用。

4. 液体制剂体积较大，携带与贮运不方便。对包装材料要求高，相比于固体制剂在生产环境的洁净度要求更高。

5. 液体制剂生产工艺较复杂，附加剂的添加易产生配伍禁忌，因此在处方设计时需要考虑这方面的问题。

二、液体制剂的分类

（一）根据分散系统分类

1. 均相液体制剂　为均匀分散体系，外观澄清透明，固体或者液体分散相以分子、离子形式分散于液体分散介质中，属于热力学稳定体系。

（1）低分子溶液剂　是由低分子药物分散在液体分散介质中形成的液体制剂，分散相微粒小于 1nm。

（2）高分子溶液剂　是由高分子药物分散在液体分散介质中形成的液体制剂（含缔合胶体溶液），分散相微粒在 1～100nm 范围。

2. 非均相液体制剂　为多相分散体系，药物以分子聚集体（微粒或小液滴）形式分散于液体分散介质中，属于热力学和动力学不稳定体系。包括溶胶剂、乳剂、混悬剂三种类型。液体制剂的类型与特点见表 15－1。

表 15－1　液体制剂的类型与特点

	制剂类型	微粒大小/nm	制剂特点
	真溶液	<1	以分子、离子形式分散，热力学稳定体系，溶解法制备
胶体溶液	高分子溶液剂	1～100	以分子状态分散，均相，热力学稳定体系，不能透过半透膜，胶溶法制备
	溶胶剂	1～100	以胶粒状态分散，非均相，热力学不稳定体系，不能透过半透膜，分散法和凝聚法制备
	乳剂	>100	以小液滴形式分散，多相体系，热力学和动力学不稳定体系，分散法制备
	混悬剂	>500	以固体微粒形式分散，多相体系，热力学和动力学不稳定体系，分散法和凝聚法制备

（二）根据给药途径分类

1. 内服液体制剂 如口服液、糖浆剂、合剂、乳剂、混悬剂、芳香水剂、茶剂等。

2. 外用液体制剂

（1）皮肤用液体制剂 如洗剂、搽剂等。

（2）五官科用液体制剂 如滴眼剂、滴鼻剂、滴耳剂、洗眼剂、含漱剂等。

（3）腔道用液体制剂 如灌肠剂、灌洗剂等。

其中，2020年版《中国药典》收载中药搽剂9种，占收载成方制剂和单味制剂的0.56%。2020年版《中国药典》收载中药茶剂7种，占收载成方制剂和单味制剂的0.436%。

三、液体制剂的溶剂

1. 水 水是制备液体制剂时最常用的溶剂，能与乙醇、甘油、丙二醇等以任意比例混溶；能溶解大多数无机盐类和极性大的有机药物；能溶解中药材中的生物碱盐类、苷类、糖类、树胶、黏液质、鞣质、蛋白质、酸类及色素等。但水无防腐作用，有些药物在水中易产生霉变，制剂中应加入适宜的防腐剂。制备液体制剂时所用的水应为纯化水或注射用水，不宜使用饮用水。

2. 乙醇 可与水、丙二醇、甘油等以任意比例混合，可溶解大部分有机药物和药材中的有效成分，如生物碱及其盐类、挥发油、树脂、色素等。含乙醇20%以上的水溶液即有防腐作用；40%以上能抑制某些药物的水解；70%以上有消毒作用。但乙醇有一定的药理作用，且有易挥发、易燃烧等缺点。

3. 丙二醇 为无色黏稠澄明液体，味微甜，有引湿性，性质与甘油相近，但黏度较小，能与水、甘油、乙醇等任意混溶。丙二醇的毒性小、无刺激性，能溶解许多有机药物，可作为内服及肌内注射液的溶剂。

4. 甘油 即丙三醇，为无色黏稠澄明液体，能与水、乙醇、丙二醇等以任意比例混溶，对鞣质、苯酚和硼酸的溶解度比水大。甘油有甜味，毒性小，有吸水性，对皮肤、黏膜有刺激性，当含水10%以上时便无刺激性，可供内服或外用。此外，当甘油浓度达到30%以上时具有防腐作用。

5. 聚乙二醇 常用聚乙二醇300～600，为无色澄明略黏稠的液体，能与水、乙醇、甘油等任意比例混溶，聚乙二醇不同浓度的水溶液，能溶解许多水溶性无机盐和水不溶性的有机药物。本品对易水解的药物有一定的稳定作用，在外用制剂中具有与甘油类似的保湿作用。

6. 脂肪油 常用非极性溶剂，如豆油、芝麻油、花生油、橄榄油等植物油。能溶解非极性药物，如固醇类激素、油溶性维生素、游离生物碱、挥发油和许多芳香族化合物等。脂肪油易氧化、酸败，也易与碱性药物发生皂化反应，影响制剂的质量。多用于外用液体制剂，如洗剂、搽剂等。

7. 液体石蜡 是从石油产品中分离得到的液状饱和烃的混合物，为无色澄明油状液体，无臭、无味，化学性质稳定，能溶解生物碱、挥发油等非极性药物。

8. 醋酸乙酯 为无色油状液体，微臭，可溶解挥发油、甾体药物及其他油溶性药物。本品有挥发性和可燃性，在空气中容易氧化、变色，需加入抗氧剂。常作为搽剂的溶剂。

此外，因制备各种类型液体药剂的需要，需选择各类附加剂，起到增溶、助溶、乳化、助悬、润湿，以及矫味（嗅）、着色等作用。其中表面活性剂可作为液体药剂的增溶剂、乳化剂、润湿剂等。

四、表面活性剂 微课1

当一种物质加入到某液体中，若能使其表面张力降低，则称这种物质具有表面活性，凡加入少量而能显著降低液体表面张力的物质，统称为表面活性剂。它们的表面活性是对某特定的液体而言的，在通常情况下则指水。

看一看

水等液体会产生使表面尽可能缩小的力，这个力称为“表面张力”。如清晨凝聚在叶片上的水滴、水龙头缓缓垂下的水滴，都是在表面张力的作用下形成的。液体具有内聚性和吸附性，这两者都是分子引力的表现形式。内聚性使液体能抵抗拉伸引力，而吸附性则使液体可以黏附在其他物体上面。

（一）表面活性剂的特点

1. 两亲性　表面活性剂是一些长链的有机化合物，这类化合物分子既有亲水基团，又有亲油基团。

2. 表面吸附性　表面活性剂溶于水后，在低浓度时，吸附在溶液与空气界面之间或水溶液与油溶液交界的界面上，其亲水基团朝向水相中，亲油基团朝向油相或者空气中，并在界面上定向排列，此时的溶液表面层浓度大于内部浓度，从而显著降低了液体表面的张力，称为表面活性剂的表面吸附性（图 15－1）。

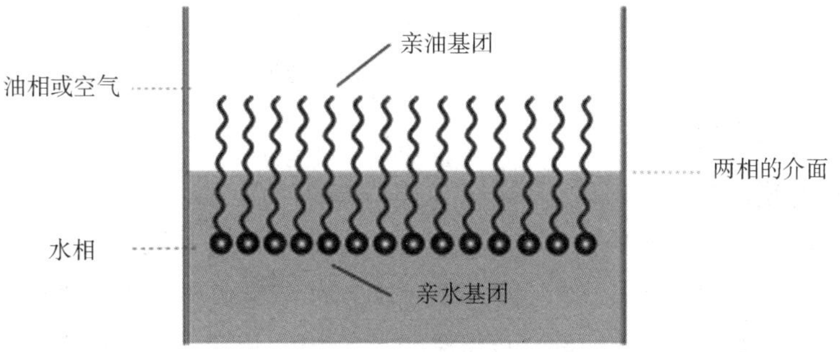

图 15－1　表面吸附性

（二）表面活性剂的分类

表面活性剂按其分子能否解离成离子，分为离子型和非离子型两大类。离子型表面活性剂按其带电荷的性质，又分为阴离子型、阳离子型及两性离子型三类。

1. 离子型表面活性剂

（1）阴离子型表面活性剂　阴离子部分起表面活性作用。

①肥皂类　通式为（$RCOO^-$）$_n$$M_n^+$，分为碱金属皂（如硬脂酸钠、硬脂酸钾等）和有机胺皂（如三乙醇胺皂）。乳化能力强，易酸败，有一定刺激性，一般只用于皮肤用药剂。

②硫酸化物　通式为 $ROSO_3^-M^+$，如十二烷基硫酸钠（又称月桂醇硫酸钠）、十六醇硫酸钠。有较强的乳化能力，对黏膜有刺激性，主要作软膏的乳化剂。

③磺酸化物　通式为 $RSO_3^-M^+$，如十二烷基苯磺酸等，常用作洗涤剂。

（2）阳离子型表面活性剂　阳离子部分起表面活性作用，主要为季铵化物，通式为［RNH_3^+］X^-。其特点是水溶性大，但由于其毒性较大，常用作消毒杀菌剂，如苯扎氯铵（洁尔灭）和苯扎溴铵（新洁尔灭）等。

（3）两性离子型表面活性剂　其分子结构中同时具有正、负电荷基团，在不同 pH 介质中可表现出阳离子或阴离子表面活性剂的性质。

①卵磷脂　天然表面活性剂，从卵黄和大豆中提取而制得。分子中的负电荷基团是磷酸型阴离子，正电荷基团为季铵盐型阳离子。本品毒副作用小，可作为静脉脂肪乳剂的乳化剂使用，也是制备脂质体的主要材料。

②氨基酸型与甜菜碱型　合成的两性离子表面活性剂。阴离子部分主要是羧酸盐，其阳离子部分

为季铵盐或胺盐。其中氨基酸型两性离子表面活性剂“Tego－L 7”杀菌力很强，而毒性却小于阳离子型表面活性剂。

2. 非离子型表面活性剂 非离子型表面活性剂在水中不解离，亲水基团一般为多元醇，亲油基团是长链脂肪酸或长链脂肪醇以及烷基或芳基等，毒性和溶血性较小。常用的品种有如下几类。

（1）脂肪酸山梨坦 商品名为司盘（Span），是失水山梨醇脂肪酸酯。根据反应的脂肪酸的不同，可分为司盘20、司盘40、司盘60、司盘65、司盘80、司盘85等。其HLB值为1.8～3.8，是常用的W/O型乳化剂，常与聚山梨酯配合使用。

（2）聚山梨酯 商品名为吐温（Tween），是聚氧乙烯失水山梨醇脂肪酸酯。因其结构与脂肪酸山梨坦相比增加了聚氧乙烯基团，故亲水性大大提高，HLB值在8以上，可用作增溶剂、分散剂、润湿剂及O/W型乳化剂。有聚山梨酯20、40、60、65、80、85等多种。

（3）聚氧乙烯脂肪酸酯/醇醚 商品名分别为卖泽（Myrij）/苄泽（Brij）。两类都具有较高的HLB值，亲水性较强，可作为增溶剂及O/W型乳化剂使用。

（4）聚氧乙烯－聚氧丙烯共聚物 又称泊洛沙姆，商品名为普朗尼克，HLB值为0.5～30。本品作为高分子非离子表面活性剂，具有润湿、乳化、分散、起泡和消泡等多种优良性能，但增溶能力较弱。

（三）表面活性剂的基本性质

1. 形成胶束/胶团与增溶作用

（1）胶束/胶团的形成 亲水性较强的表面活性剂以较低的浓度分散在水中可形成真溶液，由于表面活性剂分子的疏水部分与水的亲和力较小，当浓度较大时，疏水部分相互吸引、缔结在一起，形成的缔合体称为胶束/胶团。缔合体可为球形，也可是层状结构，外部是亲水基形成的栅状层结构，内部是碳氢链形成的内核。能形成胶团的最低浓度即为临界胶团浓度（CMC），CMC越低，表面活性剂效率越高，反之则越弱。胶团的结构如图15－2所示。

（2）增溶作用 表面活性剂在水中达到CMC后，由真溶液变为胶体溶液，并具有增溶作用。一些水不溶性或微溶性药物会进入胶团的不同位置而使其在水中的溶解度显著增加，这个过程称为增溶，而此表面活性剂则称为增溶剂。

①克氏点 又称Krafft点，对于离子型表面活性剂温度对胶束的形成影响不大，温度升高只是增加离子表面活性剂溶解度和增加增溶质在胶束中的浓度。

当升高到某一温度时表面活性剂的溶解度急剧增大，此温度称为Krafft点。克氏点越高的表面活性剂，其临界胶团浓度越小，克氏点是表面活性剂应用温度的下限。

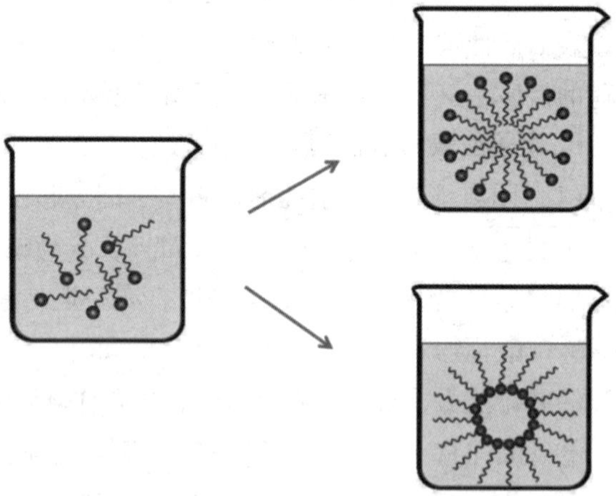

图15－2 胶团的形成

②起昙与昙点 对于某些聚氧乙烯型非离子表面活性剂当温度升高到一定程度时，可导致聚氧乙烯链与水之间的氢键断裂，而在水中的溶解度急剧下降并析出，溶液出现浑浊，这一现象称为起昙，此时的温度称为昙点。聚山梨酯类表面活性剂有起昙现象，但要注意的是，泊洛沙姆188等聚氧乙烯型非离子表面活性剂在常压下观察不到昙点。

2. 亲水亲油平衡值

（1）HLB值的含义 表面活性剂分子中亲水基团和亲油基团对水或油的综合亲和力称为亲水亲油

平衡值（HLB）。HLB值越大，表明表面活性剂的亲水性越强，反之亦然。在实际制剂生产中，通常将两种或两种以上表面活性剂合并使用，以提高制剂的稳定性和质量。表面活性剂的HLB值具有加合性，混合后的HLB值，可按公式（15－1）和（15－2）求得：

$$HLB_{AB}=\frac{HLB_A\times W_A+HLB_B\times W_B}{W_A+W_B} \qquad (15-1)$$

$$HLB_{AB}=HLB_A\times A\%+HLB_B\times B\% \qquad (15-2)$$

（2）HLB值的范围　表面活性剂的HLB值范围限定在0～40之间，其中非离子表面活性剂的HLB值在0～20，亲油性最强的石蜡的HLB值为0，亲水性最强的聚氧乙烯的HLB值为20，其他的非离子型表面活性剂的HLB值则介于0～20之间。HLB值不同的表面活性剂，其用途也不同，具体的HLB值分布见图15－3。

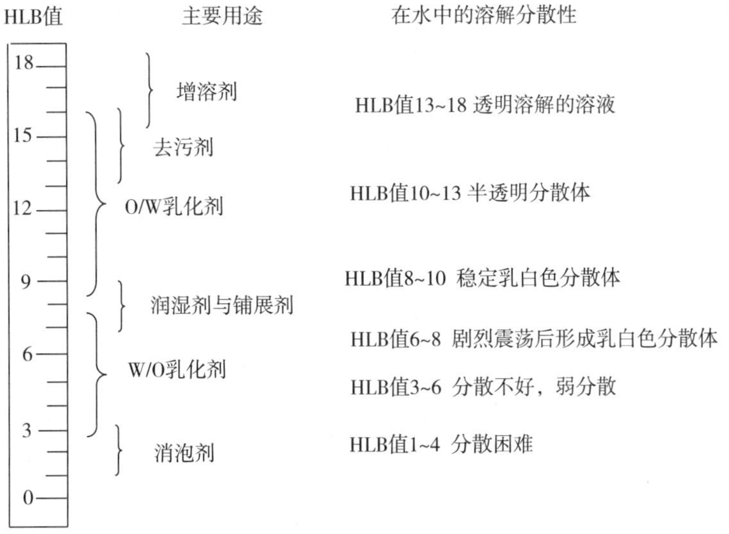

图15－3　表面活性剂的HLB值

练一练15

某制剂生产过程中需要配制混合表面活性剂，请问欲配制100g HLB值为6.8的乳化剂，需聚山梨酯80（HLB值为15.0）和司盘65（HLB值为2.1）各多少？

答案解析

3. 表面活性剂的毒性　表面活性剂的毒性大小顺序排列是：阳离子型表面活性剂 > 阴离子型表面活性剂 > 非离子型表面活性剂。溶血作用的强弱排列是：离子型表面活性剂 > 非离子型表面活性剂。

（四）表面活性剂的应用

表面活性剂在中药制剂中有着广泛的应用，例如阳离子型表面活性剂可直接用于消毒、杀菌和防腐，其他类型表面活性剂常用于难溶性药物的增溶、油的乳化、混悬微粒的润湿与助分散、促进药物吸收等方面。

1. 增溶剂　应用增溶剂可增加难溶性药物的溶解度，改善液体制剂的澄明度，同时提高制剂的稳定性。用作增溶剂的表面活性剂应具有高的亲水性，HLB值介于15～18之间，如聚氧乙烯蓖麻油、脂肪醇聚氧乙烯醚、脂肪醇聚氧乙烯－聚氧丙烯醚、聚氧乙烯失水山梨醇脂肪酸酯、聚甘油脂肪酸酯等。

2. 乳化剂　表面活性剂能降低油－水界面张力，使乳剂易形成，同时表面活性剂分子在分散相液滴周围形成保护膜，防止液滴相互碰撞时聚集，提高乳剂的稳定性。用作O/W型的乳化剂HLB值介于

8～18之间，用作W/O型的乳化剂HLB值介于3～8之间。

3. 润湿剂 液体在固体表面铺展或渗透的作用称为润湿。制备混悬液时，常出现分散介质不易在药物粉末表面铺展的现象，使药物粉末漂浮或下沉。润湿剂降低了固－液界面张力，使固体被润湿。用作润湿剂的表面活性剂HLB值介于7～11之间，常应用于混悬剂、乳膏剂、片剂等剂型中。

4. 起泡剂与消泡剂 皂苷、树胶等化合物具有表面活性，在浸提、浓缩时产生稳定的泡沫而影响操作。为了破坏泡沫，加入少量HLB值为1～3的亲油性表面活性剂（消泡剂），可与泡沫液层争夺液膜表面而吸附在泡沫表面上，替代泡沫表面原来的表面活性物质（起泡剂），而本身不能形成稳定的液膜，使泡沫破坏。

5. 去污剂 去污剂亦称洗涤剂，系指用于除去污垢的表面活性剂，常用的去污剂有脂肪酸的钠皂、钾皂、十二烷基硫酸钠等。去污剂的HLB值一般为13～15。

6. 杀菌剂与抑菌剂 阳离子型表面活性剂除具有润湿、分散、乳化等作用外，还有杀菌或抑菌的作用。

第二节 真溶液生产技术

PPT

一、概述

（一）含义

真溶液又称低分子溶液，系指小分子药物（小于1nm）以分子或离子形式分散在溶剂中制成的均匀分散的液体制剂，属于单相分散体系，其性质较为稳定。

（二）分类

真溶液分为溶液剂、芳香水剂与露剂、甘油剂、醑剂。

1. 溶液剂 系指药物溶解于溶剂中所形成的澄明液体制剂。溶质多为不挥发性药物，溶剂多用水、乙醇或非极性溶剂。溶液剂可供内服或外用。

2. 芳香水剂与露剂 芳香水剂系指芳香挥发性药物的饱和或近饱和水溶液。含挥发性成分的中药材用水蒸气蒸馏法制成的芳香水剂又称为露剂。

3. 甘油剂 甘油剂指药物的甘油溶液。

4. 醑剂 系指挥发性药物的浓乙醇溶液。凡用于制备芳香水剂的药物一般都可以制成醑剂，供外用或内服。

二、生产技术

（一）溶液剂的制备方法

1. 溶解法 是最常用方法，适用于化学性质稳定的固体药物，一般药厂、药房都可配制。药物经过称量、溶解、滤过、定容、质检、包装等几个步骤。其生产工艺流程及环境区域划分如图15－4所示。

溶解法操作时要注意的事项有以下几项。

（1）先量取处方总量1/2～3/4的溶剂，加入药物，搅拌至溶解。

（2）处方中如有附加剂或溶解度较小的药物，宜先将它们溶解后再加其他药物。

（3）根据药物性质，可以将固体药物先粉碎或加热助溶，不耐热的药物，宜在冷却后加入，某些

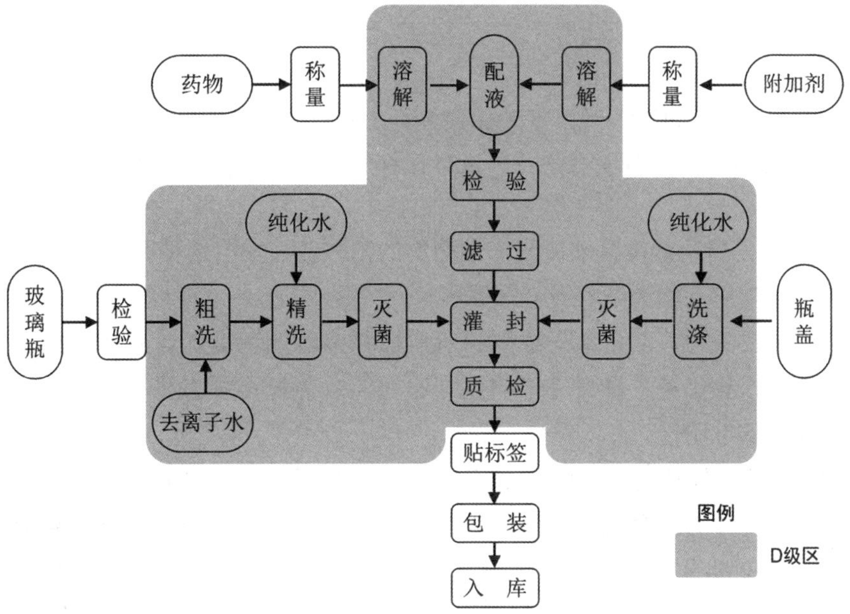

图 15－4　溶液剂生产工艺流程图及环境区域示意图

难溶药物，可适当加入助溶剂。

（4）一般应过滤，过滤完后自滤器上面添加溶剂至全量。

（5）处方中含有糖浆、甘油等黏稠液体时，应先用少量水稀释后再转移。

（6）溶剂为非极性溶剂时，要保证容器与用具等的干燥，防止溶剂混入水后发生浑浊。

看一看

除了加热与搅拌，增加药物溶解度的方法还有以下几种。

（1）增溶　系将药物分散于表面活性剂形成的胶团中，而增加药物溶解度的方法，如聚山梨酯 80 的应用。

（2）助溶　一些难溶性药物，当加入第三种物质时，能生成络合物或复合物使其在水中解离而溶解度增加，称为助溶，这第三种物质称为助溶剂，如复方碘口服液中加入碘化钾增加碘的溶解度。

常用的助溶剂可分为三类：①无机化合物如碘化钾、氯化钠等；②某些有机酸及其钠盐，如苯甲酸钠、水杨酸钠、对氨基苯甲酸钠等；③酰胺化合物，如乌拉坦、尿素、烟酰胺、乙酰胺等。

（3）制成盐类　一些难溶性弱酸或弱碱类药物，如果加入适量的酸（弱碱性药物）或碱（弱酸性药物）制成盐使之成为离子型极性化合物后，则可增加其在水中的溶解度。

（4）应用潜溶剂　药物在混合溶剂中的溶解度通常是在各溶剂中溶解度相加的平均值，溶质在混合溶剂中的溶解度比其在单一溶剂中的溶解度大的现象称为潜溶性，具有这种性质的混合溶剂称为潜溶剂。如苯巴比妥在 90% 乙醇中的溶解度可以达到最大值。常用作混合溶剂的有水、乙醇、甘油、丙二醇、聚乙二醇等。

（5）改变部分化学结构　某些难溶性药物常在其分子结构中引入亲水基团，从而增加其在水中的溶解度。

（6）其他　药物经过微粉化、固体分散体、制成 β－CD 等形式也可以增加其溶解度。

想一想15-1

请同学们分析如何将碘制成口服液？

碘在水中的溶解度是1∶2950，而作为甲状腺功能亢进辅助治疗药物的复方碘口服液的浓度要求达到4.5%～5.5%。请同学们想一想采用什么措施可以将碘制成口服液？

答案解析

2. 稀释法 稀释法是将高浓度溶液或易溶性药物的浓贮备液加溶剂稀释到治疗浓度范围内的方法。本法适用于浓溶液或易溶性药物的浓贮备液等原料。

用稀释法制备时，要先计算清楚原料浓度和所需稀释溶液的浓度。对有较大挥发性和腐蚀性的浓溶液如浓氨水，稀释操作要迅速，操作完毕应立即密塞，以免过多挥发损失，影响浓度的准确性。此外，还应注意量取操作的准确性。

3. 化学反应法 是利用化学反应制备溶液的方法。本法适用于原料药物缺乏或不符合医疗要求的情况，如氢氧化钙溶液可用其化学纯品溶解于水制备，也可用氧化钙与水经化学反应制得。工艺流程为：化学反应→滤过→定容→搅匀。

溶液剂应澄清，不得有沉淀、浑浊、异物等。

（二）芳香水剂与露剂的制备方法

芳香水剂的制备方法主要有溶解法、稀释法。露剂主要是含挥发性成分的中药材用水蒸气蒸馏法制成，例如金银花露。用乙醇和水混合溶剂溶解制成的含大量挥发油的溶液则称为浓芳香水剂。

1. 溶解法

工艺一：2ml 油 → 1000ml 蒸馏水 → 振摇 15 分钟→饱和溶液 → 过滤

工艺二：2ml 油→15g 滑石粉混匀→蒸馏水 1000ml →振摇 10 分钟→过滤→加至 1000ml，如薄荷水的制备。

2. 稀释法 取浓芳香水 1 份，加蒸馏水若干份。

3. 水蒸气蒸馏法 工艺流程为：含挥发性成分的中药材→ 洗净粉碎→ 置蒸馏器中，蒸馏水浸泡→蒸馏→收集药材重量的 6～10 倍蒸馏液→ 除去过量的挥发性物质或重蒸馏一次。

芳香水剂与露剂均要求澄明，具有与原有药物相同的气味，不得有异物、酸败等变质现象。

（三）甘油剂的制备方法

甘油剂的制备方法有溶解法和化学反应法。如硼酸甘油采用化学反应法制备。

（四）醑剂的制备方法

醑剂的制备方法有溶解法和蒸馏法。凡用于制备芳香水剂的药物一般都可以制成醑剂，供外用或内服。浓度可达5%～20%，醑剂中乙醇的浓度一般为60%～90%。当醑剂与水性制剂混合或制备过程中与水接触时，可因乙醇浓度降低而发生浑浊。如樟脑醑的制备。

药爱生命

碘酊别名碘酒，由碘、碘化钾溶解于乙醇溶液而制成。碘是一种固体，碘化钾有助于碘在乙醇中的溶解，常用浓度为2%。碘酒有强大的杀灭病原体作用，它可以使病原体的蛋白质发生变性，可用来治疗许多细菌性、真菌性、病毒性等皮肤病。

使用碘酒要注意以下几点：①不能大面积使用碘酒，以防大量碘吸收而出现碘中毒；不使用浓度过高的碘酒，浓度过高时会引起皮肤起泡、脱皮及皮炎。②一般不使用于发生溃烂的皮肤。③禁用于碘过敏者。④碘酒禁止与红汞（俗称红药水）同时涂用，以免产生汞中毒（反应生成碘化汞）。⑤碘酒不能用于皮肤已破损处及眼、口腔、会阴和其他黏膜等处的消毒，因为刺激性大，若伤口涂上可产生强烈的烧灼疼痛。碘化汞是剧毒物质，它对皮肤黏膜以及其他组织能产生强烈的刺激作用，甚至能引起皮肤损伤、黏膜溃疡。如果碘化汞进入人体后，还会使牙龈发炎，严重时可使心力衰竭。

三、常用设备

实验室小量制备用烧杯、玻棒、滤纸漏斗，工业生产用溶解罐（见第十四章），常用的滤器有垂熔玻璃滤器、砂滤棒以及微孔滤膜等。水蒸气蒸馏法设备见第七章相关内容。

第三节　胶体溶液生产技术

PPT

一、概述

胶体溶液系指具有胶体微粒的固体药物或高分子化合物分散在溶剂中的液体。其直径在 1 ~ 100nm 之间，可用电子显微镜观察到。

（一）分类

1. 亲水胶体　多为高分子化合物以单分子形式分散形成胶体溶液，与水亲和力大，能形成水化层，属于均匀分散体系（图 15 -5a）。

2. 疏水胶体　是由多分子聚合而成的微粒，与水亲和力小，不能形成水化层，属于多相不均匀分散体系（图 15 -5b），故不稳定。在药物剂型中疏水胶体为数极少，但在中药药剂的制备过程中时常遇到。如在胶剂制备时，往胶汁中加入少量明矾，使胶汁中微细的固体颗粒（粒径为 1 ~ 100nm 的尘土等杂质）沉淀除去。

图 15 -5　胶体的分类

看一看

其他类型胶体简介

1. 凝胶　有些亲水胶体溶液如明胶水溶液、琼脂水溶液等，在温热条件下为黏稠性液体（溶胶）。当温度降低时，因是链状分散的高分子化合物形成网状结构，作为溶剂的水被包含在网状结构之中，形成了不流动的半固体状物，称为凝胶。凝胶再失去网状结构内的水分，即变成干胶。

2. 触变胶　有些胶体溶液如硬脂酸铝分散于植物油中形成的胶体溶液，在一定温度下静置时，逐渐变为凝胶，当搅拌或振摇时，又复变为溶胶（即可流动的胶体溶液）。胶体溶液的这种可逆的变化性质称为触变性，具有触变性的胶体称为触变胶。触变胶在混悬型滴眼液或注射液中，有时可以遇到。

（二）胶体溶液的性质

1. 亲水胶体（高分子溶液）的性质

（1）带电性　高分子溶液常因其某些基团的解离而带有电荷。由于高分子溶液带有电荷，因而具有电泳现象。同时，胶体溶液的带电性有利于维持其稳定性。

（2）渗透压　亲水性高分子溶液与溶胶不同，有较高的渗透压，渗透压的大小与高分子溶液的浓度有关。

（3）黏性　高分子溶液是黏稠性流体，其黏度与分子量有关，黏性用黏度来表示，测定其黏度可以确定其分子量。

（4）可滤过性　胶体溶液的分散相能通过滤纸，而不能透过半透膜。这一特性与真溶液不同，与粗分散体系也不相同。因此，提纯胶体即除去胶体溶液中夹杂的盐类杂质，可用透析与电渗析法。

2. 疏水胶体（溶胶）的性质

（1）光学性质　当强光线通过溶胶剂时从侧面可见到圆锥形光束，这种现象称为丁达尔效应。这是由于胶粒粒度小于自然光波长引起光散射所产生的。

（2）动力学性质　溶胶剂中的胶粒在分散介质中有不规则的运动，这种运动称为布朗运动。

（3）电学性质　溶胶剂由于双电层结构而荷电，可以荷正电，也可以荷负电。在电场的作用下胶粒或分散介质产生移动，在移动过程中产生电位差，这种现象称为溶胶的电泳现象。

二、生产技术

（一）亲水胶的制备

与低分子化合物不同，制备高分子化合物胶体溶液，要经过溶胀过程。即水分子渗入到亲水胶体分子间的空隙中去，与其亲水基团发生水化作用而使体积胀大，这个过程称有限溶胀。由于胶体空隙里充满了水分子，降低了胶体分子间的作用力，使之不断溶胀，最后胶体分子完全分散在水中，形成亲水胶体溶液（此过程称无限溶胀）。无限溶胀过程，往往需要借助搅拌或加热方能完成。

1. 制备时，如为粉末状原料，可取所需水量的 1/2～3/4 置于大口盛器内，将原料均匀撒在水面上，令其充分吸水膨胀，最后略加振摇即可均匀溶解。也可将原料置于干燥的盛器内，先加少量乙醇或甘油使其均匀润湿，然后加大量水振摇使溶。

2. 如果是片状或块状原料，应先研磨成细粒，加少量水放置，令其充分吸水膨胀，然后加足热水，并加热使溶（如明胶、琼脂等）。

（二）疏水胶（溶胶）的制备

1. 分散法

（1）研磨法　又称机械分散法，利用胶体磨等设备将大块固体物料粉碎成胶体大小的微粒。

（2）胶溶法　亦称解胶法，它不是使脆的粗粒分散成溶液，而是使刚聚集起来的分散相又重新分散的方法。

（3）超声分散法　用 20000Hz 以上超声波产生的能量使分散粒子分散成溶胶剂的方法。

2. 凝聚法

（1）物理凝聚法　可改变分散介质的性质使溶解的药物凝聚成为溶胶，如乳化高压均质法。

（2）化学凝聚法　借助于氧化、还原、水解、复分解等化学反应制备溶胶的方法。

三、常用设备

（一）亲水胶常用设备

少量用玻璃杯、大量用溶解罐制备。

（二）疏水胶常用设备

1. 胶体磨　胶体磨的原理是将大块固体物料粉碎成胶体大小的微粒，适用于脆而易碎的药物，柔韧性的药物必须使其硬化后才能研磨。分散药物、分散介质以及稳定剂从加料口处加入胶体磨中，胶体磨以每分钟 10000 转的转速高速旋转将药物粉碎成胶体粒子范围，可以制成质量很好的溶胶剂。

2. 超声波发生器　超声波需用 20000Hz 以上超声波产生的能量分散固体。

3. 乳匀机　见乳剂生产技术设备。

第四节　乳剂生产技术

PPT

一、概述

（一）含义

乳剂系指两种互不相溶的液体经过乳化制成的非均相分散体系的液体药剂。其中一种液体是水或水溶液，称之为水相，另一种液体是油或与水不相溶的其他有机溶液，称之为油相。

（二）分类

一种液体以小液滴状态分散在另一种液体中，形成液滴的液体称为分散相、内相或非连续相，另一液体则称为分散介质、外相或连续相。根据分散相的不同可以将其分为：①水包油型乳剂，可以简写为油/水型或 O/W 型，其中油为分散相、内相或非连续相，水为分散介质、外相或连续相。②油包水型乳剂，可以简写为水/油型或 W/O 型，其中水为分散相、内相或非连续相，油为分散介质、外相或连续相。③复合乳，有 W/O/W 型、O/W/O 型。

（三）特点

乳剂临床应用广泛，可以口服、外用、肌内注射、静脉注射。其作用特点为：①乳剂中液滴的分散度很大，有利于药物的吸收和药效的发挥，提高生物利用度。②油性药物制成乳剂能保证剂量准确，而且服用方便，如鱼肝油。③水包油型乳剂可掩盖药物的不良臭味，也可加入矫味剂。④外用乳剂可改善药物对皮肤、黏膜的渗透性，减少刺激性。⑤静脉注射乳剂注射后分布较快，药效高，有靶向性。

（四）乳剂的组成

为了得到稳定的乳剂，除水相、油相外，还必须加入第三种物质，这种物质称为乳化剂，即乳剂由水相、油相和乳化剂组成，三者缺一不可。乳剂中油、水两相的容积比称之为相比。制备乳剂时分散相浓度一般宜在 10% ~50% 。相容积比在 25% ~50% 时乳剂的稳定性好。如分散相浓度大于 50% 时，乳滴易发生碰撞而合并或转相。乳剂的相比也是决定乳剂类型的重要因素。

（五）乳化剂

乳化剂是乳剂的重要组成部分，其作用为降低界面张力，在分散相液滴的周围形成坚固的界面膜，形成电屏障使乳剂稳定。

理想的乳化剂应具有较强的乳化能力；无毒、无刺激性；一定的生理适应能力，稳定性好。具体应用时应结合药物的性质、乳剂的类型、乳化方法、给药途径等因素综合考虑选择合适的乳化剂。乳剂中常见的乳化剂有以下几类。

1. 天然乳化剂　多为高分子化合物，具有较强的亲水性，能形成 O/W 型乳剂，乳剂形成时被吸附于乳滴表面，形成多分子乳化膜，多数黏性较大，能增加乳剂的稳定性，使用这类乳化剂宜新鲜配制或加入适宜的防腐剂。常用的天然乳化剂有阿拉伯胶、西黄芪胶、明胶、杏树胶、卵磷脂等。

2. 表面活性剂类 此类乳化剂的分子中因含有较强的亲水基和亲油基，故具有较强的亲水性和亲油性，其乳化能力强，性质较稳定，如混合使用效果更好。常用的有阴离子型表面活性剂（如硬脂酸钠、硬脂酸钾、油酸钠、十二烷基硫酸钠、十六烷基硫酸化蓖麻油等）和非离子型表面活性剂（如司盘类、聚山梨酯类等），其中非离子型表面活性剂的毒性、刺激性均较小，且性质稳定，应用较广泛。

3. 固体微粒类 是指一些溶解度小、颗粒细微的固体粉末，乳化时聚集于液－液（油－水）界面形成固体微粒乳化膜而起到阻止乳滴合并的作用。形成乳剂的类型由固体粉末与水相的接触角 θ 决定，一般 $\theta<90°$ 时易被水润湿，形成 O/W 型乳剂，乳化剂有氢氧化镁、氢氧化铝、二氧化硅、硅藻土等；$\theta>90°$ 时易被油润湿，形成 W/O 型乳剂，乳化剂有氢氧化钙、氢氧化锌、硬脂酸镁等。

4. 辅助乳化剂 是指与乳化剂合并使用而增加乳剂稳定性的一类物质。此类乳化剂的乳化能力一般很弱或无乳化能力，但它能提高乳剂中某一相的黏度，并能使乳化膜强度增大，防止液滴的合并。如阿拉伯胶、西黄芪胶、琼脂、果胶等。

二、生产技术

乳剂的生产工艺流程及环境区域划分如图 15－6 所示。

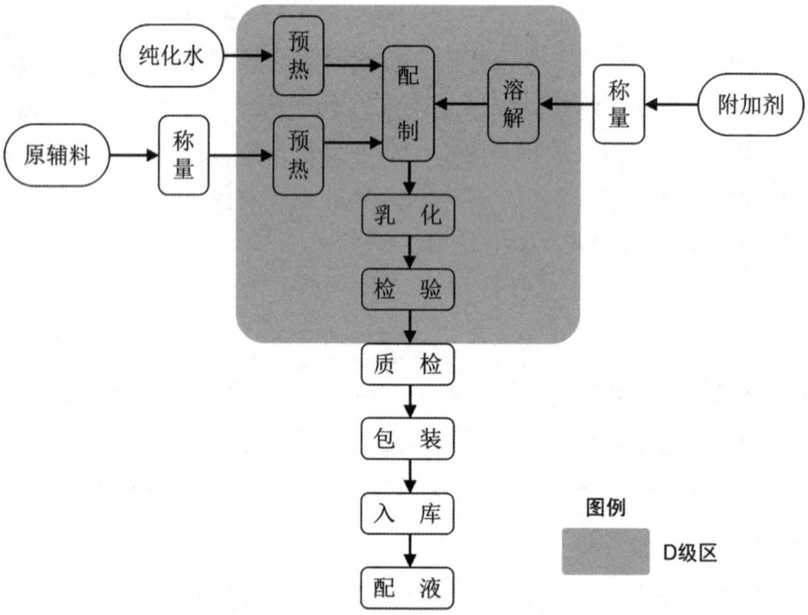

图 15－6 乳剂生产工艺流程及环境区域划分示意图

（一）干胶法

又称油中乳化法，具体制备工艺是先将乳化剂和油置于干燥的乳钵中，研匀，按比例一次性加入纯化水，迅速向同一方向用力研磨，直到出现噼啪爆裂声，即成稠厚的初乳，然后边研磨边加水至全量，混匀即得。

本法的特点是先制备初乳，在初乳中油、水、胶的比例是：植物油比例为 4∶2∶1；挥发油比例为 2∶2∶1；液体石蜡比例为 3∶2∶1。本法适用于阿拉伯胶，或阿拉伯胶与西黄芪胶的混合胶为乳化剂的乳剂。若用其他胶作乳化剂则其比例应有所改变。

在制初乳时若添加的水量不足或加水过慢，极易形成 W/O 型初乳，使在其后的加水研磨稀释中，不但难以转变为 O/W 型，而且极易破裂。如果在初乳中添加水量过多，则因外相水液的黏度降低过多，以致不能把油很好地分散成微粒。一般胶油混合液加水后研磨不到 1 分钟就能形成良好的初乳。此时在研磨过程中能听到在黏稠液中油相被撕裂成油球而乳化的噼啪声。初乳至少需研磨 1 分钟以上，以完成乳化剂的乳化与维持稳定的作用。

（二）湿胶法

又称水中乳化法，具体制备工艺是先将乳化剂分散于水中，再将油加入，用力搅拌使成初乳，然后加水将初乳稀释至全量，混匀即得。本法也需制备初乳，初乳油、水、胶的比例与上法相同。

在进行干胶法或湿胶法操作时须注意：①量取油的容器不得沾有水分，量取水的容器也不得带油腻，以保证乳化顺利进行；②两相的混合次序应严格遵守。

（三）新生皂法

新生皂法是将植物油与含有碱（如氢氧化钠或氧氧化钙等）的水相分别加热至一定温度后，混合搅拌使发生皂化反应，生成的新生皂乳化剂随即进行乳化而得到稳定的乳剂。

一般来说，氢氧化钾、氢氧化钠或三乙醇胺等生成一价皂而得 O/W 型乳剂，氢氧化钙等生成二价皂或三价皂得 W/O 型的乳剂。在配制时，一般原则是以内相加入外相中，但在生产中即使是 O/W 乳剂也往往将水相加入油相，以免因油相黏度较大，不易倒净而造成较大损失，再则 O/W 型乳剂由于具有电屏障的作用而比 W/O 型乳剂稳定。因此即使将水相加入油相中也不致影响 O/W 型乳剂的形成与稳定。

（四）两相交替加入法

此方法是向乳化剂中每次少量交替地加入水或油，边加边搅拌，即可形成乳剂。天然高分子类乳化剂、固体粉末乳化剂等可用此方法制备乳剂。当乳化剂用量较多时，可优先选用此方法，但是要注意每次需少量加入油相和水相。

（五）机械法

将油相、水相、乳化剂混合后用乳化机械制成乳剂。机械法制备乳剂可以不考虑混合顺序，借助于机械提供的强大能量，很容易制成乳剂。

看一看

乳剂的稳定性

1. 乳剂的不稳定现象

（1）转相　系指乳剂由一种类型（如油/水型）转变为另一种类型（水/油型）的现象。转相主要是由于乳化剂的性质改变而引起的，向乳剂中加入相反类型的乳化剂也可使乳剂转相。

（2）乳析　又称分层现象。系指乳剂长时间静置后出现乳滴上浮或下沉的现象。分层主要原因是由于分散相和分散介质之间的密度差造成的，也与分散相的相体积有关，一般相体积低于 25%，乳剂很快分层，达 50% 时就能明显减小分层速度。分层的乳剂乳滴仍保持完整，经振摇后仍能恢复为均匀的乳剂，乳滴大小也不变。

（3）絮凝　絮凝系指乳剂中的乳滴发生聚集，形成疏松团块的现象。它是乳滴合并的前奏。絮凝是可逆的，经充分振摇，乳剂仍能恢复使用，但大的乳滴可能增多。絮凝状态进一步变化就会引起乳滴的合并。

（4）破裂　亦称分裂作用。即分散相经乳析后又逐渐合并与分散媒分离成为明显的两层，而破坏了原来油与水的乳化状态。乳剂一经破裂，则虽经振摇亦不能恢复。

（5）酸败　系指受光热、空气、微生物等影响，使乳剂组成成分发生水解、氧化，引起乳剂酸败、发霉、变质的现象。

2. 影响乳剂稳定性的主要因素 ①乳化剂性质与用量；②内外相的相对密度差；③分散相的浓度及其液滴大小；④分散介质的黏度；⑤温度；⑥制备方法及乳化设备；⑦附加剂的影响。

想一想15-2

鉴别乳剂类型的方法有哪些?

答案解析

三、常用设备

小量手工生产用乳钵，工业化生产常见的乳化机械主要有以下几种。

（一）搅拌乳化装置

分为低速搅拌乳化装置和高速搅拌乳化装置。低速搅拌制得的普通乳粒径范围较宽；高速搅拌器在一定范围内，转速愈高，搅拌时间愈长，乳滴愈小。组织捣碎机属于高速搅拌乳化装置（图 15 –7）。

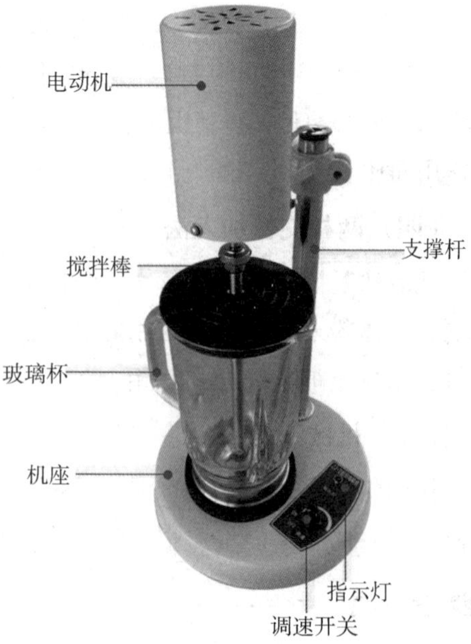

图 15 –7 组织捣碎机

（二）高压乳匀机

其工作原理是借强大推动力将两相液体通过乳匀机的细孔而形成乳剂。制备时先用其他方法初步乳化，再用乳匀机乳化，效果较好。

高压乳匀机（图 15 –8）主要由高压乳匀腔和增压机构构成。高压乳匀腔的内部具有特别设计的几何形状，在增压机构的作用下，高压溶液快速地通过乳匀腔，物料会同时受到高速剪切、高频震荡、空穴现象和对流撞击等机械力作用和相应的热效应，由此引发的机械力及化学效应可诱导物料大分子的物理、化学及结构性质发生变化，将在水相中的油滴粉碎成很小尺寸，建立稳定的乳化系统，最终达到乳化和均质的效果。碰撞阀型高压乳匀机工作原理可见图 15 –9。

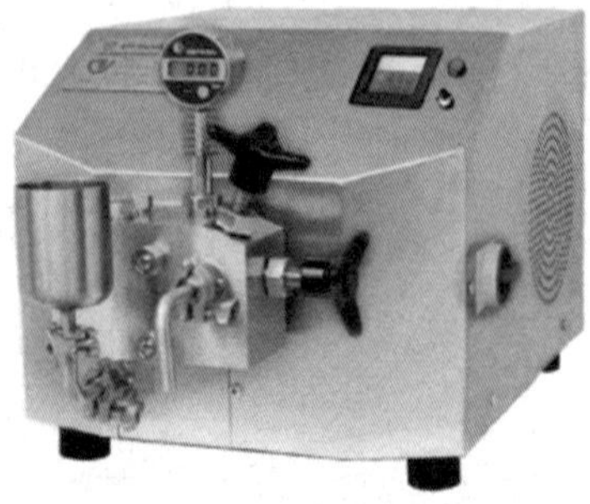
图 15 –8 高压乳匀机

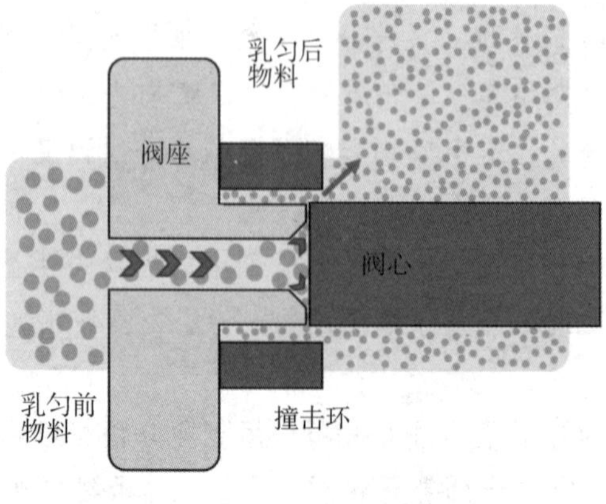

图 15 –9 碰撞阀型高压乳匀机工作原理示意图

（三）胶体磨

利用高速旋转的转子和定子之间的缝隙产生强大剪切力使液体乳化。

胶体磨的基本工作原理是剪切、研磨及高速搅拌作用力，粉碎研磨依靠磨盘齿形斜面的相对运动而成，其中一个高速旋转，另一个静止，使物料通过齿形斜面之间的物料受到极大的高速剪切力和摩擦力，同时又在高频震动和高速旋涡等复杂力的作用下使物料研磨、乳化、粉碎、混合、分散和均质。制备出乳剂的质量不如高压乳匀机或超声波乳化机好，可用于制备比较黏的乳剂。

相对于高压乳匀机，胶体磨（图 15－10）首先是一种离心式设备。它的优点是结构简单，设备保养维护方便，适用于较高黏度物料。它的主要缺点也是由于做离心运动，其流量是不恒定的，对应不同黏性的物料其流量变化很大，首先，同样的设备，在处理黏稠的漆类物料和稀薄的乳类流体时，流量可相差 10 倍以上；其次，由于转定子和物料间高速摩擦，故易产生较大的热量，使被处理物料变性；第三，表面较易磨损，而磨损后，乳化效果会显著下降。

（四）超声波乳化装置

超声波乳化装置（图 15－11）是用 10～15kHz 高频振动制备乳剂。乳化时间短，液滴细而匀，因能量大可能引起某些药物分解。可制备 O/W 和 W/O 型乳剂，但黏度大的乳剂不宜用本法制备。

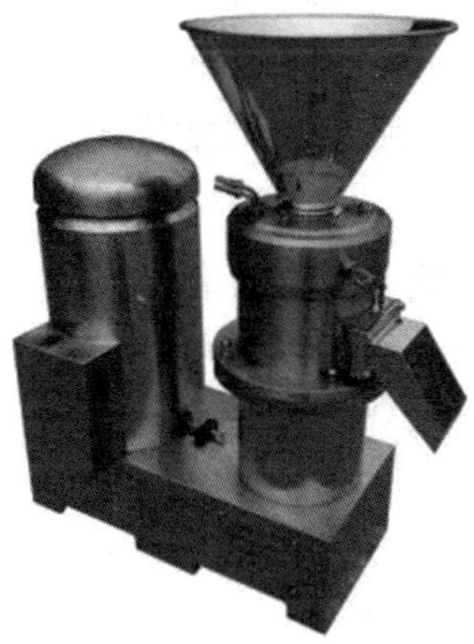

图 15－10　胶体磨

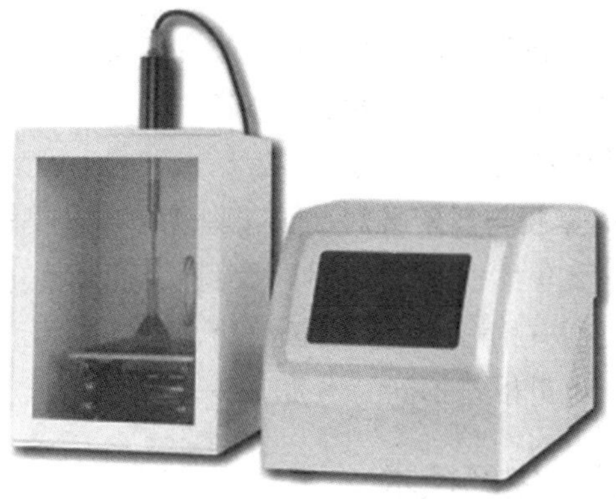

图 15－11　超声波乳化装置

PPT

第五节　混悬剂生产技术

一、概述

（一）含义

混悬剂系指难溶性固体药物以微粒状态分散于介质中形成的非均匀分散液体制剂。

（二）特点

混悬剂中药物微粒一般在 0.5～10μm 之间，小者可为 0.1μm，大者可达 50μm 或更大，既是动力学不稳定体系又是热力学不稳定体系。

（三）制备混悬剂的条件

1. 难溶性药物需制成液体制剂供临床应用。
2. 药物剂量超过了溶解度而不能以溶液剂形式应用。
3. 两种溶液混合时药物的溶解度降低或产生难溶性化合物。

4. 为了使药物产生长效作用。但为了安全，毒剧药或剂量小的药物不应制成混悬剂。

（四）理想的混悬剂

理想的混悬剂应缓慢下沉、不结块，轻微振摇能重新均匀分散，具适宜黏度，易倾倒，涂抹机体无不适；长期放置，粒径不变。

（五）混悬剂的稳定剂

为了增加混悬剂的稳定性，可加入适当的稳定剂。常用的稳定剂有助悬剂、润湿剂、絮凝剂和反絮凝剂。

1. 助悬剂 助悬剂的作用是增加混悬剂中分散介质的黏度，从而降低药物微粒的沉降速度，它又能被药物微粒表面吸附形成机械性或电性的保护膜，从而防止微粒间互相聚集或结晶的转型，或使混悬剂具有触变性，这些均能使混悬剂稳定性增加。目前常用的助悬剂有以下几种。

（1）低分子助悬剂 甘油、糖浆等。

（2）高分子助悬剂 分为天然与合成两类。常用的天然高分子助悬剂有阿拉伯胶、西黄芪胶、白及胶等。合成类高分子助悬剂有甲基纤维素、羧甲基纤维素钠、羟乙基纤维素、羟丙基甲基纤维素等。

（3）硅酸类 如胶体二氧化硅、硅酸铝、硅藻土等。

（4）触变胶 触变胶具有触变性，如2%硬脂酸铝在植物油中可形成触变胶。

2. 润湿剂 润湿剂的作用主要是降低药物微粒与液体分散介质之间的界面张力，增加疏水性药物的亲水性，使其易被润湿与分散。常用的润湿剂多为表面活性剂。口服混悬剂常用聚山梨酯类、磷脂类、泊洛沙姆等作为润湿剂。

3. 絮凝与反絮凝剂 加入适量的电解质使混悬微粒 ξ 电位发生改变，能降低电位使混悬微粒絮凝成疏松聚集体但不结块的叫絮凝剂，能升高电位使微粒分散防止聚集的叫反絮凝剂。常用的絮凝剂和反絮凝剂有枸橼酸盐、酒石酸盐、酸性酒石酸盐、磷酸盐、氯化铝等，絮凝剂与反絮凝剂可以是同一物质，也可以是不同的物质。

二、生产技术

（一）分散法

系指将粗颗粒的药物粉碎成符合混悬微粒分散度要求的方法。凡不溶性药物或虽能溶解但其用量超过溶解度的药物，制备混悬液时应采用分散法。混悬剂生产工艺流程及环境区域划分如图 15－12 所示。

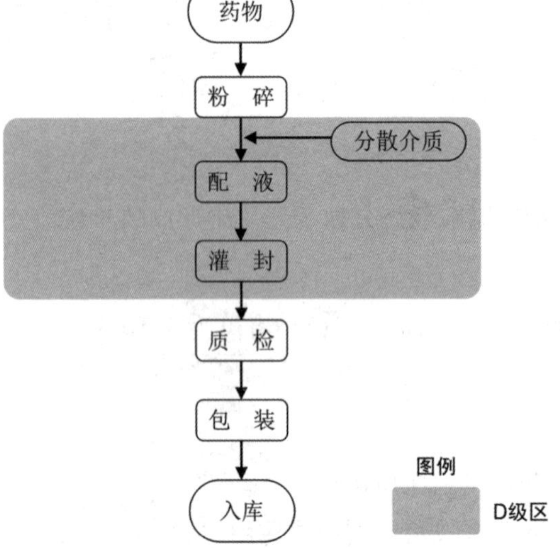

图 15－12 混悬剂生产工艺流程及环境区域划分示意图

1. 亲水性药物　如氧化锌、炉甘石等，一般应先将药物粉碎到一定细度，再加上处方中的液体适量，研磨到适宜的分散度，最后加入处方中的剩余液体至全量。

2. 疏水性药物　不易被水润湿，必须先加一定量的润湿剂与药物研匀后再加液体研磨混匀。小量制备可用乳钵，大量生产可用乳匀机、胶体磨等机械。

3. 质重、硬度大的药物　制备混悬剂时，可用"水飞法"，如水飞朱砂。

（二）凝聚法

是指利用化学反应或改变药物溶解度条件，使分子或离子状态的药物凝集成不溶性药物微粒以制备混悬剂的方法。

1. 物理凝聚法　也称微粒结晶法。系将药物制成热饱和溶液，在急速搅拌下加至另一种不同性质的冷液体中，使药物快速结晶的方法。可制成 10μm 以下的微粒，再将微粒分散于适宜介质中制成混悬液。

2. 化学凝聚法　一般是将两种药物的稀溶液，在尽量低的温度下相互混合，使之发生化学反应生成细微的沉淀，制得混悬液，产品质量较差。

看一看

混悬剂的稳定性

混悬剂分散相与分散介质之间存在着固液界面，分散相微粒具有较高表面积，易聚集沉降。混悬液的稳定性主要与下列因素有关。

1. 混悬微粒的沉降速度　混悬剂中的微粒因受到重力作用而产生沉降，其沉降速度服从斯托克定律：

$$V=\frac{2r^2(\rho_1-\rho_2)g}{9\eta}$$

由斯托克公式可以看出，提高混悬剂稳定性的主要方法是：减小微粒的半径，增加分散介质的黏度，减小固体微粒与分散介质间的密度差。

2. 混悬微粒的电荷与水化作用　混悬剂中的粒子在分散过程中，由于表面分子的解离或吸附液体介质中的离子而带电，形成如胶体一样的双电层结构，具有 ξ 电位。粒子带电产生排斥力，阻止粒子间的聚集。另外，带电离子有强烈的水化作用，使水分子能够在粒子周围形成水化膜，进一步阻止了粒子间的聚集，增加了混悬剂的稳定性。

3. 混悬微粒的润湿　亲水性药物易被水润湿，易于分散和制成较稳定的混悬剂。若为疏水性药物，难于被水润湿，不能均匀的分散，制成的混悬剂稳定性较差，可通过加入润湿剂解决。

4. 絮凝与反絮凝　混悬剂的粒子分散度愈大，其总表面积愈大，系统的表面自由能也愈大，因而这种处于高能状态的粒子就有降低表面自由能的趋势。因此加入适当的电解质，使 ξ 电位降低，微粒间产生一定的聚集性，形成疏松的絮凝状聚集体，混悬剂就可以处于稳定状态。

5. 微粒生长与晶型的转变　混悬剂在放置过程中，药物微粒的大小与数量在不断变化，即小的微粒数目在不断减少，而大的微粒在不断增大，使微粒的沉降速度加快，结果必然影响混悬剂的稳定性。可向其中加入抑制剂以阻止结晶的增长与转型。

6. 其他　分散相的浓度和温度对混悬剂的稳定性也有影响。一般分散相浓度升高，稳定性下降。温度改变可影响分散介质黏度、微粒的沉降速度、絮凝速度、沉降容积等；冷冻也可破坏混悬剂的网状结构，从而改变混悬剂的稳定性。

三、常用设备

小量制备可用乳钵，大量生产用乳匀机、胶体磨等。

第六节　液体制剂生产与质量控制

PPT

一、生产过程质量控制

（一）环境要求

液体制剂生产岗位操作室要求室内压力大于室外压力，形成对外的空气流动，防止室外空气反流室内造成污染，室内温度18～26℃、相对湿度45%～65%。

（二）洁净度要求

液体制剂生产的暴露工序区域及其直接接触药品的包装材料最终处理的暴露工序区域应按照至少D级洁净区的要求设置。

（三）清洁要求

对生产设备、生产用容器应严格按照标准操作规程进行操作、清洗、清洁，依据清场管理的标准操作规程清场。

二、液体制剂的质量评定

按照《中国药典》2020年版四部口服溶液剂、口服混悬剂、口服乳剂（通则0123）质量检测有关规定，口服液体制剂一般应进行如下质量检查。

1. 外观　真溶液和胶体溶液应为澄明液体，混悬剂为混悬液状，乳剂应呈均匀的乳浊状。

2. 装量差异　除另有规定外，单剂量包装的液体制剂装量，应符合下列规定。取供试品10个（袋、支），分别将内容物倾尽，测定其装量，每个（袋、支）装量均不得少于其标示量。

3. 微生物限度　每1ml含细菌数、真菌数和酵母菌数均不得超过100cfu。

除此以外，各品种应根据不同的规定进行质量评定。

（一）混悬剂的质量评定

1. 外观　混悬微粒细微均匀，沉降缓慢，剂量准确；微粒沉降后不结块，稍加振摇又能均匀分散；黏稠度适宜，便于倾倒且不沾瓶壁；外用者应易于涂展，不易流散，干后能形成保护膜；色、香、味适宜，贮存时不酸败、不分解、药效稳定。

2. 稳定性评价

（1）微粒大小的测定　微粒大小直接影响制剂的质量、稳定性、药效、生物利用度，所以测定混悬剂药物微粒的大小及分布是评价制剂质量的重要指标。《中国药典》2020年版规定用显微镜法和筛分法（通则0982）测定药物制剂的粒子大小，混悬剂中微粒大小常用显微镜法测定。

（2）沉降体积比的测定　沉降体积比是指沉降物的容积与沉降前混悬剂的容积之比。测定混悬剂的沉降体积，可以评价混悬剂的稳定性，进而评价助悬剂和絮凝剂的效果及评价处方设计中的有关问题。

检查法　口服混悬剂照下述方法检查，沉降体积比应不低于0.90。

除另有规定外，用具塞量筒量取供试品50ml，密塞，用力振摇1分钟，记下混悬物的开始高度H_0，静置 3 小时，记下混悬物的最终高度 H，按下式计算：

$$沉降体积比 = H/H_0$$

干混悬剂按各品种项下规定的比例加水振摇，应均匀分散，并照上法检查沉降体积比，应符合规定。

（3）絮凝度的测定　絮凝度是比较混悬剂絮凝程度的重要参数，絮凝度愈大，絮凝效果愈好。

（4）重新分散性　优良的混悬剂经过储存后再振摇，沉降物应能很快重新分散，这样才能保证服用时的均匀性和分剂量的准确性。

（二）乳剂型液体制剂的质量评定

由于乳剂的给药途径不同，其质量要求也各不相同，故很难制定统一的质量标准。但对所制备的乳剂必须有最基本的质量评定项目。

1. 外观　口服乳剂应呈均匀的乳白色，以每分钟 4000 转的转速离心 15 分钟，不应观察到分层现象；不得有发霉、酸败变色、异臭、异物、产生气体或其他变质现象；加入的乳化剂等附加剂不影响产品的稳定性和含量测定，不影响胃肠对药物的吸收；乳剂须易于从容器中倾出，但应有适宜的黏度；乳剂应密封，置阴凉处储存。

2. 稳定性评价

（1）粒径大小的测定　乳剂粒径大小是衡量乳剂型液体制剂质量的重要指标。不同用途的乳剂型液体制剂对粒径大小要求不同，如静脉注射乳剂，其粒径应在 0.5μm 以下。其他用途的乳剂型液体制剂粒径也都有不同要求。粒径的测定方法有：显微镜测定法、库尔特计数器测定法、激光散射光谱（PCS）法、透射电镜（TEM）法。

（2）分层现象观察　乳剂经长时间放置，粒径变大，进而产生分层现象。产生分层速度的快慢是衡量乳剂稳定性的重要指标。为了在短时间内观察乳剂的分层，可用离心法加速其分层。用每分钟 4000 转的转速离心 15 分钟，如不分层可认为乳剂质量稳定。

（3）乳滴合并速率的测定　乳滴合并速率符合一级动力学规律，求出合并速率常数，估计乳滴的合并速率，用以评价乳剂稳定性的大小。乳滴的合并速率值越大，其稳定性越差。

（4）乳剂稳定常数的测定　乳剂离心前后光密度变化百分率称为稳定常数，本法是研究乳剂稳定性的定量方法。稳定常数的值愈小，乳剂愈稳定。

实训项目十一　真溶液的制备

一、实训目的

1. 掌握真溶液型液体制剂的制备方法及操作要点；正确使用常用的称量器具和制备器具。
2. 熟悉真溶液型液体制剂的质量评定标准；对实训制备的制剂进行质量评定。
3. 了解常见的液体制剂分类，能对生产车间和器具进行清洁消毒处理。

二、实训条件

1. 实训场地　实训室。

2. 实训仪器与设备　烧杯、量筒、玻璃漏斗、玻璃棒、乳钵滤纸、普通天平、电子天平、电热套等。

3. 实训材料　蔗糖、水等。

三、实训内容与步骤

单糖浆

【处方】蔗糖 85g　蒸馏水加至 100ml

【制法】取蒸馏水 45ml，煮沸，加蔗糖，搅拌，溶解后，继续加热至 100℃，用精制棉滤过，滤器用适量的热蒸馏水洗净，洗液与滤液合并，放冷，加适量的蒸馏水，使全量成 100ml，搅匀，即得。

【质量检查】外观澄清透明，无杂质。本品的相对密度（通则 0601）应不低于 1.30。

四、实训提示

1. 单糖浆一般为蔗糖的水溶液，含蔗糖 85%（g/ml），或 64.7%（g/g），25℃时比重为 1.313，沸点约为 103.8℃。

2. 蔗糖品质的优劣对糖浆的质量有很大影响，所用蔗糖最好符合药典标准，成品质量易保证，质量低劣的蔗糖含有泥沙、黏液质、微生物等杂质，制成的糖浆不仅色泽深，澄明度不好，而且易长霉，不应选为原料。

3. 蔗糖为双糖，因此用本法制备糖浆时，温度升到 100℃之后的时间非常重要，加热时间长（特别当有酸存在时），蔗糖可水解为果糖和葡萄糖（转化糖），含转化糖量过高的糖浆，在贮藏期间能加速发酵变坏。故药典中规定蔗糖中转化糖的含量不得超过 3%。同时转化糖受热还可生成焦糖而使成品颜色变深。因此加热时间不要太长，但太短达不到灭菌目的，也不适宜。蔗糖全部溶解后，应趁热用精制棉过滤，如时间稍久，蔗糖易析出结晶，此结晶不易再溶解于糖浆内。难以滤清的糖浆，可在加热时加入少许鸡蛋清（或其他澄清剂）搅拌，当蛋白凝固时将杂质微粒吸附而有利于滤清。

4. 本品亦可用渗漉法制备，即置蔗糖于渗漉筒内，先加热蒸馏水 45ml。待蔗糖全部溶解，收集渗漉液于 100ml 容器中，再向渗漉筒内加入适量热蒸馏水，使全量成 100ml 即得。用本法所制的糖浆，颜色洁白纯粹，但不如加热法的迅速，且加热至 100℃，已经灭菌，故易于保存。

五、实训结果与讨论

外观检查　将外观检查结果填入表 15－2，并对结果进行分析讨论。

表 15－2　外观检查记录

外观描述	
结果判断	

六、思考题

单糖浆制备时为何要用精制棉趁热过滤？为何要放冷后再加至全量？

实训项目十二　胶体溶液的制备

一、实训目的

1. 掌握胶体溶液型液体制剂的制备方法及操作要点；正确使用常用的称量器具和制备器具。

2. 熟悉胶体溶液型液体制剂的质量评定标准；对实训制备的制剂进行质量评定。

二、实训条件

1. 实训场地　实训室。

2. 实训仪器与设备　烧杯、量筒、玻璃漏斗、玻璃棒、乳钵滤纸、普通天平、电子天平、电热套等。

3. 实训材料　羧甲基纤维素钠、甘油、羟苯乙酯溶液（5%）、水等。

三、实训内容与步骤

羧甲基纤维素钠胶浆

【处方】羧甲基纤维素钠 2.5g　甘油 30ml　羟苯乙酯溶液（5%）2ml　蒸馏水加至 100ml

【制法】取羧甲基纤维素钠撒布于盛有适量蒸馏水的烧杯中，使其自然溶胀，然后稍加热使其完全溶解，将羟苯乙酯溶液、甘油加入到烧杯中，最后补加蒸馏水至全量，搅拌均匀，即得。

【质量检查】成品外观、性状。

四、实训提示

1. 羧甲基纤维素钠为白色纤维状粉末或颗粒，在冷、热水中均能溶解，但在冷水中溶解缓慢，配制时，可先将羧甲基纤维素钠撒在水面上，切忌立即搅拌，应使其慢慢自然吸水充分膨胀后，再加热溶解。否则会因搅拌而形成团块，使水分子难以进入而导致难溶解制成溶液。若先用甘油研磨而分散开后再加水时则不结成团块，会很快溶解；或先用少量乙醇湿润羧甲基纤维素钠，再加水溶解则更为方便。

2. 处方中加甘油可以起保湿、增稠和润滑作用。本品 pH 在 5 ~7 时黏度最高。

3. 羧甲基纤维素钠遇阳离子型药物及碱土金属重金属盐会发生沉淀，故不宜用季铵盐类和汞类防腐剂。

4. 外观为无色黏稠的液体。

五、实训结果与讨论

外观检查　将外观检查结果填入表 15 –3，并对结果进行分析讨论。

表 15 –3　外观检查记录

外观描述	
结果判断	

六、思考题

羧甲基纤维素钠胶浆制备时溶解的注意事项有哪些？该制剂有何用途？

实训项目十三　混悬剂的制备

一、实训目的

1. 掌握混悬剂的制备方法。

2. 熟悉混悬剂的质量评定方法。

2. 了解助悬剂、润湿剂、絮凝剂与反絮凝剂的作用。

二、实训条件

1. 实训场地 实训室。

2. 实训仪器与设备 烧杯、量筒、玻璃漏斗、10ml 和 50ml 带塞量筒、乳钵玻璃棒、乳钵、滤纸、普通天平、电子天平、电热套等。

3. 实训材料 炉甘石、氧化锌、甘油、羧甲基纤维素钠、蒸馏水。

三、实训内容与步骤

复方炉甘石洗剂

【处方】炉甘石 150g 氧化锌 50g 甘油 50ml 羧甲基纤维素钠 2.5g 蒸馏水加至 1000ml

【制法】取炉甘石、氧化锌研细过 100 目筛，加甘油研磨成糊状后，另取羧甲基纤维素钠加蒸馏水溶解后，分次加入上述糊状液中，随加随搅拌，再加蒸馏水至全量，搅匀，即得。

【质量检查】外观为白色混悬液，久置易分层；沉降体积比的测定。

四、实训提示

1. 炉甘石洗剂中的炉甘石和氧化锌应混合过 120 目筛。
2. 氧化锌有重质和轻质两种，以选用轻质为好。
3. 炉甘石是氧化锌与少量氧化铁的混合物，按规定炉甘石按干燥品计算含氧化锌不得少于 40%。
4. 炉甘石与氧化锌均为不溶于水的亲水性药物，能被水润湿，故先加入甘油和少量水研磨成糊状，再与羧甲基纤维素钠水溶液混合，使粉末周围形成水化膜，以阻碍微粒的聚合，振摇时易再分散。

五、实训结果与讨论

1. 外观检查 将外观检查结果填入表 15－4，并对结果进行分析讨论。

表 15－4 外观检查记录

外观描述	
结果判断	

2. 沉降体积比的测定 将配制好的炉甘石洗剂置 10ml 具塞量筒中，密塞，振摇 1 分钟，放置一段时间，再振摇 1 分钟，倒置翻转（一反一正为一次），记录筒底的沉降物分散完全时的高度为 H_0。

再分别将放置 5、10、30、60 分钟的沉降物高度 H_U 记录于表 15－5 中。按公式：沉降体积比 $F = H_U / H_0$，计算各个放置时间的沉降体积比。记入表 15－5 中。以沉降容积比 $F = H_U / H_0$ 为纵坐标，时间 t 为横坐标，绘制沉降曲线图，沉降体积比在 0～1 之间，其数值越大，混悬剂越稳定。

表 15－5 复方炉甘石洗剂的沉降体积比

时间/min	沉降高度/cm	沉降体积比 $F = H_U / H_0$
0（H_0）		
5		
10		
30		
60		

六、思考题

在制备炉甘石洗剂时，甘油的加入顺序是否可以调整？为什么？

实训项目十四　乳剂的制备 微课2

一、实训目的

1. 掌握乳剂的一般制备方法。
2. 熟悉乳剂类型的鉴别方法；熟悉乳剂的质量评定标准。

二、实训条件

1. 实训场地　实训室。

2. 实训仪器与设备　烧杯、量筒、玻璃漏斗、50ml带塞量筒、乳钵研磨棒、乳钵、移液管、普通天平、显微镜、电热套等。

3. 实训材料　阿拉伯胶、植物油、蒸馏水、亚甲蓝、苏丹红。

三、实训内容与步骤

阿拉伯胶乳

【处方】阿拉伯胶1.5g　植物油5ml　蒸馏水适量　共制成25ml

【制法】按处方量取阿拉伯胶粉末，加入5ml植物油后用研磨棒轻搅混匀，加入3ml蒸馏水，迅速朝同一方向用力研磨，直至产生"噼啪"的乳滴劈裂声（气泡状），即形成初乳。初乳外观呈乳白色，为O/W型。将初乳分次转移至50ml具塞量筒中，加蒸馏水到25ml即得。

【质量检查】外观为乳白色液体；乳剂类型的鉴别。

四、实训提示

1. 乳剂是指互不相溶的两相经乳化使其中一相以液滴形式分布在另一相中制备成的非均相制剂。乳剂分为水包油型（O/W）和油包水型（W/O），常采用稀释法和染色镜检法鉴别。

2. 水包油型（O/W）的乳剂可以用水稀释，用亚甲蓝试剂染色后外相呈蓝色，用苏丹红试剂染色后内相呈红色；油包水型（W/O）的乳剂可以用油稀释，用亚甲蓝试剂染色后内相呈蓝色，用苏丹红试剂染色后外相呈红色。

五、实训结果与讨论

1. 外观检查　将外观检查结果填入表15-6，并对结果进行分析讨论。

表15-6　外观检查记录

外观描述	
结果判断	

2. 乳剂类型的鉴别　将上述乳剂涂在载玻片上，加油溶性的苏丹红染色，镜下观察。另取样后用水溶性的亚甲蓝染色，同样镜下观察，判断乳剂的类型，实验结果记录于表15-7。

表 15-7　乳剂类型的鉴别结果

染色剂	内相	外相
苏丹红		
亚甲蓝		
乳剂类型		

六、思考题

乳剂的制备方法有哪些？请分别简述。

答案解析

目标检测

一、选择题

A 型题

1. 以下关于液体药剂优点的叙述错误的是（　）
   A. 药物分散度大、吸收快
   B. 刺激性药物宜制成液体药剂
   C. 给药途径广泛
   D. 化学稳定性较好
   E. 易于分剂量和服用
2. 下列哪项不能增加药物的溶解度（　）
   A. 加助溶剂　B. 加增溶剂　C. 改变溶剂　D. 加助悬剂　E. 使用混合溶剂
3. 以下关于液体制剂的叙述错误的是（　）
   A. 溶液分散相粒径一般小于 1nm
   B. 胶体溶液型药剂分散相粒径一般 在 1~500nm
   C. 混悬型药剂分散相微粒的粒径一般在 100μm 以上
   D. 乳剂分散相液滴直径在 1nm~25μm
   E. 混悬型药剂属粗分散系
4. 下列溶剂哪种属非极性溶剂（　）
   A. 丙二醇　B. 甘油　C. 水　D. 二甲基亚砜　E. 液体石蜡
5. 混悬剂的制备方法包括（　）
   A. 分散法
   B. 凝聚法
   C. 分散法与凝聚法
   D. 新生皂法
   E. 机械法
6. 下列哪种物质属于阴离子型表面活性剂（　）
   A. 十六烷基硫酸钠
   B. 司盘 65
   C. 泊洛沙姆
   D. 苯扎氯铵
   E. 聚山梨酯 80
7. 以下表面活性剂具有起昙现象的是（　）
   A. 聚山梨酯类　B. 氯化物　C. 磺酸化物　D. 季铵盐类　E. 苯扎氯铵
8. 与表面活性剂增溶作用相关的性质为（　）
   A. 表面活性
   B. 在溶液表面定向排列

C. 具有昙点
D. 在溶液中形成胶团
E. HLB 值

9. 以下关于 HLB 值的叙述错误的是（　）
A. 体现了对油和水的综合亲和力
B. 该值在 15～18 以上适合用作增溶剂
C. HLB 值越低亲水性越强
D. 在 8～16 之间适合用作 O/W 乳化剂
E. 在 3～8 之间适合用作 W/O 乳化剂

10. 60% 的聚山梨酯 80（HLB 值为 15.0）与 40% 司盘 80（HLB 值为 4.3）混合，混合物的 HLB 值为（　）
A. 6.50　　B. 15.64　　C. 10.72　　D. 11.53　　E. 8.58

11. 有关亲水胶体叙述正确的是（　）
A. 亲水胶体外观澄清
B. 加大量电解质会使其沉淀
C. 分散相为高分子化合物的分子聚集体
D. 亲水胶体可提高疏水胶体的稳定性
E. 亲水胶体是热力学不稳定体系

12. 下列属于乳剂制备方法的是（　）
A. 分散法　　B. 凝聚法　　C. 干胶法　　D. 络合法　　E. 包合法

13. 存在固液界面的液体药剂是（　）
A. 混悬剂
B. 乳剂
C. 高分子溶液剂
D. 甘油剂
E. 酯剂

14. 以下有关乳剂型液体制剂说法错误的有（　）
A. 由水相、油相、乳化剂组成
B. 药物必须是液体
C. 可掩盖药物的不良臭味
D. 乳剂型液体制剂为热力学稳定体系
E. 可以分为 O/W 型和 W/O 型

15. 衡量乳剂稳定性的重要指标是（　）
A. 聚合现象　　B. 分层现象　　C. 分离现象　　D. 乳化现象　　E. 溶解现象

X 型题

16. 液体制剂的分类为（　）
A. 均相液体制剂
B. 非均相液体制剂
C. 固体制剂
D. 内服液体制剂
E. 外用液体制剂

17. 下列乳剂的不稳定现象中属于不可逆过程的是（　）
A. 分层　　B. 转相　　C. 絮凝　　D. 破裂　　E. 酸败

18. 提高混悬剂稳定性的方法有（　）
A. 降低混悬粒子分散的均一性
B. 降低药物的分散度
C. 提高药物的分散度
D. 增加介质的黏度
E. 提高混悬粒子分散的均一性

19. 下列溶剂具有保湿作用的是（　）
A. 水　　B. 丙二醇　　C. 二甲基亚砜　　D. 甘油　　E. 乙醇

20. 与表面活性剂应用有关的作用是（　）
A. 助溶作用　　B. 吸附作用　　C. 润湿作用　　D. 乳化作用　　E. 增溶作用

二、综合问答题

将下列处方制成乳剂，写出其处方分析、制备工艺流程及注意事项。

【处方】液体石蜡 12ml　阿拉伯胶 4g　纯化水加至 30ml

书网融合……

重点回顾　微课 1　微课 2　习题

第十六章 无菌液体制剂生产技术

学习目标

知识目标：

1. 掌握 注射剂的特点、给药途径和质量要求；热原的性质、主要污染途径和除去方法；注射剂溶剂和常用附加剂种类及其应用；小容量注射剂的生产技术。

2. 熟悉 输液剂和注射用无菌粉末生产技术。

3. 了解 滴眼剂生产技术。

技能目标：

能识别不同类型的注射剂；能根据标准操作规程进行注射剂生产相关岗位的操作。

素质目标：

培养学生质量第一、依法生产、实事求是、科学严谨的职业道德和工作作风。

导学情景

情景描述：患者，男，55 岁，企业家，平时应酬多、锻炼少，有 2 型糖尿病病史 10 年。经饮食控制、运动、口服降糖药治疗，效果不理想，近日医生建议加用胰岛素治疗。

情景分析：一些患有 2 型糖尿病的患者在口服降糖药物后，却得不到理想的降糖效果，这也无需担忧，可以配合运动、调整饮食及注射胰岛素等手段达到降血糖的目的。

讨论：胰岛素注射剂的种类有哪几种？其注射方法及部位如何选择？

学前导语：注射剂是目前我国临床应用最广泛的剂型之一。本章我们学习注射剂、输液、注射用无菌粉末和滴眼剂的基本知识、基本理论和基本技能，为正确地生产和使用注射剂等无菌制剂奠定基础。

第一节 概 述 微课 1

PPT

无菌制剂系指采用灭菌技术或无菌操作方法制备的不含任何活微生物（包括繁殖体和芽孢）的一类药物制剂。包括：注射剂，如小容量注射剂、静脉输液、注射用无菌粉末等；眼用制剂，如滴眼剂、眼用膜剂、眼膏剂和眼用凝胶剂等；植入型制剂，如植入片等；创面用制剂如溃疡、烧伤及外伤用溶液、软膏剂和气雾剂等；手术用制剂，如止血海绵剂和骨蜡等。本章主要介绍无菌液体制剂：注射剂和滴眼液的生产技术，重点讲解注射剂。

一、含义

注射剂系指原料药物或与适宜的辅料制成的专供注入体内的无菌制剂，中药注射剂系指药物经提取、纯化制成的专供注入体内的无菌制剂。《中国药典》2020 年版将注射剂分为注射液、注射用无菌粉末与注射用浓溶液等。2020 年版《中国药典》收载中药注射液 5 种，占收载成方制剂和单味制剂的 0.31%。

1. 注射液 系指原料药物或与适宜的辅料制成的专供注入体内的无菌液体制剂，包括溶液型、乳状液型和混悬型等注射液。中药注射剂一般不宜制成混悬型注射液。注射液按使用容量大小分为小容量注射剂和大容量注射液，均需最终灭菌。

2. 注射用无菌粉末 系指原料药物或与适宜辅料制成的供临用前用无菌溶液配制成注射液的无菌粉末或无菌块状物，可用适宜的注射用溶剂配制后注射，也可用静脉输液配制后静脉滴注。以冷冻干燥法制备的注射用无菌粉末，也可称为注射用冻干制剂。注射用无菌粉末配制成注射液后应符合注射剂的要求。

3. 注射用浓溶液 系指原料药物与适宜辅料制成的供临用前稀释后注射的无菌浓溶液。注射用浓溶液稀释后应符合注射剂的要求。

二、注射剂的特点

1. 药效迅速、作用可靠。注射剂无论以液体针剂还是以粉针剂贮存，在临床应用时均以液体状态直接注入人体组织或血管，所以吸收快，作用迅速。

2. 适用于不宜口服给药的患者。在临床上常遇到昏迷、抽搐、严重呕吐、术后禁食等患者，均不宜口服给药，采用注射给药提供营养或治疗药物，可以达到治疗和维持患者营养的目的。

3. 适用于不宜口服的药物。某些药物由于本身的理化性质影响，不易被胃肠道吸收，或易被消化液破坏，或具有刺激性等，将这类药物制成注射剂可解决这一问题。

4. 既具有全身作用又具有局部定位作用。注射剂可通过对人体限定区域注射给药，使药物产生局部作用，如灯盏细辛注射液既可肌内注射又可穴位注射、静脉注射等。

5. 给药不方便，注射时疼痛。注射剂一般不便于患者自己使用，应遵医嘱并由专业医护人员注射；注射时常有疼痛感，某些药物本身也可能引起刺激。

6. 质量要求高，制造过程复杂，工艺要求严格，生产成本高。

7. 安全性差。注射剂注入体内后起效迅速，若剂量不当或注入过快，或药品存在质量问题时会带来较严重的危害，安全性较口服制剂等差。

看一看

注射剂的给药途径

1. 皮内注射 注射于表皮与真皮之间，一次剂量在0.2ml以下，主要是水溶液。常用于过敏性试验或疾病诊断，如青霉素皮试液、白喉诊断毒素等。

2. 皮下注射 注射于真皮与肌肉之间的松软组织内，一般剂量为1~2ml，皮下注射剂主要是水溶液，此部位药物吸收速度稍慢，如胰岛素注射液等。

3. 静脉注射 可分为静脉推注和静脉滴注两种，前者注射量一般为5~50ml，后者注射量为50ml至数千毫升。静脉注射剂多为水溶液，发挥药效最快，常作急救、补充体液和供营养之用。混悬型注射液不得用于静脉注射。

4. 肌内注射 注射于肌肉组织中，注射部位多为臀肌及上臂三角肌，一次剂量为1~5ml，起效比静脉注射慢，但持续时间较长。

5. 脊椎腔注射 注射入脊椎四周蛛网膜下隙内。由于神经组织较敏感，脑脊液量少，且脊椎液循环较慢，故质量应该严格控制，如渗透压应该与脑脊液相等，不得添加抑菌剂，pH应控制在5.0~8.0之间，一次注射量在10ml以内，缓慢注入。混悬型、乳状液型注射液不得用于椎管内注射。

此外根据临床医疗需要，有时还采用动脉内注射、鞘内注射、心内注射、关节内注射、滑膜腔内注射、穴位注射以及硬膜外注射等。

三、注射剂的质量要求

注射剂直接注入体内，其安全性和质量要求远远高于口服制剂等其他剂型。注射剂在生产与贮藏期间应符合下列规定。

1. 无菌　注射剂成品中不应含有任何活的微生物。按照《中国药典》2020年版中无菌检查法项下的方法检查，应符合规定。

2. 无热原　无热原是注射剂的重要质量指标，注射用水、大容量注射剂特别是供静脉及椎管注射的注射剂以及一次用量超过5ml的注射液，均需进行热原检查，合格后方能使用。

3. 可见异物　可见异物是指存在于注射剂、眼用液体制剂和无菌原料药中，在规定条件下目视可以观测到的不溶性物质，其粒径或长度通常大于50μm。注射剂、眼用液体制剂应在符合药品生产质量管理规范的条件下生产，产品在出厂前应采用适宜的方法逐一检查并同时剔除不合格产品。临用前，需要在规定条件下目视检查，不得检出不溶性物质，如有可见异物，不得使用。

4. pH　注射剂的pH应与血浆的pH相等或接近（血浆的pH约为7.4），一般情况下根据药物性质可以控制在4～9的范围内。

5. 渗透压　注射剂要有一定的渗透压，在无特殊要求下，其渗透压要求与血浆的渗透压相等或接近。静脉输液由于注射量大应尽可能与血浆等渗或稍高渗。

6. 安全性　注射剂不能引起对组织的刺激或发生毒性反应，特别是非水溶剂、附加剂等，必须经过严格的动物试验，确保使用安全。

7. 稳定性　注射剂多为水溶液，且由于每一种制剂都有其有效期，限制其使用和储存时间，所以要求注射剂应具有一定的物理稳定性、化学稳定性和生物学稳定性，确保产品在有效期内安全有效。

8. 其他　不同药物有不同的质量要求和检查项目，如注射液及注射用浓溶液应进行装量检查，有色或易变色的注射液应进行颜色检查，必要时注射剂应进行相应的安全性检查，如异常毒性、过敏反应、溶血与凝聚、降压物质等，均应符合要求。

四、热原

（一）热原的概念和组成

热原是指微量就能引起恒温动物和人体体温异常升高的致热物质。热原是微生物的代谢产物，大多数细菌都能产生热原，致热能力最强的是革兰阴性杆菌的产物，其次是革兰阳性杆菌类，革兰阳性球菌则较弱；酵母、真菌甚至病毒也能产生热原。

热原是一种细菌内毒素，是由磷脂、脂多糖和蛋白质组成的复合物，其中脂多糖含量最高，是内毒素的主要成分，具有特别强的致热活性。因此，也可以认为热原 = 内毒素 = 脂多糖。

含有热原的注射液注入人体内后，能引起特殊的致热反应，临床上称为“热原反应”，具体症状表现为寒战、发热、出汗、恶心、呕吐等，有时体温可升至40℃以上，甚至昏迷、虚脱，如不及时抢救，可危及生命。

（二）热原的主要污染途径

1. 从溶剂中带入　溶剂是热原污染的主要途径，主要指配制注射液用的注射用水，虽经蒸馏可将热原除去，但如果蒸馏设备结构不合理或者操作与接收容器不当，水蒸气中带有细小的水滴则可将热原带入。另外，如果注射用水贮存不当或贮存时间过长等均易导致热原污染问题。

2. 从原辅料中带入 一些营养性药物如葡萄糖、乳糖等，储存不当会导致包装损坏、受潮而滋生微生物产生热原；一些生物药物如水解蛋白、右旋糖酐等，因其使用生物方法生产，易被微生物污染产生热原。

3. 从容器、用具、管道和设备等带入 如未按 GMP 要求清洗和灭菌，易造成热原污染。

4. 制备过程中的污染 室内洁净度、环境、人员卫生条件等不符合要求、操作时间过长、装置不密闭、产品灭菌不及时或不合格等，均增加了微生物的污染而产生热原。

5. 贮运过程中的污染 注射剂封口不严，药液与外界相通，使制剂在贮存、运输过程中污染热原。

6. 使用过程中的污染 有时候注射液或输液本身并不含热原，但由于临床使用的器具如输液器、乳胶管、注射针筒与针头、配药器具等的污染会带入热原。静脉药物配置中心及配药过程，由于环境、操作、用品、混入的其他药品等因素的污染也可能带入热原。

（三）热原的性质

热原除具有致热性以外，还有以下性质。

1. 水溶性 热原能溶于水，几乎不溶于乙醚、丙酮等有机溶剂。这是因为脂多糖结构上连接有多糖，使热原在水或水溶液中呈分子状态。

2. 耐热性 热原具有良好的耐热性。一般在60℃加热1小时不受影响，通常注射剂的灭菌条件下，往往不足以使热原被破坏。要加热达到180℃ 3～4 小时、200℃ 1 小时、250℃ 45 分钟或650℃ 1 分钟才能彻底破坏热原。

3. 不挥发性 热原本身没有挥发性，但在蒸馏时可随水蒸气中的雾滴带入蒸馏水中。因此使用蒸馏法制备注射用水时，蒸馏水机必须设有隔沫装置，以防止热原被带入蒸馏水中。

4. 可滤过性 热原体积小，为1～5nm，可以通过一般的滤器和微孔滤膜进入滤液，但是一些超滤设备可以滤除部分热原。

5. 可被吸附性 热原易被吸附剂吸附，其吸附能力最强的是活性炭，故配制注射液时，药液常用活性炭处理。

6. 其他 热原能被强酸、强碱和强氧化剂破坏，如盐酸、硫酸、氢氧化钠、高锰酸钾、过氧化氢等；超声波也能破坏热原；反渗透、阴离子树脂等也对热原有一定吸附作用。

（四）热原的除去方法

1. 溶剂中的热原可用蒸馏法、离子交换法及反渗透法除去。蒸馏法用于去除水中的热原，是利用热原不挥发的特性；热原可被强碱性阴离子交换树脂交换；反渗透法除热原则是利用机械过滤作用，用三醋酸纤维素膜和聚酰胺膜除去热原。

2. 药液中的热原可用吸附法、超滤法、离子交换法和凝胶过滤法除去。活性炭对热原有较强的吸附作用，是一种有效地去除热原的方法，活性炭性质稳定，除吸附作用外，兼具助滤和脱色作用，在注射剂生产中广泛使用，常用量为0.1%～0.5%，但应注意吸附可能造成的主药量损失。超滤膜（孔径3.0～15nm）可用于注射液的滤过，可截留大分子杂质，除去热原，如超滤膜过滤10%～15%的葡萄糖注射液可除去热原。凝胶过滤也称分子筛，是利用热原与药物在分子量上的差异，将两者分开，热原分子量为1×10^6左右，常采用二乙氨基乙基葡聚糖凝胶制备无热原去离子水。

3. 容器、用具上的热原可采用高温法、酸碱法除去。如耐高温的注射器、针头或玻璃器皿清洁后于250℃加热30分钟以上可破坏热原；玻璃、搪瓷等耐酸容器及用具，可用重铬酸钾硫酸溶液浸洗或用稀氢氧化钠溶液处理破坏热原。

想一想16-1

在注射剂的生产过程中，为了避免热原的产生，可以采取哪些措施？

答案解析

（五）热原的检查方法

《中国药典》2020年版四部通则规定热原检查的方法有两种，热原检查法和细菌内毒素检查法。

1. 热原检查法 又称家兔法，即将一定剂量的供试品，静脉注入家兔体内，在规定时间内，观察家兔体温升高的情况，以判定供试品中所含热原的限度是否符合规定。适用于各类细菌产生的内毒素的检查，是《中国药典》规定的检查热原的法定方法。

供试验用家兔应按药典要求进行选择，以免影响结果。家兔法检测内毒素的灵敏度约为0.001μg/ml，试验结果接近人体真实情况，但操作繁琐费时，不能用于注射剂生产过程中的质量监控，且不适用于放射性药物、肿瘤抑制剂等细胞毒性药物制剂。

2. 细菌内毒素检查法 又称鲎试剂法，即利用鲎试剂来检测或量化由革兰阴性菌产生的细菌内毒素，以判断供试品中细菌内毒素的限量是否符合规定。细菌内毒素的量用内毒素单位（EU）表示。本法检查内毒素的灵敏度约为0.0001μg/ml。本法灵敏度高，操作简单，适用于某些不能用家兔进行热原检查的品种如肿瘤制剂、放射性制剂等；但对革兰阴性杆菌以外的细菌产生的内毒素不够灵敏，尚不能完全替代家兔法。

五、注射剂的溶剂

注射剂大多数为液体制剂，对于注射用粉末，使用时也需要用溶剂溶解才能注射到体内。因此，溶剂是注射剂制备和使用中不可缺少的成分。

注射剂所用溶剂应安全无害，并与其他药用成分兼容性良好，不得影响活性成分的疗效和质量。一般分为水性溶剂和非水性溶剂。

（一）水性溶剂

常用的为注射用水，也可用0.9%氯化钠溶液或其他适宜的水溶液。注射用水为纯化水经蒸馏所得的水，对机体组织具有良好的适应性，是首选的注射用溶剂，其质量必须符合《中国药典》2020年版的质量检查要求。

灭菌注射用水是注射用水按照注射剂生产工艺制备所得，不含任何添加剂，主要用于注射用无菌粉末的溶剂或注射剂的稀释剂。

（二）非水性溶剂

常用植物油，其他还有乙醇、丙二醇和聚乙二醇等。供注射用的非水性溶剂，应严格限制其用量，并应在各品种项下进行相应的检查。

1. 注射用油 某些不溶于水而溶于油或需要在人体内缓慢释放呈现长效作用的药物，制备注射剂可以选用注射用油作溶剂。主要为供注射用的大豆油、芝麻油、茶油、精制玉米油、橄榄油等植物油。注射用油的质量要求应符合《中国药典》2020年版各项指标规定方可用于注射剂的生产。

2. 其他注射用溶剂 因药物特性的需要还可以选择其他溶剂或采用复合溶剂，常用的有亲水性非水溶剂，如乙醇、甘油、1，2-丙二醇、聚乙二醇300、聚乙二醇400、二甲基乙酰胺等；亲油性非水溶剂常用的有苯甲酸苄酯、二甲基亚砜、油酸乙酯和肉豆蔻酸异丙酯等。以上各种非水溶剂均应符合注射用规格，不能用化学试剂代替。

六、注射剂的附加剂

配制注射剂时，为了确保注射剂的安全、有效和稳定，可根据需要加入适宜的附加剂，如渗透压调节剂、pH 调节剂、增溶剂、助溶剂、抗氧剂、抑菌剂、乳化剂、助悬剂等，目的是增加药物的溶解度，增加药物的物理和化学稳定性，提高使用的安全性，减轻注射时的疼痛或对组织的刺激性，抑制微生物生长等。

附加剂的选择应考虑到对药物疗效和安全性的影响，使用浓度不得引起毒性或明显的刺激，且避免对检验产生干扰。

（一）渗透压调节剂

等渗溶液系指与血浆、泪液具有相等渗透压的溶液，如0.9%的氯化钠溶液（生理盐水）、5%的葡萄糖溶液。注入机体内的注射液一般要求等渗。若大量注入低渗溶液，水分子通过细胞膜进入红细胞内，使之膨胀破裂，造成溶血现象；反之，若注入大量高渗溶液时，红细胞内水分渗出，使红细胞萎缩失去流动性。因此，注射剂应调节其渗透压与血浆等渗或稍高渗。

常用的渗透压调节剂有氯化钠、葡萄糖等。常用的渗透压调整方法有冰点降低数据法和氯化钠等渗当量法。表 16－1 为一些药物1%水溶液的冰点降低值与氯化钠等渗当量，根据这些数据，可将所配溶液调节为等渗溶液。

表 16－1　一些药物水溶液的冰点降低值与氯化钠等渗当量

名称	1%（g/ml）水溶液冰点降低值/℃	1g 药物氯化钠等渗当量/E
硼酸	0.28	0.47
盐酸乙基吗啡	0.19	0.15
硫酸阿托品	0.08	0.10
盐酸可卡因	0.09	0.14
甘露醇	0.10	0.18
氯霉素	0.06	
依地酸钙钠	0.12	0.21
盐酸麻黄碱	0.16	0.28
无水葡萄糖	0.10	0.18
含水葡萄糖	0.091	0.16
氢溴酸后马托品	0.097	0.17
盐酸吗啡	0.086	0.15
维生素 C	0.105	0.18
碳酸氢钠	0.381	0.65
氯化钠	0.58	
氯化钾	0.439	0.76
青霉素钾		0.16
硝酸毛果芸香碱	0.133	0.22
聚山梨酯 80	0.01	0.02
盐酸普鲁卡因	0.12	0.18
盐酸丁卡因	0.109	0.18
盐酸肾上腺素	0.165	0.26

1. 冰点降低数据法　据研究，冰点相同的稀溶液具有相等的渗透压，人血浆的冰点为 -0.52℃，任何溶液其冰点降低到 -0.52℃即与血浆等渗。所需渗透压调节剂的用量，可以根据公式（16-1）计算得到，即：

$$W=\frac{0.52-a}{b} \tag{16-1}$$

式中，W 为配制100ml 等渗溶液需加入的等渗调节剂的量（g）；a 为未经调整的药物溶液的冰点降低值（若溶液中含两种或两种以上物质时，则 a 为各种药物冰点降低值的总和）；b 为1%（g/ml）等渗调节剂水溶液的冰点降低值。

【例16-1】 欲配制2%盐酸肾上腺素注射液200ml，用氯化钠调节等渗，求需加入多少克氯化钠？

解：查表16-1可得，$a=0.165\times2=0.33$℃（1%盐酸肾上腺素溶液的冰点降低值为0.165）；$b=0.58$℃（1%氯化钠溶液的冰点降低值），代入公式（16-1）计算100ml 等渗溶液需加入氯化钠的量为：

$$W=(0.52-0.33)/0.58=0.33\text{g}$$

200ml 等渗溶液需要的氯化钠总量 $=0.33\times2=0.66$g，即配制2%盐酸肾上腺素注射液200ml 需加入氯化钠0.66g 调节等渗。

2. 氯化钠等渗当量法　氯化钠等渗当量是指与1g 药物呈等渗效应的氯化钠的质量（g）。计算公式如式（16-2）所示。

$$X=0.009V-EW \tag{16-2}$$

式中，X 为配成 Vml 等渗溶液需加氯化钠的克数（g）；V 为欲配制溶液的毫升数（ml）；E 为1g 药物的氯化钠等渗当量（可由表16-1查得或测定）；W 为 Vml 内所含药物的克数（g）；0.009为每1ml 等渗氯化钠溶液中所含氯化钠的克数。

【例16-2】 欲配制2%盐酸普鲁卡因注射液200ml，需加入多少克氯化钠使成等渗溶液？

解：查表16-1可得，$E=0.18$，$W=2\%\times200$，代入公式（16-2）得：

$$X=0.009V-EW=0.009\times200-0.18\times2\%\times200=1.08\text{g}$$

即配制2%盐酸普鲁卡因注射液200ml，需加入氯化钠1.08g 使之成为等渗溶液。

练一练16-1

配制2%的盐酸麻黄碱溶液200ml，欲使其等渗，需加入多少克氯化钠或无水葡萄糖？

答案解析

（二）pH 调节剂

调节注射剂 pH 至适宜范围，可增加药物溶解度，提高药物的稳定性，加速药物吸收，减少对机体的刺激。人体血液 pH 约为7.4，一般注射剂溶液的 pH 控制为4~9，椎管用的注射剂及大剂量静脉注射剂尽量接近人体血液的 pH。

常用的 pH 调节剂有：酸（盐酸、枸橼酸等）、碱（氢氧化钠、氢氧化钾、碳酸氢钠等）及缓冲液（磷酸氢二钠、磷酸二氢钠等）。

（三）防止药物氧化的附加剂

有些注射剂中的主药在氧、金属离子等作用下被氧化，会出现药液颜色加深、析出沉淀、药效减弱甚至消失以及产生毒性物质等现象。为延缓和防止药物氧化变质，提高制剂稳定性，除了可采用降低温度、避免光照、调至稳定性好的 pH 等措施，还可加入抗氧剂、金属离子络合剂、灌装时通入惰性气体等。

常用的抗氧剂有亚硫酸钠、亚硫酸氢钠和焦亚硫酸钠等，一般浓度为 0.1% ~0.2%，其应用范围见表 16 –2。金属离子络合剂可与微量金属离子形成稳定的络合物，从而消除金属离子对药物氧化的催化作用，常用的金属离子络合剂有依地酸钙钠、依地酸二钠，其浓度为 0.01% ~0.05%。对于接触空气易变质的药物，惰性气体通入注射剂中可驱除溶解在溶液中的氧和容器空间的氧，防止药物氧化。常用惰性气体有 N_2和 CO_2，使用 CO_2时应注意可能改变药液的 pH。

表 16 –2　常用抗氧剂及其应用范围

抗氧剂名称	应用范围
焦亚硫酸钠	水溶液呈酸性，适用于偏酸性药液
亚硫酸氢钠	水溶液呈酸性，适用于偏酸性药液
亚硫酸钠	水溶液呈弱碱性，适用于偏碱性药液
硫代硫酸钠	水溶液呈中性或弱碱性，用于偏弱碱性药液
维生素 C	水溶液呈酸性，适用于偏酸性药液
焦性没食子酸	适用于油溶性药物的注射剂

（四）抑菌剂

多剂量包装的注射液可加适宜的抑菌剂，抑菌剂的用量应能抑制注射液中微生物的生长，除另有规定外，在制剂确定处方时，该处方的抑菌效力应符合抑菌效力检查法（通则 1121）的规定。加有抑菌剂的注射液，仍应采用适宜的方法灭菌并应在标签或说明书上注明抑菌剂的名称和用量。静脉给药与脑池内、硬膜外、椎管内用的注射液均不得加抑菌剂。常用抑菌剂及其适用范围见表 16 –3。

表 16 –3　常用抑菌剂及其适用范围

抑菌剂	使用浓度/（g/ml）	适用范围
苯酚	0.5%	适用于偏酸性药液
甲酚	0.3%	适用于偏酸性药液
三氯叔丁醇	0.5%	适用于偏酸性药液
苯甲醇	1% ~3%	适用于偏碱性药液
羟苯酯类	0.05% ~1%	在酸性药液中作用强，在碱性药液中作用弱

（五）增溶剂与助溶剂

有些药物溶解度很低，即使配成饱和溶液，也难以满足临床治疗的需要；因此配制这类药物时，要使用一些增溶剂，以增加主药的溶解度。有时增溶剂的效果不明显，还需要加入助溶剂共同作用。

注射剂中常用的增溶剂有聚山梨酯 80，主要用于小剂量注射剂和中药注射剂，常用量为 0.5% ~1.0%，能使尼泊金类、山梨酸、三氯叔丁醇等防腐剂的作用减弱；此外，有降压与轻微溶血作用，所以供静脉注射用的注射剂应慎用增溶剂；助溶剂可与溶解度小的药物形成可溶性复合物，例如，苯甲酸钠咖啡因注射液中，苯甲酸钠为助溶剂。

（六）乳化剂与助悬剂

注射剂中常用的乳化剂有卵磷脂、豆磷脂和泊洛沙姆等。常用的助悬剂有羧甲基纤维素钠、聚乙烯吡咯烷酮、甲基纤维素等。供静脉注射用的乳化剂和助悬剂必须严格控制其粒径大小，一般应小于 1μm。

（七）局部止痛剂

有些注射剂在皮下和肌内注射时，会对机体产生刺激而引起剧痛，可考虑加入适量的局部止痛剂。常用的局部止痛剂有三氯叔丁醇、苯甲醇、盐酸普鲁卡因和盐酸利多卡因等。

七、注射剂生产环境

注射液一般是由原料药和适宜辅料经配制、过滤、灌封、灭菌等工艺制备而成，在生产过程中应尽可能缩短配制时间，以防止微生物与热原的污染及原料药物变质。输液的配制过程更应严格控制。注射用无菌粉末应按无菌操作制备。

注射剂的生产应按照 GMP 进行管理，严格控制生产环境，按照生产工艺流程进行操作。按照 GMP 的规定，最终灭菌小容量注射剂生产环境分为 3 个区域：一般生产区、D 级洁净区、C 级洁净区及局部 A 级区。一般生产区包括安瓿外清处理、半成品的灭菌、异物检查、印字与包装等；D 级洁净区包括物料称量、浓配、质检、安瓿的洗烘等；C 级洁净区包括稀配、灌封，且灌封区局部 A 级层流。

车间设计要贯彻人、物流分开的原则。人员在进入各个级别的生产车间时，要先更衣，不同级别的生产区需有相应级别的更衣净化措施。物流路线的一条线是原辅料，物料经过外清处理，进行浓配、稀配；另一条线是安瓿瓶，安瓿经过外清处理后，进入洗灌封联动线清洗、烘干。两条线汇聚于灌封工序。灌封后的安瓿再经过灭菌、检漏、擦瓶、异物检查，最后外包，即完成整个生产过程。

生产区要严格按照生产工艺流程布置，各个级别相同的生产区相对集中，洁净级别不同的房间相互联系，中间设立传递窗或缓冲间，使物料传递路线尽量短捷、顺畅。辅助用房的合理设置是制剂车间 GMP 设计的一个重要环节。厂房内设置与生产规模相适应的原、辅材料以及半成品、成品存放区域，且尽可能靠近与其联系的生产区域，减少运输过程中的混杂与污染。存放区域内应安排待验区、合格品区和不合格品区、贮料称量室，并且要有利于包括空调风管在内的公共管线的布置。

药爱生命

近年来，“鱼腥草注射液”“刺五加注射液”“炎毒清注射液”“复方蒲公英注射液”“鱼金注射液”等多个品种的中药注射剂因发生严重不良事件或存在严重不良反应被暂停销售使用。

为保障医疗安全和患者用药安全，2008 年 12 月 24 日原卫生部、国家食品药品监督管理局、国家中医药管理局联合发布《关于进一步加强中药注射剂生产和临床使用管理的通知》，明确提出：“一要加强中药注射剂生产管理、不良反应监测和召回工作；二要加强中药注射剂临床使用管理”。

2009 年 7 月 16 日原国家食品药品监督管理局发布《关于做好中药注射剂安全性再评价工作的通知》（国食药监办［2009］359 号）指出：一、全面开展生产及质量控制环节的风险排查，切实控制中药注射剂安全隐患；二、组织综合评价，保证中药注射剂安全有效质量可控；三、加快中药注射剂标准提高工作，保证产品质量。为提高中药注射剂的生产及质量控制水平，原国家食品药品监督管理局组织制定了《中药注射剂安全性再评价质量控制要点》《中药注射剂安全性再评价基本技术要求》（简称《基本技术要求》），中药注射剂生产企业应对照《基本技术要求》主动开展研究工作。原国家食品药品监督管理局根据中药注射剂的生产状况、临床使用情况、不良反应监测情况、药品标准、药品抽验结果等情况，分类进行再评价。

中药注射剂虽然有起效快的特点，但其中药成分复杂，而且注射剂的给药方式更容易导致严重不良反应的发生甚至危及生命，所以应严格控制中药注射剂的质量才能将风险降至最低。

第二节　小容量注射剂生产技术

PPT

一、概述

小容量注射剂也称水针剂，指装量小于50ml的注射剂，需最终灭菌，为无菌制剂，需要严格控制生产环境，要在适当的洁净度级别下进行生产。目前，《中国药典》2020年版一部收载的中药注射剂中注射用灯盏花素、止喘灵注射液、灯盏细辛注射液、清开灵注射液均为小容量注射剂。三七总皂苷加氯化钠注射液制成每1ml含三七总皂苷50mg的溶液供注射用也属于小容量注射剂的范畴。

二、生产技术 微课2

小容量注射剂生产过程包括原辅料的准备、安瓿的处理、配液、过滤、灌封、灭菌检漏、印字与包装等主要步骤。其生产工艺流程及环境区域划分如图16－1所示。

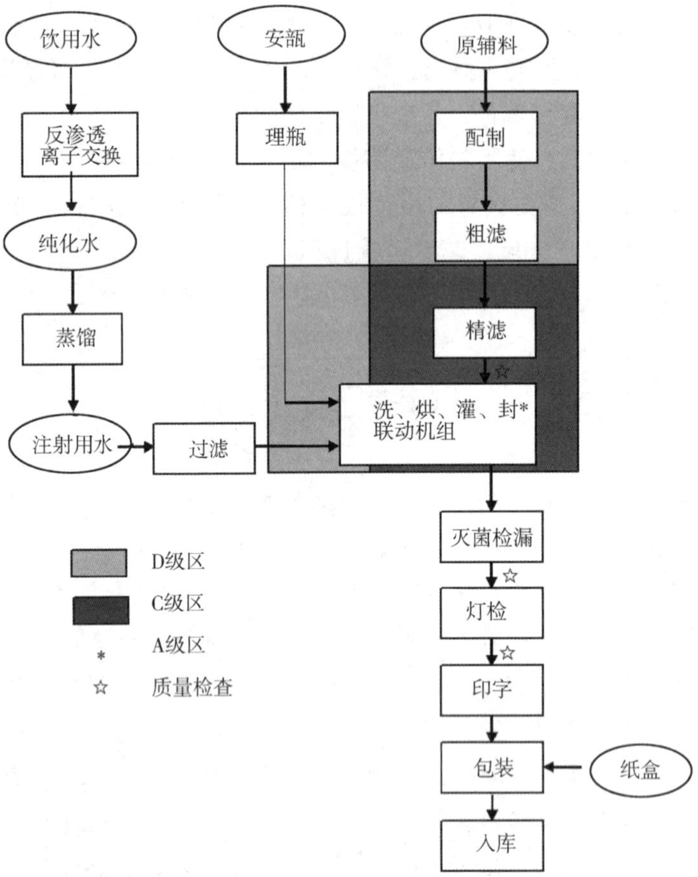

图16－1　小容量注射剂生产工艺流程及环境区域划分

（一）原辅料的准备

中药注射剂配制原料的形式：①以中药中提取的单体有效成分为原料；②以中药中提取的有效部位为原料；③以中药中提取的总提取物为原料。

1. 中药的预处理　选用的中药原料必须首先确定品种与来源，经鉴定符合要求后，进行预处理

（挑选、洗涤、切制、干燥、粉碎、灭菌）。

2. 中药注射用原液的制备 将中药材进行提取、纯化处理，最大限度地除去杂质，保留有效成分，以半成品/提取物的形式，配制注射剂成品用原液（或相应的干燥品）。

（1）蒸馏法 本法可提取挥发性成分；挥发油饱和水溶液澄明度较差时，加少量精制滑石粉或硅藻土吸附滤过，还可加适量增溶剂。本法制得的原液，不含或少含电解质，渗透压偏低，直接配制需要加 NaCl 调整渗透压。

（2）水提醇沉法 本法普遍使用，适用于成分既溶于水又溶于醇，即利用其在水或乙醇中不同溶解度的特性而提取纯化有效成分。但对鞣质、水溶性色素、树脂不能完全除去。

（3）醇提水沉法 原理类似水提醇沉法，适用于成分既溶于醇又溶于水的处理。对鞣质、水溶性色素、树脂不能完全除去。本法制得的溶液脂溶性色素较多，颜色较深。

（4）双提法 本法是蒸馏法与水提醇沉法的结合，处方内药材的有效成分既有挥发性成分，又有不挥发性成分。先将药材用蒸馏法提出挥发性成分，再以水提醇沉法或其他方法提取不挥发性成分，最后将两部分合并。

（5）超滤法 本法适用于既溶于醇又溶于水的成分，以高分子膜为滤过介质，按分子量大小加以分离。

3. 除鞣质 鞣质是中药注射剂中引起澄明度问题和疼痛问题的主要原因，去除注射剂原液中鞣质的方法有以下几种。

（1）明胶沉淀法 本法是利用蛋白质可与鞣质在水溶液中形成不溶性鞣酸蛋白而沉淀除去的方法。具体操作为：在中药水提取液中，搅拌下加入适量的2% ~5%明胶溶液，至不再产生沉淀为止，静置，滤过，滤液适当浓缩后，加乙醇使含醇量达75%以上，静置，沉淀，滤除过量明胶。当有效成分为黄酮、蒽醌时不宜采用此法，以免这些成分损失，可采用改良明胶法，即在水提浓缩液中加入明胶后，不滤过，而直接加乙醇处理，可减少明胶对某些有效成分的吸附。改良明胶法也称为胶醇法。

（2）醇溶液调 pH 法 又称碱性醇沉法。利用鞣质可与碱成盐，在高浓度乙醇中难溶而沉淀除去的方法。具体操作为：在中药水提浓缩液中加入乙醇，使含醇量达80%或更高，冷藏、静置、滤除沉淀后的醇液，用40%氢氧化钠溶液调 pH 为8，醇液中的鞣质生成钠盐不溶于乙醇而析出，滤除即可。此法除鞣质较彻底，同时还能除去有机酸类杂质。但若有效成分也能与氢氧化钠成盐，可能同时沉淀而损失。

（3）聚酰胺吸附法 聚酰胺分子内含有许多酰胺键，可与酚类、酸类、醌类、硝基类化合物等形成氢键而吸附这些物质。鞣质为多元酚的衍生物，亦可被吸附，从而达到除去的目的。注意含酚羟基的黄酮类、蒽醌类成分也会被吸附。

（4）其他方法 如酸性水溶液沉淀法、超滤法、铅盐沉淀法等。

4. 原辅料称量备料 供注射用的原辅料必须达到注射用规格，符合《中国药典》2020 年版规定的各项杂质检查与含量限度。领取原、辅料时，要认真核对生产厂家、品名、规格、批号及数量，领回车间后，在原料暂存室按品种、规格、批号等分别存放，并做好相应记录。

称量时首先检查外观质量，核对原辅料的品名、生产厂家、规格及批号，如发现异常现象不得使用，记录并及时上报；计算投料量，核对无误后方可称量；根据称取种类，选择称量仪器，称料前检查电子秤等是否灵敏正常，合格证是否在有效期内，称料要准确，并必须经过复核；称量后剩余原料，要经过复核并封口，确认无误后，放入指定地点，做好标识及记录。

（二）安瓿的处理

注射剂容器按质地可分为硬质玻璃容器和塑料容器两类。

注射剂容器质量要求为：①无色透明、洁净、无污物附着；②具较高化学稳定性，不改变药液pH，不易被药液腐蚀；③具有足够物理强度，能耐受热压灭菌所产生的压力差，减少生产、贮运中的破损；④熔点较低，易于熔封；⑤不得有气泡、麻点或砂粒。

目前，小容量注射剂仍以玻璃安瓿为主，安瓿多为无色，这有利于检查药液澄明度。需遮光药品的小容量注射剂，采用琥珀色或棕色滤除紫外线。根据组成可分为中性玻璃、含钡玻璃、含锆玻璃三种。含锆的中性玻璃具有较高的化学及热稳定性，其耐酸、耐碱、耐腐蚀，内表面耐水性较高。

安瓿的式样目前采用曲颈安瓿与粉末安瓿，曲颈安瓿又可分为色环易折安瓿和点刻痕易折安瓿，小剂量水溶液型注射剂使用的安瓿通常为曲颈易折安瓿，其容量通常为1ml、2ml、5ml、10ml、20ml等规格，生产时瓶口已做处理，不需要切割与圆口处理。

安瓿在制造和运输过程中难免受到污染，必须经过处理方可使用。安瓿的处理包括清洗、干燥与灭菌。

1. 安瓿的清洗

（1）超声波洗涤法　该法是利用超声波空化原理，对安瓿进行清洗。具有清洗洁净度高、清洗速度快等特点。

（2）甩水洗涤法　该法一般仅限于5ml以下的安瓿。将安瓿经喷淋灌水机灌满滤净的纯化水，再用甩水机将水甩出，洗涤流程是注水→蒸煮→甩水。此法洗涤安瓿具有生产效率低、劳动强度大、耗水量多、洗涤效果欠佳等缺点，故在生产中已基本不使用。

（3）气水喷射洗涤法　这种方法用于大规格安瓿和曲颈安瓿的洗涤，是目前水针剂生产上常用的洗涤方法。气水喷射式洗涤机组主要由供水系统、压缩空气及其过滤系统、洗瓶机等三大部分组成。洗涤时，利用洁净的洗涤水及经过过滤的压缩空气，通过喷嘴交替喷射安瓿内外部，将安瓿洗净。将经过加压的去离子水或蒸馏水与洁净的空气，由针头交替喷入安瓿内，冲洗顺序为气→水→气→水→气，冲洗4~8次。最后一次洗涤用水，应采用新鲜过滤的注射用水。

目前，安瓿清洗通常采用超声波洗涤法与注射用水和压缩空气交替喷射洗涤相结合的方法，即先进行超声波粗洗，使附着在安瓿内外壁的异物脱落，再经过气水交替喷射进行精洗、吹干，完成清洗过程。

2. 安瓿的干燥与灭菌　安瓿清洗后，一般要在烘箱内用120~140℃干燥2小时，盛装无菌操作或低温灭菌的安瓿则须用180℃干热灭菌1.5小时。

目前工业大量生产多采用连续式电热隧道灭菌烘箱，其由传送带、加热器、层流箱、隔热机架、自控装置组成，隧道内平均温度在200℃左右。采用适当的辐射元件组成的远红外线干燥装置，温度可达250~350℃。一般350℃经5分钟，能达到安瓿灭菌的目的。灭菌后的安瓿需24小时内使用。

（三）配液

1. 投料计算　配制前，应按处方和原辅料测定的含量结果，正确计算原辅料的用量，如原料含有结晶水应注意换算，某些产品在生产时因药用活性炭吸附或灭菌导致含量下降，可适当酌情增加投料量。原辅料称量时，应准确无误，两人核对签名。

2. 注射液的配制　注射液配制的方法有浓配法和稀配法两种。

（1）浓配法　是将处方量的原辅料全部加入部分溶剂中配成浓溶液，加热或冷藏后过滤，再稀释至所需浓度。适用于药物（原液）杂质含量较高的注射剂的配制，浓配过滤时可滤除溶解度小的杂质。浓配在浓配罐中进行，根据不同产品选择相应的注射用水温度，配制好的药液经钛过滤器粗滤。对不稳定药物，配液时应采取稳定剂先溶药物后加、控制温度、调节pH、避光和通入惰性气体等措施；对含量小的注射液，应将药物先用少量溶剂完全溶解再稀释，以防损失或浓度不均匀；对不宜滤清的药液，可加入活性炭处理，起吸附和助滤作用。

（2）稀配法　是将全部原辅料加入所需溶剂中，一次性配成所需浓度。凡是药物（原液）杂质含量低，小样试验澄明度符合要求，并且药液浓度不高或者配液量不大时，常采用稀配法。粗滤药液经输液管道打入稀配罐中稀配，由取样口取样，进行中间体含量、pH 等检查。根据检验报告单，对药液进行调配，合格后进入下一工序。

中药成分复杂，虽经提取精制，仍然残存一些杂质，可加入吸附剂，也可用热处理与冷藏等方法克服。但应注意活性炭对药液的吸附，活性炭用量一般为 0.1% ~1%，应选用纯度高的优级品（常用 767 型一级针剂用炭），使用前需于 150℃活化 4 ~5 小时，提高其吸附性。

（四）过滤

配制好的注射液中含有多种杂质，如活性炭、纤维、棉绒、金属、细菌、玻璃屑等，必须滤过除去，过滤是注射液配制的重要步骤之一。注射液的过滤是靠介质的拦截作用，根据其孔径和所能截留的物质的大小，可分为粗滤、微滤、超滤等多种形式。

注射剂生产中的滤过，一般采用三级过滤器。初滤进行澄明度检查，不合格时返回配液罐重新过滤。即先将药液进行初滤，常用的滤器为钛滤器。药液经含量、pH 检验合格后，再进行精滤，常用孔径为 0.22 ~0.45μm 微孔滤膜过滤器。为确保滤过质量，在药液灌装前再用孔径为 0.22μm 的微孔滤膜过滤器进行终端过滤。滤膜使用时，先用注射用水漂洗或压榨至无异物脱落。精滤过程中，如发现过滤压力突然下降或过滤速度突然加快，应重新测试滤膜的完好性。药液经粗、精滤至澄明（无毛、点、块），送至灌封岗位。

（五）灌封

为避免药液染菌，滤过后的药液经检查合格后，应及时灌装和封口。灌封是指将滤过的药液，定量地灌注到安瓿中并进行封口的操作。药液灌装要求做到剂量准确，因此注入量要比标示量稍多，以抵偿使用时由于瓶壁黏附和注射器及针头的吸留而造成的损失。按《中国药典》2020 年版规定，注射剂的灌装标示装量不大于 50ml 时，可参考表 16 -4 适当增加装量。除另有规定外，多剂量包装的注射剂，每一容器的装量一般不得超过 10 次注射量，增加的装量应能保证每次注射用量。

表 16 -4　注射剂装量增加量

标示装量/ml	增加量/ml	
	易流动液	黏稠液
0.5	0.10	0.12
1	0.10	0.15
2	0.15	0.25
5	0.30	0.50
10	0.50	0.70
20	0.60	0.90
50	1.0	1.5

注射剂灌装后应尽快熔封或严封。国家规定安瓿封口的方式应采用直立（或倾斜）旋转拉丝式封口方法。安瓿封口时要求不漏气、顶端圆整光滑，无尖头、焦头及小泡。

对温度敏感的原料药物在灌封过程中应控制温度，灌封完成后应立即将注射剂置于规定的温度下贮存。接触空气易变质的原料药物，在灌装过程中应排除容器内的空气，可通入惰性气体加以保护，常用二氧化碳、氮气。但二氧化碳遇水易显酸性，故应根据药液性质选择合适的惰性气体。安瓿通入惰性气体的方法很多，一般认为两次通气较一次通气效果好。1～2ml 的安瓿常在灌装药液后通入惰性气体，而 5ml 以上的安瓿则在药液灌装前后各通一次，以尽可能驱尽安瓿内的残余空气。

灌封岗位是注射剂制备的核心环节，其环境要求较高、控制严格，必须在无菌环境下进行，常在一台设备内自动化完成。我国使用较多的是安瓿自动灌封机。

（六）灭菌与检漏

安瓿灌封后应立即灭菌，不可久置，通常不超过 12 小时。根据药物性质选用适宜的灭菌方法、灭菌温度和时间，既要保证灭菌效果，又不能影响主药的有效成分。对于不耐热的药物，1～5ml 安瓿可采用流通蒸汽 100℃灭菌 30～45 分钟；对热不稳定的产品可适当缩短灭菌时间。对热稳定产品可以采用热压灭菌。

灭菌后的安瓿应立即进行漏气检查。若安瓿未严密熔合，有毛细孔或微小裂缝存在时，则药液易被微生物与污物污染或药物泄露，因此必须剔除漏气产品。检漏的方法有两种，无色或浅色的注射液采用灭菌和检漏两用的灭菌器进行，灭菌完毕后，稍降温，抽气减压至真空达 85.3～90.6kPa，停止抽气，将有色液（0.05%曙红亚甲蓝）放入灭菌锅中，至浸没安瓿，再放入空气，有色液从漏气的毛细孔进入安瓿，使破损安瓿瓶染色而被检出。检漏后的安瓿应及时冲去外壁的色水以便后续进行灯检。深色注射液的检漏，可将安瓿倒置进行热压灭菌，灭菌时安瓿内气体膨胀，将药液从漏气的细孔中挤出，使药液减少或成空安瓿而被剔除。

每批灭菌后的注射液，均需进行“无菌检查”，合格后方可移交下一工序。

（七）灯检

灯检是控制注射液内在质量的一个重要工序，首先检查外观质量，然后检查澄明度。目前常用的检查方法有人工灯检和全自动灯检两种。

澄明度检查法　人工灯检是用夹子夹住安瓿颈部，在伞棚灯下轻轻上下翻动，重复翻动 3 次。1～2ml 可每次夹取 10 支，检查时间 10～12 秒；20ml 每次夹取 6 支，检查时间 21 秒。使用全自动灯检机时，光源照射到瓶内液体仍在旋转的被检测安瓿上，由工业相机进行高速拍照，如果瓶内液体中有任何杂质，或空瓶、药液过少，经过图像比较，即可判断出来并将其剔除。

灯检发现异常情况要及时通知工艺员；灯检员检查的合格品由检查员进行抽验确认，不合格品超限者进行返工重检，直至合格。

（八）印字与包装

灭菌检漏后的注射剂及时转入中间站，经检查合格后，转入印字包装岗位。每支安瓿或每瓶注射液均需及时印字或贴签，印字内容包括注射液名称、规格及批号、有效期和生产日期等。目前生产中常使用印字包装全自动生产线，将印字、装盒、贴签及包装等联动完成，提高了生产效率。

看一看

中药注射剂的质量控制

1. 澄明度问题　大分子杂质氧化聚合成沉淀或有效成分溶解度降低导致沉淀影响澄明度，可以通过改进工艺，除去杂质；调节药液适宜的 pH；对于高分子胶体采用热处理冷藏法；合理选用增溶剂、助溶剂与助滤剂；采用超滤技术；加入抗氧剂等方法解决。

2. 刺激性问题　有效成分本身刺激的可以考虑加止痛剂、降低浓度、调整 pH 或改变剂型、改变注射方式；含大量鞣质、草酸、钾离子等杂质引起刺激的考虑去除杂质；渗透压不适宜导致刺激的调节为等渗溶液；pH 不适宜的调 pH。

3. 疗效问题 应控制药材来源；重新组方、提高有效剂量；选择合理的制备工艺；增加有效成分的溶解度；制定严格的质量控制标准，建立含量测定方法、指纹图谱等控制注射剂质量，以提高疗效。

4. 安全问题 加强毒理学研究、临床用药监控。

三、常用设备

（一）配液设备

生产中常用带搅拌器的蒸汽夹层或蛇管加热的不锈钢配液罐，可通入蒸汽加热，又可通入冷水吸收药物溶解热量加速冷却药液。配液罐应性质稳定、耐腐蚀，不影响药液性质。配制用具使用前，应用专门清洁剂进行洗涤清洁处理，临用前用新鲜注射用水荡洗，经干燥灭菌后备用。每次配液结束后，应立即清洗。

（二）洗烘灌封设备

注射液目前生产常用洗烘灌封联动机，如图 16－2 所示。该设备由超声波洗瓶机、隧道式热风循环灭菌烘箱、安瓿拉丝灌封机组成，如图 16－3 所示，适合 1～20ml 规格安瓿水针的生产，分安瓿清洗、干燥灭菌、灌装封口三个工作区。每台可单机使用也可联动生产，联动生产时可完成喷淋水、超声波清洗、机械手夹瓶，翻转瓶，冲水（瓶内、瓶外），吹气（瓶内、瓶外），预热，烘干灭菌，冷却，（前充气），灌装，（后充氮），预热，封口等二十多个工序。其主要特点是生产全过程是在密闭或层流条件下工作，符合 GMP 要求，采用先进的电子技术和微机控制，实现机电一体化，使整个生产过程达到自动平衡、监控保护、自动控温、自动记录、自动报警和故障显示，减轻了劳动强度，减少了操作人员，减少被污染的机会。

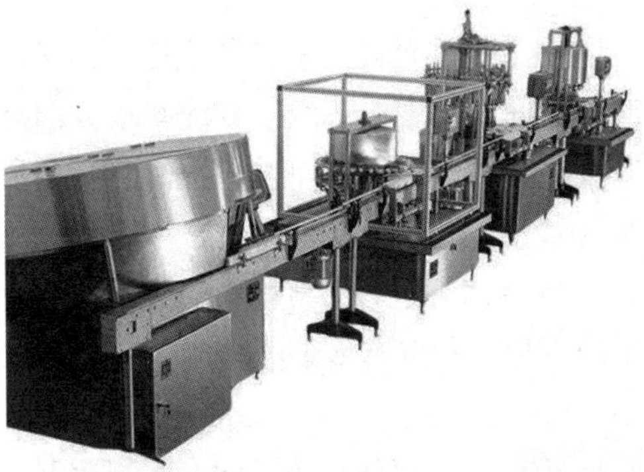

图 16－2　安瓿洗烘灌封联动机

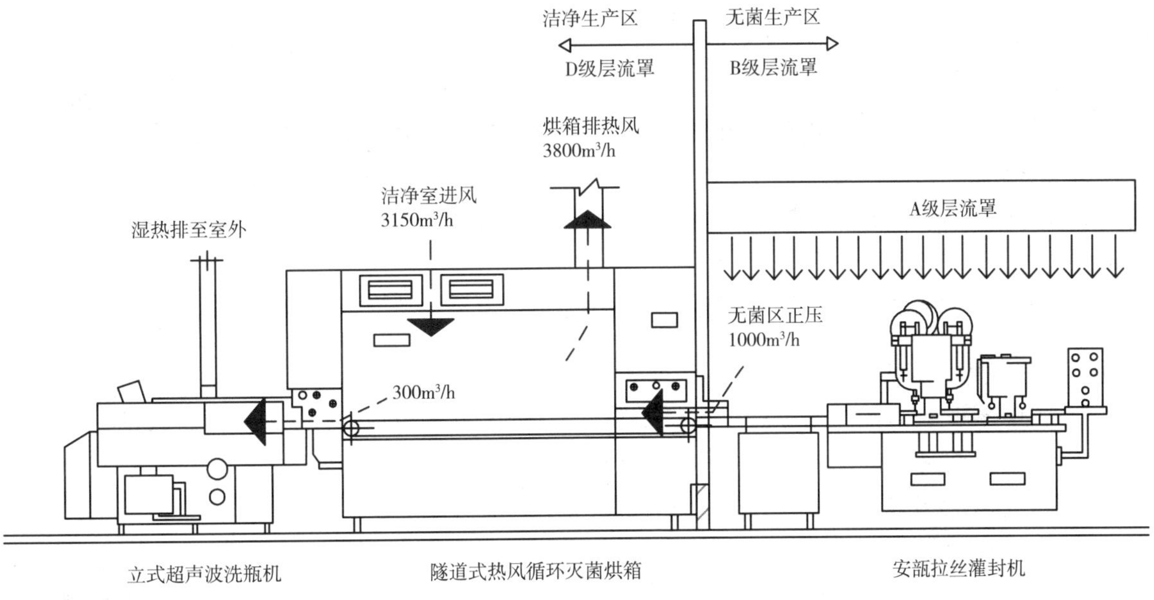

图 16－3　洗罐封联动机工作示意图

（三）灯检设备

一般采用全自动灯检机。全自动灯检机是利用机器视觉原理对可见异物进行识别检测。被检测产品在高速旋转时被制动静止，工业相机连续拍照获取多幅图像，经过计算机系统分析比较，判断被检测产品是否合格，并自动区分合格品与不合格品。主要用于安瓿注射液中可见异物（玻璃屑、金属屑、纤维、毛发、白点、白块等）及液位的自动检测。

（四）灭菌检漏设备

注射剂灭菌检漏常用的设备为检漏灭菌器，通过饱和蒸汽灭菌，以真空加色水的方式实现对安瓿、西林瓶、管制瓶等针剂产品的检漏和清洗，灭菌、检漏可同时进行。

四、小容量注射剂生产与质量控制

（一）生产过程质量控制

1. 各工段应严格控制操作室空气洁净度和温湿度。安瓿洗涤和干燥灭菌操作室洁净度按 C 级要求；药液浓配间洁净度按 C 级、稀配间按 B 级要求，精滤后药液在 B 级洁净度下存放。药液灌封操作室洁净度按 B 级要求，灌封部位局部达到 A 级。洁净室内相对室外呈正压，温度 18 ~ 26℃、相对湿度 45% ~65%。

2. 安瓿清洗过程中应随时检查水汽压力，确保水汽能冲到安瓿底部，保证洗涤质量。安瓿清洗过程中的质量控制点有：①洁净度，应光洁，不得有纤维、白点、异物、玻璃屑等，应符合规定；②破损率，应符合规定。

3. 配液应尽可能缩短时间，配制用器具、原料、附加剂尽可能无菌，防止微生物与热原的污染及药液变质。配液工序的质量控制点有：①色泽，品种不同色泽要求不同，若色泽不符合要求，在药液含量符合规定的前提下，多加活性炭以改善药液色泽；②含量，活性炭搅拌过滤后的滤液应测定含量，应符合规定；③pH，根据注射剂品种不同，应符合规定；④可见异物，应符合规定。

4. 灌封时要经常检查装量及封口质量，封口不得有炭化、封口不严等现象。灌封后安瓿应有标签，标签上应标明品名、规格、批号、生产日期、灌封人、灌封序导，防止发生混药、混批。本工序的质量控制点有：①封口质量，封口应严密光滑，不得有封口不严、焦头、泡头、平头、尖头等现象；②装量，灌装时需根据药典的规定增加装量，灌装量略多于标示量；③可见异物，应符合规定。

5. 灌封后的注射剂要立即进行灭菌。灭菌时间必须从全部药液温度达到所要求的灭菌温度时算起。灭菌后必须等灭菌器内压力降到零时，才可缓慢打开柜门，谨防蒸汽喷出伤人。灭菌检漏工序质量控制点：①温度与压力，根据待灭菌产品的性质，应保持在设定值；②时间，根据设定温度与压力，灭菌时间应能确保灭菌效果。

6. 更换生产品种或规格时，要注意各工段的清场工作。

（二）注射剂的质量评定

按照《中国药典》2020 年版，除另有规定外，注射剂质量检查应进行以下项目：装量、装量差异、渗透压摩尔浓度、可见异物、不溶性微粒、无菌、细菌内毒素或热原等。

1. 装量　注射液及注射用浓溶液照下述方法检查，应符合规定。

检查法　供试品标示装量不大于 2ml 者，取供试品 5 支（瓶）；2ml 以上至 50ml 者，取供试品 3 支（瓶）。开启时注意避免损失，将内容物分别用相应体积的干燥注射器及注射针头抽尽，然后缓慢连续地注入经标化的量入式量筒内（量筒的大小应使待测体积至少占其额定体积的 40%，不排尽针头中的液体），在室温下检视。测定油溶液、乳状液或混悬液时，应先加温（如有必要）摇匀，再用干燥注射器及注射针头抽尽后，同前法操作，放冷（加温时），检视。每支（瓶）的装量均不得少于其标示装量。

2. 可见异物　除另有规定外，照《中国药典》2020年版可见异物检查法（通则0904）检查，应符合规定。

3. 不溶性微粒　除另有规定外，照《中国药典》2020年版不溶性微粒检查法（通则0903）检查，应符合有关规定。

4. 有关物质　有关物质系指中药材经提取、纯化制成注射剂后，残留在注射剂中可能含有并需要控制的物质。一般包括蛋白质、鞣质、树脂等；静脉注射剂还应检查草酸盐、钾离子等。按各品种项下规定，照《中国药典》2020年版注射剂有关物质检查法（通则2400）检查，应符合有关规定。

5. 重金属及有害元素残留量　除另有规定外，中药注射剂照《中国药典》2020年版铅、镉、砷、汞、铜测定法（通则2321）测定，按各品种项下每日最大使用量计算，铅不得超过12μg，镉不得超过3μg，砷不得超过6μg，汞不得超过2μg，铜不得超过150μg。

6. 无菌　照《中国药典》2020年版无菌检查法（通则1101）检查，应符合规定。

7. 细菌内毒素或热原除　静脉用注射剂按各品种项下的规定，照《中国药典》2020年版细菌内毒素检查法（通则1143）或热原检查法（通则1142）检查，应符合规定。

此外，鉴别、含量测定、pH、毒性试验、刺激性试验等应根据具体品种项下规定进行检查。

第三节　输液生产技术

PPT

一、概述

（一）含义及用途

输液是指静脉滴注输入人体内的大剂量注射剂，用量在100ml以上（生物制品一般不少于50ml），包括无菌的水溶液和以水为连续相的无菌乳剂，在临床上主要用于救治危重、急症及不能进食的患者，用于补充必要的营养、热能和水分，维持体内水、电解质的平衡，改善血液循环，防止和治疗休克，调节酸碱平衡，稀释和排泄毒素等。

（二）特点

剂量大，直接进入血液循环，起效迅速。

（三）输液的种类

1. 电解质输液　用于补充体内水分、电解质，纠正体内酸碱平衡等，如氯化钠注射液、碳酸氢钠注射液、乳酸钠注射液等。

2. 营养输液　通过静脉途径将人体必需的碳水化合物、脂肪、氨基酸、维生素以及微量元素等营养素输入到人体内，达到补充体液、营养及热能等作用。主要用于不能吞咽、不能进食或昏迷的患者，如葡萄糖注射液、复方氨基酸注射液、山梨醇注射液等。

3. 胶体输液　用以提高血浆胶体渗透压、扩充血容量的一类与血浆等渗的胶体溶液，如右旋糖酐、聚乙烯吡咯烷酮等。

4. 含药输液　用于发挥所含药物相应的药效，如清开灵注射液，可以按10ml装规格用5%葡萄糖注射液或氯化钠注射液100ml稀释后输液。

二、生产技术

输液的制备主要包括原辅料准备、配液、过滤、灌封、灭菌、灯检、包装等步骤，其生产工艺流程如图16－4所示。

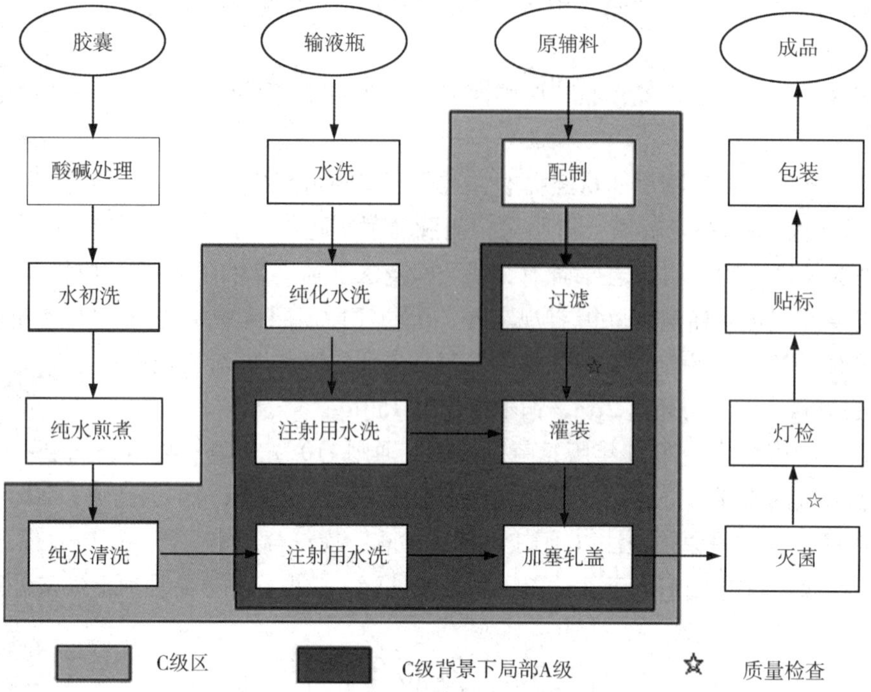

图16－4　输液剂生产工艺流程及环境区域划分

（一）原辅料准备

在生产中必须严格控制输液剂所用原辅料的质量，以保证输液剂的安全。输液剂应选用优质高纯度的注射用规格原辅料配制，按照《中国药典》2020年版项下规定，进行质量检验，确保符合要求后方可选择应用，特别是水溶性钡、砷、汞、铅等有毒物质的含量，必要时要作相应的安全试验。输液剂配制时所用的溶剂必须是符合要求的新鲜注射用水。

（二）输液剂的容器

输液剂的容器有瓶型和袋型两种。瓶型的有玻璃材质和塑料材质。

1. 玻璃瓶　玻璃瓶以中性硬质玻璃最稳定，应能耐酸、碱、水和药液的腐蚀，其质量要求应符合国家标准，瓶口光滑圆整，无条纹气泡，内径必须符合要求，大小合适以利于密封。玻璃输液瓶及橡胶塞、隔离膜应洗涤、干燥、灭菌备用。

2. 塑料瓶　塑料容器因其质轻、安全，已逐渐替代玻璃瓶，已成为未来输液剂容器的发展趋势。塑料瓶常用聚丙烯塑料瓶和聚乙烯塑料瓶，具有重量轻、不易破碎、耐水、耐腐蚀、无毒、化学性质稳定等特点，可以热压灭菌，且装入药液后密封性好，无脱落物，一次性使用，安全方便。

3. 输液袋　由无毒聚氯乙烯制成，具有质量轻、运输方便、不易破损、耐压等特点，塑料输液袋使用前需要进行热原试验、毒性试验、抗原试验、变形试验及透气试验，合格后方可使用。

（三）配液

输液剂的配液方法基本与小容量注射剂相同，注射用水应新鲜制备，输液剂多采用浓配法，通常加入活性炭加热处理，滤过后再稀释至所需浓度。经活性炭加热处理，可吸附除去原料中的热原、色素和杂质，以改善澄明度。

原料质量较好、成品合格率较高的情况下可以采用稀配法，即将原料直接加入新鲜制备的注射用水中配成所需的浓度，加入针用活性炭，调整pH，搅拌，放置约20分钟后，用砂滤棒抽滤至澄明，再通过 3 号垂熔滤器及微孔滤膜滤器精滤后灌装。

（四）过滤

输液剂的滤过装置常采用加压三级滤过，按照不锈钢板框压滤机、垂熔玻璃滤器、微孔滤膜滤器的顺序进行，还可用聚四氟乙烯或不锈钢滤器为支架加混合纤维素微孔滤膜组成的滤器。加压滤过既可以提高滤过速度，又可以防止滤过过程中产生的杂质或碎屑污染滤液。

（五）灌封

玻璃输液瓶的灌封由药液灌注、加隔离膜塞（丁腈胶塞）、轧铝盖三步骤连续完成，输液灌封时采用局部层流，严格控制洁净度，目前药厂生产多采用自动旋转式灌装机、自动放塞机、自动落盖轧口机等完成整个灌封过程，以实现生产联动化。

塑料材质容器的静脉输液生产使用全自动吹灌封设备，可将热塑性材料吹制成容器并连续进行吹塑、灌装、密封操作。

（六）灭菌

灭菌是输液剂无菌质量控制最关键的工序，输液剂灌封后应立即灭菌，以减少微生物污染繁殖的机会，一般从配制药液至灭菌应在 4 小时内完成。输液剂常采用热压灭菌，根据输液的质量要求及输液容器特点，输液瓶灭菌条件为 115℃、40 分钟，塑料袋的灭菌条件为 109℃、45 分钟。

三、常用设备

（一）玻瓶输液剂联动生产线

生产线主要由洗瓶、灌装、压塞、轧盖、上卸瓶和贴标等工位的设备组成，包括超声波粗洗机（图 16－5）、超声波精洗机（图 16－6）、灌装加塞机、轧盖机、高速上瓶机、高速卸瓶机等。粗洗是先超声波清洗再常水外冲洗 2 次，内冲洗 3 次，倒水；送入精洗机纯化水内冲 3 次，外冲 1 次，注射用水内冲 3 次外冲 1 次，倒水，输出进入罐装工序。旋转式灌装加塞机如图 16－7 所示，可将灌装、（充氮）、压塞合为一体，通过进瓶绞龙按给定的距离分瓶，利用时间、恒流原理灌装，灌装通过电脑调节，计量准确；灌装后在中间过渡拨轮靠氮气储气罐中储存的氮气压力通过细的氮气喷管喷到灌装好的玻瓶内，完后马上进入加塞工位进行加塞可有效避免交叉污染，以保证药品质量，同时可减少洁净室面积和减少人工，提高生产效率。

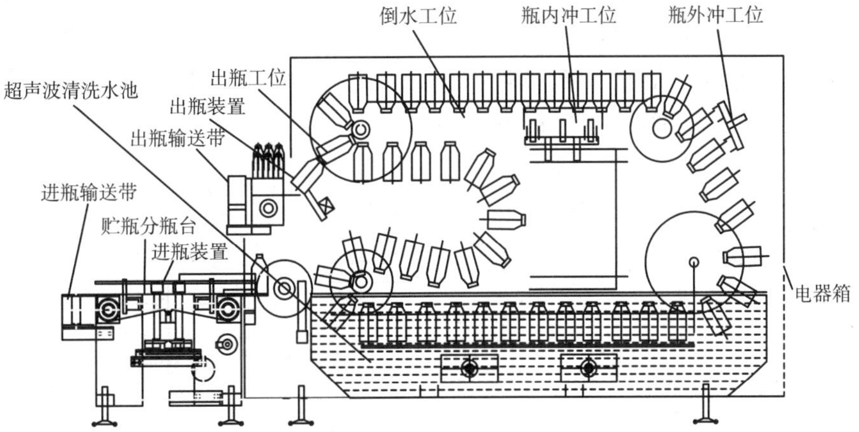

图 16－5　超声波粗洗机

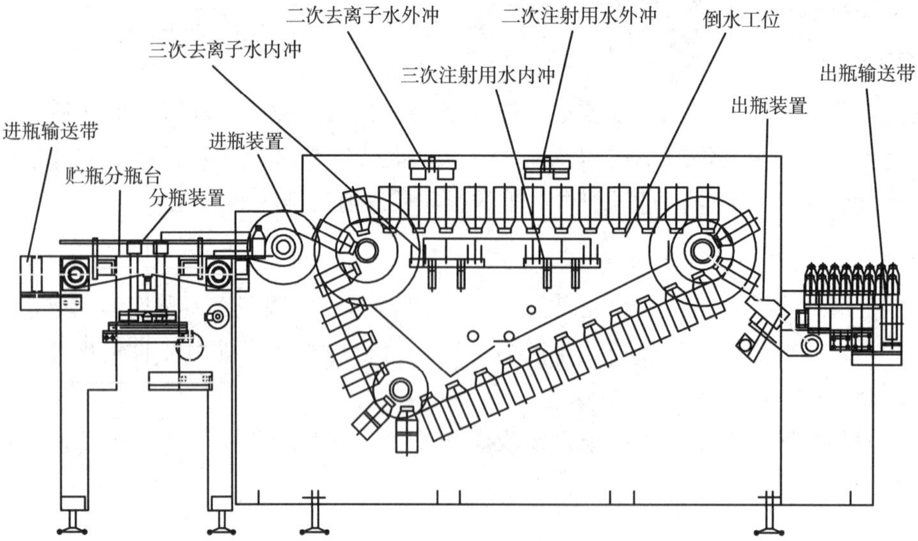

图 16－6　超声波精洗机

（二）塑瓶输液剂设备

塑瓶输液剂生产设备主要由全自动吹瓶机、洗瓶装置、灌装系统、封口装置、输瓶中转装置和自动控制系统组成，能自动完成吹瓶、洗瓶、灌装、封口全部生产过程。具体生产主要由塑料注塑机、二步法吹塑成型机和洗灌封一体机联合完成，生产过程主要是塑料颗粒原料经过注塑机注塑成瓶胚，再通过远红外线对瓶胚加热后采用双向拉伸吹瓶工艺吹塑成型制成瓶子，最后成型后的瓶子经过洗灌封联动线完成洗瓶、灌装和封口。

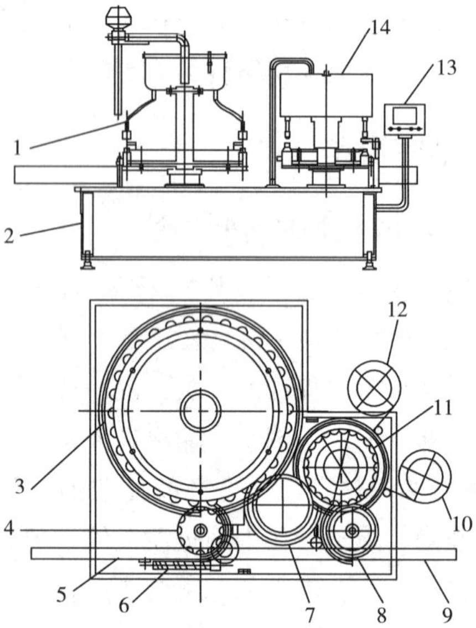

图 16－7　旋转式灌装加塞机

1. 灌液机构；2. 机架；3. 灌装定位转盘；4. 进瓶拨轮；5. 进瓶轨道；6. 输瓶绞龙；7. 中间（充氮）转盘；8. 出瓶拨轮；9. 出瓶轨道；10. 胶塞斗；11. 压塞定位转盘；12. 胶塞斗；13. 控制屏；14. 压塞机构

（三）非 PVC 软袋大输液联动生产线

本联动机组主要用于制药厂大输液车间 100 ~ 1000ml 软袋输液的生产。由制袋成形、灌装与热熔封口三大部分组成，可自动完成上膜、印字、口管整理、口管预热、开膜、袋成形、口管热封、袋冷却、撕废边、袋传输转位、袋成形检漏、灌装充气、口盖整理、热熔封口、出袋等工序。还可以与口管上料机、口盖上料机、软袋输送机、灭菌柜、上下袋机、检漏机、灯检机等辅助设备组成整条软袋包装联动生产线。

练一练16-2

生物制品输液剂的容量一般不小于（　）

A. 50ml　　B. 100ml　　C. 150ml

D. 200ml　　E. 250ml

答案解析

四、静脉输液生产与质量控制

（一）生产过程质量控制

1. 严格控制操作室空气洁净度和温湿度　输液瓶粗洗操作室洁净度按C级要求；精洗操作室洁净度按B级要求；配液间洁净度要求同小容量注射剂；灌装操作室洁净度按C级要求，灌装及加胶塞部位局部达到A级，轧铝盖操作室洁净度按B级要求。室内相对室外呈正压，温度18～26℃、相对湿度45%～65%。灭菌操作室的洁净度按一般生产区要求。

2. 容器清洗过程的控制　注意清洗用水的温度和压力，保证洗涤质量；定时检测过滤水样的澄明度及淋洗水的pH。该工序质量控制点有：①清洁度，应符合企业内控标准；②残留水量，应符合企业内控标准；③碱液温度、注射用水温度；④纯化水、注射用水压力。

3. 其他工序工艺管理要点和质量控制点　见小容量注射剂。

（二）静脉输液的质量评定

按药典规定输液的质量检查项目有可见异物检查、不溶性微粒检查、热原与无菌检查、含量测定、pH及渗透压、检漏等。

1. 可见异物　按《中国药典》2020年版规定，可见异物检查法用灯检法和光散射法。输液均不得检出可见异物。若发现有崩盖、歪盖、漏气等不合格品时，应一并挑出。

2. 不溶性微粒　由于肉眼只能检出50μm以上的粒子，为了提高输液产品的质量，《中国药典》2020版规定了采用光阻法和显微计数法检查注射剂中不溶性微粒。当光阻法测定不符合规定或供试品不适于用光阻法测定时，应选用显微计数法进行测定，并以显微计数法的测定结果为判断依据。

3. 热原与无菌检查　对输液十分重要，具体检查方法同小容量注射剂。

4. 其他检查　可根据药典进行含量、pH及渗透压检查。

第四节　注射用无菌粉末生产技术

PPT

一、概述

（一）含义

注射用无菌粉末又称粉针，是指原料药物或与适宜辅料制成的供临用前用无菌溶液配制成注射液的无菌粉末或无菌块状物，可用适宜的注射用溶剂配制后注射，也可用静脉输液配制后静脉滴注。

（二）适用范围

在水中不稳定的药物，特别是对湿热敏感的抗生素类、酶或血浆等生物制品，如青霉素的钾盐和钠盐、头孢菌素类及一些酶制剂（胰蛋白酶、辅酶A），制成粉针后，制剂稳定性提高，便于携带。将某些中药注射剂制成粉针剂，其稳定性与疗效得以更好保障，如双黄连粉针剂、清开灵粉针剂、注射用灯盏花素冻干粉针等。

（三）注射用无菌粉末的分类

1. 注射用无菌分装制品　是将药物经精制而得到无菌粉末后，在无菌操作条件下直接分装于洁净灭菌的西林瓶或安瓿中，密封而成。常用于抗生素药品，如青霉素。

2. 注射用冷冻干燥制品　简称冻干粉针，是将药物配成无菌水溶液，以无菌操作法灌装，经冷冻干燥后，在无菌条件下密封制成。适用于一些对热敏感、水溶液不稳定的药物，如注射用双黄连（冻干）。

看一看

由于冻干技术干燥温度低，不耐热的药物可避免因高热而分解变质，所得产品质地疏松，加水后迅速溶解恢复药液原有的特性；冷冻干燥制品含水量低，一般在1%～3%之间，同时干燥在真空中进行，不易氧化，有利于产品长期储存；产品剂量准确，外观优良。缺点是溶剂不能随意选择，生产成本高。

二、生产技术

（一）注射用无菌分装制品

大多数情况下，制成无菌分装制品的药物稳定性差，因此，一般没有灭菌过程，应尽可能采取层流净化措施，以保证操作环境的洁净度。其生产工艺流程如图16－8所示。

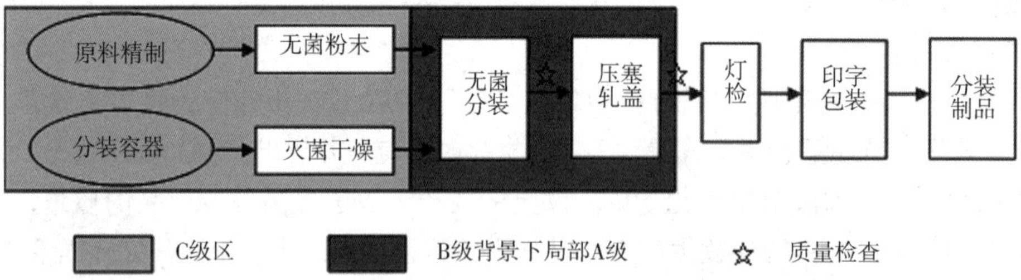

图16－8 注射用无菌分装制品生产工艺流程及环境区域划分

1. 容器的处理 常用的容器有安瓿、西林瓶。安瓿或西林瓶以及胶塞的处理按注射剂的要求进行，均需进行灭菌处理。

2. 原料精制 无菌原料可用灭菌溶剂结晶法或喷雾干燥法制备，若粒度不符合注射用无菌粉末要求，则需在无菌条件下进行粉碎、过筛等操作，使其符合要求。

3. 无菌分装 无菌分装必须在高度洁净的无菌室中按无菌操作法进行。目前分装的机器设备有插管分装机、螺旋自动分装机、真空吸粉分装机等。此外，青霉素分装车间不得与其他抗生素分装车间轮换生产，以防止交叉污染。

4. 压塞轧盖 分装后应立即进行压塞、轧盖封口，缩短药粉暴露时间。

5. 灯检 一般在传送带上目检，检查西林瓶是否完好，瓶内有无异物，胶塞和铝盖是否紧密等。

6. 印字包装 打印批号、生产日期和有效期，贴签、装盒、装说明书等。

生产中，通常将容器清洗、干燥灭菌、粉末分装、压塞、轧盖、印字贴签、包装等工序全部采用联动线，缩短生产周期，保证产品质量。

（二）注射用冷冻干燥制品

注射用冷冻干燥制品的制备方法称为冷冻干燥法，此法利用水的升华除去水分达到干燥的目的，其制备工艺流程包括药液配制→过滤→灌装→冷冻干燥→封口→轧盖→质量检查，具体生产工艺流程及环境区域划分如图16－9所示。

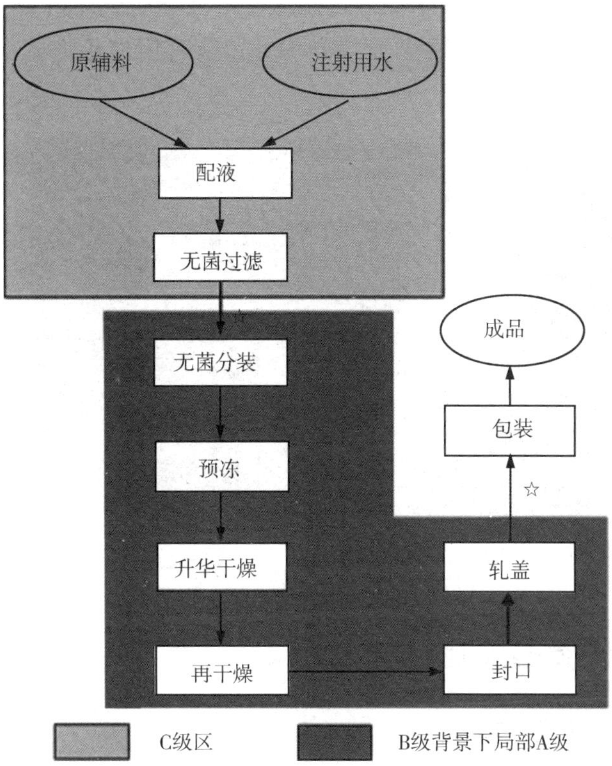

图 16－9　注射用冷冻干燥制品生产工艺流程及环境区域划分

1. 药液配制、过滤及灌装　按照注射液生产工艺进行配液、过滤和灌装、半加塞等操作。当药物剂量和体积较小时，需加适宜稀释剂（甘露醇、乳糖、山梨醇、右旋糖酐、牛白蛋白、明胶、氯化钠和磷酸钠等）以增加容积。溶液经无菌滤过后分装在灭菌的宽口安瓿或西林瓶内，容器的余留空间应较水性注射液大，一般分装容器的液面深度为 1～2cm，最深不超过容器深度的二分之一。

2. 预冻　是冷冻干燥的第一步，制品必须进行预冻后才能升华干燥。预冻是恒压降温过程，通过降低温度使药液形成固体，通常将温度降至产品共熔点以下 10～20℃，以保证冷冻完全。如预冻温度不在低共熔点以下，抽真空药液易产生类似“沸腾”现象而使表面凹凸不平。

3. 升华干燥　是冷冻干燥的主要过程，目的是除去制品中大量的自由水和少量的结合水。该过程是在维持冻结状态的条件下进行恒温减压，再通过恒压（或低压）加热缓缓升温，水分由冰晶不经液体而直接升华变成气体，抽气除去。升华干燥法分为一次升华法和反复预冻升华法，针对结构较复杂、稠度大及熔点低的制品，可采用反复预冻升华法。

4. 再干燥　升华干燥完成后，90%左右的水分随着冰晶体的升华逐步去除。为了达到良好干燥状态，应进行二次干燥，即在减压条件下，使体系温度提高，保持一定的时间，使制品中残留的水分与水蒸气被进一步抽尽。二次干燥的温度应根据制品的性质确定，制品在保温干燥一段时间后，整个冻干过程结束。

5. 封口及轧盖　干燥后应立即密封。通过安装在冻干箱内的液压或螺杆升降装置进行全压塞，移出冻干箱后，用铝盖轧口密封。

三、常用设备

冷冻干燥设备常用冻干机（图 16－10），冻干机由制冷系统、真空系统、循环系统、液压系统、CIP/SIP 系统、气动系统、电器控制系统、冻干箱组成。制冷系统负责降温预冻，真空系统负责抽真空，循环系统控制升华干燥。首先运行冻干机，降低搁板温度使溶液冻结，然后冻干箱抽真空，对搁板加热，使药品在固体状态下，通过升华干燥除去大部分水分，最后用加热方式解吸附，去除残余水分。

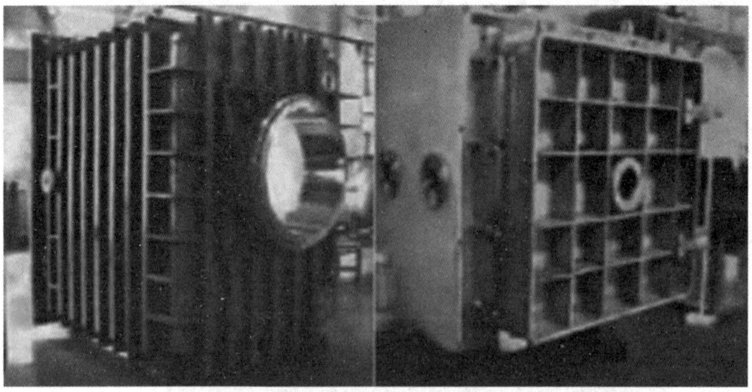

图 16－10　冻干机

四、注射用无菌粉末生产与质量控制

（一）注射用无菌粉末生产过程质量控制

注射用无菌粉末属于非最终灭菌的无菌制剂，因此无菌操作环境要求非常严格，在分装等关键工序应采取 B 级背景下的局部 A 级洁净度。进行无菌分装的原料药除应符合《中国药典》2020 年版对注射用原料药的各项规定外，还应符合下列要求：①粉末无异物，配成溶液或混悬液的可见异物检查合格；②粉末的细度或结晶度应适宜，便于分装；③无菌、无热原。

（二）注射用无菌粉末质量评定

注射用无菌粉末的质量要求与注射用水溶液基本一致，应符合《中国药典》2020 年版中关于注射用药物的各项规定及注射用无菌粉末的各项检查，包括装量差异、可见异物、不溶性微粒、无菌等。

第五节　眼用溶液剂生产技术

PPT

一、概述

（一）含义

眼用溶液剂系直接用于眼部的外用液体药剂，以澄明的水溶液为主，也有少数为胶体溶液或水性混悬液，分为滴眼剂和洗眼剂。

1. 滴眼剂　系指由原料药物与适宜辅料制成的供滴入眼内的无菌液体制剂。可分为溶液、混悬液或乳状液。滴眼剂可供治疗和诊断使用，如用于消炎、杀菌、降低眼压、治疗白内障、散瞳、缩瞳、局麻等。

2. 洗眼剂　药物配成一定浓度的灭菌水溶液，用于眼部冲洗和清洁。

（二）附加剂

在眼用溶液剂的配制中，为保证其符合质量要求，可加入适当的附加剂。

1. pH 调节剂　为保证药物的稳定性和减小刺激性，常用适宜的酸、碱或缓冲液调节药液的 pH 使之稳定在一定范围内。

2. 渗透压调节剂　眼球对渗透压有一定的耐受范围，由于泪液有稀释和缓冲作用，最好将渗透压调节至等渗或偏高渗。常用的渗透压调节剂有氯化钠、葡萄糖、硼酸、硼砂等。

3. 抑菌剂　大多数滴眼剂为多剂量包装，为保证在使用过程中始终无菌，可以选用适当的、有效的抑菌剂。所用抑菌剂应性质稳定、抑菌作用强、刺激性小、不影响主药疗效和稳定性。常用的抑菌剂包括：有机汞类（如硝酸苯汞、硫柳汞等）、季铵盐类（如苯扎溴铵等）、醇类（如三氯叔丁醇、苯乙醇等）、羟苯酯类（如尼泊金酯等）。

4. 黏度调节剂　常用的黏度调节剂有甲基纤维素、聚乙烯醇、聚乙二醇、聚维酮等。

此外，为增加药物稳定性和溶解性，滴眼剂中还可加入适当的稳定剂、增溶剂等。

想一想16-2

请分析滴眼液中各组成成分的作用。

【处方】 鲜鱼腥草 2000g　氯化钠 7g　聚山梨酯 80 5g　羟苯乙酯 0.3g　注射用水加至 1000ml

答案解析

二、生产技术

（一）工艺流程

1. 药品性质稳定的眼用溶液剂按小容量注射剂工艺进行配液灭菌后无菌分装。本节重点讲述滴眼剂的制备。

2. 药品性质不稳的眼用溶液剂采用无菌操作法制备。

3. 用于外伤或眼部手术的眼用溶液剂按输液剂处理，不得加抑菌剂。

（二）容器处理

滴眼剂的容器包括玻璃瓶和塑料瓶两种。

玻璃滴眼瓶多由中性玻璃制成，并配有滴管，质量要求与输液瓶相同。对氧敏感的药物多选用玻璃瓶，对光不稳定的药物宜选用棕色玻璃瓶。玻璃瓶的洗涤与安瓿相似，经干热灭菌后备用。

塑料滴眼瓶多由聚烯烃塑料吹塑制成，洗涤方法与安瓿相似，用环氧乙烷等气体灭菌后备用。为减轻容器的洗涤、干燥、灭菌等处理工序，有些药厂在生产滴眼剂的同时，在同一洁净度环境中生产塑料瓶，直接用于灌装。塑料滴眼瓶因其价廉、轻便而较常用。

（三）配液与过滤

滴眼剂的配制与过滤按小容量注射液的生产工艺进行。

溶液型滴眼剂的配制，是将药物和附加剂用适量的注射用水溶解，必要时加活性炭处理，药液滤至澄明后，再加注射用水稀释至全量。

混悬型滴眼剂的配制，是先将药物微粉化后灭菌，另取适量助悬剂用少量注射用水分散成黏稠液，再与微粉化的药物用乳匀机搅匀，最后用注射用水稀释至全量。

（四）药液的灌封

滴眼剂的灌装多采用减压灌装法，即将滴眼瓶的瓶口向下，排在一平底盘中，将盘放入真空箱内，并在盘中定量加入药液，关闭真空箱门，抽真空，瓶中空气逸出，然后再通入洁净空气，恢复常压，药液则灌入滴眼瓶中，开箱门，取出盘子，将滴眼瓶立即封口。普通滴眼剂每支分装 5 ~ 10ml；供手术用眼用溶液剂装于 1 ~ 2ml 小瓶中再灭菌。

三、常用设备

滴眼剂灌装生产联动线由全自动理瓶机、滴眼剂灌装加塞旋盖机组成，可自动完成眼药水（滴眼剂）的理瓶、灌装、加塞、旋盖等动作，配无菌百级层流罩，达到无菌化生产的目的。

滴眼剂灌装生产联动线工作原理：全自动理瓶机采用聚乙烯材质转盘，可通过转动将倒入理瓶斗内杂乱无章的瓶子有序地随转盘将瓶子规律地输送至传送带，以备于进入下一工位。真空气洗主要适用于塑料瓶，采用洁净压缩空气，瓶子行进到气洗头下，由拦瓶结构拦瓶，气洗头完成气洗；气洗头由进风、出风（抽真空）构成；可彻底带走瓶内塑料颗粒及杂质。灌装部分采用高精度陶瓷泵，易于清洁，耐磨损；泵内无 O 型圈和密封垫，无杂质产生，不会对药液产生任何污染；陶瓷泵计量精度极高。

四、滴眼剂生产与质量控制

（一）生产过程质量控制

滴眼剂灌封工序洁净度应为 C 级或 B 级，灌封过程中应检查澄明度、装量等。

（二）滴眼剂的质量评定

眼用溶液剂的质量要求与注射液基本相似，除无热原检查外，对 pH、渗透压、无菌、可见异物等均有一定的要求。

1. pH pH 应控制在 5.0 ~ 9.0 范围内。pH 小于 5.0 或大于 9.0 会有明显的刺激性，增加泪液分泌，导致药物迅速流失，甚至损伤角膜。

2. 渗透压 滴眼剂中可加入调节渗透压的辅料，使其与泪液等渗。

3. 无菌 供角膜等外伤治疗或手术用的滴眼剂，要求无菌，并使用单剂量包装，不得加入抑菌剂。多剂量包装滴眼剂可加入抑菌剂，要求无绿脓杆菌和金黄色葡萄球菌等致病菌。

4. 可见异物 一般玻璃容器装的眼用溶液剂按注射液的可见异物检查方法检查；塑料容器包装滴眼剂，在 3000 ~ 5000lx 的照度下，目检应澄明，不得有玻璃屑、较大纤维、色块或其他不溶性异物；混悬型滴眼剂只做颗粒细度检查，要求不得有超过 50μm 的颗粒，含 15μm 以下的颗粒不得少于 90%，混悬液中不得有玻璃屑、色块等不溶性异物或结块现象。

5. 黏度 滴眼剂的黏度适当增大可延长药物在眼部的停留时间，有利于增强药物疗效，减少对眼部的刺激性。

6. 装量 滴眼剂除另有规定外，每个容器的装量不超过 10ml。

目标检测

答案解析

一、选择题

A 型题

1. 下列关于注射剂的叙述，错误的是（ ）

A. 注射剂均为澄明液体，必须热压灭菌
B. 适用于不宜口服的药物
C. 疗效确切可靠，起效迅速
D. 注射剂应无热原
E. 适用于不能口服药物的患者

2. 在水中溶解度小的药物，为了延长药物疗效的可制成（　）

A. 乳剂注射剂　　B. 混悬型注射剂

C. 水溶性注射剂　　D. 灭菌粉针剂

E. 注射剂用片剂

3. 挥发油注射剂配制时常加入适量氯化钠，其主要作用是（　）

A. 防腐　　B. 增溶　　C. 调节渗透压　　D. 调节 pH　　E. 盐析

4. 输液剂内不得加入（　）

A. 乳化剂　　B. 抑菌剂

C. 渗透压调节剂　　D. pH 调节剂

E. 抗氧剂

5. 蒸馏水器结构上的隔沫装置，在蒸馏时起的作用是防止（　）

A. 暴沸　　B. 蒸馏速度过快　　C. 带入热原　　D. 带入废气　　E. 蒸汽逸散

6. 一般注射液的 pH 允许在（　）

A. 2～5 之间　　B. 3～7 之间　　C. 4～9 之间　　D. 5～10 之间　　E. 6～11 之间

7. 注射液配制时，需用活性炭处理，其用量为（　）

A. 0.1%～0.5%　　B. 0.01%～0.1%

C. 1.0%～2.0%　　D. 2.0%～3.0%

E. 3.0%～5.0%

8. 可作为血浆代用液的是（　）

A. 葡萄糖注射液　　B. 右旋糖酐

C. 氯化钠注射液　　D. 氨基酸输液

E. 脂肪乳剂输液

9. 下列关于热原性质的叙述，错误的是（　）

A. 水溶性　　B. 耐热性　　C. 挥发性　　D. 滤过性　　E. 被吸附性

10. 除去药液中热原的一般方法为（　）

A. 聚酰胺吸附法　　B. 一般滤器过滤法

C. 醇溶液调 pH 法　　D. 活性炭吸附法

E. 改良明胶法

11. 将青霉素钾制为粉针剂的主要目的是（　）

A. 免除微生物污染　　B. 防止水解

C. 防止氧化分解　　D. 减轻局部疼痛

E. 方便使用

12. 热原致热的主要成分是（　）

A. 蛋白质　　B. 胆固醇　　C. 脂多糖　　D. 磷脂　　E. 淀粉

X 型题

13. 生产注射剂时常加入适量的活性炭，其作用是（　）

A. 吸附热原　　B. 脱色

C. 助滤　　D. 增加主药的稳定性

E. 提高澄明度

14. 热原污染途径包括（　）

A. 从溶剂中带入

B. 从原料中带入

C. 从容器、用具、管道和装置等带入

D. 制备过程中的污染

E. 从输液器具带入

15. 下列附加剂既能作抑菌剂又能作止痛剂的是（　）

A. 苯甲醇　B. 苯乙醇　C. 苯氧乙醇　D. 三氯叔丁醇　E. 乙醇

16. 注射剂中纯化水的制备方法有（　）

A. 离子交换法　B. 聚酰胺吸附法　C. 蒸馏法　D. 反渗透法　E. 酸碱法

17. 易水解的药物宜制成（　）

A. 水针剂

B. 大输液

C. 注射用无菌粉末

D. 混悬型注射剂

E. 乳浊型注射剂

二、综合问答题

1. 将下列处方配成注射液，写出其制备工艺流程，并说出各种成分的作用。

【处方】盐酸普鲁卡因 20g　氯化钠 4g　盐酸（0.1mol/L）适量　注射用水加至 1000ml

2. 配制 2% 的盐酸麻黄碱注射液 200ml，使成等渗，需加氯化钠多少克？如改用葡萄糖调等渗，应取多少克？（其中，1% 盐酸麻黄碱、1% 无水葡萄糖、1% 氯化钠的冰点降低值分别为 0.16℃、0.10℃、0.58℃）

书网融合……

重点回顾　微课 1　微课 2　习题

第十七章　外用膏剂生产技术

学习目标

知识目标：

1. **掌握**　软膏剂的生产技术。
2. **熟悉**　外用膏剂的特点与分类、外用膏剂的透皮吸收过程。
3. **了解**　膏药、贴膏剂、凝胶剂的生产技术。

技能目标：

能熟练完成软膏剂的制备。

素质目标：

培养学生职业素养、传承与创新中药传统制剂技艺；培养工匠精神。

导学情景

情景描述：李某，女，公司职员，29 岁，最近两个月一直出差，某天起床发现双下肢对称性红斑、丘疹、部分融合成片，瘙痒明显，心烦口渴、便干尿赤，舌暗红苔黄腻，脉弦滑数，李某向医生求助。

情景分析：李某因工作性质经常出差，工作压力大，作息不规律，免疫力低下，出现“湿疮”。医生为其开具清热凉血利湿方，外用 10% 黄柏溶液湿敷，并涂抹冰黄肤乐软膏。

讨论：湿疹常用药物中除了口服类的如苯海拉明、氯雷他定抗组胺类外，还有外用的药膏如氢化可的松软膏、莫匹罗星软膏以及冰黄肤乐软膏。你知道这些不同的软膏有何不同吗？

学前导语：冰黄肤乐软膏是一种纯中药经皮给药制剂。它是由中药冰片、黄芩、大黄、硫黄、姜黄、甘草、薄荷脑组成的，除了以上药物以外还要有基质帮助才能成膏，不同的基质不同的工艺可以做成不同类型的膏药。本章将介绍几种不同类型的中药外用膏剂的生产技术。

第一节　概　述

PPT

外用膏剂系指采用适宜的基质将药物制成专供外用的半固体或近似固体的一类剂型。

外用膏剂在我国使用历史悠久，最早在《黄帝内经》等古典医学著作中就有膏药的制备和治疗应用的记载。 微课

一、外用膏剂的特点与分类

（一）外用膏剂的特点

1. 药物经皮肤黏膜直接进入人体循环系统，避免了肝脏的首过效应。
2. 作为经皮给药系统制剂，避免了对胃肠道的刺激。
3. 药物释放速度缓慢，能维持恒定持久的释药速率，减少用药次数。
4. 携带、使用方便，可随时终止用药，使用安全。

5. 起局部保护、治疗作用或全身治疗作用。

（二）外用膏剂的分类

外用膏剂按基质及形态分，主要包括软膏剂和硬膏剂。其中硬膏剂包括膏药、贴膏剂。

二、外用膏剂的透皮吸收

（一）外用膏剂的透皮吸收过程

药物透皮吸收包括释放、穿透及吸收三个阶段。释放是指药物从基质中脱离并扩散到皮肤或黏膜表面；穿透是指药物通过表皮进入真皮、皮下组织，对局部起治疗作用；吸收则是药物透过皮肤或黏膜进入血管或淋巴管进而进入体循环而产生全身治疗作用。

（二）外用膏剂的透皮吸收途径

外用膏剂透皮吸收的途径有毛囊、完整的表皮角质层细胞间隙、皮脂腺和汗腺等。其中，完整表皮是透皮吸收的主要途径，毛囊、皮脂腺和汗腺在透皮吸收的初期起着重要的作用。

（三）影响透皮吸收的因素

1. 皮肤生理条件

（1）应用部位　不同部位皮肤的通透性不同，通透性从大到小顺序为耳廓后部、腹股沟、颅顶盖、脚背、前下臂、足底。

（2）皮肤健康状况　若皮肤屏障功能受损如皮肤患湿疹、烧伤等，药物吸收速度增大，疼痛、过敏等副作用发生的概率相应增高。皮肤角质层致密硬化，药物渗透性降低，如老年角化病等。

（3）皮肤的温度与湿度　皮肤的温、湿度增加，有利于药物的透皮吸收；反之，药物透皮吸收能力降低。

2. 药物性质

（1）药物的溶解性与油/水分配系数（$K_{O/W}$）　脂溶性药物比水溶性药物更易穿透皮肤。药物必须具有合适的油/水分配系数，即具有一定的油溶性和水溶性药物的穿透作用较理想。

（2）药物的相对分子质量　在吸收环节，药物的相对分子质量越大，则吸收越慢；分子量大于600时，则较难透皮吸收。

3. 基质的组成与性质

（1）基质的种类因素　即在软膏基质中，药物的吸收在乳剂型基质中最快，动物油脂基质次之，再次为植物油脂基质，烃类基质最差。

（2）基质的 pH 影响　若基质的 pH 有利于药物以分子形式存在，则有利于药物的吸收。增加皮肤水合作用的基质，也能增加药物的渗透性。

（3）基质对皮肤的水合作用　水合作用使皮肤的角质层细胞膨胀，有利于药物的透皮吸收。角质层含水量达50%时，渗透性增加5～10倍。油脂性基质封闭性强，利于皮肤的水合，W/O 次之，O/W 最差。

4. 其他因素　药物浓度、应用面积、应用次数、与皮肤接触的时间等与药物吸收的量成正比。

看一看

外用膏剂中的软膏与膏药在中国应用甚早。在《黄帝内经·灵枢·痈疽》篇中已有“疏砭之，涂以豕膏”的记载。汉代名医华佗在施用外科手术后，常习用“神膏”以促进伤口愈合。晋代葛洪所著《肘后备急要方》中有用豚脂、羊脂等与药料炼制膏剂的记载；晋代龚庆宜著的《刘涓子鬼遗方》和齐诸澄著的《褚氏遗书》中对皮肤科用药方面均有重要作用。

第二节　软膏剂生产技术

PPT

一、概述

（一）含义及分类

软膏剂系指药物、中药细粉、中药提取物与适宜基质混合制成的半固体外用制剂。2020 年版《中国药典》收载中药软膏 17 种，占收载成方制剂和单味制剂的 1.06%。

按基质不同分为油脂性基质软膏、乳剂型基质软膏和水溶性基质软膏，其中油脂性基质软膏常称为油膏，如紫草软膏；乳剂型基质软膏称为乳膏，如冰黄肤乐软膏；水溶性基质软膏，如苦参软膏。

根据原料药物在基质中分散状态，软膏剂分为溶液型软膏剂和混悬型软膏剂。溶液型软膏剂为原料药物溶解（或共熔）于基质或基质组分中制成的软膏剂；混悬型软膏剂为原料药物细粉均匀分散于基质中制成的软膏剂。

（二）软膏剂的特点

软膏剂既可发挥局部作用，如保护创面、润滑皮肤、局部治疗，多用于慢性疾病；又可透皮吸收，产生全身作用；禁用于急性皮肤疾患。

（三）软膏剂的基质

基质不仅是软膏剂的赋形剂，同时也是药物的载体，其质量直接影响软膏剂的质量及药物的释放、吸收等。

基质的要求：①应均匀、细腻；②涂于皮肤或黏膜上应无刺激性；③性质稳定，能与多种药物配伍，不发生配伍禁忌；④不妨碍皮肤的正常功能，有利于药物的释放吸收；⑤有吸水性，能吸收分泌物；⑥易清洗，不污染衣物。

软膏剂的基质主要有油脂性基质、乳剂型基质和水溶性基质。

1. 常用的油脂性基质种类　见表 17－1。

表 17－1　常用的油脂性基质种类

种类	常用品种	性能特点	应用
油脂类	豚脂、植物油	稳定性不及烃类，贮存过程中易发生分解、氧化、酸败	常与熔点较高的蜡类基质溶合而得到适宜稠度的基质
类脂类	羊毛脂	熔点为 26 ~ 42℃，吸水性好，性质与皮肤相近，能促进药物的透皮吸收，黏性大	常与凡士林合用，能改善凡士林吸水性与渗透性能
	蜂蜡	有黄白之分，后者由前者漂白而得，熔点 62 ~ 67℃，不易酸败，熔点 147 ~ 150℃	主要增加软膏剂基质的稠度
	胆固醇		增加基质的吸水能力
	硅酮（硅油）	化学性质稳定，对皮肤无毒性和刺激性，润滑作用良好且易于涂布	常与其他油脂性基质合用制成防护性基质，也可制成乳剂型基质
烃类	凡士林	熔点 38 ~ 60℃，化学性质稳定，能与多数药物配伍，油腻性大，吸水性差	特别适用于遇水不稳定的药物，不适于急性具有多量渗出液的患处
	石蜡	无臭、无味、半透明、无色或白色固体，熔点 50 ~ 65℃，化学性质稳定	主要用于调节软膏剂的稠度
	液体石蜡	透明、无色、黏性油状液体，与多数脂肪油及挥发油均能任意混合	用于调节软膏剂的稠度，或用于研磨饮片粉末，利于与基质混合

2. 乳剂型基质　乳剂型基质由油相、水相及乳化剂三部分组成，有水包油型和油包水型两类，如表 17－2 所示。

表 17－2　乳剂型基质类型

类别	形态	特点
水包油型	半固体	雪花膏状，含水量较大，能与水混合，无油腻性易清洗
油包水型	近似固体	冷霜状，能吸收水，不能与水混合，油腻性较大，不易清洗

3. 水溶性基质　水溶性基质一般为天然或合成的高分子水溶性物质，如表 17－3 所示。

表 17－3　水溶性基质

类别	常用品种	特点
纤维素衍生物	甲基纤维素、羧甲基纤维素钠等	在冷、热水中均溶解，浓度高时呈凝胶状
聚乙二醇	适当比例相对分子质量在 300～6000 的聚乙二醇相互配合	与苯甲酸、鞣酸、苯酚等混合可使基质过度软化，可降低酚类防腐剂的防腐能力，长期使用可致皮肤干燥
卡波姆（卡波普）	黏度不同而有多种规格	尤其适于脂溢性皮炎，也是液体药剂良好的助悬剂、增稠剂和辅助乳化剂
其他	海藻酸钠 甘油明胶 皂土	溶于水可作软膏剂基质，常用浓度 2.5%，pH 4.5～10 之间较稳定 遇热后易于涂布，涂后能形成一层保护膜 在 8～10 倍水中能膨胀成为胶冻，加水量不同可形成黏度不同的品种，用于制作糊剂、药用牙膏等，常加入甘油作保湿剂，凡士林作软化剂，以防止失水干燥

二、生产技术

软膏剂在生产时，可采用研合法、熔合法、乳化法三种方法制备。溶液型或混悬型软膏剂多采用研合法或熔合法，乳膏剂则采用乳化法。

（一）软膏剂制备的工艺流程

一般软膏剂的生产工艺流程见图 17－1。

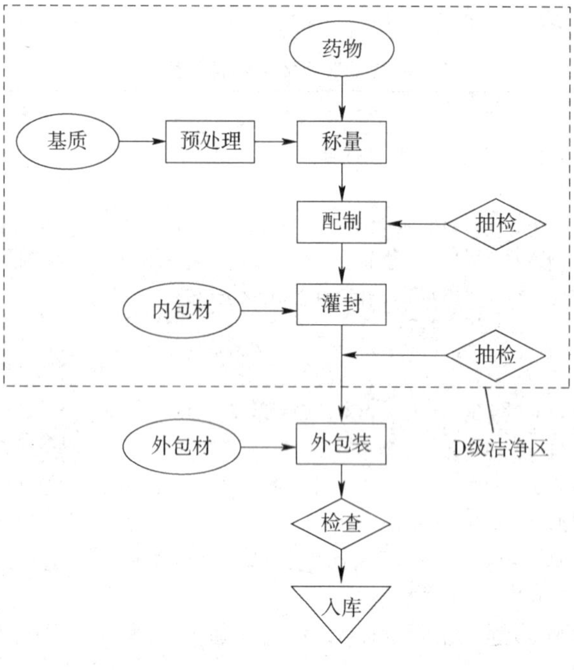

图 17－1　软膏剂生产工艺流程图

（二）基质的处理

1. 油脂性基质 应先加热熔融，趁热用多层织物滤材或 120 目钢丝网过滤除杂，为除去基质中的部分水分和细菌，一般采用干热灭菌法灭菌，即将基质加热至 150℃，灭菌 1 小时，灭菌加热忌用直火，多用夹层蒸汽锅加热。

2. 水溶性基质 应先溶胀研磨均匀或溶解制成溶液或制成胶冻后使用。

（三）药物的处理

1. 可溶性药物 水溶性药物与水溶性基质混合时，可直接将药物水溶液加入基质中；与油脂性基质混合时，一般应先用少量水溶解药物，以羊毛脂吸收，再与其余基质混匀；油溶性药物可直接溶解在熔化的油脂性基质中。

2. 不溶性固体药物 应先制成细粉、极细粉或微粉，先与少量基质研匀，再逐渐递加其余基质并研匀，或将药物细粉加到不断搅拌下的熔融基质中，继续搅拌至冷凝。

3. 中药提取液 可浓缩至稠浸膏，再与基质混合。

4. 共熔成分 如樟脑、薄荷脑、麝香草酚等并存时，可先研磨使其共熔后，再与冷至 40℃左右的基质混匀。

5. 挥发性或热敏性药物 应在熔融基质降温至 40℃左右时，再与药物混合均匀。

6. 植物油提取药材 根据药材性质以植物油为溶剂加热提取，去渣后再与其他基质混匀；或用油与基质的混合液共同加热提取，去渣后冷凝即得。应注意油提取时的温度、时间以及药材加入顺序。

（四）制备方法

1. 研合法 是在常温下，直接与药物研匀的方法，即将药物细粉用少量基质研匀或用适宜液体研磨成细糊状，再递加其余基质研匀的制备方法。生产用软膏板，小量用乳钵，大量用电动研钵。

基质为油脂性半固体时可用此法，可与药物直接研匀；或药物为不溶性及少量制备时；也适用于不耐热的药物制备软膏。

2. 熔合法 是将基质加热熔化，再将药物分次逐渐加入，边加边搅拌，直至冷凝的制备方法。适合于油脂性基质且熔点不同、常温下不能混合者。

制备时将熔点高的基质先加热熔化，再加入熔点低的基质融合，然后加入药物，不断搅拌，直至冷凝。具体操作：将熔点高的物质（如蜂蜡、石蜡等）熔化，再加入熔点低的物质（如羊毛脂等），最后加入液体部分；将药物加入已熔化混匀的基质时，不断搅拌直至冷凝，得到均匀光滑的成品。

注意冷却速度不宜过快，以防止高熔点成分呈块状析出。当基质和药物混合均匀并冷凝成膏状后应停止搅拌，以防止带入过多气泡；如有挥发性成分应待基质冷到 40℃左右时加入。

此为目前普遍使用的制软膏方法，常用电动搅拌机混合，如果不够细腻，还可通过三滚筒软膏研磨机进一步研磨达到一定的细度，使其均匀、无颗粒感。

3. 乳化法（专用于制备乳膏） 操作时将油溶性组分（油相）混合加热熔融；另将水溶性组分（水相）加热至与油相相同温度（约 80℃）时，两相等温混合，不断搅拌，直至冷凝。大批量生产多用真空均质制膏机或真空乳化搅拌机组。

（五）眼膏剂、眼用乳膏、眼用凝胶的制备

眼膏剂系指由原料药物与适宜基质均匀混合，制成溶液型或混悬型膏状的无菌眼用半固体制剂。

眼用乳膏剂系指由原料药物与适宜基质均匀混合，制成乳膏状的无菌眼用半固体制剂。

眼用凝胶剂系指原料药物与适宜辅料制成的凝胶状无菌眼用半固体制剂。

眼用半固体制剂属于无菌制剂，基质与药物必须纯净、无菌，必要时可加抑菌剂，药物细粉要求细腻（过九号筛），其制备方法同软膏剂。

三、常用设备

（一）三滚筒软膏研磨机

1. 结构 其结构如图 17－2 所示。三滚筒软膏研磨机主要由三个水平方向且平行设置的滚筒和传动装置、加料斗、电动装置等组成。

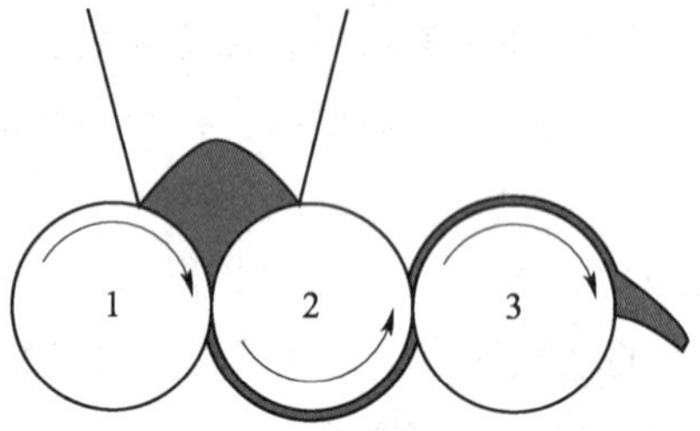

图 17－2 三滚筒软膏研磨机滚筒旋转方向示意图

2. 研磨过程 在第一与第二滚筒上装有加料斗，两边两个滚筒之间以及与中间一个滚筒之间的距离可以调整，三个滚筒的转动速度不同。操作时将物料装入加料斗中，开动后滚筒转动，转动较慢的滚筒上的物料能被速度较快的中间滚筒带过来，接着被转速更快的滚筒卷过去，然后经过刮板转入接受器中，由于滚筒的转速不同，软膏受到两个滚筒的碾压和研磨，从而使基质与药物混合均匀。

（二）真空乳化搅拌机

1. 结构 其结构如图 17－3 所示。

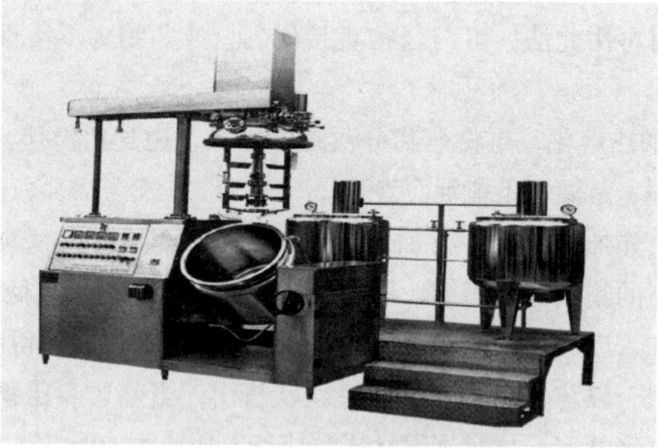

图 17－3 TZGZ 系列真空乳化搅拌机

2. 混合过程 真空乳化搅拌机由主机架、油水锅、均质搅拌锅、均质搅拌机构、升降旋转倾倒机构、真空系统、电控系统等组成。物料在均质搅拌锅内通过聚四氟乙烯刮板不断产生新界面，经过框式搅拌器的剪切、压缩、折叠使其搅拌、混合而向下流往锅体下方的均质器处，物料再经过高速旋转的转子与定子之间所产生的强力剪切、冲击、乱流等过程，物料在剪切缝中被切割成 200nm～2μm 的微粒。

（三）灌封及包装设备

企业大量生产时可使用机械灌封，如采用软膏自动灌封机（图 17－4）。

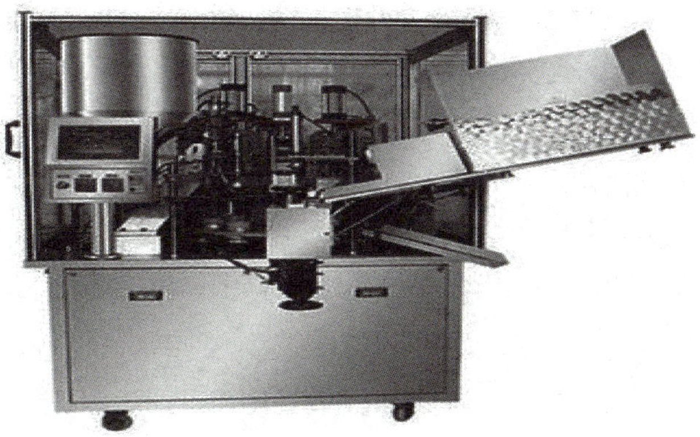

图 17－4　软膏剂自动罐封机

四、软膏剂生产与质量控制

软膏自动灌封机的工作过程包括自动上管、识标定位、软膏罐装、压合封尾、批号日期打印、切尾和成品排出等过程。

软膏剂的包装容器要满足使用方便、不易污染，有利于软膏的稳定等要求。多采用锡管、铝管、塑料管等作为内包装材料，也可以用塑料盒、金属盒或广口玻璃瓶，大量生产多用锡管、铝管或塑料管。软膏剂应避光密闭贮存，贮存温度宜在25℃以下且不得冷冻。

软膏剂的制备应符合GMP相关洁净级别的要求，一般供表皮外用软膏剂的配制、灌封操作室洁净度要求D级，除直肠用药外的腔道用软膏剂生产需在C级洁净区进行，用于深部组织创伤的软膏剂制备的暴露工序操作室洁净度要求不低于B级洁净区要求。

药爱生命

大国工匠，缔造中医药的新文明：岳顺津是天津×××药业有限公司公认的外用药制药能手，“医者仁心、药者良心”。工作三十余年来，他始终按照师傅的要求精益求精、一丝不苟地做事。无论在哪个岗位，只要手到必定眼到、心到，这种“问题不放过”的工作习惯，始终如一，并潜移默化地影响着他身边的人。在接受记者采访时岳顺津说，“取自大自然的中药材需要采用传统工艺炮制方可入药，比如京万红软膏的提取程序就是个细致活，难在火候的把握，全凭技术把握品质。不及则功效不足，太过则药性反失。我希望把中医药文化传承下去，把师傅的教诲传递给下一代：坚持做不欺心的药。”

练一练17－1

下列不是水溶性软膏基质的是（　）

A. 甘油明胶　　B. 聚乙二醇　　C. 卡波普

D. 羊毛脂　　E. 纤维素衍生物

答案解析

第三节　膏药生产技术

PPT

一、概述

（一）膏药的含义

膏药系指饮片、食用植物油与红丹（铅丹）或官粉（铅粉）炼制成膏料，摊涂于裱背材料上制成的供皮肤贴敷的外用制剂。前者称为黑膏药，后者称为白膏药。黑膏药较为常用。

中药膏药外治可用于消肿、拔毒、生肌，主治肌肤红肿、痈疽、疮疡等症。

（二）膏药的特点

膏药呈油润固体，贴敷于患处或者经络穴位前需烘软。可以发挥局部作用，如拔毒生肌、收口、消肿止痛等；也可以经透皮吸收达到内治的目的，弥补内服药的药力不足问题，治疗跌打损伤、风湿痹痛等；基质多为高级脂肪酸的铅盐，含有一定的重金属离子，使用具有一定的局限性。

（三）膏药基质的组成

膏药的基质原料主要是植物油和红丹或官粉。植物油中质量最好的是麻油，其次为豆油、花生油；红丹又称章丹、铅丹，以橘红色非结晶粉末状态存在，主要成分为四氧化三铅（含量95%以上）。官粉又称官粉、铅丹，以白色粉末存在，主要成分为碱式碳酸铅。

二、生产技术

（一）黑膏药的生产技术

黑膏药是指药物、植物油与红丹炼制而成的外用制剂，是中药膏药中最常用的一类，其基质为植物油与红丹经高温炼制而成的铅硬膏。黑膏药一般为黑褐色坚韧固体，用前须烘热软化后贴于皮肤上。2020年版《中国药典》收载中药软膏19种，占收载成方制剂和单味制剂的1.18%。

1. 黑膏药的常用原辅料及处理

（1）植物油　一般为食用植物油，要求质地纯净、沸点低、熬炼时泡沫少、制成品软化点及黏着力适当。以麻油为最好，其制成品外观光润，棉籽油、豆油、菜油、花生油等亦可应用，但制备时较易产生泡沫，应及时除去。

（2）红丹　又称章丹、铅丹、黄丹、东丹、陶丹，为橘红色非结晶性粉末，质重，主要成分为四氧化三铅（Pb_3O_4），含量要求在95%以上，并应充分干燥。如不够干燥，则下丹时容易相互聚集成颗粒沉于锅底，不易与油充分反应，从而影响膏药成品质量。所以在使用前应炒去水分，过80～100目筛，使其成为松散细粉。

（3）药料处理　生产时应选择经炮制合格的药物，按药材性质做相应的处理。

①粗料的提取　处方中药材除去易挥发性药物、矿物类、树脂类及贵重药材外，均称为“粗料”。操作时先将粗料药进行挑选除杂，捣碎或切成小段，与油共同加热，提取药材中有效成分，除去药渣，备用。

②细料的掺合　处方中的挥发性药物、矿物类、树脂类及贵重药材等统称为“细料”，如麝香、冰片、樟脑、轻粉、雄黄、朱砂、血竭、乳香、没药、丁香、沉香、肉桂等，应先研成细粉，在摊涂前加入到于70℃左右加热熔化的药膏中，混合均匀，按规定量摊涂于裱背材料上。

2. 黑膏药的制备　首先用植物油炸取药料，去渣后在高温下与红丹炼制成铅硬膏。其制备工艺流程见图17－5。

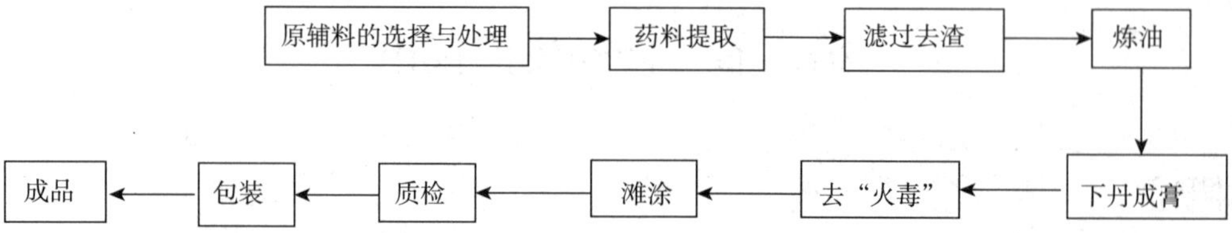

图17－5　黑膏药生产工艺流程图

（1）药料提取　药材应适当碎断，按各品种项下规定的方法加食用植物油加热提取，又称“炸料”。一般炸至枯黄（油温控制在200～220℃）后，捞出药渣，即得药油。其中质地轻泡不耐油炸的，如花、草、叶、皮等药材，待其他药材炸至枯黄后加入。含挥发性成分的药材、矿物药以及贵重药应研成细粉，于摊涂前加入，温度应不超过70℃。

（2）炼油　去渣后的药油于300℃左右继续加热熬炼，使油脂在高温条件下氧化、聚合、增稠，以炼至“滴水成珠”为度。炼油程度至关重要，过“老”则膏药松脆，黏着力小，贴用时易脱落；太“嫩”则膏药质软，贴后容易移动，且黏着力强，不易剥离。

炼油时，当油温达到320℃时，有大量刺激性浓烟产生，应注意通风，并控制温度以防着火燃烧。工业生产多用装有搅拌、排烟设备的炼油锅进行。

（3）下丹成膏　在炼成的油液中加入红丹，使反应生成高级脂肪酸铅盐，并促进油脂进一步氧化、聚合、增稠而成膏状。控制在270℃以上的高温下，缓缓加红丹于炼油中，边加边搅，使油、丹充分化合成为黑褐色的稠厚液体。油、丹皂化为放热反应，温度高达300℃以上，应控制好下丹速度，并注意通风、防火。油丹用量比一般为500∶（150～200）（冬少夏多）。为了检查膏药的老嫩程度，可取少量样品滴于水中，数秒钟后取出，如粘手，撕之带丝不易断时表示过嫩，应继续加热，或补加铅丹后加热；若撕之显脆表示过老，可添加适量炼油或掺入适量较嫩膏料调整。当膏不粘手，稠度适当，即示膏药已制成。膏药也可用软化点测定仪来判断其老嫩程度。

（4）去“火毒”　因在熬炼过程中油在高温条件下会氧化分解为有刺激性的低级分解产物如醛、酮、低级脂肪酸等，若膏药直接应用于皮肤，会对局部产生一定的刺激性，轻则出现瘙痒、红斑，重则产生发泡、溃疡，这种产生刺激的因素俗称“火毒”。因此须用喷水浸渍、水浸等方法去除“火毒”。

①喷水浸渍法去火毒操作　将下丹后的膏药锅撤离火源，稍置片刻，用小喷雾器向锅内喷水，会有青烟冒出并伴随着“嘶嘶”爆烈声，如此反复多次，直至不再有青烟冒出后，再用水将锅反复冲淋至冷，再将膏药制成坨置于清水中浸渍5天，每天换水1次。

②水浸法去火毒操作　将炼好的膏药以细流状倒入冷水中，不断搅拌，待膏体冷却凝结后取出，反复捏压，挤出内部水分，制成团块，于冷水中浸泡7天左右，每天换水一次，以去“火毒”。目前大多数医院制备黑膏药多用水浸法去“火毒”。

现代发展出新式去“火毒”的方法有酒精法、白蜡法。①酒精法是利用酒精溶解黑膏药生产中产生的低级分解产物酮、醛、低级脂肪酸等物质而去除“火毒”的一种方法。将熬炼好的黑膏药缓缓倾注入冷水中并不停搅拌，等黑膏药冷却凝结后撕成小块，将膏药小块投入50%的酒精内浸泡24小时。②白蜡法是利用白蜡溶解及包裹黑膏药生产中产生的低级分解产物酮、醛、低级脂肪酸等物质而去除“火毒”的方法。

（5）摊涂　取膏药团块置适宜的容器中，文火或水浴上热熔，60～70℃保温，加入必要的细料药搅拌均匀，用竹签蘸取规定量，摊涂于纸或布等裱背材料（皮革、布、多层韧皮纸）上，折合后包装，即得，置阴凉处贮藏。

（二）白膏药的生产技术

白膏药为植物油与官粉（主要成分为碱式碳酸铅）加热炼制而成，成品比黑膏药色浅明亮，故称白膏药。

其制法中的提取、炼油步骤，与黑膏药相同，但在下丹时需将油冷至100℃左右缓缓加入官粉。官粉的氧化作用不如铅丹剧烈，有部分过量的官粉未曾皂化或分解。官粉的用量较铅丹多，其与油的重量比约为1∶1～1∶1.5。加入官粉后须搅拌，用文火徐徐加热，并不断搅拌撩油。观察当油与官粉反应至紫酱色时迅速倒入冷水中，冷凝收膏，成品为黄白色。制成小型纸膏药，贴于疮疖处。白膏药软化点比黑膏药低，稍热即可熔化。刺激性也比黑膏药小，贴敷皮肤后几无刺激性。白膏药一般不需经长时间的去火毒处理，即可烊化摊涂。

三、常用设备

膏药的生产用敞口式炼药炉，因高温且产生有毒气体，很少大生产，只在医院制剂中少量使用。

四、膏药生产与质量控制

（一）生产过程质量控制

1. 膏药生产的车间要求通风效果良好，要有一定的防火设施。

2. 饮片应适当碎断，按各品种项下规定的方法加食用植物油炸枯；质地松泡不耐油炸的饮片，宜待其他饮片炸至枯黄后再加入。含挥发性成分的饮片、矿物药及贵重细料药应粉碎成细粉，于摊涂前加入，温度应不超过70℃。

3. 制备用红丹、官粉均应干燥，无吸潮结块。

4. 炸过药的油炼至“滴水成珠”，加入红丹或官粉，搅拌使充分混合，喷淋清水，膏药成坨，置清水中浸渍。

（二）膏药的质量评定

按照《中国药典》2020年版一部对膏药质量检查有关规定，膏药需要进行如下方面的质量检查。

1. 外观性状 膏药的膏体应油润细腻、光亮、老嫩适度、摊涂均匀、无飞边缺口，加温后能粘贴于皮肤上且不脱落不移动。黑膏药应乌黑、无红斑；白膏药应无白点。

2. 重量差异 取供试品5张，分别称定每张总重量；剪取单位面积（cm^2）的裱褙，称定重量，换算出裱褙重量，总重量减去裱褙重量，即为膏药重量，与标示重量相比较，应符合表17－4的规定。

表17－4 膏药的重量差异限度

标示重量	重量差异限度
3g或3g以下	±10%
3g以上～12g	+7%
12g以上～30g	+6%
30g以上	±5%

3. 软化点 根据《中国药典》2020年版中膏药软化点测定法（通则2102）测定，应符合各品种项下的有关规定。

练一练17-2

红丹的主要成分是（　）

A. 四氧化三铁　　B. 四氧化三铅

C. 氧化铁　　D. 五氧化二磷

E. 氧化铅

答案解析

想一想

讨论：黑膏药的制备操作中，应该有哪些安全防护？

答案解析

第四节　贴膏剂生产技术

PPT

一、概述

（一）含义

贴膏剂系指将原料药物与适宜的基质制成膏状物，涂布于背衬材料上供皮肤贴敷，可产生全身性或局部作用的一种薄片状柔性制剂。

（二）分类

贴膏剂包括凝胶贴膏（原巴布膏剂或凝胶膏剂）和橡胶贴膏（原橡胶膏剂）。

1. 凝胶贴膏　系指原料药物与适宜的亲水性基质混匀后涂布于背衬材料上制成的贴膏剂。常用基质有聚丙烯酸钠、羧甲纤维素钠、明胶、甘油和微粉硅胶等。

凝胶贴膏保湿性强，刺激性、过敏性小，药物释放性良好，能提高皮肤的水合作用，有利于药物的透皮吸收，载药量大，尤其适用于中药浸膏，使用方便，不污染衣物，可反复揭贴，随时终止给药，用药安全。

2. 橡胶贴膏　系指原料药物与橡胶等基质混匀后涂布于背衬材料上制成的贴膏剂。橡胶贴膏黏着力很强，可直接粘贴于皮肤上，无需加热软化，使用方便，不污染皮肤、衣物，携带、运输、贮存方便；不足之处是膏层较薄，载药量少，药效维持时间较短。

二、生产技术

（一）凝胶贴膏生产技术

1. 凝胶贴膏的组成

（1）背衬层　为基质的载体，一般用无纺布、人造棉等。

（2）防黏层　用于保护膏体，常选用聚丙烯及聚乙烯薄膜、聚酯薄膜及玻璃纸等。

（3）膏体　为凝胶贴膏的主要部分，由基质和药物组成。基质主要包括以下几个部分：黏合剂（海藻酸钠、西黄芪胶、明胶、甲或乙基纤维素、聚乙烯醇等）、保湿剂（聚乙二醇、山梨醇、甘油、丙二醇等）、填充剂（微粉硅胶、二氧化钛、碳酸钙高岭土、氧化锌等）、渗透促进剂（二甲基亚砜、氮酮、尿素等）。膏体应有适当黏性，能与皮肤紧密接触而发挥治疗作用。

2. 凝胶贴膏的制备　凝胶贴膏的一般制备方法是：将高分子物质胶溶，按一定顺序加入黏合剂等其他附加剂，制成均匀基质后，再与药物混匀，涂布，压合防黏层，分割，包装，即得。

（1）药物前处理与加入方法　①药物一般在水溶性高分子黏着剂和其他填充剂、保湿剂及表面活性剂等原料混合匀浆后，温度降至60℃以下时加入。②促渗透剂及芳香挥发性药物一般在形成膏体后最后加入。

（2）搅拌炼合温度　一般以50℃为宜。温度太高，会使膏体黏性下降。

（二）橡胶贴膏生产技术

1. 橡胶贴膏的组成 橡胶贴膏一般由裱背材料、膏面覆盖物、膏料层组成。

（1）裱背材料 又称底材，是胶质的支持体，它与橡胶硬膏的质量有着密切的关系，一般用漂白细布，也有用塑料薄膜、多孔纸、无纺布等。

（2）膏面覆盖物 又称保护层，主要起防止胶层氧化降解，阻止挥发性药物挥散的作用，它对胶层的黏着力必须远小于底材对胶层的黏着力，同时应为化学惰性，不影响胶层的任何性能，可用硬质纱布、玻璃纸或聚乙烯薄膜，防止挥发性成分散失、避免膏片粘连。

（3）膏料层 是膏药的主要部分，由弹性体、黏着剂、治疗药物及其他辅助成分组成。主要由基质（橡胶）、辅料（增黏剂、填充剂、软化剂）和药物组成。

2. 橡胶贴膏的制备

（1）生产工艺流程 药料提取→制备胶浆→涂布膏料→回收溶剂→切割、加衬→包装→成品。

（2）制备方法 有热压法和溶剂法两种。

①热压法 生橡胶洗净，在50～60℃干燥或晾干，切成块状，在炼胶机中塑炼成网状薄片，加入油脂性药物，待充分溶胀后再加入其他药物和增稠剂、软化剂、填充剂等，炼压均匀，置烘箱加热保温，于80℃进行涂膏，切割，盖衬，包装，即得。

②溶剂法 将生橡胶洗净，在50～60℃加热干燥或晾干，切成适宜大小的条块，在炼胶机中塑炼成网状薄片，消除静电18～24小时后，浸入适量的溶剂汽油中，浸泡至充分溶胀或成凝胶状，移入打浆机内搅匀3～4小时，依次加入增稠剂、软化剂、填充剂等基质，再加入药物或药材提取物，不断继续搅拌约4小时，待已成均匀膏浆时，过七号筛即得膏料，将膏料涂于裱褙材料上，回收汽油，盖衬，切割，包装，即得。

三、常用设备

大生产中常用设备有热熔胶涂布机（图17－6）等，以无纺布、棉布等为基材，以热熔胶为原材料，通过反应釜（图17－7）加入药粉或药剂加热搅拌，通过高压计量胶泵向模具供胶，进行涂布，复合成膏药贴。全自动膏药滩涂成型机（图17－8）也较为常见。

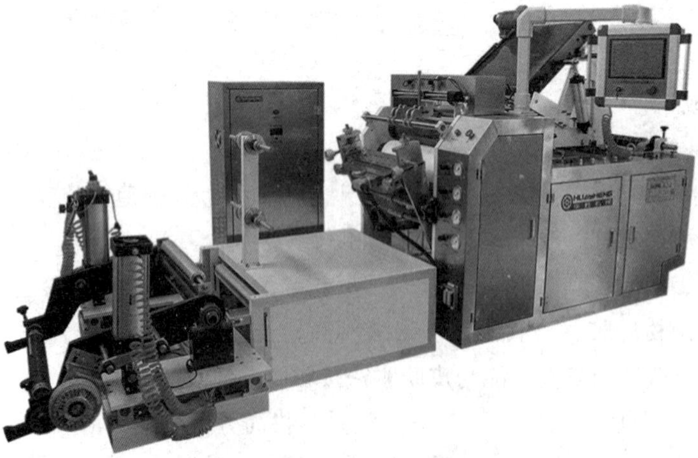

图17－6 热熔胶涂布机

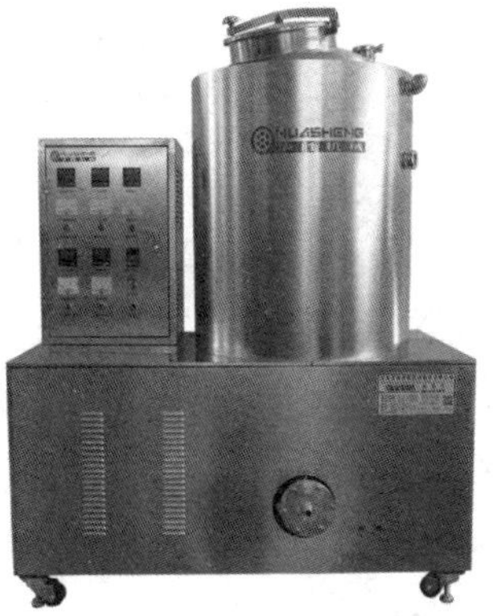

图 17－7　反应釜

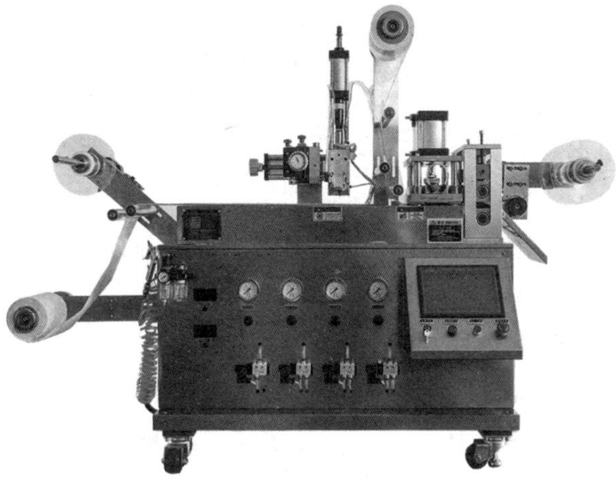

图 17－8　全自动膏药摊涂成型机

练一练17-3

下列辅料中，哪一个在橡胶膏剂基质中可以起到软化剂的作用（　）

A. 橡胶　　B. 凡士林

C. 氧化锌　　D. 甘油

E. 松香

答案解析

四、贴膏剂生产与质量控制

（一）生产过程质量控制

1. 药物应按所含成分性质分别提取，固体药物须先粉碎并溶于适宜溶剂中；药物在基质混合均匀后，温度低于60℃时加入。若药料仅为水提液，则可用来溶胀、溶解明胶。

2. 膏料的搅拌速度不宜太快，也不宜太慢，应适中；搅拌炼合时间要合适。

3. 生橡胶干燥的温度，一般在50～60℃温度条件下干燥或晾干。

4. 搅拌炼合温度，一般以50℃为宜，温度太高，易使膏体黏性下降。

5. 贴膏剂必要时可加入乳化剂、表面活性剂、保湿剂、防腐剂或抗氧剂等。

6. 注意各基质组分的添加顺序。

7. 采用乙醇等溶剂应在标签中注明过敏者慎用。

（二）贴膏剂的质量评定

按照《中国药典》2020年版四部对贴膏剂质量检查有关规定，贴膏剂需进行如下方面的质量检查。

1. 外观性状　膏料应涂布均匀，膏面应光洁，色泽一致，无脱膏、失黏现象；背衬面应平整、洁净，无漏膏现象。

2. 残留溶剂　制备时涂布中若使用有机溶剂的，必要时应检查残留溶剂。

3. 含膏量　橡胶贴膏照第一法检查，凝胶贴膏照第二法检查。

第一法：取供试品2片（每片面积大于35cm^{2}的应切取35cm^2），除去盖衬，精密称定，置于有盖玻璃容器中，加适量有机溶剂（如三氯甲烷、乙醚等）浸渍，并时时振摇，待背衬与膏料分离后，将背衬取出，用上述溶剂洗涤至背衬无残附膏料，挥去溶剂，在105℃干燥30分钟，移至干燥器中，冷却30分钟，精密称定，减失重量即为膏重，按标示面积换算成100cm^{2}的含膏量，应符合各品种项下的规定。

第二法：取供试品 1 片，除去盖衬，精密称定，置烧杯中，加适量水，加热煮沸至背衬与膏料分离后，将背衬取出，用水洗涤至背衬无残留膏体，晾干，在 105℃干燥 30 分钟，移至干燥器中，冷却 30 分钟，精密称定，减失重量即为膏重，按标示面积换算成 $100cm^2$ 的含膏量，应符合各品种项下的规定。

4. 耐热性 橡胶贴膏除另有规定外，取供试品 2 片，除去盖衬，60℃加热 2 小时，放冷，膏背面应无渗油现象；膏面应有光泽，用手触试膏面应仍有黏性。

5. 赋形性 取凝胶贴膏供试品 1 片，置 37℃、相对湿度 64% 的恒温恒湿箱中 30 分钟，取出，用夹子将供试品固定在一平整钢板上，钢板与水平面的倾斜角为 60°，放置 24 小时，膏面应无流淌现象。

6. 黏附力 除另有规定外，凝胶贴膏照黏附力测定法（通则 0952 第一法）测定，橡胶贴膏照黏附力测定法（通则 0952 第二法）测定，均应符合各品种项下的有关规定。

7. 含量均匀度 除另有规定外，凝胶贴膏（除来源于动、植物多组分且难以建立测定方法的凝胶贴膏外）照含量均匀度检查法（通则 0941）测定，应符合规定。

8. 微生物限度 除另有规定外，照非无菌产品微生物限度检查：微生物计数法（通则 1105）和控制菌检查法（通则 1106）及非无菌药品微生物限度标准（通则 1107）检查，凝胶贴膏应符合规定，橡胶贴膏每 $10cm^2$ 不得检出金黄色葡萄球菌和铜绿假单胞菌。

第五节 凝胶剂生产技术

PPT

一、概述

（一）含义

凝胶剂系指原料药物与能形成凝胶的辅料制成的具凝胶特性的稠厚液体或半固体制剂。除另有规定外，凝胶剂限局部用于皮肤及体腔，如鼻腔、阴道和直肠等。

（二）特点

凝胶剂与贴膏剂相比较具有载药量大、黏附性好、保湿性与皮肤相溶性良好、剂量准确、吸收面积恒定、药效持久、释放穿透力强、不易过敏、稳定性好、制备简单、使用方便、易于清洗等优点。

（三）分类

凝胶剂按分散系统不同可分为单相凝胶和双相凝胶。

1. 单相凝胶 按照基质性质，单相凝胶分水性凝胶与油性凝胶。水性凝胶临床最常用，其基质一般由水、甘油或丙二醇与纤维素衍生物、卡波姆和海藻酸盐、西黄芪胶、明胶、淀粉等构成。水溶性凝胶包括凝胶剂和胶浆剂，如由高分子基质如西黄芪胶制成的凝胶剂为胶浆剂；油性凝胶基质由液体石蜡与聚乙烯或脂肪油与胶体硅或铝皂、锌皂等构成。

2. 双相凝胶 按溶解状态不同又分为乳状液型凝胶剂（又称为乳胶剂）和混悬型凝胶。小分子无机原料药物如氢氧化铝凝胶剂是由分散的药物小粒子以网状结构存在于液体中，属两相分散系统，也称混悬型凝胶剂。混悬型凝胶剂可有触变性，即静止时形成半固体而搅拌或振摇时成为液体。

二、生产技术

水性凝胶剂的一般制备方法分两种情况：①药物为水溶性，先将药物用一定量的水或甘油进行溶解，必要时加热，然后将处方中其余组分按基质配制要求制成水凝胶基质，再将两者混合加水调至所需量即可；②不溶于水的药物，可先将药物用少量的水或甘油研磨均匀再混入水凝胶基质中搅拌均匀即得。

临床上应用较多的是水性凝胶剂。水性凝胶基质大多在水中溶胀成水性凝胶而不溶解，这类基质的特点是释放药物较快，不油腻、易洗除、易涂布，对皮肤及黏膜无刺激性，能吸收组织渗出液，不妨碍皮肤正常功能。但润滑性较差，易失水和霉败，常需加入保湿剂和防腐剂。

三、常用设备

水凝胶剂大生产常用设备有凝胶真空搅拌机，如图 17－9 所示，凝胶贴膏涂布机如图 17－10 所示。

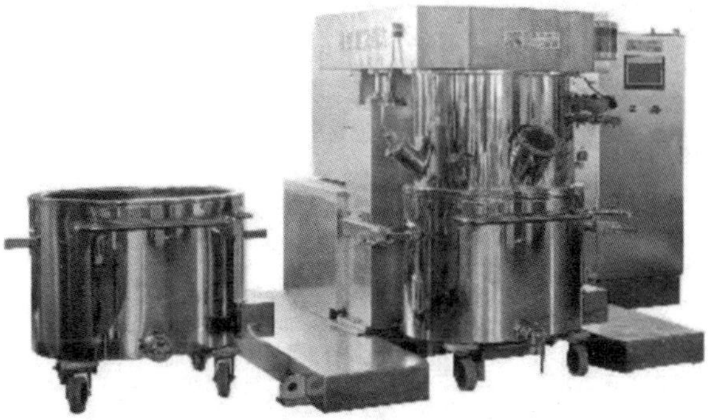

图 17－9　凝胶真空搅拌机

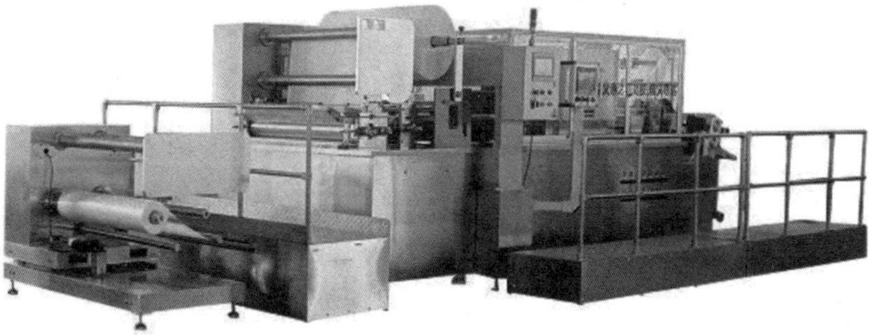

图 17－10　凝胶贴膏涂布机

四、凝胶剂生产与质量控制

（一）生产过程质量控制

1. 药物应按照处方中所含成分性质分别提取，固体药物须先粉碎并溶于适宜溶剂中；药物在基质混合均匀后且温度低于 60℃时加入。若药料仅为水提液，则可用来溶胀、溶解明胶。

2. 药物与基质混合搅拌速度不宜太快，也不宜太慢，应适中；搅拌炼合时间要合适。

3. 凝胶剂用于烧伤治疗如为非无菌制剂的，应在标签上标明“非无菌制剂”；产品说明书中应注明“本品为非无菌制剂”，同时在适应证下应明确“用于程度较轻的烧伤（Ⅰ°或浅Ⅱ°）”；注意事项下规定“应遵医嘱使用”。

（二）凝胶剂的质量评定

根据《中国药典》2020 年版四部，除另有规定外，凝胶剂应进行以下检查。

1. 凝胶剂应均匀、细腻，在常温时保持凝胶状，不干涸或液化。

2. 粒度，除另有规定外，混悬型凝胶剂照下述方法检查，应符合规定。

检查法　取适量供试品，放在载玻片上，涂成薄层，薄层面积相当于盖玻片面积，共涂3片，照粒度和粒度分布测定法（通则0982第一法）测定，均不得检出大于180μm的粒子。

3. 装量　照《中国药典》2020年版四部最低装量检查法（通则0942）检查，应符合规定。

4. 无菌　除另有规定外，用于烧伤［除程度较轻的烧伤（Ⅰ°或浅Ⅱ°）］或严重创伤的凝胶剂，照无菌检查法（通则1101）检查，应符合规定。

5. 微生物限度　除另有规定外，照非无菌产品微生物限度检查：微生物计数法（通则1105）和控制菌检查法（通则1106）及非无菌药品微生物限度标准（通则1107）检查，应符合规定。

6. pH　凝胶剂一般应检查pH。

除另有规定外，凝胶剂应置于避光密闭容器中，于25℃以下的阴凉处贮存，应防止结冰。

练一练17-4

下列除哪项外均为贴膏剂质量评定的内容（　）

A. 含膏量　　B. 耐热性

C. 赋形性　　D. 黏附力

E. 粒度

答案解析

实训项目十五　软膏剂的制备

一、实训目的

1. 掌握熔合法制备软膏的生产技术和操作要点。

2. 熟悉软膏基质的分类。

二、实训条件

1. 实训场地　制剂实训室。

2. 实训仪器与设备　蒸发皿、乳钵、电热水浴器、电热套、温度计、显微镜等。

3. 实训材料　甘油、硬脂酸、三乙醇胺、液体石蜡、石蜡 、羟苯乙酯。

三、实训内容与步骤

冰黄肤乐软膏

【处方】大黄30g　姜黄20g　硫黄20g　黄芩4g　甘草4g　冰片2g　薄荷脑1.8g

【制法】

（1）药物准备　取大黄、姜黄、黄芩、甘草粉碎成极细粉；硫黄研成极细粉；冰片、薄荷脑研匀。

（2）基质制备　取甘油80g、硬脂酸120g、三乙醇胺30g、液体石蜡180g、石蜡80g、羟苯乙酯1.5g，蒸馏水加至1000g，置于一个容器中，加热至85～90℃，待完全熔化，停止加热，搅拌至冷凝，即得。

（3）熔合成膏　将上述极细粉及经配研的冰片、薄荷脑加入软膏基质中，搅拌均匀，制成1000g，即得。

四、实训提示

1. 基质应纯净，否则应加热熔化后滤过，除去杂质，或加热灭菌后备用。
2. 混合基质熔化时应将熔点高的先熔化，然后加入熔点低的进行熔化。
3. 软膏剂中不溶性原料药物，应预先用适宜的方法制成细粉，确保粒度符合规定。
4. 药物加入到熔化基质后，应不停搅拌至冷凝，防止药物分散不匀。已凝固后应停止搅拌，防止空气进入膏体使软膏不能久贮。

五、实训结果与讨论

1. 外观　色泽均匀、细腻，具有适当的黏稠度。
2. 粒度　用玻璃棒挑一点做好的软膏至手上皮肤涂抹均匀，感受颗粒粒度大小。
3. pH 测定　取软膏适量，加水振摇，分取水溶液加酚酞或甲基红指示液均不得变色。
将以上实验结果记录于表 17－5。

表 17－5　软膏剂粒度检查

组别	显微镜鉴别
冰黄肤乐软膏	超过 180μm 的粒子
结果判断	

六、思考题

制备软膏剂时，对油脂性基质进行处理时，有哪些应注意事项？

目标检测

答案解析

一、选择题

A 型题
1. 以下因素不影响透皮吸收的是（　）
　A. 药物浓度　B. 使用面积　C. 涂布厚度　D. 皮肤条件　E. 基质性质
2. 具有较强吸水作用的油脂性基质是（　）
　A. 羊毛脂　B. 凡士林　C. 液体石蜡　D. 蜂蜡　E. 固体石蜡
3. 下列不属于水溶性基质的是（　）
　A. 硅酮　B. 聚乙二醇　C. 纤维素衍生物　D. 卡波普　E. 甘油明胶
4. 下列属于类脂类基质的是（　）
　A. 硅酮　B. 蜂蜡　C. 纤维素衍生物　D. 凡士林　E. 海藻硅钠
5. 黑膏药制备工艺关键环节是（　）
　A. 药料提取　B. 炼油　C. 去火毒　D. 下丹成膏　E. 摊涂
6. 下列有关贴膏剂的叙述错误的是（　）
　A. 贴膏剂的膏料应涂布均匀，膏面应光洁、色泽一致

B. 贴膏剂应无脱膏、失黏现象

C. 背衬面应平整、洁净，无漏膏现象

D. 常用的背衬材料有棉布、无纺布、纸等

E. 贴膏剂不可加入表面活性剂、乳化剂、保湿剂、抑菌剂或抗氧剂等

7. 下列橡胶贴膏基质中，能起到软化剂作用的是（　）

A. 橡胶　B. 松香　C. 氧化锌　D. 凡士林　E. 甘油

8. 红丹的主要成分是（　）

A. 四氧化二铁　B. 四氧化三铅　C. 氧化铁　D. 氧化铅　E. 五氧化二磷

9. 黑膏药制备工艺流程中，药料提取环节油温一般控制在（　）

A. 200～220℃　B. 300℃　C. 320℃　D. 100℃　E. 150℃

10. 主要用于调节软膏稠度的基质是（　）

A. 羊毛脂　B. 甘油明胶　C. 液体石蜡　D. 蜂蜡　E. 卡波普

X 型题

11. 黑膏药基质的原料有（　）

A. 雄黄　B. 朱砂　C. 植物油　D. 红丹　E. 官粉

12. 下列关于软膏剂、乳膏剂的质量检查叙述，正确的是（　）

A. 应具有适当的黏稠度，应易涂布于皮肤或黏膜上

B. 乳膏剂不得有油水分离及胀气现象

C. 乳膏剂应避光密封置25℃以下贮存，不得冷冻

D. 均不得检出大于180μm的粒子

E. 均为非无菌制剂

13. 下列属于软膏剂油脂性基质的是（　）

A. 凡士林　B. 石蜡　C. 硅油　D. 硬脂酸　E. 聚乙二醇

14. 以下关于黑膏药的叙述，正确的是（　）

A. 含挥发性成分的饮片、矿物药以及贵重药应研成细粉，于摊涂前加入，温度应不超过70℃

B. 炸过药的油炼至“滴水成珠”

C. 膏药的膏体应油润细腻、光亮、老嫩适度、摊涂均匀、无飞边缺口，加温后能粘贴于皮肤上且不移动

D. 黑膏药颜色乌黑，无红斑

E. 黑膏药指饮片、食用植物油、官粉（铅粉）炼制成膏料，摊涂于裱背材料上制成的供皮肤贴敷的外用制剂

15. 黑膏药去“火毒”的目的是（　）

A. 去除醛、酮　B. 去除脂肪酸

C. 去除铅盐　D. 去除刺激性低分子产物

E. 去除羊毛脂

16. 关于凝胶膏剂的组成，下列叙述正确的是（　）

A. 指原料药物与能形成凝胶的辅料制成的具凝胶特性的稠厚液体或半固体制剂

B. 凝胶剂一般限局部用于皮肤及体腔，如鼻腔、阴道和直肠等

C. 乳状液型凝胶剂又称为乳胶剂

D. 凝胶剂一般应检查pH

E. 凝胶剂应均匀、细腻，在常温时保持胶状，不干涸或液化

17. 以下具有吸水作用的软膏基质有（　）

A. 羊毛脂　　B. 硅酮

C. 加入胆甾醇的凡士林　　D. 液体石蜡

E. 蜂蜡

二、综合问答题

将下列处方制成软膏剂，写出其制备工艺流程。

【处方】薄荷脑 150g　薄荷素油 100g　肉桂油 30g　樟脑 50g　樟油 50g　桉油 60g　丁香罗勒油 30g

书网融合……

重点回顾　　微课　　习题

第十八章　其他中药制剂生产技术

学习目标

知识目标：

1. **掌握**　栓剂、气雾剂、膜剂、胶剂等其他中药制剂的生产技术及质量评价。
2. **熟悉**　栓剂、气雾剂、膜剂、胶剂基质或辅料种类及选择要求。
3. **了解**　栓剂、气雾剂、膜剂、胶剂中药物吸收途径及影响药物吸收的因素等。

技能目标：

能够熟练完成栓剂、气雾剂、膜剂、胶剂生产制备，能够对制剂做质量评价。

素质目标：

负责栓剂、气雾剂、膜剂、胶剂生产技术岗位，能够预判并解决生产中的质量问题。

第一节　栓剂生产技术

微课1

PPT

导学情景

情景描述：患者，女，32岁，发现下体外阴瘙痒、白带增多、小便短少赤黄。于是到中医院就诊，经医生检查诊断为：感染霉菌或细菌性引起的阴道炎，并带有湿热下注证候。根据该女士情况（没有怀孕及经期，工作较忙），医生开了舒安卫生栓1盒（7粒栓剂），阴道给药。一次一枚，每晚1次，塞入阴道深处，7天为一疗程。用药一疗程后症状消失。

情景分析：根据患者工作情况、证候表现等，医生诊断为感染霉菌或细菌性引起的阴道炎，症见外阴瘙痒、白带增多、小便短少赤黄等证候。开具了具有清热燥湿、杀虫止痒作用的舒安卫生栓药品。

讨论：为什么要选择栓剂药品进行治疗？栓剂有哪些优缺点？

学前导语：栓剂是一种供人体腔道使用的固体制剂，用于不愿或不能服药的患者，以方便患者用药。栓剂可直接作用于腔道病灶，同时栓剂中大部分药物吸收后不经肝脏直接进入大循环，不受肝脏首过效应影响，故疗效较好。本节将重点介绍中药栓剂的基本知识、生产技术和质量评价。

一、概述

（一）栓剂的含义与分类

栓剂系指原料药物与适宜基质制成的供腔道给药的固体制剂。栓剂因使用腔道的不同，分为直肠栓、阴道栓和尿道栓。其中最常用的是直肠栓和阴道栓。阴道栓可分为普通栓和膨胀栓。

阴道膨胀栓系指含药基质中插入具有吸水膨胀功能的内芯后制成的栓剂；膨胀内芯系以脱脂棉或黏胶纤维等经加工、灭菌制成。

为适应机体应用部位，栓剂的形状及重量各不相同，一般均有明确规定。直肠栓有圆锥形、圆柱形、鱼雷形等形状，见图 18－1。每颗重量约 2g，儿童用约 1g，长 3～4cm。其中以鱼雷形较好，因塞入肛门后，易进入直肠内。阴道栓有球形、卵形、鸭嘴形等形状，见图 18－2。每颗重量 3～5g，直径 1.5～2.5cm，其中鸭嘴形较好，这是因为相同重量的栓剂，鸭嘴形的表面积最大。尿道栓一般为棒状。男性用尿道栓约 4g，长 14cm；女性用尿道栓约 2g，长 7cm。

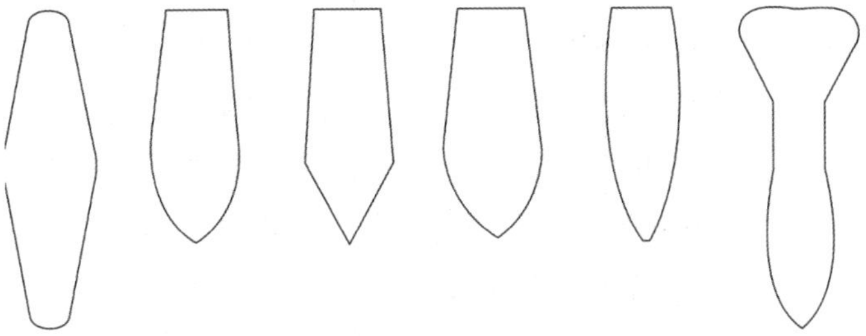

图 18－1　常见肛门栓外形

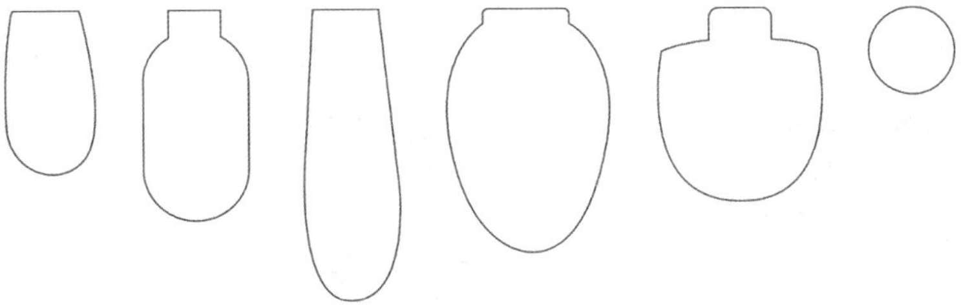

图 18－2　常见阴道栓外形

看一看

栓剂的发展史

栓剂作为腔道用药的一种古老剂型，在国内外都有着非常悠久的历史。我国早在《史记·仓公列传》《伤寒论》《肘后备急方》《千金方》等古文献、古典医籍中都有类似栓剂的制备与应用的记载，如东汉张仲景的《伤寒论》中记载的蜜煎导方就是用于通便的肛门栓，晋代葛洪的《肘后备急方》中记载了鼻用栓剂和耳用栓剂等。公元前 1550 年古埃及的《伊伯尹纸草本》中也有栓剂的记载，一般认为栓剂只具有局部用药作用。随着医药科学的发展和对栓剂的研究不断深入，栓剂的应用不再限于起局部作用，而且还能通过直肠吸收而起全身作用。近几十年来，在栓剂基质试制和品种研发方面有了新的突破，出现了中空栓、双层栓、微囊栓、渗透泵栓、凝胶栓等新型栓剂。2020 年版《中国药典》收载中药栓剂 11 种，占收载成方制剂和单味制剂的 0.68%。

（二）栓剂的特点

局部作用的栓剂具有润滑、收敛、抗菌消炎、杀虫、止痒、局麻的作用，临床用于内痔、直肠炎、阴道炎等；全身作用的栓剂具有镇痛、镇静兴奋、扩张支气管和血管、抗菌等作用。

起全身作用的栓剂具有以下特点：①药物不受或少受胃肠道 pH 或酶的破坏；②避免药物对胃黏膜的刺激性；③中下直肠静脉吸收可避免肝脏首过作用；④适用于不能或不愿口服给药的患者；⑤适宜于不宜口服的药物。

但是栓剂吸收不稳定，应用不如口服剂型方便，有一定局限性。

（三）栓剂的吸收途径及其影响因素

1. 吸收途径　根据栓剂直肠吸收的特点，栓剂给药后的吸收途径有三条：①通过直肠上静脉进入肝，在肝脏中代谢后进入大循环；②通过直肠中、下静脉和肛门静脉，经髂内静脉绕过肝脏进入下腔大静脉，再进入大循环；③药物由直肠黏膜进入淋巴系统，淋巴系统对直肠药物的吸收几乎与血液系统处于相同的地位。为此，栓剂在应用时塞入距肛门口约2cm处为宜。同时为避免塞入的栓剂逐渐自动进入深部，可以设计延长在直肠下部停留时间的双层栓剂。这样可有给药总量的近50%的药物不经过肝脏可避免首过效应而发挥药效。

2. 影响药物直肠吸收的因素 ①生理因素：直肠内容物多不利于吸收，药物在体内保留时间越长吸收越完全，因此栓剂尽量在排便后使用。②药物理化性质：溶解度、粒度、脂溶性与解离度影响药物的吸收。一般难溶性药物不利于吸收，可通过制成盐类增加药物的水溶性，提高药物的吸收能力。粒子越小，越易溶解，吸收越快，所以对于难于吸收的药物尽量使药物的粒径变小。《中国药典》2020年版规定：除另有规定外，药物应预先用适宜方法制成细粉或最细粉。弱电解质的非解离型（分子型）、油水分配系数大者（脂溶性药物）易吸收。③基质的影响：油溶性药物在水溶性基质中或水溶性药物在脂溶性基质中有助于药物释放。即基质与药物溶解性相反的情况下，药物的释放速度快，易吸收。④吸收途径：吸收途径不同，药物的吸收情况不同。药物从直肠部位吸收的速率和程度亦不同。

（四）栓剂的组成

栓剂的处方包括药物、基质与添加剂。基质是药物的赋形剂和载体，基质的种类和性质直接影响药物释放的速率。

1. 药物 栓剂中，药物可溶于基质中，也可混悬于基质中。供制栓剂用的固体药物，除另有规定外，应预先用适宜方法制成细粉或最细粉。

2. 基质 栓剂基质既赋予药物成型，又可影响药物发挥局部或全身作用。优良的基质应具备以下条件：①在室温条件下应具有适应的硬度，塞入腔道时不变形、不碎裂，在体温下容易软化、熔化或溶解；②与主药混合不发生变化，也不妨碍主药的作用与含量测定；③对黏膜无刺激性、无毒性、无过敏性，其释药速度应符合治疗要求；④本身性质稳定，贮藏过程中理化性质不发生变化，不易发霉变质；⑤具有润湿及乳化性质，能混入较多的水；⑥油脂性基质要求酸价在0.2以下，皂化价200~245，碘价低于7，熔点与凝固点接近。但在实际应用过程中，应根据临床用药目的和药物性质选择适宜的基质。

常用栓剂基质一般分为油脂性基质和水溶性基质两大类。

（1）油脂性基质

①可可豆脂　可可豆脂为白色或淡黄色、脆性蜡状固体。有α、β、β'、γ四种晶型，其中以β型最稳定，熔点为34℃。通常应缓缓升温，加热待熔化至2/3时，停止加热，让余热使其全部熔化，以避免晶型转变。每100g可可豆脂可吸收20~30g水，若加入5%~10%聚山梨酯61可增加吸水量，且有助于药物混悬在基质中。

②半合成或全合成脂肪酸甘油酯类　是目前一类较理想的油脂性栓剂基质，系由C_{12}~C_{18}脂肪酸经酯化所得的三酸甘油酯、二酯、一酯的混合物。这类基质化学性质稳定，不易酸败，成形性能良好，具有适宜的熔点和保湿性。国内生产的有半合成椰油酯、半合成山苍子油酯、半合成棕榈油酯、硬脂酸丙二醇酯等。

（2）水溶性基质

①甘油明胶　系用甘油、明胶与水按一定比例制成。本品具有良好弹性，不易折断，在体温下不熔化，但塞入腔道后可缓缓溶于分泌液中，延长药物的疗效。其溶出速率与水、明胶、甘油三者比例有关，通常水：明胶：甘油比例按10：20：70配比。甘油能防止栓剂干燥硬化，水与甘油的含量越高越易溶解。本品常用于阴道栓剂的基质，明胶系蛋白质的水解产物，凡与蛋白质产生配伍禁忌的药物，

如鞣质、重金属盐等均不能使用甘油明胶作基质。

以本品为基质的栓剂在干燥环境中贮存易失水。本品也易滋生真菌等微生物，故需添加防腐剂如对羟基苯甲酸酯类。

②聚乙二醇（PEG） 系乙二醇高分子聚合物的总称。本类基质具有不同的聚合度、分子量及物理性状。通常将两种或两种以上不同分子量的聚乙二醇加热熔化，混匀，可制得理想稠度与特性的栓剂基质。PEG 基质不宜与银盐、鞣酸、奎宁、阿司匹林、苯佐卡因、氯碘喹啉、磺胺类药物配伍。

③聚氧乙烯（40）单硬脂酸酯类 系聚乙二醇的单硬脂酸酯和二硬脂酸酯的混合物。国内商品代号为“S-40”，为白色或淡黄色蜡状固体，熔点 39～45℃，皂化价 25～35，酸价≤2。在水、乙醚、乙醇、丙酮中溶解，不溶于液体石蜡，与 PEG 混合使用可获得释放性能良好的栓剂基质。

④泊洛沙姆（Poloxamer） 系聚氧乙烯、聚氧丙烯的聚合物，比较常用的型号 Poloxamer188，熔点为 52℃，有缓释和延效作用。

⑤聚山梨酯 61 系聚氧乙烯脱水山梨醇单硬脂酸酯。为淡琥珀色可塑性固体，熔点为 35～39℃，具有油滑性，不溶于水，但能均匀分散于水中，与水性溶液形成稳定的水包油型乳剂基质。无毒性和刺激性，不易酸败，易于保存。

练一练18-1

下列属于栓剂水溶性基质的有（ ）

A. 可可豆脂
B. 甘油明胶
C. 半合成脂肪酸甘油酯
D. 硬脂酸丙二醇酯
E. 聚乙二醇类

答案解析

3. 附加剂 栓剂的处方中，根据需要可以加入一些附加剂。

（1）硬化剂 若制得的栓剂在贮藏或使用时过软，可加入适量的硬化剂，如白蜡、鲸蜡醇、硬脂酸、巴西棕榈蜡等调节，但效果十分有限。

（2）增稠剂 当药物与基质混合时，因机械搅拌情况不好或生理需要时，栓剂中可酌加增稠剂。常用的增稠剂有：氢化蓖麻油、单硬脂酸甘油酯、硬脂酸铝等。

（3）乳化剂 当栓剂处方中含有与基质不能相混合的液相，特别是在此相含量较高时（大于5%），可加适量的乳化剂。

（4）吸收促进剂 起全身治疗作用的栓剂，为了增加全身吸收，可加入吸收促进剂以促进药物被直肠黏膜的吸收。常用的吸收促进剂有表面活性剂和月桂氮䓬酮。此外尚有氨基酸乙胺衍生物、乙酰醋酸酯类、β-二羧酸酯、芳香族酸性化合物、脂肪族酸性化合物也可用作吸收促进剂。

（5）着色剂 可选用脂溶性着色剂，也可选用水溶性着色剂，但加入水溶性着色剂时，必须注意加水后对 pH 和乳化剂乳化效率的影响，还应注意控制脂肪的水解和栓剂中的色移现象。

（6）抗氧剂 对易氧化的药物应加入抗氧剂，如叔丁基羟基茴香醚（BHA）、叔丁基对甲酚（BHT）、没食子酸酯类等。

（7）防腐剂 当栓剂中含有植物浸膏或水性溶液时，可使用防腐剂及抗菌剂，如对羟基苯甲酸酯类。

二、生产技术

（一）栓剂的制法

栓剂一般采用搓捏法、冷压法和热熔法制备。搓捏法适用于油脂性基质小量制备；冷压法适宜于大量生产油脂性基质栓剂；热熔法适宜于油脂性基质和水溶性基质栓剂的制备。下面主要介绍冷压法与热熔法。

1. 冷压法 主要适用于油脂性基质栓剂的制备。制备时将药物与基质锉成粉末置于冷却的容器内混合均匀，然后装入制栓模型机内压成一定形状的栓剂。冷压法避免了加热对主药和基质稳定性的影响，不溶性药物也不会在基质中沉降，但生产效率不高，成品中往往夹带空气而不易控制重量。

2. 热熔法 此法应用最广泛。其工艺流程为：熔融基质→混入药物→注模→冷却→刮削→取出→成品。制备时，先将计算量的基质锉末在水浴上加热熔融（温度不宜过高），加入药物使其均匀分散于基质中，然后倾入已冷却涂有润滑剂的栓模中，至溢出模口为度，放冷，待完全凝固后，削去溢出部分，开模取出。栓剂大量生产常采用符合国家标准的药用无毒 PVC、PVC/PE 等包装材料经正压吹塑成型、机械灌注，经过冷却、加热封口操作来完成。

（二）中药原料的处理与药物加入的方法

1. 中药原料的处理 由于中药用量一般较多，而栓剂能容纳的药物量有限，应根据药材及其有效成分的性质制成供中药栓剂生产的原料。一般原则如下。

（1）含纤维性较多、黏性较大、质地松泡或坚硬耐热的药材，加水煎煮浓缩至一定体积或浓缩成浸膏。

（2）药材用量小或难溶性药材，则粉碎成细粉，应全部通过六号筛。

（3）含挥发性成分的药材则采用水蒸气蒸馏的方法提取挥发油。

2. 药物的加入方法 应根据药物的性质、数量以及基质的特性而定，一般原则如下。

（1）水溶性药物 如水溶性药材浸膏、生物碱盐等，可直接加入到已熔化的水溶性基质中，中药材水提浓缩液应先加适量羊毛脂吸收后，再与油脂性基质混合均匀。

（2）油溶性药物 如樟脑等可直接混入已熔化的油脂性基质中，使之溶解。若加入药物量过大使基质熔点低或使栓剂变软时，应加入适量蜂蜡或鲸蜡调节其硬度。

（3）难溶性药物 如中药干浸膏粉、中药细粉，应全部通过六号筛，再用等量递增法与基质混匀。

（4）中药挥发油 量少可直接混入已熔化的油脂性基质中；量多时，应考虑加入适量乳化剂乳化后加入，或采用适宜方法包合后混入基质中。

（三）润滑剂

药物与基质混匀后注模时，应先在栓剂模孔中涂润滑剂，使之容易脱模。所用润滑剂通常有两类：①油脂性基质的栓剂，常用软肥皂、甘油各 1 份与 90% 乙醇 5 份制成的醇溶液。②水溶性或亲水性基质的栓剂，常采用液体石蜡、植物油等油类物质。有的基质不粘模，如可可豆脂或聚乙二醇类，可不用润滑剂。

（四）置换价

置换价系指药物重量与同体积基质重量的比值。通常栓剂模型的重量是固定的，用同一模型制得栓剂体积是相同的，但其重量则随基质和药物密度的不同而不同。根据置换价可以对药物置换基质的重量进行计算。置换价对栓剂处方的设计、栓剂生产中保证投料的准确性都具有一定意义。置换价（f）计算公式可见式（18－1）所示。

$$f=\frac{W}{G-(M-W)} \tag{18-1}$$

式中，W 为每枚含药栓的平均含药重量；M 为含药栓的平均重量；G 为纯基质平均重量；$M-W$ 为含药栓中基质的重量；$G-(M-W)$ 为空白栓与含药栓中基质含量之差。

例：制备 100 粒对乙酰氨基酚栓，以可可豆脂为基质，每粒含对乙酰氨基酚 300mg，空白可可豆脂栓剂平均重量为2.0g，含药栓剂平均重量为1.8g。试计算对乙酰氨基酚对可可豆脂的置换价和所需基质总量？

解：已知：$W=300mg=0.3g$，$G=2.0g$，$M=1.8g$

①置换价：$$f=\frac{W}{G-(M-W)}=\frac{0.3}{2.0-(1.8-0.3)}=0.6$$

②每枚栓剂基质理论用量：$$X=G-\frac{W}{f}=2.0-\frac{0.3}{0.6}=1.5g$$

③所需要基质总量：$$100\times1.5=150g$$

在实际生产中，还应考虑到操作过程的消耗，所以药物与基质的投入量应按比例适当增加。

置换价是以可可豆脂作为标准基质，可以从相关文献中查到。表18-1为常用药物与可可豆脂的置换价。

表18-1　常用药物与可可豆脂1g的置换价

药物名称	置换价	药物名称	置换价	药物名称	置换价
硼酸	1.5	蓖麻油	1.0	普鲁卡因	1.2
没食子酸	2.0	氧化锌	4.0	苯酚	0.9
鞣质	1.6	甘油	1.6	明矾	1.7
樟脑	2.0	鱼石脂	1.1	碱式碳酸铋	4.5
薄荷脑	0.7	石蜡	1.0	没食子酸铋	2.7

（五）栓剂常用生产设备

目前，栓剂用热熔法大量生产时主要采用自动制栓机。生产的全过程均由机器来完成，填充、排出、清洁模具等操作均为自动化。典型的自动制栓机如图18-3所示，其主要结构由物料保温搅拌装置及输送设备、栓剂灌封机、轨道式冷却台、冷却设备、封口设备等组成。

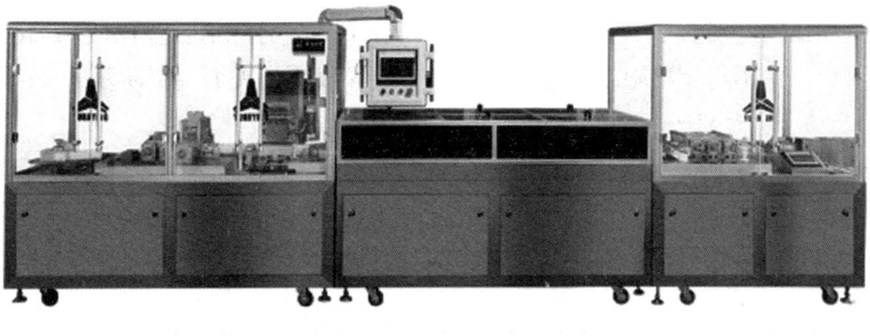

图18-3　自动制栓机

生产时，先将栓剂软材置于加料斗中，保持恒温并持续搅拌，模具的润滑通过刷涂或喷雾方式完成，灌注的软材应满盈。通过冷却台对灌封栓剂进行冷却凝固，灌封及冷却均通过设备自动控制完成，并能进行冷却和加热的温度控制。冷却系统可按栓剂软材的不同来调节，一般通过调节冷却台的转速来完成。当凝固的栓剂转至抛出位置时，栓模自动打开，此时钢制推杆将栓剂推出，然后栓模闭合。通过旋转再开始新的周期。也可以通过在线接入栓剂包装材料而进行包装，温度和生产速度可按能获得最适宜的连续自动化生产要求来调整，一般为3500~6000粒/小时。

三、栓剂生产与质量控制

（一）生产过程质量控制

1. 实验室小量生产过程控制

（1）基质如为油脂性基质，在加热熔化至2/3或3/4时，停止加热，通过余热使其完成熔融，温度控制在60℃左右为宜。

（2）注模前温度一般宜控制在40～50℃之间，温度过高，冷却时间较长，则难溶性药粉可能会下沉，造成栓剂含量不均或破裂，必要时可加入少量助悬剂，如硅胶等。

（3）药物与基质注模前，先将栓模预冷约20分钟，使栓模温度保持在10℃左右，若温度太低模具表面会有冷凝水而影响灌注。已灌注的栓剂应冷却一定的时间（约为30分钟），刮去溢出部分，然后再冷却15分钟左右，使栓剂完全硬化便于取出。

（4）为使栓剂表面平滑，在刮去溢出模口的熔融物之前，刮刀应先在温水中预热。

2. 生产环境要求 栓剂成型操作室按D级洁净室要求。洁净区的区域温度18～26℃；相对湿度45%～65%；照度300lx；噪声：动态测试时<75dB；压差：洁净级别不同的相邻房间之间的静压差>5Pa，与室外大气的静压差>10Pa。

3. 生产工艺管理要点 ①配料时要控制好温度和转速，实际最高转速以不将药液溅出为宜。至目测色泽均匀一致后，调整栓液至一定温度，恒温搅拌备用；②制栓时要求设置好制带预热温度、制带焊接温度、制带吹泡温度、制带刻线温度、恒温罐温度、灌注温度、封口预热温度、封口温度、冷却温度。

4. 质量控制点 ①外观：应光滑、无裂缝，不起霜或变色；②栓重：在制栓起始，及时检查，控制栓重，待栓重达到要求后，每隔20分钟对栓重检查一次。

（二）栓剂的质量评定

1. 重量差异 取栓剂10粒，精密称定总重量，求得平均粒重后，再分别精密称定各粒的重量。每粒重量与平均粒重相比较（有标示粒重的中药栓剂，每粒重量应与标示粒重比较），超出重量差异限度的药粒不得多于1粒，并不得超出限度1倍。栓剂重量差异限度如表18－2所示。

表18－2 栓剂的重量差异限度

标示粒重或平均粒重	重量差异限度
1g及1g以下	±10%
1g以上至3g	±7.5%
3g以上	±5%

凡规定检查含量均匀度的栓剂，一般不再进行重量差异检查。

2. 融变时限 除另有规定外，照融变时限检查法（通则0922）检查，应符合规定。油脂性基质的栓剂3粒均应在30分钟内全部融化、软化或触压时无硬心；水溶性基质的栓剂3粒在60分钟内全部溶解。如有一粒不合格应另取3粒复试，均应符合规定。

3. 膨胀值 除另有规定外，阴道膨胀栓应检查膨胀值，并符合规定。

4. 微生物限度 除另有规定外，照非无菌产品微生物限度检查：微生物计数法（通则1105）和控制菌检查法（通则1106）及非无菌药品微生物限度标准（1107）检查，应符合规定。

想一想18-1

【处方】甘油24g　无水碳酸钠0.6g　硬脂酸2.4g　蒸馏水3ml

讨论：请根据所学知识分别写出制备甘油栓的基质及其性质？可选用什么润滑剂脱模？热熔法制备过程的步骤有哪些？制备过程注意事项有哪些？

答案解析

第二节　气雾剂生产技术

微课2

PPT

导学情景

情景描述： 患者，男，20岁，在一次篮球比赛中，不慎崴伤了脚踝，自感红肿、疼痛，于是到中医院就诊，经医生检查诊断为：软组织损伤。根据诊断，医生开具了外用药物，其中一个是云南白药气雾剂。云南白药气雾剂可外用，喷于伤患处，一日3～5次。用药一疗程后症状消失。

情景分析： 云南白药气雾剂，是一种新型的消炎止疼的外用药物，具有消肿、镇痛、止血的功效，主要用于跌打损伤引起的肿胀疼痛。例如脚踝出现扭伤，急性期，疼痛难忍，可以用云南白药气雾剂在受伤部位，可以起到消炎止痛的作用。而且在使用和携带的时候比较方便。

讨论： 为什么要选择气雾剂剂型的药品进行治疗？有哪些优缺点？

学前导语： 气雾剂是一种经肺部吸入或直接喷至腔道黏膜、皮肤及空间消毒的制剂，起效迅速。雾型制剂包括气雾剂、喷雾剂和粉雾剂三大类型。本节重点介绍中药气雾剂的基本知识、生产技术和质量评价。

一、概述

（一）气雾剂的概念

气雾剂是指中药提取物或药物细粉与适宜的抛射剂共同装封于具有特制阀门系统的耐压容器中，使用时借助抛射剂的压力将内容物呈细雾状、泡沫状或其他形态喷出的制剂。可用于呼吸道吸入、皮肤、黏膜或腔道给药，起全身作用或局部保护作用；还有的能形成泡沫，专供特殊用途。

喷雾剂是指不含抛射剂，借助手动泵的压力或其他方法将内容物以雾状等形态喷出的制剂。

粉雾剂是指借特制的给药装置，将微粉化的药物，由患者主动吸入或喷至腔道黏膜的制剂。

2020年版《中国药典》气雾剂收载2种，喷雾剂收载两种。

（二）气雾剂的特点

1. 优点

（1）具有速效和定位作用。气雾剂可直达作用（或吸收）部位，如异丙肾上腺素气雾剂吸入后1～2分钟即可起平喘作用。

（2）提高生物利用度。不通过胃肠道吸收，避免胃肠道不适，防止药物在胃肠道的降解和肝脏首过效应。

（3）稳定性好。由于药物严封于密闭容器内，避免与外界接触，不易染菌，隔绝空气、水分、光线，还能增加药物的稳定性。

（4）剂量准确。可通过阀门控制剂量，喷出的雾粒微小，药物分布均匀，给药剂量准确。

（5）使用方便，可避免胃肠道的不良反应。

（6）对创面的机械刺激性小。外用可在皮肤上形成均匀薄膜，减少常规制剂的机械刺激。

2. 缺点

（1）气雾剂需特定的生产设备，因此生产成本高。

（2）气雾剂借抛射剂蒸气压力给药，具有一定内压，遇热或经撞击后易发生爆炸。如氟氯烷烃类抛射剂在动物或人体内达一定浓度都可致敏心脏，造成心律失常。

（3）气雾剂的抛射剂由于高度挥发而具有制冷性，反复使用易引起给药部位不适。

（4）单次给药剂量偏小。

（5）抛射剂发生泄漏可导致失效。

（三）气雾剂的分类

1. 按相的组成 按气雾剂组成和容器中存在的相数可分为两类。

（1）二相气雾剂（溶液型） 在容器内存在着气体和液体两相。由抛射剂的气相和药物与抛射剂混溶的液相组成。

（2）三相气雾剂（混悬型和乳剂型） 可分为三种：①是由抛射剂气相、药物水溶液（或水性溶液）和液化抛射剂所组成的两层气雾剂（气－液－液），药物溶液在上层，抛物剂在下层。②是混悬型气雾剂，内容物包括抛射剂气相、液化抛射剂和固相药物微粉（气－液－固）。③是乳剂型气雾剂，内容物包括抛射剂气相、乳剂的内相及外相（气－液－液）。乳剂多制成水包油型（抛射剂为内相），也有油包水型（抛射剂为外相）。

2. 按内容物组成 分为溶液型、乳状型或混悬型三种。

3. 按给药途径 分为呼吸道吸入给药、皮肤给药、黏膜或腔道给药等。

4. 按给药定量与否 分为定量气雾剂和非定量气雾剂。

练一练18-2

混悬型气雾剂为（ ）

A. 一相气雾剂　　B. 二相气雾剂

C. 三相气雾剂　　D. 喷雾剂

E. 吸入粉雾剂

答案解析

想一想18-2

你在生活中还看到什么气雾剂？感觉与其他制剂有什么不同？

答案解析

（四）气雾剂的组成

气雾剂由抛射剂、药物与附加剂、耐压容器和阀门系统四部分组成。

1. 药物与附加剂 根据药物的理化性质和临床治疗要求决定配制何种类型的气雾剂，进而决定附加剂的种类。

供制备气雾剂用的有液体药物与固体药物。中药材一般采用适当的提取方法制成提取物，提取物直接溶解于抛射剂中，或用水或乙醇溶解后再与液体抛射剂混合。为了提高制剂稳定性，可根据药物的性质添加适宜的附加剂，常用的附加剂有潜溶剂、润湿剂、乳化剂和抗氧剂等，必要时还可添加矫味剂、防腐剂等。

2. 抛射剂　抛射剂是气雾剂中喷射药液的动力，可兼作药物溶剂。其在常压下沸点多低于室温，需冷却或加压液化，因此，需装入耐压容器中，由阀门系统控制。在阀门开启时，借抛射制的压力将容器内的药液以雾状喷出达到用药部位。抛射剂喷射能力的大小直接受其种类和用量影响，同时也要根据气雾剂用药目的和要求加以合理选择。

（1）抛射剂的要求　①在常温下的蒸气压应大于大气压。②无毒、无致敏性和刺激性。③惰性，不与药物等发生反应。④不易燃，不易爆。⑤无色、无臭、无味。⑥价廉易得。⑦环保，不破坏大气臭氧层。任何一个抛射剂不可能同时满足上述所有要求，应根据用药目的进行选择。

（2）常用的抛射剂分类

①氢氟烷烃类（HFA）　曾经气雾剂常用的三氯一氟甲烷（F11）、二氧二氟甲烷（F12）等氟利昂类对大气臭氧层有破坏，已被全球禁止。目前最有应用前景的替代品是氢氟烷烃类，其性状、沸点、密度都与氟利昂类似，但极性小，对大气臭氧层无破坏。其中四氟乙烷（HFA－134a）是国际通行的替代品，只能用于吸入，不能外用。其他可选择的还有七氟丙烷（HFA－227）、二氟乙烷等。二甲醚（DME）是我国唯一注册的非氟利昂药用抛射剂，可用于腔道和黏膜。

②碳氢化合物类　作为抛射剂的主要品种有丙烷、正丁烷和异丁烷。此类抛射剂优点是稳定、密度低、但存在毒性大、易燃、易爆、工艺要求高等缺点，国内不常用。异丁烷在国外已被广泛应用于外用气雾剂的抛射剂，且已载入《美国药典》。

③压缩气体类　可用作抛射剂的主要有二氧化碳、氮气和一氧化碳等。其物理、化学性质稳定，不与药物发生反应，不易燃。目前已用于消毒、阴道、鼻腔、局部止痛等各类医用气雾剂中。

3. 耐压容器　气雾剂的容器是贮存药物、抛射剂和附加剂的部件。要求性质稳定，不得与药物和抛射剂发生理化作用，具有一定的耐压性和撞击性，耐腐蚀，价廉易得。常用的有以下几种。

（1）玻璃容器　由中性硬质玻璃制成，具有良好的化学稳定性、耐腐蚀性，且抗泄漏性好。但耐压性和耐撞击性差，故一般用于压力和容积都不大的气雾剂。

（2）金属容器　有铝制、马口铁和不锈钢三种，其中马口铁最常用，其特点是耐压力高、抗腐蚀性好，有利于机械化生产，但成本高。

（3）塑料容器　塑料容器质地轻而耐压，耐腐蚀性和抗撞击性较好，但因通透性较高、成本较高以及可能存在塑料添加剂的影响，工业上较少使用。

4. 阀门系统　除一般阀门系统外，气雾剂还有供吸入用的定量阀门，供腔道或皮肤等用的泡沫阀门等特殊阀门系统。阀门是控制药物和抛射剂从容器喷射流出的主要部件，其精密程度会直接影响制剂的质量。

看一看

气雾剂经肺吸收机制

气雾剂主要通过肺部吸收起到快速、全身性的作用。肺部吸收迅速的原因主要是由于肺部吸收面积巨大。肺泡囊的数目达3亿~4亿，总表面积可达70~100m^2，为体表面积的25倍。肺泡囊壁由单层上皮细胞构成，这些细胞紧靠着致密的毛细血管网（毛细血管总表面积约为90m^2，且血流量大），细胞壁或毛细血管壁的厚度只有0.5~1μm，药物到达肺泡囊即可迅速吸收显效。

二、生产技术

（一）制备工艺

气雾剂应在规定的洁净环境下进行配制，在整个过程中应注意防止微生物的污染。

1. 容器与阀门系统的处理与装配

（1）容器的处理　气雾剂的容器需洗涤洁净、烘干备用。将玻璃瓶洗净并置于预热至120～130℃的烘箱中烘干，浸入搪塑液中，使瓶以下黏敷一层浆液，倒置放入150～170℃烘箱中备用。

（2）阀门系统的处理与装配　橡胶制品、塑料及尼龙零件可用95%的乙醇浸泡再烘干，将定量杯与橡胶垫圈套合，阀门杆装上弹簧，并与橡胶垫圈及封帽等阀门结构组合装配。

2. 药物的配制与分装　采用适当的溶剂和提取方法将中药中有效成分提取出来并精制，加入附加剂，进行配制。

（1）溶液型气雾剂　将中药提取物与附加剂溶解于溶剂中，制成澄清均匀的溶液。

（2）混悬型气雾剂　将药物粉碎至10μm以下的微粒，加入附加剂在胶体磨中充分混合研细，制成稳定的混悬液备用。

（3）乳剂型气雾剂　按乳剂的一般制备方法，制成合格的药物乳剂。目前应用较多的是O/W型乳剂型气雾剂。

将上述配制好的药液，分别经过质量检查，定量分装在备用容器内，安装阀门，扎紧封帽铝盖。

3. 抛射剂的填充

（1）压灌法　取已分装药物、扎紧封帽铝盖的气雾剂容器，抽取内部空气，然后通过压力灌装机将定量的抛射剂压灌于容器内。压罐法的设备简单，不需要低温操作，抛射剂损耗较少，是我国主要的生产方法。但是此法生产速度较慢，且在使用过程中压力的变化幅度大。

（2）冷灌法　将冷灌装置中热交换器冷却至－20℃左右，抛射剂冷却至沸点以下至少5℃。先将冷却的药液灌入容器中，随后加入已冷却抛射剂（也可两者同时加入），立即将阀门装上并扎紧。此法要求操作必须迅速，以减少抛射剂损失，且全部过程均在低温下操作。目前，国内还很少应用。

（二）常用设备

气雾剂灌装机的结构如图18－4所示。具体操作是：打开灌液旋钮开关，液体计量缸双气控换向阀换向，灌液头阀门在小气缸的作用下打开，同时液体计量缸的动力气缸上腔进气，下腔排气，动力气缸活塞推动液缸活塞下压，将液缸内的液体经过灌液头灌注到气雾罐里，动力气缸活塞下压触发信号阀，信号阀输出气压作用到液体计量缸双气控换向阀使其换向，进而使灌液头小气缸和动力气缸进、出气方向逆转，使灌液头阀门关闭，同时计量缸复位，并从容器中吸入等量的液体，等待下次灌装。

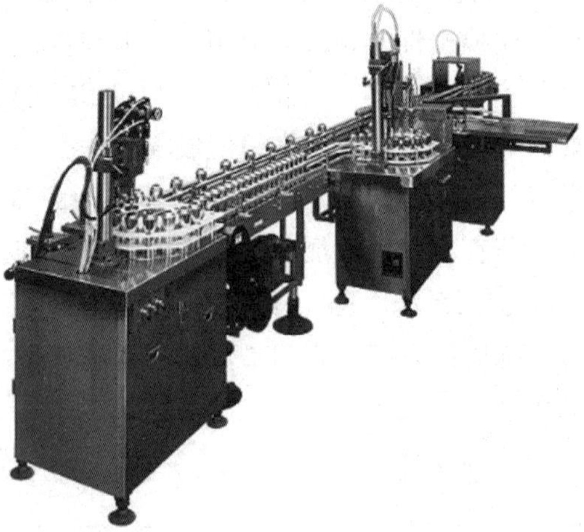

图18－4　气雾剂灌装机

可以通过旋转计量缸顶部的调节旋柄来调节计量缸气缸定位活塞的高度，从而改变计量缸活塞的行程来改变灌装的计量大小。

三、气雾剂生产与质量控制

气雾剂用于烧伤治疗，如为非无菌制剂的，应在标签上标明“非无菌制剂”；产品说明书中应注明“本品为非无菌制剂”，同时在适应证下应明确“用于程度较轻的烧伤（Ⅰ°或浅Ⅱ°）”；注意事项下规定“应遵医嘱使用”。

（一）生产过程质量控制

1. 根据需要可加入溶剂、助溶剂、抗氧剂、抑菌剂、表面活性剂等附加剂，除另有规定外，在制剂确定处方时，该处方的抑菌效力应符合抑菌效力检查法（通则 1121）的规定。气雾剂中所有附加剂均应对皮肤或黏膜无刺激性。

2. 二相气雾剂应按处方制得澄清的溶液后，按规定量分装。三相气雾剂应将微粉化（或乳化）原料药物和附加剂充分混合制得混悬液或乳状液，如有必要，抽样检查，符合要求后分装。在制备过程中，必要时应严格控制水分，防止水分混入。吸入气雾剂的有关规定见吸入制剂。

3. 气雾剂常用的抛射剂为适宜的低沸点液体。根据气雾剂所需压力，可将两种或几种抛射剂以适宜比例混合使用。

4. 气雾剂的容器，应能耐受气雾剂所需的压力，各组成部件均不得与原料药物或附加剂发生理化作用，其尺寸精度与溶胀性必须符合要求。

（二）气雾剂的质量评定

除另有规定外，气雾剂应进行以下相应检查。

鼻用气雾剂除符合气雾剂项下要求外，还应符合鼻用制剂（通则 0106）相关项下要求。

【每罐总揿次】定量气雾剂照吸入制剂（通则 0111）相关项下方法检查，每罐总揿次应符合规定。

【递送剂量均一性】除另有规定外，定量气雾剂照吸入制剂（通则 0111）相关项下方法检查，递送剂量均一性应符合规定。

【每揿主药含量】定量气雾剂，取供试品 1 罐，按气雾剂项下方法检查。每揿主药含量应为标示量的 80% ~120%。凡规定测定递送剂量均一性的气雾剂，一般不再进行每揿主药含量的测定。

【喷射速率】非定量气雾剂，取供试品 4 罐，按气雾剂项下方法检查。每罐的平均喷射速率（g/s）均应符合各品种项下的规定。

【喷出总量】非定量气雾剂，取供试品 4 罐，按气雾剂项下方法检查。每罐喷出量均不得少于标示装量的 85%。

【每揿喷量】定量气雾剂，取供试品 4 罐，按气雾剂项下方法检查。除另有规定外，均应为标示喷量的 80% ~120%。凡进行每揿递送剂量均一性检查的气雾剂，不再进行每揿喷量检查。

【粒度】除另有规定外，混悬型气雾剂应做粒度检查。取供试品 1 罐，按气雾剂项下方法检查，应符合各品种项下规定。

【装量】非定量气雾剂照最低装量检查法（通则 0942）检查，应符合规定。

【无菌】除另有规定外，用于烧伤［除程度较轻的烧伤（Ⅰ°或浅Ⅱ°外）］、严重创伤或临床必须无菌的气雾剂，照无菌检查法（通则 1101）检查，应符合规定。

【微生物限度】除另有规定外，照非无菌产品微生物限度检查：微生物计数法（通则 1105）和控制菌检查法（通则 1106）及非无菌药品微生物限度标准（通则 1107）检查，应符合规定。

第三节　膜剂和涂膜剂生产技术

微课 3

PPT

导学情景

情景描述：小明同学吃饭的时候不小心咬到了口腔的一部分，可能他也有上火的表现，隔了一天之后就变成溃疡了，特别疼，吃饭不舒服，睡觉也不舒服，于是就去找药店买药，店员推荐了蜂胶口腔贴膜。建议：用时剪下一片直接贴于患处，一日 3 次。

情景分析：蜂胶口腔贴膜，它的主要成分有蜂胶膏、薄荷脑，具有清热解毒、快速止痛的功效，使用后30~60秒起效。由于是膜剂，使用时只需轻轻地将口腔膜压在创面上，保持3秒，口腔膜就贴牢了，十分方便。

讨论：为什么要选择膜剂剂型的药物治疗口腔溃疡？膜剂有哪些优缺点？

学前导语：膜剂从形态上属于固体制剂，可供口服、口含、舌下给药，也可用于眼结膜囊内或者阴道内，外用可用于皮肤或黏膜创伤、烧伤或炎症表面的覆盖。膜剂与常见的固体制剂涂膜剂各有何不同？本节将重点介绍中药膜剂、涂膜剂的基本知识、生产技术和质量评价。

一、概述

（一）含义

1. 膜剂 系指原料药物与适宜的成膜材料经加工制成的膜状制剂。中药膜剂是将中药提取物或药材粉末等成分，均匀散布在由天然或合成高分子成膜材料构成的载体中所得的膜状剂型，供口服、口含、舌下、眼结膜囊内和阴道内给药，可用于皮肤和黏膜创伤、烧伤、炎症表面覆盖。

2. 涂膜剂 是指原料药物溶解或分散于含成膜材料的溶剂中，涂搽患处后形成薄膜的外用液体制剂。涂膜剂用时涂布于患处，有机溶剂迅速挥发，形成薄膜保护患处，并缓慢释放药物起治疗作用，一般用于无渗出液的损害性皮肤病等。

（二）分类

1. 膜剂的分类 根据给药途径的不同，膜剂可分为口服膜剂、口腔膜剂、眼用膜剂、阴道用膜剂、皮肤或黏膜用膜剂、牙周膜剂；根据结构的不同，膜剂可分为单层膜剂、多层膜剂、复合膜剂、夹心膜剂。

膜剂的厚度一般在0.05~0.2mm，面积$1cm^2$可口服，$0.5cm^2$可供眼用，$5cm^2$可供阴道用，其他部位可根据用药者需求剪成适宜大小。

2. 涂膜剂的分类 根据结构不同，涂膜剂可分为单层膜、多层膜（复合）、夹心膜等。

（三）特点

1. 膜剂的特点 ①药物在成膜材料中分布均匀，含量准确，稳定性好，疗效确切。②膜剂中药物溶出和吸收快，不经过胃肠道、肝脏的首过效应。③膜剂药效持续时间长，便于携带和使用。④对某些疾病可予以穴位或靶向给药，若发生副作用，可随时将膜剂移除。⑤可用多层复方膜剂代替复方片剂，便于解决药物之间的配伍禁忌问题及分析上的干扰检验因素问题。⑥膜剂制备工艺简单，制作过程无粉尘产生，不仅适用于医院制剂，而且工业化生产同样适用。

2. 涂膜剂的特点 涂膜剂制备工艺简单，使用方便，可随时终止给药，且能避免肝脏首过效应。

（四）成膜材料

成膜材料作为药物的载体，又称为成膜基质。成膜材料性能和质量对膜剂的成型工艺、成品的质量及药效的发挥有重要影响。成膜材料及附加剂应无毒、无刺激性、性质稳定、与原料药物兼容性良好。膜剂常用以下几种成膜材料。

1. 天然高分子材料 主要有淀粉、糊精、纤维素、壳聚糖、明胶、虫胶、阿拉伯胶、琼脂、海藻酸、玉米朊、白芨胶等。此类成膜材料多数可降解或溶解，但成膜效果较差，常与其他成膜材料合用。

2. 合成高分子材料 常用的有聚乙烯醇（PVA）、纤维素衍生物、聚维酮、乙烯-醋酸乙烯衍生物、聚乙烯胺类等，其中以 PVA 的成膜性、柔韧性、水溶性、吸湿性及膜的抗张强度最佳。PVA 形成的膜剂骨架不易溶解，因此延长了膜剂的作用时间，从而起到缓释的作用。

3. 成膜辅助材料

（1）促透剂　是膜剂辅助材料之一，目前药物透皮吸收率低是膜剂的主要缺点，促透剂可破坏角质层结构，增加细胞间脂质流动性，增加有效成分进入角质层。国内外常用的促透剂主要有氮酮、丙二醇等。

（2）压敏胶　是膜剂的另一种重要辅料，通过轻微压力即可粘贴，并容易剥离的黏胶类材料。丙烯酸酯类压敏胶具有优良的压敏性和黏合性，并具有耐老化性、耐光性、耐水性、耐油性和涂膜无色透明等优点。

（3）增塑剂　具有改善成膜材料的成膜性、增加柔韧性的作用，如甘油、三醋酸甘油酯、丙二醇、山梨醇、苯二甲酸酯等。

（4）表面活性剂　在处方中起润湿剂的作用，如聚山梨酯 80、十二烷基硫酸钠、豆磷脂。

（5）填充剂　用于制备不透明的膜剂，常用的填充剂有碳酸钙。

（6）其他　为增加膜剂的美观及识别度，可添加着色剂，如食用色素、TiO_2等；添加矫味剂可对膜剂中的苦味成分进行矫味，如蔗糖、甜叶菊糖苷等；以及脱膜剂，如石蜡、甘油、硬脂酸。

想一想18-3

蜂胶口腔膜具有清热止痛之功效，可用于复发性口疮的治疗。其处方中主药为蜂胶膏、薄荷脑；辅料为甘油、聚山梨酯 80、糊精钠、聚维酮 K30（PVP）、聚乙烯醇树脂。

讨论：各辅料在处方中有何作用？

答案解析

二、生产技术

（一）膜剂的生产技术

一般膜剂的处方组成如下。

主药	0% ～70%
成膜材料（PVA 等）	30% ～100%
增塑剂（甘油、山梨醇等）	0% ～20%
表面活性剂	1% ～2%
填充剂	0% ～20%
着色剂	0% ～2%
脱膜剂	适量

1. 匀浆制膜法　又称涂膜法。本法常用于以 PVA 为载体的膜剂。首先将成膜材料溶于水，过滤，加入主药，充分搅拌溶解。若主药不溶于水，可预先将主药制成微晶或粉碎成细粉，用搅拌或研磨等方法均匀分散于浆液中，脱去气泡。将浆液倾倒于玻璃平板上成一定宽度和厚度的均匀涂层，烘干，根据主药含量计算单剂量膜的面积，剪切成单剂量的小格，包装即得。大量生产时可用涂膜机涂膜。其工艺流程如图 18－5 所示。

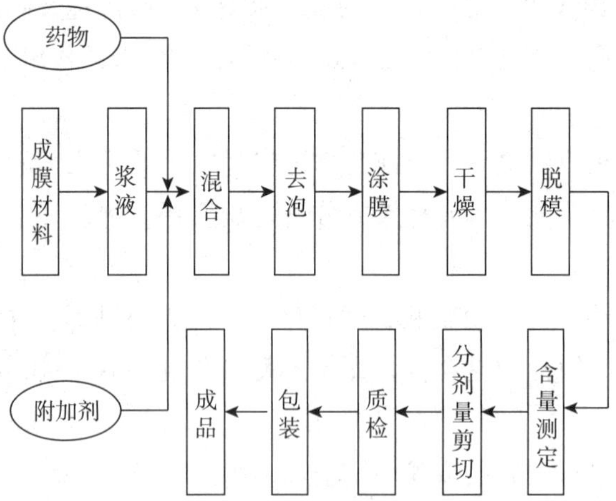

图 18－5　匀浆制膜法工艺流程图

2. 热塑制膜法　将药物细粉和成膜材料相混合，用橡皮滚筒热压成膜，或在成膜材料热熔状态下加入药物细粉，混合均匀，涂膜，冷却成膜。

3. 复合制膜法　以不溶性热塑性成膜材料为外膜，分别制成具有凹穴的底外膜带和上外膜带，另用水溶性的成膜材料用匀浆制膜法制成含药的内膜带，剪切后置于底外膜带的凹穴中，吹风干燥，盖上外膜带，热封即得。药物也可用挥发性溶剂制成含药匀浆，以间隙定量注入的方法注入底外膜带的凹穴中，继续其他操作。此法适用于缓释膜的制备。

（二）涂膜剂生产技术

涂膜剂一般由主药、成膜材料及其他辅料组成。

涂膜剂一般用溶解法制备。如药物能溶解于溶剂中，则直接加入溶解；如药物不溶于溶剂中，则用少量溶剂充分研磨后再分散于成膜材料的浆液中；如为中药，则应先制成乙醇提取液或提取物的乙醇－丙酮溶液，再加入到成膜材料中。

（三）常用生产设备

大量生产时用涂膜机涂膜（图 18－6），小量制备时可将药浆倾倒于玻璃平板上，小型涂膜机有 AFA 涂膜机（图 18－7）、旋转式涂膜机（图 18－8）、提拉式涂膜机（图 18－9）等。

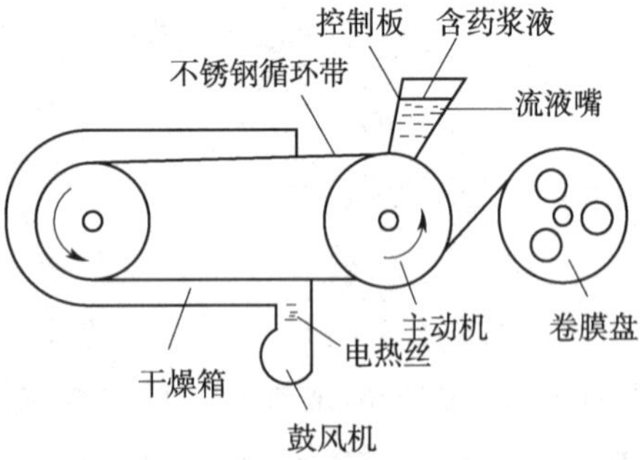

图 18－6　涂膜机示意图

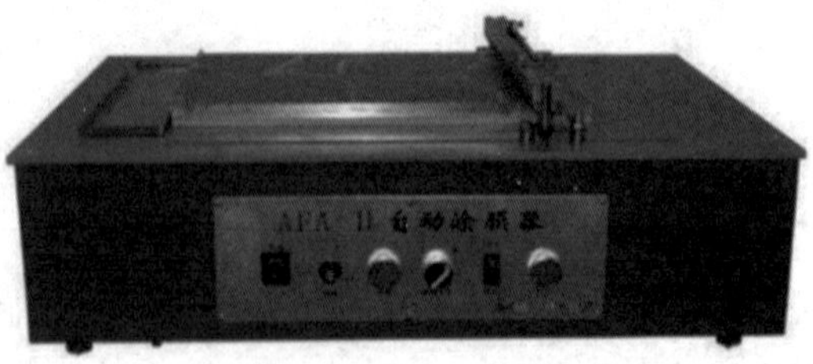

图 18－7　AFA 涂膜机

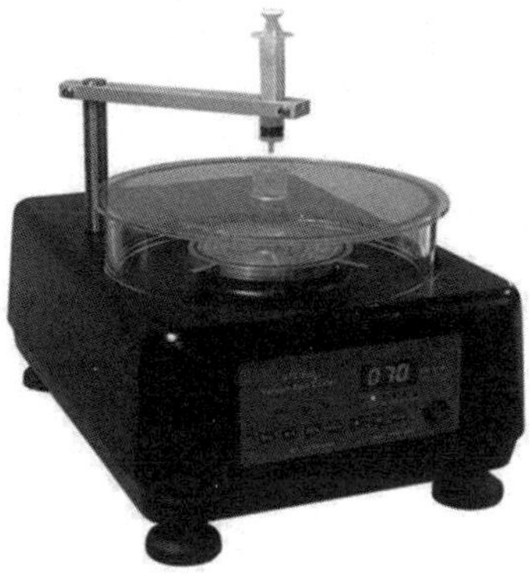

图 18-8　旋转式涂膜机

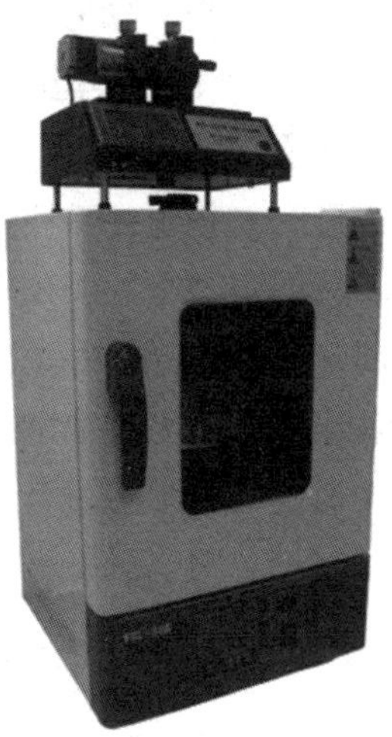

图 18-9　提拉式涂膜机

练一练18-3

膜剂的制备方法包括（　）

A. 匀浆制膜法　　B. 滴制法

C. 热塑制膜法　　D. 压制法

E. 复合制膜法

答案解析

三、膜剂与涂膜剂生产与质量控制

（一）生产过程质量控制

1. 生产车间洁净度应达到大于 D 级洁净度要求。膜剂、涂膜剂岗位操作室要求室内压力大于室外压力、温度 18～26℃、相对湿度 45%～65%。

2. 成膜材料及辅料应无毒、无刺激性、性质稳定、与原料药物兼容性良好。

3. 膜剂所用包装材料应无毒性、能够防止污染、方便使用，并不能与原料药物或成膜材料发生理化作用。

（二）膜剂与涂膜剂的质量评定

1. 膜剂质量评定

（1）重量差异限度　取供试品 20 片，精密称定总重量，求得平均重量，再分别精密称定各片重量。每片重量与平均重量相比较，超出重量差异限度的不得多于 2 片，并不得有 1 片超出限度 1 倍。膜剂的重量差异限度，应符合表 18-3 的规定。

表 18-3　膜剂重量差异限度表

平均重量/g	重量差异限度/%
0.02g 及 0.02g 以下	±15
0.02g 以上至 0.20g	±10
0.20g 以上	±7.5

凡进行含量均匀度检查的膜剂，一般不再进行重量差异检查。

（2）微生物限度检查　除另有规定外，照微生物限度检查：微生物计数法（通则 1105）和控制菌检查法（通则 1106）及非无菌药品微生物限度标准（通则 1107）检查，应符合规定。

2. 涂膜剂的质量评定

（1）装量　除另有规定外，照最低装量检查法（通则 0942）检查，应符合规定。

（2）无菌　除另有规定外，用于烧伤［除程度较轻的烧伤（Ⅰ°或浅Ⅱ°外）］、严重创伤或临床必须无菌的涂膜剂，照无菌检查法（通则 1101）检查，应符合规定。

（3）微生物限度　除另有规定外，照非无菌产品微生物限度检查：微生物计数法（通则 1105）和控制菌检查法（通则 1106）及非无菌药品微生物限度标准（通则 1107）检查，应符合规定。

第四节　胶剂生产技术

PPT

导学情景

情景描述：患者，女，38 岁，平时工作较忙，早出晚归，近半年来发现，面色苍白、身倦无力、心悸、气短、眩晕、精神不振。于是到中医院就诊，经医生检查诊断为：血虚等。根据该女士情况，医生开具了食疗方案，其中一味主药就是阿胶。阿胶内服：5～10g 烊化兑服。用药一疗程后症状减轻。

情景分析：根据患者工作情况、证候表现等，医生开具了阿胶等药。阿胶属于补虚药的一种，用于邪盛正衰或正气虚弱而病邪未尽的证候。阿胶具有补血、止血、滋阴润燥的作用，常用于气血两虚证、肺阴亏虚所致的劳嗽、气虚不能摄血，血液上溢所致的吐血、气虚不能固胎，血虚难以养胎所致的胎动不安等属气血两虚证。

讨论：为什么要选择胶剂剂型的药品进行治疗？胶剂有哪些优缺点？

学前导语：胶剂属于块状的固体内服制剂，来源于动物的皮、骨、角、甲等富含胶原蛋白的加工剂型。其中，阿胶应用较为广泛，历史悠久。胶剂与常见的固体制剂在制备工艺上有何不同？本节将重点介绍中药胶剂的基本知识、生产技术和质量评价。

一、概述

（一）胶剂的含义

胶剂系指将动物的皮、骨、甲、角等，用水煎取胶质，浓缩成稠胶状，经干燥后制成的固体块状内服制剂。胶剂的种类中，阿胶的应用较为广泛，历史悠久。早在《五十二病方》中就有阿胶的记载，《神农本草经》将阿胶列为“上品”，《本草纲目》将阿胶称为“圣药”。

胶剂是常用的滋补类中药，其主要成分以动物水解蛋白质类物质为主。皮胶类滋阴补血，角胶类温阳，甲胶类侧重滋阴及活血祛风，用于治疗虚劳、吐血、衄血、崩漏、腰膝酸软等症。

《中国药典》2020 年版一部收载胶剂品种 3 种，分别为龟甲胶、阿胶、鹿角胶。

（二）胶剂的分类

按原料来源不同，一般可分为以下几种。

1. 皮胶类　以动物的皮为原料，如阿胶。

2. 角胶类　以动物骨化的角为原料，如鹿角胶。

3. 骨胶类　以动物的骨骼为原料，如狗骨胶。

4. 甲胶类　以动物的甲壳为原料，如龟甲胶。

练一练18-4

生产阿胶的原料是（　）

A. 猪皮　　B. 牛皮

C. 驴皮　　D. 羊皮

E. 马皮

答案解析

二、生产技术 微课4

（一）原料、辅料的选择

原料、辅料的优劣，直接影响胶剂的质量，需要按照药品标准和有关要求选择。

1. 原料的选择　皮、骨、甲、角类原料，一般取自健康的动物，对取用时间、方式的优劣有传统的规定。

（1）皮类　驴皮以张大，毛色黑，质地肥厚，伤少无病者为好。按照宰杀季节不同，冬季宰杀取用的驴皮称为“冬板”，质量最好，春秋季的“春秋板”次之，夏季的“伏板”较差。现在，国内较大的阿胶生产厂家建有驴的繁育基地，并对驴的品种进行优选，以确保原料质量。

（2）角类　主要是雄鹿骨化的角，分砍角与脱角两种。砍角质重坚硬，有光泽，角中含有血质，角尖对光照视呈粉红色的质量最好。春季鹿自脱之角称脱角，质轻、表面灰色，无光泽，质量次之。野外自然脱落之角，经受风霜侵蚀，质白有裂纹者称为“霜脱角”，质量差，不宜采用。

（3）甲类　龟甲为龟的腹甲和背甲，以板大质厚、颜色鲜明者为佳，称“血板”，而以产于洞庭湖一带者最为著名，俗称“汉板”，对光照之微呈透明，色粉红，又称“血片”。鳖甲以个大、质厚、未经水煮者为佳。

（4）骨类　如狗骨，以骨骼粗大、质地坚实者为优。

2. 辅料的选择　胶剂制备过程中，常加入一定量的糖、油、酒等作为辅料，既有辅助成型、矫味作用，也有一定的治疗作用。因此，辅料的质量也是直接影响胶剂质量的重要因素。

（1）糖　多用冰糖，以色白洁净无杂质者为佳。加入冰糖可增加胶剂的透明度和硬度，同时具有矫臭、矫味作用。

（2）酒　多用黄酒，以绍兴黄酒为佳，也可用白酒。收胶时喷酒，利于蛋白水解生成的胺类物质的挥散，有矫味、矫臭作用。

（3）油类　纯净无杂质的新制油为佳，如花生油、豆油、麻油。油可降低胶块的黏度，便于切胶，而且浓缩胶液时，可促进锅内气泡的逸散，具消泡作用。

（4）明矾　明矾能使胶液中存在的细微杂质凝聚沉淀，保证胶块具有洁净的透明度。所用明矾以色白洁净者为佳。

（二）胶剂的制备方法

胶剂制备一般工艺流程为：原料处理→熬取胶汁→滤过、澄清→浓缩收胶→凝胶→切胶→干燥→包装。

1. 原料处理　胶剂的原料如动物皮、骨、甲、角等常附着一些毛、脂肪、筋、膜、血及其他不洁之物，必须经过水洗、浸泡、开水烫、沸水短时间煎煮处理去除，才能用于煎胶。

2. 熬取胶汁　原料经处理后，切块，置夹层锅或蒸球中，加入适量水（以浸没原料为度），通入蒸汽加热，分次熬取胶汁。加压熬取时，严格控制温度和压力，每小时排气一次。

3. 滤过、澄清 胶汁趁热用六号筛滤过，合并全部胶汁，加入胶汁0.1%的明矾水溶液搅拌、静置、沉淀数小时（吸附胶汁杂质使沉淀），分取上清液。如果明矾用量过大，胶汁变涩、苦，故目前有些厂家已将明矾沉淀改为自然沉淀。

4. 浓缩收胶 澄清的胶汁用文火加热浓缩，并不断搅拌，以加速蒸发和防止焦化。如有泡沫，及时除去。胶汁浓缩至糖浆状，可静置24小时，待沉淀下降后倾出上清液，再置锅中继续浓缩。胶汁浓缩至相对密度1.25左右时，加入油，搅匀，再加入糖搅拌至完全溶解。胶汁浓缩至接近出胶，即开始“挂旗”时，边搅拌边加入黄酒，减弱火力，并强力搅拌，直至锅内产生较大的馒头状的气泡，俗称“发锅”，挑起胶汁则黏附棒上呈片状而不坠落（也叫“挂旗”），胶汁中无水蒸气逸出为度。胶汁浓缩的程度根据品种不同适当掌握，如鹿角胶应防止“过老”，否则成品色泽不够光亮，易碎裂，而龟板胶浓缩稠度应大于驴皮胶、鹿角胶，否则不易凝成胶块。浓缩程度不当，水分过多，成品在干燥过程中常出现四面高、中间低的塌顶现象。胶汁浓缩可加入油类，应强力搅拌使其分散均匀，以免出现小油泡。

5. 凝胶 胶汁浓缩后，趁热倒入洁净并涂有少量麻油的凝胶盘内胶凝。将盛有胶汁的凝胶盘置于8～12℃的室中，经12～24小时，凝固成胶块。

6. 切胶 将凝固的胶块按需要切成一定规格和重量的小片。生产中采用机器切胶。

7. 干燥 胶片切成后，置于阿胶烘房进行干燥。根据阿胶烘干过程中不宜高温和内部水分难析出的特点，阿胶的烘干温度低，往往采用晾干、闷伏、擦干等反复多次的方法。

8. 包装 胶片充分干燥后，用朱砂或金箔印上品名，装盒。胶剂应密闭贮存于阴凉干燥处。

想一想18-4

讨论： 阿胶的原料（驴皮）处理的目的是什么？需经过哪些工序？

答案解析

（三）常用生产设备

胶剂的熬胶汁设备有蒸球（图18-10），蒸球为一种回转式间歇蒸煮制浆设备。本身为球形，主要由球体、机座、传动装置等部分组成。球体由钢板焊接或铆接制成。在球体垂直中心线位置开有装料孔，供装料及送入蒸煮药液用。从空心轴颈通入蒸煮加热用的蒸汽和排出冷凝水。熬取的胶汁浓缩（图18-11、图18-12）至一定密度出胶后冷凝，用全自动切胶机（图18-13）进行切片，擦胶（图18-14）。

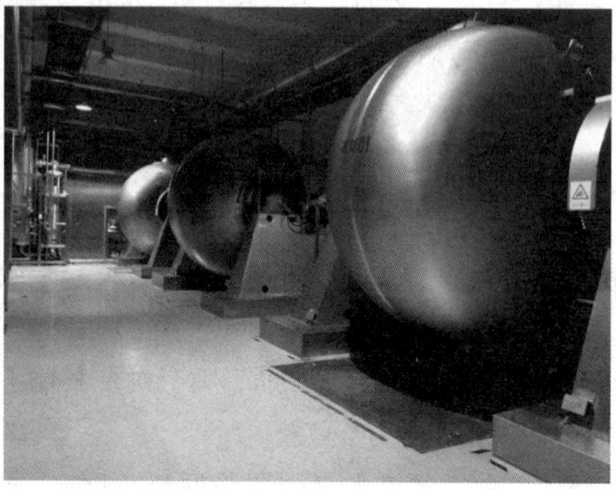

图18-10 14m^3 蒸球

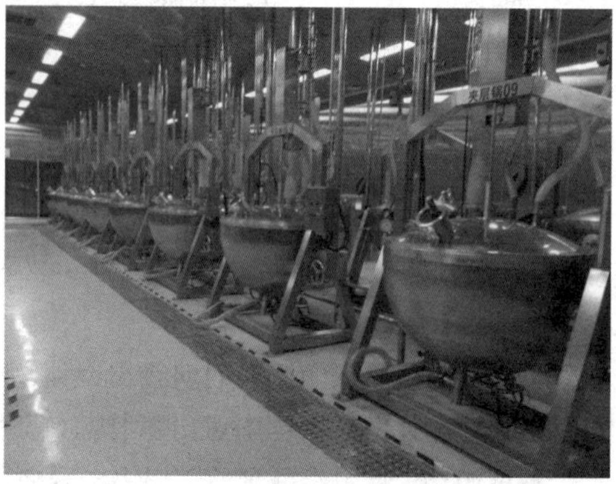

图18-11 600L 蒸汽夹层锅

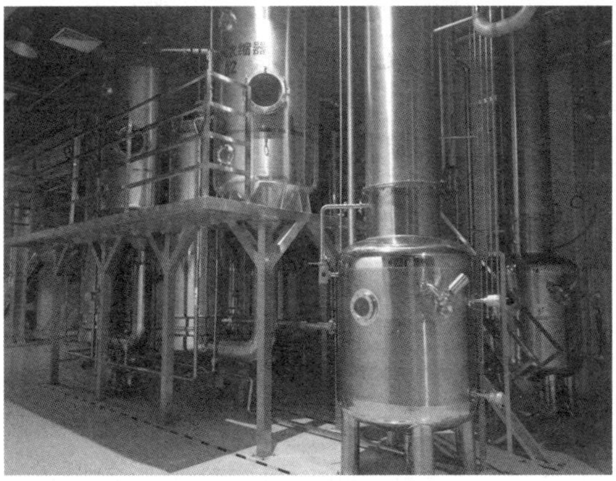

图 18－12　TL－WN－II－2000 双效浓缩器

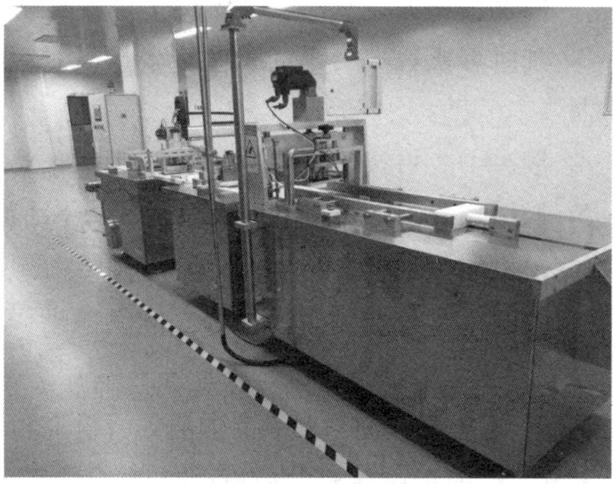

图 18－13　QJ－100　全自动切胶机

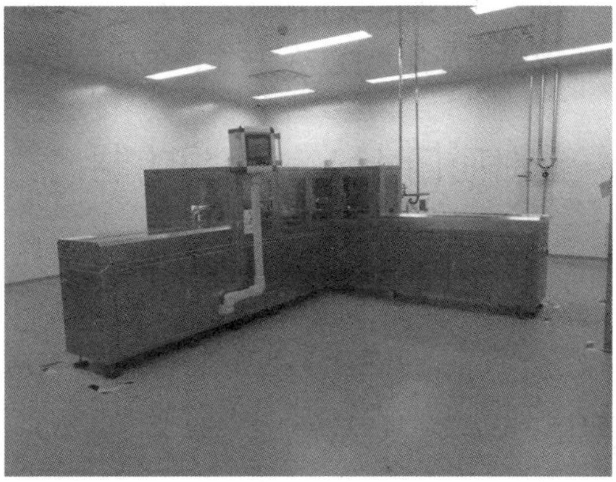

图 18－14　90pm 全自动擦胶机

药爱生命

传承经典、技术创新

《全唐诗》记载："铅华洗尽依丰盈，雨落荷叶珠难停，暗服阿胶不肯道，却说生来为君容。"由此，阿胶被世人所熟知，并一直作为皇家贡品。

近年来，对于阿胶，各专家学者深研历代本草学著作、中医名家论述，挖掘阿胶更多药用价值，搜集整理阿胶古验、膏方、医案、"治未病"膳食养生方等。

阿胶的组成多为胶原蛋白和多肽类物质、多糖类物质及其他小分子物质。目前基于多学科资源整合模式的技术创新体系，致力于覆盖"基础研究、产业化开发、标准研究"各环节，为阿胶行业发展探索出一条技术创新之路。目前，不仅证实了阿胶补血、抗衰老、美容、备孕保胎等传统功效，还发现了阿胶改善雾霾所导致的肺损伤、治疗地中海贫血等新功效。在"气血保养"基础上，还通过大样本研究，探索了复方阿胶浆在经期保健、登革热治疗、运动员身体机能恢复等方面的新功效。

三、胶剂生产及质量控制

（一）生产过程质量控制

1. 胶剂生产车间洁净度应达到大于 D 级洁净度要求。胶剂岗位操作室要求室内压力大于室外压力、温度 18～26℃、相对湿度 45%～65%。

2. 胶剂所用原料应用水漂洗或浸漂，除去非药用部分，切成小块或锯成小段，再次漂净。

3. 加水煎煮数次至煎煮液清淡为止，合并煎煮液，静置，滤过，浓缩。浓缩后的胶液在常温下应能凝固。

4. 胶凝前，可按各品种制法项下规定加入适量辅料（如黄酒、冰糖、食用植物油等）。

5. 胶凝后，按规定重量切成块状，阴干。

6. 胶剂应为色泽均匀，无异常臭味的半透明固体。溶于热水后应无异物。

（二）胶剂的质量评定

胶剂一般应检查总灰分、重金属、砷盐或重金属及有害元素等。除另有规定外，胶剂应进行以下相应检查。

【水分】 取供试品1g，置扁形称量瓶中，精密称定，加水2ml，置水浴上加热使溶解后再干燥，使厚度不超过2mm，照水分测定法（通则0832第二法）测定，不得过15.0%。

【微生物限度】 照非无菌产品微生物限度检查：微生物计数法（通则1105）和控制菌检查法（通则1106）及非无菌药品微生物限度标准（通则1107）检查，应符合规定。

实训项目十六　栓剂的制备

一、实训目的

1. 熟悉常用基质的类型、特点及适用情况。
2. 掌握热熔法制备栓剂的工艺。

二、实训条件

1. 实训场地　实训室。

2. 实训仪器与设备　栓模、烧杯、量杯、天平、水浴加热装置。

3. 实训材料　蛇床子（100目）、盐酸黄连素、PEG 400、PEG 4000、纯化水。

三、实训内容与步骤

蛇黄栓

【处方】 蛇床子（100目粉）1g　盐酸黄连素0.4g　PEG 400 12ml　PEG 4000 12g　共制成12枚

【制法】 称取PEG400、PEG4000于水浴加热熔化，搅拌下加入蛇床子、盐酸黄连素细粉，迅速注入涂有润滑剂的栓模，冷却后，削平，起模，然后吸去多余的润滑剂，即得。

【功能与主治】 杀虫、止痒。用于治疗阴道滴虫。

【用法与用量】 纳入阴道内，一日一次，一次1粒。

【质量检查】

1. 外观　应完整光滑，有适宜的硬度，无裂缝，不变形，不起霜，不变色。

2. 重量差异　照《中国药典》2020年版四部检查，栓剂的重量差异限度应符合表18－4所示的规定。

检查法　取供试品10粒，精密称定总重量，求得平均粒重后，再分别精密称定各粒的重量。每粒重量与平均粒重相比较（无标识粒重的栓剂，与平均粒重相比较），按表18－4中的规定，超出重量差异限度的不得多于1粒，并不得超出限度1倍。

表 18－4　栓剂的重量差异限度

标识粒重或平均粒重	重量差异限度
1g 及 1g 以下	±10%
1g 以上至 3g	±7.5%
3g 以上	±5%

3. 融变时限　取栓剂 3 粒，在室温放置 1 小时后，照《中国药典》2020 年版四部融变时限检查法进行检查。水溶性基质的栓剂 3 粒应在 60 分钟内全部溶解。如有 1 粒不符合规定，应另 3 粒复试，均应符合规定。

四、实训提示

本次实训栓剂的制备方法采用热熔法。

1. 注模前可先将不锈钢栓模预热，注模后应缓慢冷却，如冷却过快，成品的硬度、透明度、弹性均受影响。
2. 制备时务必除尽气泡后再注模，否则影响栓剂剂量和美观。
3. 注膜前栓模内壁要涂抹少量润滑剂，切勿涂抹过多，否则会导致栓剂凹陷。

五、实训结果与讨论

表 18－5　实训记录

项目	蛇黄栓
外观	
重量差异	
融变时限	
结论	

六、思考题

热熔法制备栓剂应注意什么？

实训项目十七　膜剂的制备

一、实训目的

1. 掌握制备膜剂的方法和操作要点。
2. 熟悉膜剂的成膜材料。

二、实训条件

1. 实训场地　实训室

2. 实训仪器与设备　电子天平、烧杯、三角烧瓶、量杯、玻璃棒、玻璃板、恒温水浴锅、烘箱、剪刀等。

3. 实训材料　盐酸黄连素、PVA（17－88）、聚山梨酯－80、乙醇、液体石蜡、蒸馏水等。

三、实训内容与步骤

盐酸黄连素膜

【处方】盐酸黄连素 5g　PVA（17－88）25g　甘油 5ml　聚山梨酯 80 1ml　蒸馏水 250ml

【制法】

1. 取 PVA（17－88）置 500ml 烧杯中，加蒸馏水 250ml，水浴加热，使之溶化成胶液，补足水分，备用。

2. 称取盐酸黄连素于研钵中研细，加甘油，聚山梨酯 80，继续研细，缓缓将 PVA 胶液加入，研匀，静置脱气泡后，供涂膜用。

3. 取玻璃板（5cm×20cm），洗净，干燥，用 75% 乙醇擦拭消毒，再涂搽少许液体石蜡。上述药液倒于玻璃板上，摊匀，水平晾至半干，于 60℃烘干。小心揭下药膜，用紫处线灭菌 20 分钟，按规格压痕剪切成所需大小，即得。

【质量检查】

1. 外观检查　膜剂外观应完整光洁，厚度一致，色泽均匀，无明显气泡。

2. 重量差异　除另有规定外，取供试品 20 片，精密称定总重量，求得平均重量，再分别精密称定各片的重量。每片重量与平均重量相比较，按表 18－6 中的规定，超出重量差异限度的不得多于 2 片，并不得有 1 片超出限度的 1 倍。

表 18－6　重量差异限度

平均重量	重量差异限度
0.02g 及 0.02g 以下	±15%
0.02g 以上至 0.20g	±10%
0.20g 以上	±7.5%

凡进行含量均匀度检查的膜剂，一般不再进行重量差异检查。

3. 微生物限度　除另有规定外，照非无菌产品微生物限度检查：微生物计数法（通则 1105）和控制菌检查法（通则 1106）及非无菌药品微生物限度标准（通则 1107）检查，应符合规定。

四、实训提示

1. 膜剂成型的关键之一是成膜材料。最常用的较理想的成膜材料是聚乙烯醇（PVA）。其溶解过程需经润湿、渗透、溶胀和溶解等阶段，其中浸泡溶胀应充分，否则溶解不完全。

2. 膜剂除主药和成膜材料外，还需加入增塑剂（如甘油、三醋酸甘油酯、丙二醇等）、填充剂（如淀粉、碳酸钙等）、着色剂、遮光剂（如二氧化钛）、矫味剂（如蔗糖、甜叶菊糖苷等）、表面活性剂（如液体石蜡、甘油等）等辅料。

3. 膜剂的制备工艺流程为：配制成膜材料浆液 → 加入药物及附加剂→脱泡→涂膜→干燥→脱膜→质检→分剂量→包装。

4. 膜剂的制备方法主要采用涂膜法。制备时，水溶性药物可与增塑剂、着色剂及表面活性剂一起溶于成膜材料的溶液中；若为难溶性或不溶性，则应粉碎成极细粉，并与甘油或聚山梨酯 80 研匀后再与成膜材料浆液混匀。浆液脱泡后应及时涂膜，玻璃板或不锈钢板擦净涂脱膜剂，以利脱膜。增塑剂用量应适当，以防止药膜过脆或过软。干燥温度应适当，可用低温通风来干燥或晾干。

五、实训结果与讨论

1. 外观检查　将外观检查结果填入表 18－7，并对结果进行分析讨论。

2. 重量差异检查　将重量差异检查结果填入表 18－8，并对结果进行分析讨论。

表 18－7　外观检查记录

外观描述	
结果判断	

表 18－8　重量差异检查记录

平均重量/g	符合标准的重量波动范围/g	供试品重量/g									
结果判断											

六、思考题

膜剂的处方组成包括哪些？甘油在其中的作用是什么？

答案解析

目标检测

一、选择题

A 型题

1. 下列关于栓剂的描述错误的是（　）
   A. 栓剂系指将药物与适宜基质制成供腔道给药的制剂
   B. 栓剂常温下为固体，塞入腔道后在体温下能迅速融化、软化或溶解于分泌液
   C. 栓剂的形状因使用腔道不同而不同
   D. 目前常用的栓剂有直肠栓和尿道栓
   E. 栓剂的作用分局部作用和全身作用
2. 下列有关置换价的表述正确的是（　）
   A. 药物重量与基质重量的比值
   B. 药物体积与基质体积的比值
   C. 药物重量与同体积基质重量的比值
   D. 药物重量与基质体积的比值
   E. 药物重量与体积成正比
3. 栓剂在距肛门 2cm 处给药后，药物的吸收途径为（　）
   A. 药物→门静脉→肝脏→大循环
   B. 药物→门静脉→直肠下静脉和肛门静脉→下腔大静脉→大循环
   C. 药物→直肠上静脉→门静脉→大循环
   D. 药物→直肠下静脉和肛门静脉→肝脏→大循环
   E. 药物→直肠下静脉和肛门静脉→大部分药物进入下腔大静脉→大循环

4. 含鞣酸的药物栓剂，不宜选用的基质是（　）
A. 可可豆脂
B. 半合成椰子油脂
C. 半合成棕榈油脂
D. 半合成山苍子油脂
E. 甘油明胶
5. 气雾剂常用的抛射剂是（　）
A. 甲醇　B. 乙醇　C. 丙二醇　D. 氢氟烷烃类　E. 乙烷
6. 下列有关气雾剂的叙述正确的是（　）
A. 气雾剂是由药物与抛物剂、附加剂、阀门系统三部分组成
B. 按分散系统分类，气雾剂可分为溶液剂、混悬剂、乳剂型
C. 只能吸入给药
D. 现在的压缩气体已经完全能作为氟利昂的替代品
E. 多以氟烷烃类作为抛射剂
7. 气雾剂中抛射剂的动力是（　）
A. 阀门杆　B. 弹簧　C. 推动钮　D. 抛射剂　E. 压缩空气
8. 下列不是天然高分子成膜材料的是（　）
A. 糊精　B. 淀粉　C. PVA　D. 白芨胶　E. 阿拉伯胶
9. 下列关于膜剂特点的叙述错误的是（　）
A. 药物含量准确，质量稳定，疗效好
B. 使用方便，适合多种给药途径使用
C. 重量轻，体积小，但是携带、运输不方便
D. 制备工艺简单，易于掌握
E. 采用不同的成膜材料可制成不同释药速度的膜剂
10. 膜剂中最佳成膜材料为（　）
A. PVA　B. EVP　C. 纤维素　D. 明胶　E. 琼脂
11. 下列有关涂膜剂的叙述不正确的是（　）
A. 是一种可涂布成膜的外用液体制剂
B. 使用方便
C. 处方由药物、成膜材料和蒸馏水组成
D. 制备工艺简单，无需特殊机械设备
E. 常用的成膜材料有PVA、甲壳素等
12. 制备胶剂中加入冰糖的目的是（　）
A. 沉淀杂质
B. 便于切胶
C. 增加黏度
D. 增加成品透明度和硬度
E. 降低硬度

X 型题

13. 栓剂的基质可分为（　）
A. 油脂性基质
B. 水溶性基质
C. O/W 基质
D. 混悬性基质
E. W/O 基质

14. 栓剂的制备方法有（　）

A. 乳化法　　B. 研和法　　C. 冷压法　　D. 热熔法　　E. 搓捏法

15. 下列关于栓剂的说法正确的是（　）

A. 可起局部作用　　B. 可起全身作用

C. 供腔道给药　　D. 可避免药物对胃黏膜的刺激性

E. 药物经直肠上静脉吸收，不被肝脏首过作用破坏

16. 膜剂的制备方法有（　）

A. 冷压制膜法　　B. 热塑制膜法　　C. 复合制膜法　　D. 热融制膜法　　E. 匀浆制膜法

17. 下列物质中，属于人工合成高分子成膜材料的是（　）

A. 聚维酮　　B. 琼脂　　C. PVA　　D. 玉米朊　　E. 明胶

18. 下列各物质属于天然膜材的是（　）

A. 明胶　　B. PVA　　C. 琼脂　　D. 虫胶　　E. 阿拉伯胶

二、综合问答题

1. 栓剂基质可分为哪几类？
2. 栓剂常用制备方法有哪些？简述热熔法制备栓剂的工艺流程。

书网融合……

重点回顾 1　　重点回顾 2　　重点回顾 3　　重点回顾 4

微课 1　　微课 2　　微课 3　　微课 4　　习题

4 第四篇 包装技术与拓展技术

第十九章　中药制剂包装技术 微课

学习目标

知识目标：

1. 掌握　中药制剂包装的含义、分类、作用。
2. 熟悉　中药制剂的常用包装材料。
3. 了解　无菌包装、泡罩包装等药品包装技术。

技能目标：

能根据不同中药制剂合理选用包装材料。

素质目标：

培养学生树立“规范生产、质量第一”的观念，养成合作与沟通的职业素质，培养探究、创新的能力。

导学情景

情景描述：2013 年安徽省食品药品监督管理局发布关于碳酸氢钠注射液有关问题的函，明确指出“××药业集团××股份有限公司的药品生产许可证编号为豫 20120024，其生产的碳酸氢钠注射液的批准文号为国药准字 H41021050”，虽在有效期内，但晃动一下该药品，可看见零星玻璃碎屑如碳酸饮料的气泡一样在瓶内旋转。因此“涉嫌生产不符合规定的碳酸氢钠注射液”。

情景分析：由于具有弱碱性和高温易降解的特性，普通钠钙玻璃瓶装碳酸氢钠注射液在出厂 3 个月后，即会出现碎屑颗粒，6 个月后碎屑肉眼可见。静注后危害极大。

讨论：玻璃瓶都是钠钙玻璃吗？有没有其他玻璃瓶？

学前导语：药品包装不仅具有密封、美观、标识等功能，还要兼顾保护使其质量稳定、保持药效、保障人民生命安全等。本章介绍中药制剂包装的材料和包装技术。

PPT

第一节　概　述

药品是一种特殊的商品，在流通过程中由于受到光照、潮湿、微生物污染等周围环境的影响很容易分解变质，在药品加工成型以后，必须选用合适的包装才能保持药品的效能、提高药品的稳定性、延缓药品变质、保障广大人民群众的用药安全。

合格的药品包装除了应该具备密封、轻便、稳定、美观、规格适宜，以及标识规范、合理、清晰这些基本特点外，还需要满足药品在贮存、流通和使用中的各种要求。而实现这些功能的基础是药品的包装材料，简称药包材，它是指药品包装过程中所使用的相关材料、容器和辅助物等，包括玻璃、金属、塑料、橡胶、陶瓷、纸和复合材料等。优良的药包材应该具有较好的药品相容性、阻隔性、一定的机械强度和可加工性，并且价廉、环保。

一、中药制剂包装的含义及分类

（一）含义

中药制剂包装是指选用适宜的材料和容器，采用适宜的包装技术对中药制剂的成品进行分（罐）、封、装、贴签等加工过程的总称。对中药制剂在运输、贮存、管理过程和使用中提供保护、分类和说明的作用。

广义上的药品包装可以分为两个方面：一是指包装药品所用的物料、容器、辅助物及包装形式；二是指包装药品时的操作过程，它包括包装方法和包装技术（包装设计）。所以药品的包装，必须既含有包装容器（含容器材料），又包括包装技术和方法。

（二）分类

药品包装分类根据不同标准，可分为不同类型，主要分为以下几种类型。

1. 按材质分类　可分为塑料、橡胶（或弹性体）、玻璃、金属及其他类（如布类、陶瓷类、纸类、干燥剂类）等五类。

2. 按剂量分类　可分为单剂量包装与多剂量包装两类。单剂量包装指对药品按照用途和给药方法进行分剂量包装的过程，如将颗粒剂装入小包装袋，注射剂用玻璃安瓿包装，将片剂、胶囊剂装入泡罩式铝塑材料中的分装过程等，此类包装也称分剂量包装。多剂量包装指对药品按照用途和给药方法进行多次给药剂量包装的过程，如普通滴眼剂可多次使用。

3. 按包装形式分类　可分为容器（如口服固体药用高密度聚乙烯瓶等）、硬片或袋（如 PVC 固体药用硬片和药品包装用复合膜、袋等）、塞（如药用氯化丁基橡胶塞）、盖（如口服液瓶撕拉铝盖）、辅助用途（如输液接口）等五类。

4. 按药品包装的作用分类

（1）内包装　内包装系指直接与药品接触的包装（如输液瓶、注射剂瓶、泡罩等）。内包装必须能保证药品在生产、运输、贮存及使用过程中的质量，且便于临床应用。药品内包装材料、容器的更改，应根据药品的理化性质及所选用材料的性质，进行稳定性试验，考察所选材料与药品的相容性。本节主要介绍内包装材料。

（2）外包装　外包装系指内包装以外的包装，按由里向外，分为中包装和大包装，即把已完成内包装的药品装入箱中或其他袋、桶和罐等容器中的过程。进行外包装的目的是将小包装的药品进一步集中于较大的容器内，以便于药品的贮存和运输。外包装应根据内包装的包装形式、材料特性，选用不易破损的包装，以保证药品在运输、贮存、使用过程中的质量。

二、中药制剂包装的作用

（一）保护作用

药品包装是药品生产的继续，是对药品施加的最后一道工序，是连接生产和流通两个环节的桥梁。在整个转化过程中，药品包装有其特殊的作用。

1. 机械保护作用　药品的包装可以防止其在贮运、装卸过程中由于受到冲击、震动、挤压等所造成的物理损坏。片剂、胶囊剂的瓶包装中，常使用消毒棉花塞满剩余空间，可起到减少制剂震动的作用；常见的纸箱、泡沫、瓦楞纸等包装具有较好的缓冲外力冲击的功能；金属盒等则具有较强抗挤压能力。此外，缓冲效果较好的常用材料还有发泡聚乙烯、泡沫聚丙烯等。

2. 成分保护作用　包装可以将制剂中的药物成分与外界环境隔离，消除或减少在贮运和使用过程中外界环境对药品质量的影响，避免药品发生光解、氧化、挥发等物理或化学变化，最终保证药物疗效。此外，包装材料还应有隔热防寒作用，某些药物制剂如栓剂、软膏剂、颗粒剂和含有脂质体的药物制剂，对温度较为敏感，所以包装材料还应当具有隔热、防寒作用。

（二）标识作用

1. 标签与说明书 标签与说明书是药品包装的重要组成部分，而且，每个单剂量包装上都应具备标签，内包装中应当有单独的药品说明书，目的是科学准确地介绍具体药物品种的基本内容，便于使用时识别。

药品的标签分为内标签和外标签。药品内标签是指直接接触药品包装的标签；外标签是内标签以外的其他包装的标签。

药品说明书应当包含药品安全性、有效性的重要科学数据、结论和信息，用以指导安全、合理使用药品。药品说明书对疾病名称、药学专业名称、药品名称、临床检验名称和结果的表述，应当采用国家统一颁布或规范的专用词汇，度量衡单位应当符合国家标准的规定。

2. 包装标志 包装标志是为了药品的分类、运输、储存和临床使用时便于识别和防止用错。包装标志通常应当含品名、装量等，在外包装上还应当加特殊标志，以示对装卸、搬运操作的要求或者存放保管条件，如“向上”“防湿”“小心轻放”“冷藏”等；另一方面要加防伪标志——在包装容器的封口处贴有特殊而鲜明的标志，以配合商标防伪和防止造假。

对剧毒、易燃、易爆等药品应加特殊且鲜明的标志，以防止不当处理和使用；在剧毒药品的标签上用黑色标示“毒”；用红色标示“限制”；在危险品的标签上用红色标示“爆炸品”“易燃品”；在外用药品标签上标示“外用”；兽用药品上也要有特殊标志，以防误用。

（三）便于运输和使用

药品在研究过程中，在考察包装材料（主要是内包装）对中药制剂稳定性影响的同时，还应当精心设计包装结构，以方便使用和携带。

如单剂量包装形式应用于医院药房中药配方颗粒以及中药饮片处方的配备，不仅剂量准确、污染机会减少，而且加快了配方速度，缩短了患者等候的时间。例如，旅行保健药盒，内装风油精、去痛片、黄连素等常用药；人文关怀主要是通过针对不同用药人群的差异化、人性化包装设计实现的。这对于使用者来说，不仅可以使其得到情感上的关怀和使用中的方便，更重要的是，好的药品包装设计可以在保证药物疗效的同时，提高患者用药的安全性、准确性，避免错服、漏服、多服和儿童意外伤害等现象的发生。

（四）促销作用

包装对药品销售也具有一定的促进作用。突出科学性、新颖性的药品包装，会增加患者的信任程度，个性的设计也会便于消费者识别和记忆。在包装款式方面，主要针对老年患者的药品包装大多尽力显现其权威性，风格上注重沉稳。如麝香保心丸、六味地黄丸、安宫牛黄丸、七十味珍珠丸等经典传统制剂，其包装无不体现着民族特色，给人以厚重和可信赖感，还在一定程度上增强了老年患者战胜疾病的信心。而针对年轻患者的药品包装则通常更加注重时代感，突出科技元素设计。

练一练19

中药制剂包装的作用是（　）

A. 保护作用　　B. 标识作用　　C. 方便携带

D. 便于运输　　E. 宣传促销作用

答案解析

药爱生命

“刺五加注射液”事件

案例：黑龙江省××药业公司生产的刺五加注射液部分药品在流通环节被雨水浸泡，使药品受到细菌污染，后被更换包装标签并销售。中国药品生物制品检定所、云南省食品药品检验所在被雨水浸泡药品的部分样品中检出多种细菌。××药业公司在包装标签管理上存在严重缺陷。××药业公司管理人员质量意识淡薄，提供包装标签说明书给销售人员在厂外重新贴签包装，导致云南省红河州3人死亡、2人重伤、1人轻伤的严重后果。

该事件违反《药品管理法》的规定，依法应按假药论处。这警示我们，在药品的生产过程中应该严格执行GMP要求，每一位员工都要干一行爱一行，发扬对中医药的传承，树立“规范生产、质量第一”的观念，富有责任心，并且严守“生命至上”的职业道德底线。

三、中药制剂常用包装材料的特点

（一）玻璃包装材料的特点

根据药品包装材料选择的美学性原则和无污染原则，药用玻璃透明、美观，而且价格低廉、可回收，不像PVC材料后期处理非常困难，会带来极为严重的环保问题。玻璃药包材的特点：①物理机械性能，玻璃的透明性好，阻隔性强，是良好的密封容器材料，加入Cr_2O_2能制成绿色玻璃，加入NiO能制成棕色玻璃，可以使药物避光保存。②化学稳定性，玻璃具有良好的化学稳定性，耐化学腐蚀性强。只有氢氟酸能腐蚀玻璃，因此，玻璃容器能够盛装酸性或碱性药品以及针剂药液。③光学性能，玻璃的光学性能体现为透明性和折光性。当使用不透明的玻璃或琥珀玻璃时，光的破坏作用大大降低。玻璃的厚度与种类均影响其滤光性。④原料丰富，价格低廉，可回收利用，能用多种方法成型，成型技术成熟。⑤缺点，质重、质脆、能耗大、印刷困难，质量差的玻璃可析出游离碱和产生脱片现象，影响药物的质量。

（二）纸类包装材料的特点

纸类包装材料的优点：原料丰富、成本低廉、品种多样、易大批量生产；加工性能好、便于复合加工，且印刷性能优良；具有一定机械性能、质量较轻、缓冲性好；卫生安全性好；用后废弃物可回收利用，无污染。但是纸类包装材料的透过性大、防潮防湿性能差、易燃、力学性能不高，且传统造纸工艺对环境的污染较大，应积极改进造纸工艺，保护环境。

（三）金属包装材料的特点

金属材料在包装材料中虽然用量不大，但由于其有极优良的综合性能，且资源丰富，所以金属在包装领域仍然保持着极强的生命力。特别是在复合包装材料领域找到了用武之地，成为复合材料中主要的阻隔材料层，如以铝箔为基材的复合材料和镀金属复合薄膜的成功应用就是很好的证明。总的来说，金属包装材料具有机械性能优良、强度高；有独特的光泽，便于印刷、装饰，使商品外观美观华丽；具有极优良的综合防护性能；资源丰富，加工性能好，工艺成熟，生产连动化、自动化程度高的优点。但是金属耐腐蚀性差，易生锈；金属及焊料中的Pb、As等易溶出，污染药品；采用酚醛树脂作为内壁涂料时，若加工工艺不当，会影响药品的质量。

（四）塑料包装材料的特点

塑料药包材的优点：质轻，力学性能好，有适当的机械强度；适宜的阻隔性与渗透性，防水防潮性较好；化学稳定性较好，具有良好的耐腐蚀性；光学性能优良，透明性好；良好的加工性能和装饰性，便于成型、加工等。但是其耐热性较差，多数塑料难以承受150℃以上的高温；存在一定卫生问题，主要来自于原料和添加剂，如PVC、PVDC；多数塑料易带静电；环境保护问题，废弃物不易分解或处理，易造成对环境的污染，应加强塑料的回收利用和可降解塑料的研究。

（五）复合膜的特点

复合膜就是用两种以上不同性质的材料复合形成的柔性包材，其组成能充分发挥各组分材料的优点，是一种新型高性能包装材料。它能集合各层薄膜的优点，克服它们的缺点，复合后获得较为理想的包装材料，能满足多种产品的要求。复合膜的主要特点：通过组合不同性能的材料，基本上能够符合药品包装的要求；具有防尘、防污、阻隔、印刷等保护功能；具有耐撕裂、耐冲击、耐磨损、一定的拉伸强度等优良的机械性能；能够满足药品自动包装的要求；使用方便；促进销售；性价比高。其缺点是回收比较难，容易造成环境污染。

（六）橡胶包装材料的特点

通常所说的天然橡胶，是指从巴西橡胶树上采集的天然胶乳，经过凝固、干燥等加工工序而制成的弹性固状物。橡胶是有机高分子弹性化合物，在很宽的温度（－50～150℃）范围内具有高弹性，还具有良好的疲劳强度、电绝缘性、耐化学腐蚀性以及耐热性。但是橡胶也具有一定缺点：在针头穿刺胶塞时会产生橡胶屑或异物；吸附性较强，易吸附主药和防腐剂等，导致含量较低、疗效下降；橡胶的浸出物或其他不溶性成分可能迁移至药液中污染药液。

（七）陶瓷包装材料的特点

陶瓷是以铝硅酸盐矿物质或某些氧化物为主要原料，或加入配料并以当时的技术和工艺水平，按用途给予造型，表面涂上各种光滑釉或特定釉和各种装饰，采取特定的化学工艺，用相当的温度和不同的气体（氧化、碳化、氮化等）烧结成一种或多种晶体。陶瓷作为一种传统材料，具有如下特点：①热稳定性好，比玻璃好，在250～300℃时也不开裂，并耐温度剧变。②高化学稳定性，能耐各种化学物品的侵蚀。③机械强度高、密封性好。④良好的阻隔能力，遮光，具气密性。⑤釉与陶瓷的结合作用，使陶瓷胎表面致密化，不透水和气，有光泽，容易洗刷、消毒、灭菌，以保持良好的清洁状态。陶瓷在我国古代就作为传统的包装材料得到广泛应用，尤其用于名贵药品、易吸潮变质的药品。陶瓷的缺点是质重、受震动或冲击易破碎，不利贮存运输。

看一看

绿色包装又可以称为无公害包装和环境之友包装，指对生态环境和人类健康无害，能重复使用和再生，符合可持续发展的包装。绿色包装材料就是在生产、制造、使用和回收的包装物中，对人体健康无害，对生态环境有良好保护作用并能回收再利用的包装物料。例如瓦楞纸，可食用的米纸，可食用再生的保鲜纸，以及我们日常用的纸制包装品及纸制手袋、纸杯、纸饭盒等。再如，可溶解或聚合的各种保护生态可降解的塑料制品包装物及其原材料等。可降解的塑料制品包装物，即指用光敏剂降解聚合以及能用生物或化学物降解的各种塑料制品和其他包装物品。

PPT

第二节　药品包装技术

药品包装技术是指采用适当的材料或者容器，利用包装技术对中药制剂的半成品或成品进行分装、灌封、贴签等操作，为药品提供品质保证、鉴定商标与说明的一种加工过程的总称。

一、充填技术

充填是将产品（待包装物品）按要求的数量放到包装容器中。包装过程的中间工序中，充填技术主要是用于销售包装，在包装技术中占有重要地位。充填要精确计量被包装药品的多少（量容积或称重），任何一种充填方法都有相适应的充填精度。

由于要充填的药品种类繁多，形态各异，物理化学性质各不相同，从而充填技术具有复杂性和应用的广泛性。药品充填分为两大类：液体药品的充填和固体药品的充填。

液体药品的充填，也称为灌装。需要灌装的液体药品较多，由于液体药品的化学物理性质各不相同，故灌装方法也不同。可分为重力灌装和真空灌装，重力灌装就是利用重力作用将可自由流动的液体物料灌入容器中；真空灌装是在低于大气压的条件下进行罐装的方法，即对包装容器内部抽气，使其与储液箱形成一定的真空度，利用两容器的压力差使液体物料流入包装容器并完成罐装的操作。适用于黏度较大、流动性较差的黏稠物料，如软膏、流浸膏等。这类药品的罐装多采用机械压力式罐装。

固体物料的充填工艺分为：容积充填法、称重充填法和计数充填法。形状规则的固体块状物料或颗粒状物料通常用计数充填法；形状不规则的块状或松散粉粒状物料通常用容积充填法或称重充填法。

1. 容积充填法　是将物料按预定容量充填到包装容器内。充填速度快，效率高，设备简单，操作简便，价格低；但充填精度低。适用于充填密度比较稳定的粉末状和小颗粒状物料。

2. 称重充填法　是将物料按预定质量充填到包装容器的操作方法。生产效率低于容积充填。为提高充填的速度和精度，可采用容积充填和称重充填混合使用的方式。充填对象：特别适用于充填易吸潮、易结块、粒度不均匀、流动性差、密度变化大等不适合用容积充填法的物料，以及价值高的物料。称重充填分为：净重充填和毛重充填。

3. 计数填充法　将产品按预定数目装入包装容器的操作过程。用于包装形状规则的物料。计数充填法分为：单件计数充填和多件计数充填。采用机械、光学、电感应、电子扫描等方法或其他辅助方法逐件计算产品件数，并将其充填到包装容器中。有规则排列物品的计数充填，是利用辅助量如长度、容积等进行比较，以确定物品件数，并将其充填到包装容器内。常用的有长度计数、容积计数、堆积计数等。一般用于形状规则、规格尺寸差异不大的块状、条状或成盒、成包物品的充填。

二、无菌包装技术

无菌包装技术是指被包装物、包装容器或材料、包装辅助器材无菌的情况下，在洁净环境中进行充填和封合的一种包装技术，以达到在有效期内保证药品质量的目的，多用复合材料通过不同形式的挤压、复合成型进行包装。它具有能更好地保持药效成分、延长保质期、节约能源、降低包装成本、易实现环保包装等优点。无菌包装系统主要包括容器输入部位、包装容器的灭菌部位、无菌充填部位、无菌封口部位、包装件的输出部位。按药品生产工艺分为最后灭菌和无菌加工。最后灭菌是指药品填充到容器中，进行严密封口后，再进行灭菌处理。无菌加工通常包括四种不同的操作：包装设备预先灭菌、药品在填充前灭菌、包装材料（或容器）灭菌、包装环境灭菌。也就是说，灭菌后的药品在无菌的环境（含设备）下填充到无菌的包装材料（容器）中，并进行严格密封。

三、泡罩包装技术

药品的泡罩包装是通过真空吸泡（吹泡）或模压成型的泡罩内填充药物后，使用铝箔等覆盖材料，并通过压力，在一定温度和时间条件下，与成泡基材热合密封，这种包装形式就是泡罩包装。药品的泡罩包装又称水眼泡，简称为PTP，是药品包装的主要形式之一，适用于片剂、胶囊、栓剂、丸剂等固体制剂药品的机械化包装。药品泡罩包装的优点：内装物清晰可见，铝箔印刷设计新颖独特，容易辨认的图案、商标说明文字，阻隔性好，质量轻。

四、防潮包装技术

防潮（湿）包装技术就是通过采用具有一定隔绝水蒸气（水）能力的包装材料，隔绝物品与外界的联系，并施加相应的其他技术措施，稳定物品中含水量，防止因潮气或水侵入包装件内或包装件内水分逸出包装外而影响药品质量所采用的包装技术。

防潮包装中通常采用的控制湿度的方法主要有两种：一种是密封包装技术，采用不透气的刚性材料（玻璃、金属、复合材料）制成容器。特别是含铝箔的复合材料、涂蜡纸、塑料薄膜（如HDPE、PP、PVDC等）是较好的隔潮性包装材料。或者是放入干燥剂进行吸湿，硅胶是常用干燥剂，硅胶质粒硬、吸水强、无毒无味，可以反复使用。除硅胶外，还有$CaCl_2$、活性氧化铝、分子筛等干燥剂。干燥剂在使用前应充分干燥，且必须置于隔潮材料、密封容器中。另一种是真空与充气包装技术，真空包装是指在真空包装中抽去容器中的空气，避免了原来残留潮气对产品的影响；充气是将包装内的空气、潮气一同抽出，再适量充入其他干燥气体或惰性气体，以减少潮气对产品的侵蚀影响。

五、辅助包装技术

在各种包装技术与方法中，一些具有通用性的工序，如封缄、捆扎、贴标、打印和防伪包装等，常被称为辅助包装技术。所用材料如胶带、瓶盖和金属钉等，被称为辅助包装材料和元件。辅助包装工序在包装质量和功能方面起到重要作用，特别是新型包装辅助材料的不断出现和新工艺的不断应用，使辅助包装技术越来越显示其关键作用。

（一）封合

封合是指产品装入包装容器后，为了确保内装物品在运输、贮存、销售过程中保留在容器中，并避免受到污染而进行的各种封闭工艺。包装的封合方法和使用的材料有很多，如黏合、封盖（塞、帽等）、热封和钉封等。

（二）捆扎

捆扎是用捆扎材料将多件无包装或有包装的货物捆在一起，起到集装货物、固定货物和加固包装容器的作用。可防止货件移动碰撞、翻倒，还能起到防盗、装饰的作用。常用的捆扎材料有钢丝和钢带等金属材料以及纸绳、塑料绳、合成纤维绳等材料。金属材料常应用于木箱的加固和木箱包装的加强性捆扎，其他材料主要用于轻小产品。

（三）贴标签

标签是指贴在产品容器上的纸或其他材料，上面印有产品说明和图样或者是直接印在容器或物品上的产品说明和图样。按其功能可以分为商标、货签或吊牌等。按照放置在商品上的方法可以分为胶粘标签、热敏标签、压敏标签、系挂标签、插入标签等种类。胶粘标签一般用纸制成，经印刷后用模切成需要的形状；涂胶可在制造标签时完成，使用时用水将胶润湿后粘贴，也可以在使用时涂胶。热敏标签是在标签背面涂上一层热塑性塑料，使用时将标签加热，使塑料涂层熔化，然后贴在商品上即可。压敏标签是在标签背面涂以压敏胶黏剂，然后黏附在涂有硅树脂的隔离纸上，使用时将标签从隔离纸上取下，贴于商品上；如果黏附在成卷的隔离纸上，可用于高速贴标机，在操作时一边切断一边粘贴。

（四）打印

打印是指在商品或包装件上印上各种有变动性的内容，如生产日期、批号、有效期等，这些内容不能在印刷包装袋、包装箱和标签时大量印刷，只能在使用时再进行打印。现代打印方法分为两类，一种是接触式打印，另一种是非接触式打印。接触式打印是指蘸有油墨的印字元件直接与包装材料或容器表面接触印字。常用的方法是用一个热熔性塑料辊，加热将油墨活化而进行打印，印出的字迹立即干涸，可实现在各种包装材料上、可以连续工作而且打印质量很高。非接触式打印是在打印时打印机的任何部分都不接触被打印的表面，主要的方法有油墨喷射式和激光打印式两种，比接触式打印应用广；油墨喷射式是将微小的油墨点从一个或多个喷印头通过缝隙喷射到位于生产线的每一个包装件，形成点阵组成的字迹；激光打印式是利用激光器产生的激光束穿过一个刻有打印资料的模板上的空隙在包装件表面按照成像的形状完成打印工作。

（五）防伪包装

药品的防伪不仅是生产企业保障自身利益的需要，更是患者身体健康和生命安全的需要。现代防伪包装技术主要有油墨防伪、镭射标贴防伪、镭射膜防伪、定位烫印、纹理防伪、标签防伪、紫外荧光防伪、版纹防伪等技术手段。药品的防伪可以选择可靠的单一方法，也可选择采用多种技术复合防伪。

想一想

讨论：盛装糖浆剂的塑料瓶可否盛装外用药品？

答案解析

目标检测

答案解析

一、选择题

A 型题

1. 液体制剂包装不采用（　）
   A. 玻璃瓶　B. 塑料瓶　C. 泡罩包装　D. PVC 软袋　E. 陶瓷罐
2. 片剂、胶囊剂用泡罩铝塑包装、注射剂用安瓿瓶包装等均属于（　）
   A. 内包装　B. 外包装　C. 分剂量　D. 分装　E. 中包装
3. 剧毒药品包装标签上用什么颜色标示“毒”（　）
   A. 黄色　B. 红色　C. 黑色　D. 绿色　E. 白色
4. 常用于运输包装的纸类材料为（　）
   A. 玻璃纸　B. 铜版纸　C. 白纸板　D. 瓦楞纸　E. 复合纸
5. 辅助技术不包括（　）
   A. 灌装　B. 捆扎　C. 贴签　D. 打印　E. 封合

6. 外包装封缄技术不包括（　）

A. 黏合　B. 热封　C. 熔封　D. 使用封闭物　E. 夹子镊子封缄

7. 固体物料的充填方法不包括（　）

A. 称量充填法　B. 容积充填法　C. 计数法　D. 灌装法　E. 挤压法

8. 泡罩式结构一般不用于哪种剂型的包装（　）

A. 片剂　B. 胶囊剂　C. 丸剂　D. 注射剂　E. 口服液

X 型题

9. 防潮包装中常用的干燥剂有（　）

A. 活性炭　B. 硅胶　C. 浓硫酸　D. 无水氯化钙　E. 氯化钠

10. 常用的袋包装材料有（　）

A. 塑料　B. 铝塑复合膜　C. 纸　D. 纸塑复合膜　E. 安瓿

11. 中药制剂包装的作用有（　）

A. 保护作用　B. 便于使用　C. 便于运输　D. 标识作用　E. 促销作用

12. 无菌包装技术是指在（　）情况下，在洁净环境中进行充填和封合的一种包装技术

A. 被包装物无菌　B. 包装容器或材料无菌

C. 包装辅助器材无菌　D. 混合无菌

E. 粉碎无菌

13. 泡罩包装时常用的基材是（　）

A. 聚氯乙烯　B. 聚乙烯　C. 聚酯　D. 聚丙烯　E. 铝箔

14. 复合膜的优点有（　）

A. 可以通过改变基材的种类和层合的数量来调节复合材料的性能，阻隔性好、保护性强

B. 可节省材料，降低能耗和成本

C. 易印刷、造型，促进药品销售

D. 易回收利用

E. 绿色环保

15. 纸类药包材的优点有（　）

A. 原料广泛，价格低廉　B. 安全卫生

C. 易与塑料、铝制成复合材料　D. 绿色环保

E. 易于印字

二、综合问答题

1. 常用的包装材料有哪些?

2. 中药制剂包装的作用有哪些?

3. 某药厂现有一种胶囊剂需要包装，请你根据所学内容选择适当的包装材料和包装方法进行包装。

书网融合……

重点回顾　微课　习题

第二十章　中药制剂新技术及新剂型

学习目标

知识目标：

1. 熟悉　包合物的结构、制备及验证；微囊的制备；固体分散体的载体材料及制备；脂质体的组成、结构、制备及质量评价；缓控释制剂的类型、制备及释药机制；靶向制剂的分类及其靶向原理。

2. 了解　新剂型的概念、特点和分类。

技能目标：

能熟练完成新剂型的制备。

素质目标：

培养学生爱岗敬业、中药新剂型传承与创新的制药匠心精神。

导学情景

情景描述：陈某，女，48岁，罹患卵巢癌，医生运用紫杉醇注射液辅助治疗，患者出现支气管痉挛性呼吸困难、胸闷气慌、低血压等过敏反应，疑似由聚氧乙烯蓖麻油和无水乙醇混合溶剂引起，于是医生在后续治疗中转而使用紫杉醇脂质体，患者顺应性良好。

情景分析：紫杉醇难溶于水，必须在注射剂中加入表面活性剂聚氧乙烯蓖麻油以增加紫杉醇的水溶性，但该溶剂容易引起多种毒副作用，而紫杉醇脂质体作为一种新的药物载体有效避免了因混合溶剂对人体产生的毒副反应和临床使用的限制，同时具有延长药物的半衰期、提高药物靶向性和提高机体耐受性等优点。

讨论：古话说"是药三分毒"，药物除了具有治疗作用之外，往往存在一定的毒副作用，运用现代科学技术，我们能否把它改造成理想中的"好药"呢？

学前导语：紫杉醇是近年来广泛应用于抗肿瘤的新药，其临床给药形式以脂质体多用。脂质体作为新技术新剂型是如何制备的呢？本章将讲述中药新制剂与新剂型的生产技术。

近年来，新技术的发展对于传统制剂向药物传递系统的发展起到越来越重要的推动作用，激光技术的出现促进了渗透泵释药系统的发展，环糊精包合技术、微型包囊技术、固体分散技术使缓控释给药更加成熟，脉冲技术的出现使智能化给药成为可能。

第一节　β-环糊精包合技术

PPT

一、概述

（一）含义

包合技术（inclusion technique）是指在一定条件下，将一种分子包嵌于另一种分子的空穴结构内形成超微囊状包合物的技术。该技术在药物制剂制备中，常以β－环糊精（β－CYD）作为主分子，用于包含挥发性、难溶性成分或油状液体。

（二）特点

药物分子经β－环糊精包合后，可以产生以下作用。

1. 增加药物的稳定性 β－CYD独特的中空结构能将易氧化、水解、挥发的药物包合起来，与外界环境隔绝，大大增加了药物的稳定性。如冰片－β－CYD包合物可以有效防止冰片的挥发，丹皮酚经β－CYD包合后可长期保存。

2. 增加药物的溶解度 难溶性药物被β－CYD包合后可形成水溶性包合物，从而改变药物的溶解特性。如薄荷油、桉叶油、齐墩果酸制成β－CYD包合物后溶解度大大提高，前两种药物溶解度增加了约50倍，齐墩果酸β－CYD包合物的溶解度增加了约12倍。

3. 掩盖不良气味，减少药物的刺激性 一些药物用β－CYD制成包合物后，经临床证明消化道吸收较好，血药浓度维持时间长，刺激性小，基本上消除了食欲不振、恶心呕吐等不良反应。大蒜精油因臭味大，易引起胃肠道刺激，制成包合物后不但能够掩盖大蒜的臭味，还降低了刺激性。

4. 调节药物的释药速率 β－CYD包合物能有效控制药物的释药速率，如樟脑、薄荷脑释药速率不稳定，挥发速度先快后慢，制成β－CYD化合物后药物可以比较均匀地释放出来。疏水性β－CYD衍生物将水溶性药物包合后，能降低其溶解度，可用作水溶性药物的缓释载体。

5. 使液体药物粉末化 液体药物如挥发油包合后可呈固态粉末状，不仅增加了液体药物的稳定性，还便于加工成其他剂型，如制成片剂、胶囊剂、栓剂等，同时，还可以与复方中其他药物混合。

6. 提高药物的生物利用度 药物在包合物中，失去了原有的结晶性而以分子状态进入到β－CYD的空隙中，由于β－CYD含有多个亲水醇羟基，故能增加药物的溶解度，使药物分子易通过生物细胞膜和血脑屏障，改善了吸收，提高了生物利用度。

（三）环糊精类包合材料的结构和理化性质

目前常用的包合材料是环糊精，环糊精是淀粉用嗜碱性多芽孢杆菌经培养得到的环糊精葡聚糖转位酶作用后形成的产物，是由6～12个D－葡萄糖分子以1，4－糖苷键连接的环状低聚物化合物，为水溶性、非还原性的白色粉末。常见的有α、β和γ 3种类型，其中β－环糊精最为常用，收载于《中国药典》2020年版四部。它是由7个葡萄糖分子构成，呈环状中空圆筒形结构，两端和外部为亲水性，内部呈疏水性，结构示意图见图20－1。

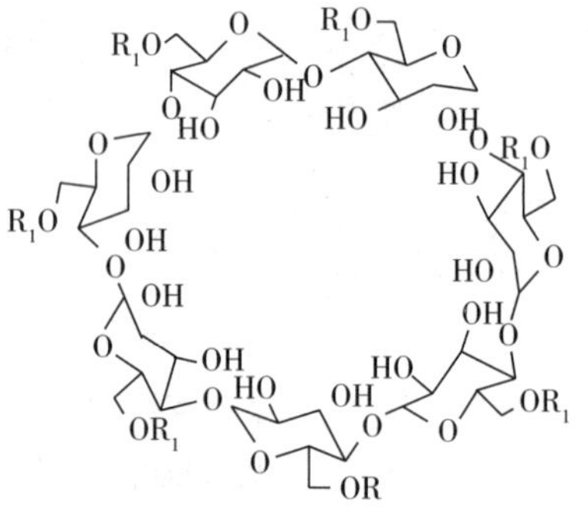

图20－1 β－CD结构图

由于β－环糊精在水中的溶解度较低（25℃时为1.85%），在一定程度上限制了它的应用。近年来，已通过化学改性的方法引入修饰基团，制成衍生物，来增加溶解度，扩大适用范围。常见的环糊精衍生物有羟丙基－β－环糊精（HP－β－CD）和磺丁基－β－环糊精（SEM－β－CD），均具有溶解度大、肾毒性低、溶血性低、安全性高等特点，可用于注射给药。

看一看

环糊精包合技术在药剂中的应用

《中国药典》2010年版已将β－CD和HP－β－CD作为药用辅料载入。世界上已经有很多β－CD的药品问世，剂型种类包罗万象，有片剂、胶囊、糖丸、栓剂、口服液、口腔洗剂等。但β－CD注射等给药方式可能引起肾脏损害、引起溶血及注射部位局部坏死等毒副作用。修饰后的HP－β－CD水溶性大大提高，溶血性更低，还可用于注射剂，是目前最有潜力的环糊精材料。伊曲康唑注射液就是采用 HP - β - CD 来包合的，它已应用于临床，但是禁用于严重肾功能损伤的患者。

二、生产技术

（一）包合物的制备

包合物的制备方法主要有饱和水溶液法、研磨法、超声法、喷雾干燥法和冷冻干燥法等。

1. 饱和水溶液法　又称重结晶法或共沉淀法。先将环糊精在加热的条件下配制成饱和水溶液，再加入药物，恒温持续搅拌直至形成包合物，然后冷却、抽滤、洗涤、干燥，即得。如包合物水溶性较强，可进行浓缩或加入有机溶剂，促使其沉淀，再经洗涤、干燥，即得。用超声代替该法的搅拌，就是超声法，所需时间短，操作简便，但能耗高。

2. 研磨法　先将环糊精与 2 ~5 倍量水研匀，然后加入药物（如果药物为水难溶性，先溶于少量有机溶剂），研成糊状，低温干燥后用适量的有机溶剂洗涤，除去未包合的药物，干燥，即得。此法操作简单，成本低，但包合率不易控制，常用胶体磨法代替，更适于工业化生产。

3. 喷雾干燥法和冷冻干燥法　制得的包合物易溶于水。对热敏感的药物可采用冷冻干燥法，以获得疏松、溶解度较好的干燥包合物，更适合于注射剂包合物的生产；遇热稳定的药物，采用喷雾干燥法，适于大生产。

想一想

【处方】冰片 0.66g　β - 环糊精 4g

讨论：请根据所学知识写出运用饱和水溶液法制备冰片 - β - 环糊精包合物的工艺流程。制备注意事项都有哪些？制备成 β - 环糊精包合物的主要目的是什么？

答案解析

（二）包合物的验证

环糊精包合物是否形成，可根据药物的性质及包合物的状态选择不同的方法进行验证。比如显微镜法、相溶解度法、薄层色谱法、紫外分光光度法、荧光光谱法、红外分光光谱法、核磁共振法、X 射线衍射法、热分析法、圆二色谱法等。

练一练20-1

以下有关包合物特点的叙述，错误的是（　）

A. 减少刺激性　　B. 增加药物的水溶性

C. 增加药物的稳定性　　D. 液体药物粉末化

E. 实现靶向给药

答案解析

第二节　微型包囊技术

PPT

一、概述

（一）含义

微型包囊技术系指利用天然的或合成的高分子材料（亦称囊材）作为囊膜，将固体或液体药物

（亦称囊心物）包裹成粒径在 1～250μm 之间的微小胶囊的过程，简称微囊化。通过微囊化制得的即为微囊。微球系指药物分散或被吸附在高分子材料中形成的骨架型微小球形或类球形实体。

（二）微型包囊技术的特点

1. 提高药物的稳定性。药物被囊材包裹，挥发性成分不易挥发；光线、空气中的氧气、湿气等对药物的影响被消除，提高了药物的稳定性。

2. 掩盖药物的不良嗅味。如大蒜素、小檗碱等药物。

3. 防止药物在胃肠道失活，减少药物对胃肠道的刺激。

4. 减少药物的配伍禁忌。对复方中相拮抗的药物，分别微囊化可隔离各组分，阻止活性成分之间的化学反应，减少其配伍变化。

5. 控制药物的释放速度。采用缓控释材料将药物微囊化后，可延缓药物的释放，延长药物的作用时间，达到长效目的。

6. 靶向作用。不同粒径的微囊可将药物浓集于不同的靶向组织或区域，提高疗效，降低药物对其他器官组织的毒副作用。一般小于 3μm 的微囊可被肝、脾中的巨噬细胞摄取进入组织。

7. 液体药物固体化。使液体药物固体化，便于运输、贮存与使用。

（三）微囊的囊材

囊材一般分为天然高分子材料、半合成高分子材料和合成高分子材料三类。常用的天然高分子材料有明胶、阿拉伯胶、白蛋白、壳聚糖、海藻酸盐等。半合成高分子材料有甲基纤维素、乙基纤维素、羧甲基纤维素钠、羟丙基甲基纤维素、醋酸纤维素酞酸酯等。合成高分子材料中特别受关注的有聚乳酸、乙交酯丙交酯共聚物，它们有良好生物相容性、生物可降解性和低毒性，《中国药典》2020 年版药用辅料收载了几种乙交酯丙交酯共聚物，主要供注射用。

（四）微囊的质量评价

1. 微囊的囊形 微囊一般为圆球形或椭圆形的囊状物。

2. 微囊的粒径 通过粒径测定仪测得平均粒径应适宜，粒径的分散性指数 PDI 小。以微囊为原料制成的各种剂型，均应符合《中国药典》2020 年版中对该剂型的有关规定。

3. 载药量与包封率 主要用来评价微囊制备工艺的优劣。

4. 微囊的药物释放速率 可按照《中国药典》2020 年版四部溶出度与释放度测定法（通则 0931）项下的第二法（桨法）来测定。

二、生产技术

微囊的制备方法按其制备原理可分为三大类：物理化学法、化学法、物理机械法，见表 20－1。下面介绍其中常用的单凝聚法。

表 20－1 微囊的制法分类

分类	常见的制备方法
物理化学法	凝聚法（单凝聚法、复凝聚法）、溶剂－非溶剂法、液中干燥法
化学法	界面聚合法、辐射法
物理机械法	喷雾干燥法、空气悬浮法

单凝聚法 将囊心物分散于囊材的水溶液中，加入凝聚剂，如电解质［Na_2SO_4，$(NH_4)_2SO_4$ 等］或强亲水性非电解质（乙醇、丙醇等），使囊材凝聚并包封药物形成微囊。单凝聚法的制备包括囊材液的配制、药物的混悬或乳化、凝聚成囊、胶凝固化、洗涤、干燥等工艺过程。以明胶为囊材的单凝聚

法制备工艺流程见图 20－2。

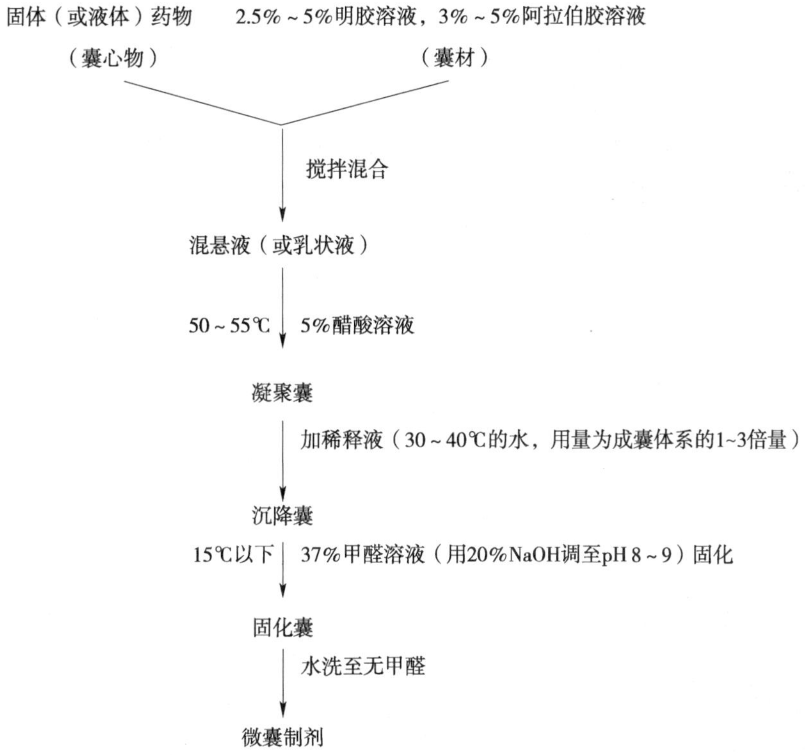

图 20－2　单凝聚法制备微囊工艺流程

形成凝聚囊的温度以 50℃以上为宜。稀释液为 15% 的硫酸钠溶液，用量为成囊体系的 3 倍，浓度过低可使微囊溶解，浓度过高可使微囊粘连。固化一般在 15℃以下进行。

练一练20－2

将大蒜素制成微囊是为了（　）

A. 提高药物的稳定性
B. 掩盖药物的不良嗅味
C. 防止药物在胃内失活或减少对胃的刺激性
D. 控制药物释放速率
E. 使药物浓集于靶区

答案解析

第三节　固体分散技术

PPT

一、概述

（一）含义

固体分散体是指将药物与载体混合形成具有高度分散性的固体物质，这种技术称高度分散技术。固体分散体通常不单独应用，常作为一种制剂的中间体，即先将药物制备成固体分散体而后根据需要再制成适宜剂型，如胶囊剂、片剂、软膏剂、栓剂、滴丸剂、微丸剂等。

（二）固体分散体的特点

1. 提高生物利用度　难溶性药物以分子胶体、无定形或微晶状态分散于载体中，以增加药物的溶出速率，提高生物利用度。用固体分散技术制成盐酸小檗碱－泊洛沙姆188固体分散体，主药的溶出速率提高1倍左右。

2. 控制药物的释放 载体材料的不同会影响药物的释放速度。水溶性载体材料制备的固体分散体，其药物的溶解度增大，溶出速率加快，可达到速释的目的；而使用难溶性载体材料，制得的固体分散体可产生缓控释作用；用肠溶性载体材料制备的固体分散体可在小肠定位释药。

3. 提高药物稳定性 将易挥发、易分解的不稳定药物制成固体分散体，可利用载体的包蔽作用延缓药物的水解、氧化或挥发，增加制剂的稳定性。

4. 掩盖药物的不良气味和刺激性 固体分散体中的药物被载体包埋吸附，可掩盖药物的不良气味及刺激性，减少药物的不良反应。例如，芸香油易引起胃肠道的不适，采用固体分散技术处理，再制成滴丸，可减少恶心、呕吐等副反应。

5. 液体药物固体化 固体分散技术可以使液体药物固体化，以便于携带与贮存。

6. 易出现老化现象 固体分散体在长期贮存的情况下，药物分子或微晶重聚，分散度降低，容易出现硬度变大、析出结晶、药物溶出度降低等，这称为老化现象，会影响固体分散体的正常使用。

（三）固体分散体的载体材料

固体分散体中决定药物释放特点的是载体材料，常用于固体分散技术的载体材料一般有水溶性、难溶性和肠溶性三大类。

1. 水溶性载体材料 水溶性载体材料可加快药物的溶出速率，多用于制备速释固体分散体。常用的有：高分子聚合物（聚乙二醇类、聚乙烯聚吡咯烷酮等），表面活性剂（泊洛沙姆188、磷脂等），有机酸类（枸橼酸、琥珀酸、酒石酸、胆酸等），糖类（右旋糖酐、半乳糖等）和醇类（甘露醇、山梨醇、木糖醇）等。

2. 难溶性载体材料 难溶性载体常用于缓控释型固体分散体的制备。例如，乙基纤维素、含季铵基团的丙烯酸树脂（Eudragit E、RL、RS等）及脂质类（胆固醇、β－谷甾醇、棕榈酸甘油酯、胆固醇硬脂酸酯、巴西棕榈蜡、蓖麻油蜡等）都属于难溶性载体材料。

3. 肠溶性载体材料 肠溶性载体材料有其特殊性，在强酸性胃酸作用下不溶解、不破坏，而在肠液中可溶解，特别适用于在胃肠道不稳定而需要定位作用于肠道的药物。一般选用的有醋酸纤维素酞酸酯（CAP）、羟丙甲纤维素酞酸酯（HPMCP）、聚丙烯树脂Ⅱ号和聚丙烯树脂Ⅲ号等。

使用单一载体有时候不能发挥其最佳优势，近年来研究者越来越青睐联合载体在固体分散体中的使用。

二、生产技术

制备固体分散体的方法很多，一般有熔融法、溶剂法、溶剂－熔融法、研磨法、溶剂喷雾干燥法或冷冻干燥法等。

1. 熔融法 是指将载体加热熔融后加入药物混合均匀，迅速冷却成固体，再在适宜温度下放置使之成为硬脆易碎的混合物。本法适用于对热稳定的药物和载体。

2. 溶剂法 是将药物与载体材料溶于有机溶剂中，再除去溶剂，使药物与载体材料一起被析出，干燥即可。该法适合于易挥发、易溶于有机溶剂的药物和载体材料，但是要消耗较多的有机溶剂，成本较高，不环保。

3. 溶剂－熔融法 先将药物溶于适量溶剂中，再将其与熔融的载体材料混合均匀，除去溶剂，冷却固化，干燥即得。

4. 研磨法 将药物与载体材料混合后强力持久地研磨，使药物粒度降低或两者以氢键形式结合而成固体分散体。

5. 溶剂喷雾干燥法或冷冻干燥法　将药物与载体共溶于溶剂中，然后喷雾干燥或冷冻干燥除尽溶剂，即得。冷冻干燥法特别适用于对热不稳定的药物。

6. 超临界流体法　将药物与载体混合均匀，在二氧化碳（CO_2）超临界的温度和压力作用下，反应一段时间即得。CO_2作为流体，具有价廉物美、环保卫生、易达到超临界条件的优点，适用于对热不稳定或易氧化的药物等。

7. 热熔挤出法　是将药物与载体等在熔融状态下混合，利用充分的混合与剪切作用使药物高度分散其中，最后以一定的压力、速度和形状挤出形成产品的方法。该法不需加入溶剂，操作简单。但不适用于遇热不稳定、熔点较高的药物和载体材料。

练一练20-3

下列哪种材料制备的固体分散体具有缓释作用（　）

A. PEG　　B. PVP

C. EC　　D. 胆酸

E. 泊洛沙姆188

答案解析

第四节　脂质体生产技术

PPT

一、概述

（一）含义

脂质体系指将药物包封在一层或多层类脂质双分子层内形成的微型囊泡。如，现已有紫杉醇脂质体、两性霉素B脂质体、布比卡因脂质体、伊立替康脂质体等品种已经上市。

（二）特点

1. 淋巴系统靶向性　抗癌药物包封于脂质体中，能使药物选择性地杀伤癌细胞或抑制癌细胞的繁殖，增加药物对淋巴的定向性，使抗癌药物对正常细胞和组织无损害或抑制作用，改变药物在组织中的分布。

2. 缓释和长效性　将药物包封于脂质体内，可减少肾代谢和排泄，延长了药物在血液中的滞留时间，使药物在体内缓慢释放，从而更好地发挥作用，提高治疗指数。

3. 降低药物毒性　脂质体具有类细胞结构，毒性低，对人体无害，药物被脂质体包封后，主要被单核巨噬细胞系统的巨噬细胞所吞噬而摄取，且在肝、脾和骨髓等单核巨噬细胞较丰富的器官中浓集，而在心、肾中含量较低，降低了药物对心、肾的毒性。

4. 保护药物提高稳定性　将某些易氧化或对酶不稳定的药物包封于脂质体中，因其受到脂质体双分子层膜的保护，故提高了药物的稳定性。

（三）脂质体的结构

脂质体的类脂质双分子层主要由磷脂和胆固醇组成。磷脂同时具有亲水基团和疏水基团，是形成双分子层的主要物质，胆固醇能够调节膜流动性。

根据所含磷脂双分子层的层数，脂质体有单室和多室之分。小单室脂质体又称纳米脂质体，粒径在20～80nm之间；大单室脂质体，粒径在100～1000nm之间。前者粒度分布均匀，在循环系统停留时间较长，穿透力和靶向性强，但包封体积小，包封率低；后者包封容积大，包封率高，但稳定性不够。多室脂质体的粒径在1～5μm，药物溶液被几层脂质分子层隔开，形成不均匀的聚集体（图20－3），其包封率较高，稳定性较好，容易制备。

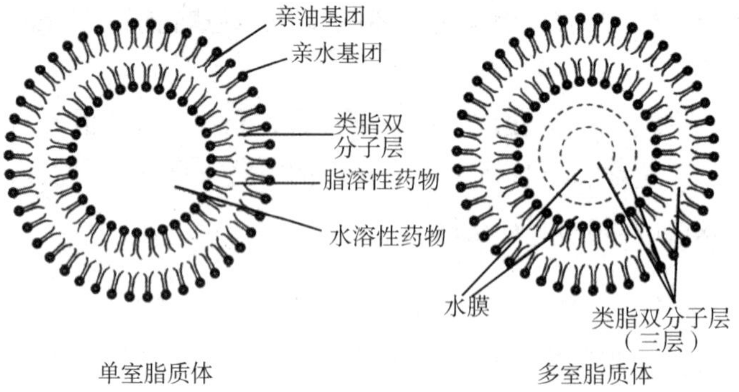

图20－3　脂质体结构示意图

二、生产技术

1. 薄膜超声法　将磷脂、胆固醇等脂质及脂溶性药物溶于三氯甲烷或其他有机溶剂中，然后将溶液置于玻璃瓶中旋转减压蒸发，脂质在玻璃瓶内壁形成一层薄膜。加入含药物的缓冲溶液并进行振摇，则形成多层脂质体，经超声波处理，制成均匀单层脂质体。再经葡萄糖凝胶滤过，除去未包入的药物，即得脂质体混悬液。

2. 注入法　将类脂质和脂溶性药物溶于有机溶剂中（油相），然后把油相匀速注射到水相（含水溶性药物）中，搅拌挥尽有机溶剂，再摇匀或超声得到脂质体，其脂质体粒径较大，不宜静脉注射。

3. 冷冻干燥法　将磷脂超声处理高度分散于缓冲盐溶液中，加入冻结保护剂（如甘露醇、葡萄糖、海藻酸等）冷冻干燥后，再将干燥物分散到含药的缓冲盐溶液或其他水性介质中，即得脂质体。该法适于包封对热敏感的药物。

练一练20-4

［多选，X型题］下面关于脂质体的叙述正确的是（　）

A. 脂质体可以作为药物载体

B. 脂质体由磷脂与胆固醇组成

C. 脂质体因结构不同而有单室和多室之分

D. 大单室脂质体因其容积大，所以包封药物多

E. 脂质体的结构同表面活性剂形成的胶束相似

答案解析

第五节　缓释、控释制剂

PPT

一、概述

（一）含义

1. 缓释制剂（sustained release preparation）　系指在规定释放介质中，按要求缓慢地非恒速释

放药物，其与相应普通制剂比较，给药频率比普通制剂减少一半或有所减少，且能显著增加患者依从性的制剂。

2. 控释制剂（controlled release preparation） 系指在规定释放介质中，按要求缓慢地恒速释放药物，其与相应普通制剂比较，给药频率比普通制剂减少一半或有所减少，血药浓度比缓释制剂更加平稳，且能显著增加患者依从性的制剂。

（二）特点

普通常规制剂，不论口服还是注射，常常需要1天给药几次，使用不便，且血药浓度起伏很大，有“峰谷”现象（图20－4），而缓释、控释制剂则可克服上述缺点，具有以下特点。

（1）药物治疗作用持久、毒副作用小、用药次数显著减少。

（2）药物可缓慢地释放进入体内，血药浓度的“峰谷”波动小，可避免超过治疗血药浓度范围的毒副作用，又能使药物保持在有效浓度治疗范围（治疗窗）之内以维持疗效。

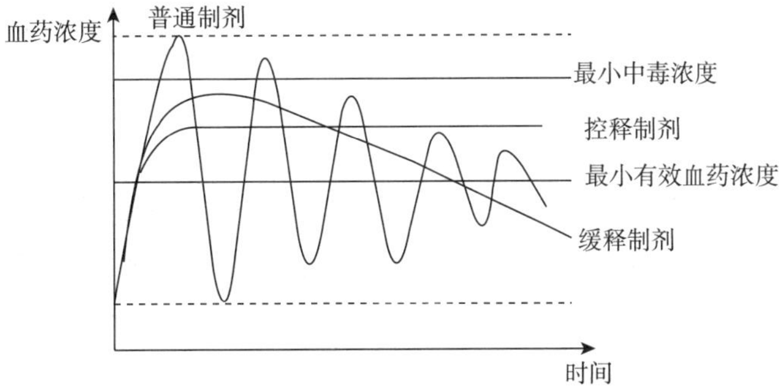

图20－4 缓释、控释制剂与普通常规制剂比较（血药浓度－时间图）

二、生产技术

缓释、控释制剂的释药原理主要有控制溶出、扩散、溶蚀或扩散与溶出相结合，也可以利用渗透压或离子交换机制。根据给药途径的不同，缓释、控释制剂分为口服、注射、透皮、眼用、鼻腔、耳道、阴道、口腔等类型，其中以口服最为常见。根据释药原理的不同又分为骨架型、膜控型、渗透泵型等类型。下面重点介绍几种常见的缓释、控释制剂的制备方法。

（一）骨架型缓释、控释制剂

骨架型制剂是指药物和一种或多种惰性固体材料通过压制或融合技术制成片状、小颗粒或其他形式的制剂。

1. 缓释、控释骨架片

（1）亲水凝胶骨架片 以亲水性高分子材料作为骨架材料，加入适量的赋形剂与药物混匀，压片即可。遇水后形成凝胶，最后完全溶解，药物方可全部释放。

（2）生物溶蚀性骨架片 是指以惰性蜡质、脂肪酸及其酯类等物质为骨架材料，与药物一起混合压制成的片剂。骨架片通过孔道扩散与溶蚀控制药物的释放，除骨架材料外，常添加一些致孔剂来调节释药速度。生物溶蚀性骨架材料在水中不溶解，释药速率与溶蚀－分散－溶出过程或骨架降解的快慢有关。

（3）不溶性骨架片 将不溶于水或水溶性很小的高分子聚合物与药物混合均匀后直接压片即得。

2. 胃驻留缓释、控释片 根据流体动力学原理设计，由药物、赋形剂及一种或多种低密度亲水性高分子材料混合压制成片，口服后表面形成一层凝胶屏障，密度小于1，制剂漂浮于胃内容物之上，既延缓药物的释放又延长其在胃内滞留的时间，以改善药物的吸收，提高生物利用度。

常用亲水高分子材料有：羟丙甲纤维素、羟丙纤维素、羟乙基纤维素、羟甲基纤维素钠、甲基纤维素、乙基纤维素等；为了提高胃内滞留时间，还需加入疏水性、相对密度小的蜡类、脂肪醇类、脂类辅料。制备工艺以直接粉末压片或干法制粒压片为宜。

3. 骨架型小丸 采用骨架材料与药物混合，或再加入一些其他成型辅料如乳糖等，或加入调节释药速率的辅料如 PEG 类、表面活性剂等，经适当方法制成小丸，即为骨架型小丸。骨架型小丸材料与骨架片所用材料及类型相同。亲水凝胶材料制备的小丸，通过包衣可获得更好的缓控释效果，可采用挤出－滚圆法和热熔挤出法制备。

（二）膜控型缓释、控释制剂

是指将水溶性药物及辅料包封于具有通透性的、生物惰性的高分子聚合物膜中而形成的给药系统，药物在较长时间内通过透性膜向外扩散释放。

1. 微孔膜包衣片 将醋酸纤维素、乙基纤维素等衣膜材料用乙醇等有机溶剂溶解，作为包衣膜包裹在普通片芯上，可加入适量的 PEG 类、PVA 等作为致孔剂，即得微孔膜包衣片。

2. 膜控释小片 膜控释小片是将药物与辅料按常规方法制粒，压制成小片，其直径约为 3mm，用缓释膜包衣后装入硬胶囊中使用，在同一胶囊内的小片可包上不同缓释作用的衣料或由不同包衣厚度的小片组成。该类制剂体内外皆可获得恒定的释药速度，是一种较为理想的口服控释剂型。

3. 膜控释小丸 指将小丸包缓释衣或包肠溶衣制成的缓控释制剂，膜控释小丸由丸芯与控释薄膜衣两部分组成，丸芯含药物和稀释剂、黏合剂等辅料，所用辅料与普通片剂大致相同，包衣膜有亲水薄膜衣、不溶性薄膜衣、微孔薄膜衣和肠溶衣等。

练一练20-5

以下可用于制备亲水凝胶骨架片的材料是（ ）

A. 海藻酸钠　　B. 聚氯乙烯　　C. 脂肪酸

D. 硅橡胶　　E. 蜂蜡

答案解析

第六节 靶向制剂

PPT

一、概述

（一）含义

靶向制剂亦称靶向给药系统（targeting drug delivery system，TDDS），系指运用载体将药物有目的地浓集于某特定的组织或部位的给药系统。

（二）特点

与普通制剂相比，靶向制剂可使药物浓集于靶组织、靶器官和靶细胞，提高药物对“靶”的指向性；提高疗效，降低药物对于正常细胞的毒性，减少剂量；提高药物的生物利用度；增加药物的稳定性等。

（三）分类

靶向制剂按其靶向机制，一般可分为主动靶向、被动靶向、物理化学靶向三类制剂。被动靶向制剂，即自然靶向，是指载药微粒通过正常生理过程选择性地积集、运送至肝、脾、肺等器官，而达到靶向作用的制剂；主动靶向制剂是指用修饰的药物载体将药物定向地运送到靶区浓集而发挥药效的制剂；物理化学靶向制剂是应用某些物理化学方法，如磁性、温度、电场、pH 等使制剂在特定部位发挥药效的靶向制剂。

二、生产技术

（一）被动靶向药物载体

被动靶向制剂的常见载体有脂质体、微球与微囊、纳米粒（纳米囊与纳米球）、乳剂等，它们进入人体后的靶向性特点如下。

1. 脂质体　脂质体是一种定向药物载体，具有类脂质双分子层结构，进入血液循环后，可选择性地分布于富有吞噬细胞的网状内皮组织，并改变被包封药物的体内分布。将脂质体表面进行修饰，可延长脂质体在体内的循环时间，回避吞噬系统或具有主动寻靶的功能。

2. 微囊与微球　微囊与微球在体内的分布与粒径大小和给药方式有密切关系。大于 7μm 的微球可被肺的最小毛细血管床以机械滤过方式截留，小于 7μm 的微粒被肝、脾中的巨噬细胞摄取。将微球或微囊选择性地注入动脉，栓塞于某些组织的动脉血管末梢可使这些组织的病灶缺氧、坏死或释放药物起化疗作用。

3. 纳米粒　纳米粒的靶向性主要与其粒径大小及表面的化学性质密切相关。纳米粒注射给药后主要分布于肝 60% ~90%、脾 2% ~10%、骨髓 3% ~10%、肺 3% ~10%，粒径小于 50nm 的纳米粒容易进入骨髓。增加纳米粒表面的亲水性可以延长纳米粒在体内的循环时间，从而增加在靶部位的分布。有些纳米粒具有在肿瘤中集中的倾向，可以作为抗癌药物的载体。

4. 乳剂　乳剂对淋巴系统有亲和性。水溶性药物制成 W/O、W/O/W 型乳剂注射后主要聚集于邻近的淋巴器官。油状药物或亲脂性药物制成 O/W 型、O/W/O 型乳剂静脉注射后，主要指向网状内皮细胞丰富的脏器。此外，乳剂在体内的靶向性还与乳滴粒径及其表面性质、油相的种类及性质、乳化剂的种类和用量密切相关。

（二）主动靶向药物载体

1. 表面修饰的载药微粒　载药微粒经修饰后可将疏水表面由亲水表面代替，减少或避免单核 - 吞噬细胞系统的吞噬作用，有利于靶向除肝脾以外的缺少单核 - 吞噬细胞系统的组织；利用抗体修饰，可制成定向干细胞表面抗原的免疫靶向制剂；载体表面结合细胞特异性配体，如糖、半抗体、抗体，可使微粒导向具有特异受体的细胞。

（1）修饰的脂质体　如长循环脂质体，即脂质体用聚乙二醇（PEG）修饰，其表面被柔顺而亲水的 PEG 链部分覆盖，极性的 PEG 增强了脂质体的亲水性，也增加了脂质体表面的空间位阻，从而减少了血浆蛋白与脂质体膜的相互作用，降低了脂质体被巨噬细胞吞噬的可能性，延长了在循环系统的滞留时间，有利于除肝脾以外组织或器官的靶向作用。

（2）修饰的微球　是指用聚合物将抗原或抗体吸附或交联形成的免疫微球。可因制备材料和工艺的不同使微球表面具有疏水 - 亲水、非极性 - 极性、带正电荷 - 带负电荷等不同物理性质，除用于抗癌药物的靶向治疗，还可以用于标记、分离细胞作诊断及治疗。亦可使免疫微球带上磁性以提高靶向性和专一性，或用免疫微球蛋白处理红细胞的免疫红细胞，其在体内免疫反应很小，可靶向作用于肝脾的免疫载体。

（3）修饰的微乳　乳滴经过化学修饰增加亲水性后，可增加其在循环系统中的滞留时间，降低在血中的清除率，延长清除半衰期，减少肝、脾、肺中的分布，增加在炎症部位的聚集。

（4）修饰的纳米粒　如用聚乙二醇对纳米粒进行表面修饰后，使纳米粒在肝中的浓度减小，提高血药浓度，延长在血液中的循环时间，有利于顺利到达靶向部位。

2. 前体药物靶向制剂 前体药物靶向制剂是前体制剂与靶向制剂的有机结合，通过前体药物产生靶向性，必须具备以下条件：①前体药物转化成母体药物的反应物或酶均存在于靶部位，且有足够的量表现出活性；②前体药物能够与药物作用的受体充分接触；③产生的活性物质能够在靶部位停留。

（三）物理化学靶向制剂

1. 磁性靶向制剂 采用体外磁响应导向靶部位的制剂称为磁性靶向制剂，主要用作抗癌药物的载体。磁性制剂包括磁性微球、磁性微囊、磁性纳米粒、磁性脂质体、磁性片剂、磁性胶囊等，制备方法与各自对应的未加磁性材料的相同。

2. 栓塞靶向制剂 动脉栓塞是通过插入动脉的导管将栓塞物输送到靶组织或靶器官的医疗技术，其主要目的是阻断靶区的毛细血管血流，致肿瘤细胞坏死，同时，栓内制剂含有的抗肿瘤药释放产生治疗作用，起到栓塞和靶向化疗的双重作用。

3. 热敏靶向制剂 利用相变温度低的类脂制备热敏脂质体，当机体全身或局部温度升高时，就可以引起脂质体迅速释放内含药物，发挥药效。

4. pH 敏感靶向制剂 利用肿瘤间质液的 pH 比正常组织低的特点设计 pH 敏感脂质体，使其在 pH 低时可致脂肪酸羧基的质子化形成六方晶相的非相层结构，从而使膜融合而加速释放药物。

药爱生命

十年磨一剑，2011 年，王印祥主持研发的用于肺癌治疗的“盐酸埃克替尼——凯美纳”上市，成为中国第一个 1.1 类小分子靶向抗癌新药，并获国家科技进步一等奖。这款中国人自主研发的第一款靶向抗肿瘤药对于中国当时的医药市场，是一个不可磨灭的“神话”。凭借凯美纳一路狂升的销售额，贝达药业获得了迅猛的发展，也成为国内医药产业耀眼的星星。2016 年 11 月，××药业正式登陆创业板，进入新的发展阶段。凯美纳不仅是××药业的灵魂，也是其研发带头人王印祥最好的代表作，“做好药，让老百姓活得更好”，如今的他仍然在专注于原研药的研究开发。

第七节　前体药物制剂

PPT

一、概述

（一）含义

将一种具有药理活性的母体药物进行化学修饰（如导入另一种载体基团或与另一种作用相似的母体药物相结合），形成一种新的化合物，这种化合物进入机体后，经生物转化成母体药物呈现疗效，这种可逆的母体衍生物称为前体药物，前体药物目前多用在抗癌药、脑部位和结肠部位给药中。

适合制成前体药物的药物类型：①稳定性差或吸收不理想的药物；②溶解度小而达不到有效浓度的药物；③刺激性强、具有不适嗅味、毒副作用大而无法用于临床的药物；④需延长药物作用或延缓耐药性产生的药物；⑤需要制成靶向制剂的药物。

（二）特点

1. 产生协同作用，扩大临床应用范围。将两个母体药物结合成前体药物，给药后在体内分解成原来的两个母体药物，由于合并应用所出现的协同作用，往往使疗效增强，临床应用范围也扩大。

2. 改善药物的溶解度和吸收，提高血药浓度，延长药物的作用时间，或使药物达到靶向性，降低药物的毒副作用。

3. 降低药物的刺激性，改善药物的不良嗅味，增加药物的稳定性。

二、生产技术

1. 酸碱反应法 将游离的碱盐和酸盐分别溶于某溶剂中，产生中和反应制成药物。

2. 复分解反应法 将要结合成复盐的两种盐，在溶剂（水）中，使产生复分解反应结合成复盐，然后加某种有机溶剂，使复盐析出而成固体制剂。

3. 钡盐沉淀法 先将有机酸制成钡盐，后与碱性药物的硫酸盐反应，析出硫酸钡沉淀，而酸性药物与碱性药物结合成复盐，滤出硫酸钡沉淀，滤液浓缩，加有机溶剂析出复盐，或冷冻干燥法制备成固体药物，即得。

除此之外，离子交换法及直接络合法均可制备符合要求的前体药物。

实训项目十八 微囊的制备

一、实训目的

1. 掌握制备微型胶囊的复凝聚或单凝聚工艺。
2. 学会使用微型胶囊主要制备用具和设备；掌握微型胶囊制备方法、操作步骤及操作要点。

二、实训条件

1. 实训场地 实训室。

2. 实训仪器与设备 水浴锅、搅拌器、烧杯、冰浴、显微镜、温度计、抽滤瓶、布氏漏斗、真空泵、量筒、pH 试纸或 pH 计等。

3. 实训材料 鱼肝油、甘油、明胶、阿拉伯胶、36% ~37% 甲醛溶液、5% 氢氧化钠溶液、10% 醋酸溶液等。

三、实训内容与步骤

微型胶囊

【处方】 液体石蜡 3g 明胶 3g 阿拉伯胶 3g 5% 醋酸溶液适量 36% ~37% 甲醛溶液适量 20% 氢氧化钠溶液适量、纯化水适量

【制法】

（1）预备液的制备

A 液：称取明胶 3g，加甘油 0.8g，加蒸馏水 60ml，在 60℃ 水浴中溶解，即得。

B 液：称取明胶 2g，加甘油 0.5g，加蒸馏水 40ml，在 60℃ 水浴中溶解，即得。

C 液：称取阿拉伯胶 2g，加蒸馏水 50ml，在 60℃ 水浴中溶解，即得。

（2）鱼肝油乳的制备

制备方法：称取阿拉伯胶 3g 与鱼肝油 3g，于干研钵中混匀，加入蒸馏水 6ml，迅速朝同一方向研磨至初乳形成，然后加入 C 液，边加边研，使成均匀的乳剂。另取 1000ml 的烧杯，加水 300ml，加热至 50℃ 左右，然后在搅拌下加入上述乳剂，搅拌至均匀，同时在显微镜下观察，记录结果（绘图），并测定乳剂的 pH。

（3）微囊的制备

混合：在搅拌下将 A 液加入（2）项中的鱼肝油乳中，取此混合液在显微镜下观察（绘图），同时测定混合液的 pH，混合液的温度保持在 50℃左右。

成囊：在不断搅拌下，用 10% 醋酸溶液调节混合液的 pH 至 4.0 左右，同时在显微镜下观察，看是否成为微囊，并绘图记录观察结果，比较与 pH 调节前有何不同。再取 B 液加入上述微囊液中使之全部成囊（用显微镜观察，必要时加酸调节）。

固化：在不断搅拌下，加入预热至 40℃左右的 250ml 蒸馏水，除去水浴，在不断搅拌下，自然冷却，待温度冷却至 32～35℃时，将微囊置于冰浴中，继续搅拌，急速降温至 10℃以下，加入 37% 甲醛溶液 4ml，搅拌约 20 分钟，用 5% 氢氧化钠溶液调节 pH 至 8～9，继续搅拌约 1 小时，同时在显微镜下观察，绘图表示结果并测定微囊大小。

【质量检查】

1. 绘制复凝聚工艺制成的微囊形态图，并记录制备过程观察到的现象。

2. 分别将制得的微囊大小记录。

3. 囊径分布。微囊以每微米（μm）为一单元，每个单元微囊的个数除以总个数，得微囊分布的频率（%），为纵坐标，微囊的直径（μm）为横坐标，绘制微囊囊径方块图。

4. 微囊大小的测定。本实验所制备的微囊为圆球形，可用光学显微镜进行目测法测定微囊的体积径。具体操作为：取少许湿微囊，加蒸馏水分散，盖上盖玻片（注意除尽气泡），用有刻度标尺（刻度已校正）的接目镜的显微镜，测量 100 个微囊，按不同大小计数。亦可将视野内的微囊进行显微照相后再测量和计数。

四、实训提示

1. 复凝聚工艺制成的微囊不可室温或低温烘干，以免粘结成块。欲得固体，可加辅料制成颗粒。欲得其他微囊剂型，可暂混悬于蒸馏水中。

2. 操作过程中的水均应为蒸馏水或去离子水，否则会因有离子存在而干扰凝聚成囊。

3. 制备微囊的搅拌速度应以产生泡沫最少为度，必要时可加入几滴戊醇或辛醇消泡，可提高收率。在固化前切勿停止搅拌，以免微囊粘连成团。

五、实训结果与讨论

1. 绘制复凝聚工艺制成的微囊形态图，并记录制备过程观察到的现象。

2. 分别将制得的微囊大小记录于表 20－2。

表 20－2　微囊的粒径（总个数）

微囊直径/μm	<10	10～20	20～30	30～40	40～50	50～60	60～70	70～80	>80
数/个									
频率/%									

3. 绘制微囊径分布方块图。

六、思考题

1. 如何对微球的稳定性进行评价？

2. 复凝聚或单凝聚工艺制备微囊的关键是什么？

目标检测

答案解析

一、选择题

A 型题

1. 以下有关环糊精特点的叙述，错误的是（　）
   A. 环糊精系淀粉的降解产物
   B. 分子外部亲水
   C. 有 α、β、γ 三种
   D. 为中空圆筒形，内部呈亲水性
   E. 将脂溶性药物包嵌于环糊精分子空腔内，以提高水溶解度
2. 包合技术常用的制备方法不包括（　）
   A. 饱和水溶液法　　B. 熔融法
   C. 研磨法　　D. 冷冻干燥法
   E. 喷雾干燥法
3. 采用单凝聚法，以明胶作囊材制备微囊时，可用作凝聚剂的是（　）
   A. 乙醚　　B. 甲醛　　C. 甲酸　　D. 丙酮　　E. 石油醚
4. 用 A 型明胶与阿拉伯胶作囊材制备微囊，应用阿拉伯胶的原因是（　）
   A. pH 低时，－NH 的数目多于－COO
   B. pH 高时，－NH 的数目多于－COO
   C. 为两性蛋白质
   D. 带负电荷
   E. 使胺醛明胶分子互相交联
5. 以下关于固体分散体的特点，叙述错误的是（　）
   A. 增加难溶性药物的表面积，增大溶解度和溶出速率
   B. 控制药物释放速度，可制速释、缓释制剂
   C. 提高药物生物利用度
   D. 适合于半衰期短的药物
   E. 使液体药物固体化，掩盖药物的不良嗅味和刺激性
6. 固体分散体中药物存在形式不包括（　）
   A. 分子状态　　B. 细粉状态
   C. 微晶状态　　D. 微粉状态
   E. 无定形状态
7. 以下哪个不是水溶液性固体分散体载体（　）
   A. PEG 6000　　B. PVP
   C. 尿素　　D. Pluronic F68
   E. 乙基纤维素
8. 以下关于药物微囊化应用特点的叙述，错误的是（　）
   A. 液态药物固态化便于应用与贮存，减少复方药物的配伍禁忌

B. 防止药物在胃内失活，降低药物对胃肠道的刺激性
C. 增加药物的溶解度，减少用药剂量
D. 控制释放速率，使药物浓集于靶区
E. 掩盖药物不良嗅味，提高药物稳定性

9. 单凝聚法制备微囊时，硫酸钠作为（　）
A. 絮凝剂　B. 固化剂
C. 囊材　D. 凝聚剂
E. pH 调节剂

10. 用凝聚法制备微囊时，不能作固化剂的是（　）
A. 丙酮　B. 戊二醇　C. 甲醛　D. 戊二醛　E. 强酸性介质

X 型题

11. 环糊精包合物在药剂学中常用于（　）
A. 提高药物溶解度　B. 液体药物粉末化
C. 提高药物稳定性　D. 制备靶向制剂
E. 避免药物的首过效应

12. 固体分散体常用的水不溶性载体材料有（　）
A. 乙基纤维素 EC　B. 胆固醇
C. 聚乙二醇 PEG　D. 含季铵基团的聚丙烯酸树脂
E. 聚乙烯醇 PVA

13. 下列剂型中，属于固体分散物的是（　）
A. 低共溶混合物　B. 复方散剂
C. 共沉淀物　D. 气雾剂
E. 固体溶液

14. 固体分散体的速释原理包括（　）
A. 增加药物的分散度　B. 形成高能状态
C. 可提高药物的润滑性　D. 保证药物的高度分散性
E. 对药物有抑晶性

15. 固体分散体中载体对药物的作用是（　）
A. 使药物以分子或微细晶粒分散，增加比表面积
B. 加快了药物的溶出速率
C. 确保药物的高度分散性
D. 提高药物的生物利用度
E. 水溶性载体可将药物聚集与附集，增加润湿性

16. 固体分散体的制法有（　）
A. 熔融法　B. 溶剂法
C. 溶剂－熔融法　D. 溶剂－非溶剂法
E. 共沉淀法

17. 微囊特点有（　）
A. 可加速药物释放，制成速效制剂
B. 可使液态药物制成固体制剂

C. 可掩盖药物的不良气味

D. 可改善药物的可压性和流动性

E. 控制微囊大小，可起靶向定位作用

二、综合问答题

1. 固体分散体有哪些特点？

2. 药物微囊化有哪些应用特点？

书网融合……

重点回顾　　微课　　习题

参考文献

［1］易东阳，刘葵．中药药剂学［M］．北京：中国医药科技出版社，2017.

［2］方亮．药剂学［M］．北京：人民卫生出版社，2016.

［3］杨明．中药药剂学［M］．北京：中国中医药出版社，2016.

［4］汪小根，刘德军．中药制剂技术［M］．北京：人民卫生出版社，2019.

［5］胡英，王晓娟．药物制剂技术［M］．北京：中国医药科技出版社，2017.

［6］缪立德，刘生盼．药物制剂技术［M］．北京：中国医药科技出版社，2016.

［7］胡志芳，易生富．中药药剂学［M］．北京：人民卫生出版社，2020.

［8］傅超美，刘文．中药药剂学［M］．北京：中国医药出版社，2018.

［9］杨凤琼，徐芳辉，江荣高．药物制剂［M］．武汉：华中科技大学出版社，2016.

［10］孙传聪，翟树林．药物制剂设备［M］．北京：中国医药科技出版社，2020.

［11］柯愈诗，张纯芳，裴玲燕，等．中药新型外用制剂研究述评［J］．中医学报，2018，033（005）：835－839.

［12］张文，张丽芬，陈复生，等．超声波提取多糖技术的研究进展［J］．粮食与油脂，2018（9）：10－13.

［13］韩伟，叶亚婧，雷祖海，等．超声波在活性成分提取中的应用进展［J］．机电信息，2011，000（020）：33－38.

［14］任连杰，刘涓，马骏威，等．口腔膜剂的研发与评价［J］．中国中药杂志，2017，42（19）：3696－3702.

［15］薛峰，黄剑宇，吴浩，等．现代中药加工技术研究进展［J］．南京中医药大学学报，2020，36（5）：727－735.

［16］徐晓玲，孙蕾．中药膜剂的现代应用进展［J］．中南医学科学杂志，2015，043（006）：708－711.

［17］姜大公，尤丹．超滤器在中药注射剂生产过程中的应用及注意事项［J］．机电信息，2018，548（14）：22－25.

［18］仇庆章．三足离心机动态特性分析与平衡环抑振机理研究［D］．无锡：江南大学，2015.